高等医药院校护理学"十二五"规划教材
（供高职高专护理专业用）

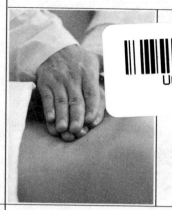

总主编　何国平　唐四元

中医护理学

主　编　陈　燕　潘晓彦

副主编　王　莉　吴刚花　张淑卿　黄辉斌

编　者（以姓氏笔画为序）

马改红（湖南中医药大学）

王　莉（青岛市海慈医疗集团）　　陈偶英（湖南中医药大学）

艾　坤（湖南中医药大学）　　　　陈　燕（湖南中医药大学）

史红建（湖南中医药大学）　　　　罗　芳（湖南省中医院）

刘平安（湖南中医药大学）　　　　钟小平（湖南省中医院）

吴刚花（湘潭职业技术学院）　　　晋溶辰（湖南中医药大学）

李东雅（湖南中医药大学）　　　　高　娟（湖南省中医院）

李　捷（青岛市海慈医疗集团）　　秦元梅（洛阳正骨医院）

李海婷（洛阳正骨医院）　　　　　郭　璇（湖南中医药大学）

张　泓（湖南中医药大学）　　　　黄辉斌（湖南省中医院）

张淑卿（洛阳正骨医院）　　　　　彭丽丽（湖南省中医院）

张宇辉（湖南省中医院　）　　　　廖若夷（湖南中医药大学第一附属医院）

罗尧岳（湖南中医药大学）　　　　潘晓彦（湖南中医药大学）

秘　书　马改红　高　娟

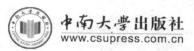

中南大学出版社
www.csupress.com.cn

图书在版编目(CIP)数据

中医护理学/陈燕,潘晓彦主编.—长沙:中南大学出版社,2011.8
ISBN 978-7-5487-0373-0

Ⅰ.中... Ⅱ.①陈...②潘... Ⅲ.中医学:护理学
Ⅳ.R248

中国版本图书馆 CIP 数据核字(2011)第 162906 号

中医护理学

主编 陈 燕 潘晓彦

□责任编辑　李　娴
□责任印制　易红卫
□出版发行　中南大学出版社

　　　　　　社址:长沙市麓山南路　　　　邮编:410083
　　　　　　发行科电话:0731-88876770　　传真:0731-88710482
□印　　装　长沙市宏发印刷有限公司

□开　　本　720×1000 B5　□印张 34.75　□字数 655 千字　□插页
□版　　次　2011 年 8 月第 1 版　□2015 年 12 月第 4 次印刷
□书　　号　ISBN 978-7-5487-0373-0
□定　　价　65.00 元

图书出现印装问题,请与经销商调换

高等医药院校护理学"十二五"规划教材

（供护理专业用）

NURSING

总 主 编　何国平　唐四元

丛书编委　（以姓氏笔画为序）

丁郭平　王卫红　王臣平　任小红

卢芳国　刘晓云　何国平　吴晓莲

李　敏　陈正英　陈　燕　周建华

罗森亮　贾长宽　唐四元　蒋小剑

黄红玉　谭凤林

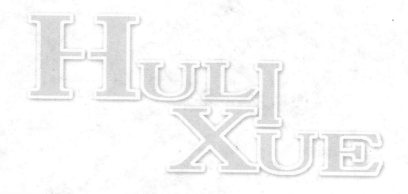

总 序

当今世界，医学科技迅猛发展，医疗对医护人员的要求越来越高，人们的健康需求越来越大，对健康越来越重视，护理工作在医院、社区、家庭的疾病防治、康复等方面起着越来越重要的作用。护士已成为国内的热门职业之一。加入 WTO 后，随着国内人才市场面向国际的开放，我国护理人才已成为目前世界各国急需的应用型、技能型、紧缺型的专业人才。护理对人才的要求除了基本技能与操作之外，还要求有不断更新知识的能力，使护士的知识从护理专业拓宽到更多学科。

护理职业的创始人南丁格尔曾说："护理是一门艺术。"如何培养一批像南丁格尔似的护理人才，是护理教育工作者的一项重要的任务。2011 年 3 月，根据国务院学位委员会公布的新修订学科目录，护理学获准成为一级学科，新的学科代码为 1011。国务院学位委员会对护理学一级学科的确认，既是对护理人员辛勤付出的肯定，也是对全国护理人员的极大鼓舞，是继国家卫生部将护理学科列入重点专科项目后，国家对发展护理学科的又一大支持。随着医学模式的转变，护理模式也发生了适应性转变，"十二五"时期如何适应新形式的发展，提高护理队伍人才素质以及实践水平，建设护理队伍和拓展护理领域，使我国护理工作水平得到整体提高，是护理教育工作者以及护理从业人员面对的重要挑战和机遇。

从教学的内涵讲，有了一支护理专业的师资队伍，就必须有一套较为完善的专业教材，以辅助教师教授护理学基本理论、基本方法、基本技能，同时也适应学科不断发展创新的要求。我们编写的系列丛书，从适应社会发展、护理职业发展和护理理念发展等层面出发，以巩固基础知识，强化前沿知识和技能为原则，选择了与现代护理发展方向紧密相关的学科，力求既适合护理人才的自主性学习，又适合教师引导性教授。

中南大学是湖南省护理专业本科自学考试主考学校，是护理专业本科网络教育招生规模最大的学校，护理学院是全国最早的护理专业博士学位授予点，社区护理学课程被评为国家精品课程，学院师资力量雄厚，教学资源丰富，其悠久的教学历史和先进的教学方法、设施，已为国内外医学事业培养出众多的优秀人才。为了适应社会发展的需求，培养出更多国内外急需的护理人才，由中南大学护理学院组织湖南省及外省有护理专业教学的多家院校中教学和实践经验丰富的教授和专家编写了一套有针对性的护理专业必修课和选修课教材，即针对授课对象的不同、针对学习方法的不同、针对人才使用的不同，对以往的教材内容进行了增加或减少。本系列教材包括：

《生理学》	《生物化学》
《病理学》	《免疫学与微生物学》
《人体解剖学》	《护理专业英语》
《护理人际沟通》	《康复护理》
《护理管理学》	《营养护理学》
《护理伦理学》	《护理学基础》
《急救护理学》	《内科护理学》
《外科护理学》	《妇产科护理》
《精神科护理学》	《传染病护理学》
《中医护理学(本科)》	《中医护理学(专科)》
《社区护理学》	《护理心理学》

这套教材涵盖了护理专业基础课、主干课及人文课程，目的是帮助护理专业的学生有条理、有效率地学习，有助于学生复习课程的重点内容和自我检查学习效果，有助于学生联系相关知识，融会贯通。本套教材是自学考试、网络教育的必备教材，也是全日制护理本科学生选修之用书。为检验学生学习的效果，在本套学习教材中编写了相关模拟试题及答案，使其更切合实际，达到学习目的。

由于时间仓促，加之水平有限，书中不当之处在所难免，恳请批评指正。

何国平

前　言 ······

　　中医学因其独特的理论体系和显著的临床效果，在国际上越来越受到人们的重视。而有中医特色的护理学科也随之受到关注。中医护理学是以中医基础理论为指导，结合预防、保健、康复等活动，对病人及老、弱、幼、残加以照料，并施以独特的护理技术，以保护人民健康的一门应用学科。随着医学模式的转变，护理学有了更深刻的内涵和更广阔的外延，继承和发扬传统医学中护理理论、理念和技术已成为我国现代护理教育的重大任务。

　　本教材根据护理专业人才培养目标的特点和要求，以中医基本知识为基础，以辨证施护为主线，突出中医基本技能，合理安排组织内容材料，重点介绍了阴阳五行、藏象、经络、病因病机、中药、方剂、中药用药护理、常用中医护理技术操作等中医护理学的核心内容，本着"理论知识够用，实践知识能用"的原则，力争体现简明、实用的风格。在编写中本教材注意反映当前护理学科的发展状况，参考和吸收了近年来国内相关教材中的先进内容和编写方法。

　　本教材可供护理专业教学或在职护士培训使用。

　　本教材是全体编委共同努力的结果，是大家教学经验的总结。由于中医护理学学科本身仍在发展中，加上编者水平的限制，编写中难免有不足之处，衷心希望各院校师生和广大读者提出宝贵意见，以便今后进一步改进、充实和提高。

编　者

2011 年 7 月

目　录

第一篇　概述/1

第一章　概述/1

第一节　中医药学概述　/1

第二节　中医护理学概述　/4

第二篇　中医基础理论/11

第二章　阴阳五行/11

第一节　阴阳学说　/11

第二节　五行学说　/16

第三章　藏象/23

第一节　五脏　/24

第二节　六腑　/34

第三节　奇恒之腑　/38

第四节　脏腑之间的关系　/39

第四章　精、气、血、津液、神/46

第一节　精　/46

第二节　气　/47

第三节　血 /51

第四节　津液 /53

第五节　神 /55

第六节　精、气、血、津液、神之间的关系 /56

第五章　经络/60

第一节　经络与经络学说的主要内容 /60

第二节　经络的生理功能与病理反应 /62

第三节　十二经脉 /63

第六章　腧穴/66

第一节　腧穴总论 /66

第二节　常用腧穴 /71

第七章　病因病机/109

第一节　病因 /109

第二节　病机 /124

第八章　四诊/140

第一节　望诊 /140

第二节　闻诊 /148

第三节　问诊 /150

第四节　切诊 /158

第九章　辨证/166

第一节　八纲辨证 /166

第二节　气血津液辨证 /181

第三节　脏腑辨证 /188

第四节　体质辨证 /208

第十章 中药/219

第一节 中药的性能 /219

第二节 中药用药法 /225

第三节 方剂的组成与剂型 /229

第四节 常用中药 /232

第五节 常用方剂 /254

第三篇 中医护理基本知识/277

第十一章 辨证施护/277

第一节 辨证施护原则 /277

第二节 体质辨证护理 /280

第三节 外感及肺系病证 /288

第四节 心脑病证 /297

第五节 脾胃系病证 /312

第六节 肝胆病证 /319

第七节 肾系病证 /327

第十二章 饮食护理/336

第一节 食物的性味与功效 /336

第二节 饮食调养 /341

第十三章 情志护理/346

第一节 七情 /346

第二节 情志护理 /351

第十四章 用药护理/361

第一节 用药"八法" /361

第二节　口服给药法 /369

第三节　外用药法 /373

第四节　辨时给药法 /381

第五节　常用中草药中毒解救及护理 /389

第十五章　养生与保健/397

第一节　生活起居养生 /397

第二节　四季养生 /400

第三节　饮食养生 /409

第四节　社区老年养生 /414

第十六章　治未病/419

第一节　未病先防 /419

第二节　既病防变 /422

第三节　瘥后防复 /430

第四篇　中医护理基本技能/438

第十七章　一般护理技术/438

第一节　针刺法 /438

第二节　推拿疗法 /457

第三节　灸法 /463

第四节　拔罐法 /467

第五节　刮痧法 /472

第十八章　专科护理技术/476

第一节　内科中医护理技术 /476

第二节　外科中医护理技术 /501

第三节 妇科专科护理技术 /529

第四节 五官科专科护理技术 /533

第五节 肛肠科专科护理技术 /537

主要参考书目/541

第一篇 概 述

第一章 概 述

【本章学习目标】

1. 掌握中医药学和中医护理学的基本特点、中医护理学的概念。
2. 熟悉中医护理学发展简史。
3. 了解中医药学发展简史。

中医药学是研究人体生理、病理、疾病防治等理论与实践的一门科学。中医药学有着悠久的历史，是中国古代文明一道亮丽的风景，它不仅为我国人民的保健事业和世界医学的发展作出了巨大的贡献，而且也影响和促进了我国传统文化的发展。

中医护理学是随着中医药学的发展而发展的，是互相依存相互促进的。今天，中医药学及中医护理学仍在有效地指导临床医疗和护理实践，继续为人类健康事业的发展作出贡献。

第一节 中医药学概述

中医药学是我国人民长期同疾病作斗争的经验总结，其历经数千年而不衰，显示其强大的生命力，要了解中医护理学的发展史，就要了解中医药学的发展史。

一、中医药学是有理论指导的能治病救人的医学宝库

中医药学是中华民族灿烂文化的重要组成部分，以其显著的疗效、浓郁的民族特色、独特的诊疗方法、系统的理论体系、浩瀚的文献史料，屹立于世界医学之林。

● 中医护理学

1. 中医药学历史悠久，不少医学发现医疗管理居于世界前列

在远古时代，我们的祖先在与大自然作斗争中就创造了运用砭石、骨针治疗疾病，并在此基础上，逐渐发展为针刺疗法，进而形成了经络学说；在唐代，唐政府组织苏敬等 20 余人集体编修本草，名为《唐·新修本草》（又名《唐本草》），这是中国古代由政府颁行的第一部药典，也是世界上最早的国家药典，它比公元 1542 年欧州纽伦堡政府颁行的《纽伦堡药典》早 883 年；大约在公元11 世纪，中医即开始应用"人痘接种法"预防天花，成为世界医学免疫学的先驱；在明代，医药学家李时珍亲自上山采药，到各地调查，对药用矿物进行比较和炼制，历时 27 年，写成了《本草纲目》，收载药物 1892 种，附方 10000 多个，对中国和世界药物学的发展作出了杰出的贡献……

2. 中医药学有完整的医学理论体系

中医理论主要来源于实践总结，并在实践中不断充实和发展。春秋战国时期，我国现存最早的中医理论专著《黄帝内经》问世，该书运用朴素的唯物论和辨证法思想，对人体解剖、生理、病理、疾病的诊断治疗与预防，作了比较全面的阐述，初步奠定了中医学的理论基础。成书于汉代之前的《难经》是一部与《黄帝内经》相媲美的古典医籍，相传系秦越人所著，其内容亦包括生理、病理、诊断、治疗等各方面，补充了《黄帝内经》之不足；中国现存最早的药物学专著《神农本草经》总结了汉以前人们的药物知识，载药 365 种，并记述了君、臣、佐、使、七情和合、四气五味等药物学理论。公元 3 世纪，东汉著名医家张仲景著成的《伤寒杂病论》，以六经辨伤寒、以脏腑辨杂病，确立了中医学辨证施治的理论体系与治疗原则，为临床医学的发展奠定了基础，后世又将该书分为《伤寒论》和《金匮要略》，基本上概括了临床各科的常用方剂，被誉为"方书之祖"。公元 610 年，巢元方等人集体编写的《诸病源候论》，是中国现存最早的病因证候学专著，分别论述了内、外、妇、儿、五官等各疾病的病因病理与症状，其中对一些疾病的病因及发病原理已描述得比较详尽而科学。唐代医家孙思邈集毕生之精力，著成《备急千金要方》、《千金翼方》。其中，《备急千金要方》分为 30 卷，合方论 5300 首，《千金翼方》亦 30 卷，载方 2571 首。两书对临床各科、针灸、食疗、预防、养生等均有论述，尤其在营养缺乏性疾病防治方面成就突出。

3. 中医药学有行之有效的治疗方法

中医药学在疾病的治疗过程中，积累了一套行之有效的独特的治疗方法。应用最为广泛的方药和针灸已为全世界所熟悉；其他方法如推拿法、按摩法、拔罐法、刮痧法、熏洗法、热熨法、敷贴法等至今还在临床广泛使用；五禽戏、太极拳、太极剑、气功疗法等现在仍是人民群众保健强身的重要手段。

4. 中医药学对世界医学产生了积极影响

两汉时期，中医药就先后传入印度、阿富汗；晋唐以后，不少中医典籍传入朝鲜、韩国、日本、阿拉伯等国家，并在当地一直流传下来，经久不衰；近代，中医针刺疗法、针麻疗法、气功疗法等引起国外医学界的极大兴趣；2003年的"非典"流行，不少国家将希望寄托于中医，出现了学习、应用、研究中医药学的新一轮热潮。

二、中医药学的基本特点

中医药学经过数千年的发展，形成了完整而系统的医学体系，这一理论体系有两个基本特点：一是整体观念，二是辨证论治。

（一）整体观念

1. 整体观念的概念

所谓整体，是指事物的统一性和完整性。中医学认为人体是一个有机的整体，构成人体的各个组成部分之间在结构上是不可分割的，在功能上是相互协调相互为用的，在病理上是相互影响的，而且与自然界相互关联，这种内外环境的统一性和机体自身整体性的思想，称为整体观念。

2. 整体观念的内容

（1）人体是一个有机的整体。人体以五脏为中心，通过经络系统的沟通和联系，将各个脏腑、孔窍以及皮毛、筋肉、骨骼等组成一个统一的整体，通过精、气、血、津液的作用，来完成人体统一协调的机能活动。它们在生理上相互促进，在病理上相互影响。

（2）人与环境相统一。

1）人与自然环境相统一。人体生活在自然界中，不断地调整自我，以适应自然界气候的变化，自然界气候反过来对人体的生理也有影响。当自然界气候变化剧烈时，人体不能适应其变化，就会发生疾病。

2）人与社会环境相统一。五脏的功能活动是情志（心理）活动产生的物质基础，而心理活动又直接受社会环境的影响。当社会环境发生剧烈变化时，人体如不能适应，就会造成心理机能紊乱，从而产生疾病。

（二）辨证论治

1. 辨证论治的概念

辨证论治就是运用望闻问切的诊断方法，收集患者的症状、体征以及病史等有关资料，进行分析、综合；辨清疾病的原因、性质、部位以及邪正之间的关系，从而判断为何种性质的"证候"的过程。根据辨证的结果，确定相应的治疗原则和方法，称为"论治"。

辨证是论治的前提和依据，论治是治疗疾病的手段和方法，也是对辨证结果的检验。

2. 辨病与辨证的关系

症：症状，是指患者自觉感到的异常变化及医者通过四诊等诊察手段获得的形体上的异常体征，如发热、恶寒等。

病：是对疾病发展过程中特点与规律的概括，如感冒。

证：是指机体在疾病发展过程中的某一阶段的病理概括。它包含了病变部位、病因、性质、邪正关系，反映疾病过程中某一阶段病理变化的本质，它比症状更全面、更深刻、更正确地提示了疾病的本质。如风寒感冒、风热感冒等。

中医临床治病，不但着眼于"病"的异同，更重要的是着眼于"证"的区别。证同治同，证异治异。这种针对疾病发展过程中不同性质的矛盾，采用不同的方法去解决问题的法则，是辨证论治的精神实质。

3. 同病异治和异病同治

同病异治是指同一种疾病，由于患者体质，发病的气候、季节，地理环境等不同，表现出证候也不一样，治疗方法也就不同。例如，一个患者被诊断为感冒，作为中医师，仍不能确定治疗原则和处方，要根据所感病邪和患者个体反应的不同来辨"证"，感冒一般分为两个证型，即风热犯卫和风寒束表，前者需辛凉解表，后者则辛温解表。

异病同治是指几种不同的疾病，在发展过程中可出现具有同一性质的证候，则采用同一种方法治疗。如肝阳暴亢导致的中风需平肝熄风潜阳，常用代表方为天麻钩藤饮；而因风阳上扰导致的眩晕同样需平肝潜阳，滋养肝肾，常用代表方也为天麻钩藤饮。

第二节　中医护理学概述

自古以来，中医治病是集医、药、护为一身，我国传统医药学中一直包含有丰富的中医护理内容，虽然在历史上没有形成专门的学科，但是，一些护理理论和护理技术都散在记录于历代医学文献中。"医护不分家""三分治疗，七分护理"等高度概括了护理的重要性，有中医药学，就必有中医护理学，中医护理学是中医药学的重要组成部分，是随着祖国医学的形成和发展而逐渐兴起的学科。中医护理学的形成和发展经历了漫长的历史阶段，作为中华瑰宝的祖国医学，在几千年的锤炼中已融进了大量的护理学实践经验。

一、中医护理学的概念

中医护理学是以中医药学理论为指导，运用整体观念对人体进行辨证，运用独特的传统护理技术，结合预防、保健、康复和医疗等措施，对护理对象施以辨证护理，以促进人民健康的一门应用学科。

中医护理学的内容十分丰富，涉及基础理论与临床护理实践等方面。基础理论包括中医护理基础理论、辨证施护基础理论以及中药与方剂知识等。临床护理实践包括中医护理基本知识、中医护理基本技能以及临床病证的辨证护理。

二、中医护理学发展简史

护理学的起源先于针药治疗，这是医学发展过程中的普遍现象。

（一）中医护理学萌芽时期

远古时期，原始人类在生活与劳动过程中，偶然受伤便设法涂裹包扎，身体疼痛不适便揉捏按压，天气变化则趋避寒温，这些本能的自身保护即是医护的开始。当人们发现一些本能的方法具有预防疾病或起康复作用，并互相转告、互相帮助时，就有了护理学。

（二）中医护理学形成成熟发展时期

春秋战国时期，护理论述较全面。《黄帝内经》中详细论述了疾病、饮食、生活起居、情志、养生康复、服药等基本知识护理，论述了针灸、推拿、导引、热熨、洗药等基本护理技能。如在饮食起居调理方面，提出"动作以避寒，阴居以避暑""饮食有节，起居有常，不妄作劳""谷肉果菜食养尽之，无使过之，伤其正也""饮食自信，肠胃乃伤""春食凉，夏食寒以养阳，秋食温，冬食热以养阴"。这些内容指出饮食要有节，食物的寒凉温热要与季节相适应，其中"顺四时而适寒暑"理论，指出了四时养生起居的规律，也是人与天地相应的整体观。在情志护理方面，认为患者的精神状态对疾病的发展、预后有着很大影响，指出"精神不进，志意不治，故病不可愈"，强调不良的情志刺激可导致人体气血失调，脏腑功能紊乱，能诱发和加重病情，如"怒则气上""喜则气缓""悲则气消""喜伤心""怒伤肝""思伤脾""悲伤肺""恐伤肾"等。

汉代，辨证施护理念形成。《伤寒杂病论》中详细论述了疾病的辨证施护理论，开创了辨证施护的先河。如在护理操作技术方面，有熏洗法、烟熏法、坐浴法、占烙法、外掺法、灌耳法等，并首创了猪胆汁灌肠法；在急救护理方面提出了对自缢、溺水者的抢救措施；在服药护理方面，对煎药方法、服药注意事项、服药后观察反应及饮食禁忌等有具体的介绍，如桂枝汤方后注明"以水七

5

升，微火煮服三升，去渣，适寒温，服一升"，服药后应"啜热稀粥一升余，以助药力"，并加盖被子，观察汗出要以微有汗为佳，不可大汗淋漓，否则病必不除；在服药后的饮食禁忌方面主张服桂枝汤后要"禁生冷、黏滑、肉面、五辛、酒酪、臭恶等物"。在饮食护理上也有详细论述，指出饮食的辨证："所食之味，有与病相宜，有与身为害，若得宜则益体，害则成疾。"注意五脏病食忌、四时食忌、冷热食忌、妊娠食忌，在饮食卫生方面应注意"秽饭、馁肉、臭鱼，食之皆伤人"，"梅多食，坏齿"，"猪肉落水浮者，不可食"，"肉中有米点者，不可食"等等。

三国时期，养生康复实践得到发展。名医华佗以发明麻醉术而闻名于世。在养生健身方面，他认为锻炼可以帮助消化、疏通气血、增强体质、减少疾病。他倡导的"五禽戏"，就是在古代导引方法的基础上，模仿虎、鹿、猿、熊、鸟五种动物的姿态动作，把体育与医疗护理结合起来的保健方法，是最早的康复护理方法。

晋代，护理措施丰富化。王叔和在《脉经》一书中阐明了脉理，并比较了脏腑各部的生理病理脉象，分析了各种杂病及妇女、小儿的脉证，同时改进了寸、关、尺的诊脉方法，使脉诊法成为临床护理及观察病情时的重要手段，为运用中医护理手段观察患者病情提供了依据。针灸学家皇甫谧根据《灵枢》并结合临证经验，编著了《甲乙经》，阐述了针灸治疗操作技术，使中医学说更为丰富，护理工作也随之增加了新的内容。

五代，是祖国医学发展的辉煌阶段，也是中医护理向纵深发展时期，这时期医家人才辈出，治疗疾病的方法逐渐形成以针药为主，以护理为辅的局面。

唐代，护理措施不断科学化。《千金要方》的内容非常丰富，包括临证各科的诊断、针灸、食疗、预防、卫生、护理技术等各个方面，尤其重视妇女和小儿疾病的治疗和护理。在护理技术方面，孙思邈首创了细葱管导尿法、蜡疗法、热熨法等。在预防方面，主张"上医医未病之病"，教导人们要"常习不唾地"，提出"凡衣服、巾、栉、枕、镜不宜与人同之"，以预防传染病。总之，孙思邈总结了内、外、妇、儿各科的医疗、护理、预防、保健等方面的临证经验，丰富和发展了中医护理学。

宋金元时期，医家百家争鸣，护理措施进一步充实。其中很多著名医学著作，为中医护理学充实了新的内容。如情志相胜的心理疗法，不仅在理论上有所发展，而且在临床上大量运用，使中医心理护理得到发展。又如李东垣的《脾胃论》认为，脾胃为后天之本，必须注意后天调养。该书在"用药宜禁论"、"饮食伤脾胃论"、"摄养"等章节中，论述了许多有关护理的内容。朱丹溪创立了滋阴学说，提出了滋阴降火护理法则。《本草衍义》一书中谈到关于食盐与疾病的关系时指出"水肿者宜全禁之",这与现代护理中水肿者应吃无盐或低盐饮食是一致的。张从正的《儒门事亲》中,也记载了很多护理内容,其中所述的"脱肛,大肠热甚也,用酸浆水煎三五沸,稍热涤洗三五度,次以苦剂坚之,则愈",说明我国很早就有了坐浴疗法。

明代,医家在继承前人成就的基础上,出现了不少有重大意义的医学发明与创造,使中医护理学得到了进一步发展,成就突出。如李时珍不但为患者看病,为患者煎药、喂药,还指导患者家属或弟子对患者实施护理。名医张景岳在《景岳全书》中写道:"凡伤寒饮食有宜忌者……不欲食,不可强食,强食则助邪",说明饮食护理的重要性。又如名医胡正心说:"凡患瘟疫之家,将初患者之衣于甑上蒸过,则一家不得染",明确指出传染病患者的衣服要用蒸汽消毒法处理,说明当时对瘟疫是可传染的疾病已有了明确的认识。陈实功的《外科正宗》对痈疽的病源、诊断、调治以及其他外科疾病的辨证施护的记述,条理清楚,内容翔实。

清代,护理措施向深度发展。名医叶天士的《温热论》系统阐述了温病的发生发展规律,提出了温病卫、气、营、血4个阶段辨证论治与辨证施护的纲领,为温病学说理论体系的形成奠定了基础。叶天士对老年病的防护强调颐养,主张饮食当"薄味",力戒"酒肉厚味";在情志方面主张"务宜怡悦开怀""戒嗔怒"。名医钱襄的《侍疾要语》是一部有关护理学的专著,书中记载了饮食护理、生活起居护理和老年患者的护理,记录了民间广为流传的"十叟长寿歌"。曹慈山在《养生随笔》中,从老年人的生理特点出发,总结出一整套衣、食、住、行的养生方法,浅近而易行,创立了卧、坐、立功的导引法,主张要动静结合;为中医护理学的发展提供了较为系统的理论根据和更加丰富的实践经验。

随着中医理论的发展与传播,中医护理学也经过了漫长的历史阶段,它始终"继承而不泥古,发展而不离其宗",体现了这门学科发展过程中的严谨性、延续性、有效性和可操作性。即使是在高科技日新月异飞速发展的今天,中医护理仍以它扎实的理论基础、简便独特的护技手段、奇特的效果而深受广大患者的欢迎。

(三)中医护理学逐渐独立时期

新中国成立以后,党和国家大力扶植和发展中医药事业,制定了一系列政策,使中医药事业同其他学科一样得到了蓬勃发展,并逐步走向科学化、现代化,使中医药发展面临着前所未有的机遇和挑战,与之相适应,中医护理逐步发展。随着医护的分离,中医护理学也逐渐发展成为一门新的专业。

1. 中医护理知识得到提炼

20世纪60年代初,中医护理培训班在南京首次举办,并出版了第一部系统的中医护理学专著《中医护病学》，继而中医护理学的各种专著相继出版，这标志着中医护理学已经走向新的发展阶段，体现了中医护理理论与临床护理实践已达到一定的水平。目前，中医护理工作越来越受到社会和医疗机构的重视，中医护理队伍正在发展壮大。在临床护理工作中对患者实施辨证施护，结合现代护理模式，逐步形成和完善了现代中医护理学的理论体系。

2. 中医护理学的科学研究工作得到发展

目前，中医护理的科学研究工作在全国各地蓬勃开展，学术研究气氛日益浓厚，学术水平不断提高。全国成立了中医、中西医结合护理学术委员会，委员会组织并指导对中医护理学进行研究，古为今用、洋为中用，挖掘、整理、发展了中医护理理论，将现代护理学的理论与操作技术和传统的中医护理理论与技术相结合进行研究与实践，使中医护理学逐步形成了一个独立、完整、系统的科学理论体系。

3. 中医护理学的教育事业得到发展

随着中医护理学的发展，中医护理教育事业也随之得到了快速的发展，多层次、多渠道、多形式的中医护理教育体系在全国范围内形成。研究生、大学本科、专科、中等专业学校教育，业余、函授、短期培训班等各种形式的中医护理教育大量涌现，使中医护理学术水平和护理人员的职业素质得到不断提高，一批高学历、年轻而富有敬业精神的专业人员已经活跃在中医临床护理、教学和科研岗位上。

4. 中医护理学的国际交流得到发展

改革开放为中医药的国际交流带来了契机。中医护理学在中医药学发展中的地位和作用越来越受到国际卫生组织和国际护理界的关注和重视，许多国家的护理代表团先后来我国参观考察中医护理临床和护理教育工作，这不仅加强了国际学术交流，也扩大了中医护理在国际上的影响。

5. 中医护理学已逐渐形成一门独立的学科

中医护理学内容丰富，以其实用性、可操作性和显著的疗效赢得了它应有的价值和地位。2011年3月，中医护理成为护理学专业中的一个二级学科。随着中医药事业的发展和现代科学技术的进步，中医护理学将继承祖国传统医药学的遗产，吸取现代护理学的新理论、新知识、新技术，不断完善，更全面、系统、科学地发展，要为人类的身心健康作出更大的贡献。

三、中医护理与现代护理的关系

中医护理与现代护理在护理理念、内容、方法上有许多共同之处和相似之处。现代的生物－心理－社会护理模式是根据人疾病的发生发展与生物、心理、社会环境因素不可分割的理论而建立起来的，护理活动中要坚持以人为中心，从生理、心理、社会环境等方面综合评估，制定相应的护理计划，施以相应的护理措施，进行全方位的护理；中医护理，自古以来就是以人为中心的护理活动，不但注重从生理上为患者护理，而且注重从心理(情志)、社会等方面进行护理，这些都与现代护理观念相吻合。

总之，中医的辨证施护与现代整体护理有着相同性和一致性，将两者从理论和方法上结合起来，取长补短，不断提高，创建具有中国特色(本土化)的护理模式，将会对我国护理事业的发展和为全人类的健康事业作出重要贡献。

四、中医护理的基本特点

（一）整体观念

中医药学的一个基本特点是整体观念，中医护理的基本特点也不例外，护理时，要在整体观念指导下，对患者相关脏腑、经络进行护理，根据四季多发病的规律、节气转换的发病规律和昼夜阴阳消长规律对疾病的影响进行护理，对患者进行情志(心理)护理。

（二）辨证施护

辨证施护，就是通过望、闻、问、切四诊收集患者有关疾病发生、发展的资料，运用整体观念辨证，辨明病因、病机和病位，判断为何种性质的证，从而制定相应的护理计划与护理措施的过程。

辨证施护是中医护理的精华，是指导中医临床护理的基本原则。要辨证地认识病与证之间的关系，一种病可包括几种不同的证，不同的病又可出现相同的证，在临床护理中，常采用同病异护、异病同护的护理方法。根据不同的证，去施行不同的护理措施，这就是辨证施护的实质。

（三）恒动观念

恒动，即不停顿的运动、变化和发展之意。中医理论认为：一切物质，包括整个自然界，都处于永恒而无休止的运动之中，运动是物质的存在形式及其周围固有属性。自然界的各种现象包括生命活动、健康、疾病等都是物质运用的表现形式，因此，运动是绝对的、永恒的，要摒弃一成不变、静止、僵化的观点，称之为恒动观念。

中医护理主张未病先防，既病防变的思想，就是运用运动的观点去认识和解决健康和疾病的矛盾，调节人体阴阳偏盛偏衰使之处于动态平衡。中医护理学养生及防护疾病的基本思想，均体现了动静互涵的恒动观念。

（四）独特的护理技术与方法

中医护理有一套不同于于现代护理学的技术与方法，如针灸术、推拿术、刮痧术、拔罐术、热熨术、贴药术等，不但经济实用，而且疗效好，是中医临床护理实践中的重要手段，是中医护理学的重要组成部分。近年来，临床上开展的中药离子导入法、超声雾化吸入法、中药保留灌肠法等，具有较好的临床疗效，既丰富了中医护理技术的内容，又扩大了护理的范围，使中医护理发挥着更大的作用。

〔思考题〕

1. 何谓中医护理学？它有何特点？
2. 简述中医药学和中医护理学的发展简史。

第二篇 中医基础理论

第二章 阴阳五行

【本章学习目标】

1. 掌握阴阳学说和五行学说的基本概念。
2. 熟悉阴阳学说和五行学说的主要内容。
3. 了解阴阳学说和五行学说在中医学中的应用。

第一节 阴阳学说

阴阳学说是研究阴阳的内涵及其运动变化规律，并用以阐释宇宙间万事万物发生、发展和变化的一种古代哲学理论。它是中国古代朴素的对立统一理论，是古人探求宇宙本原和解释宇宙变化的一种世界观和方法论。

一、阴阳学说的主要内容

(一)阴阳的基本概念

1. 阴阳的基本概念

阴阳，是中国古代哲学的一对范畴，是对自然界相互关联的某些事物或现象对立双方属性的概括。

阴阳最初的涵义是指日光的向背，朝向日光则为阳，背向日光则为阴。古人在长期生产活动中，随着观察面的扩展，阴阳的朴素涵义逐渐得到引申。一般地说，凡是运动的、外向的、上升的、温热的、无形的、明亮的、兴奋的都属于阳；静止的、内守的、下降的、寒冷的、有形的、晦暗的、抑制的都属于阴。

2. 事物阴阳属性的相对性

事物阴阳属性的相对性，主要表现在以下三个方面：

(1)阴阳属性划分是比较而言的：事物的阴阳属性往往是通过比较而划分

的，若比较的对象发生了改变，那么事物的阴阳属性也可以发生改变。如一年四季中的春天，与冬天比较，其气温而属阳；若与夏天比较，则其气凉而属阴。

（2）阴阳之中复有阴阳：属性相反的两种事物或一事物内部相互对立的两个方面可以划分阴阳，而其中的任何一方又可以再分阴阳，即所谓阴中有阳，阳中有阴。例如：昼为阳，夜为阴。而白天的上午与下午相对而言，则上午为阳中之阳，下午为阳中之阴；夜晚的前半夜与后半夜相对而言，则前半夜为阴中之阴，后半夜为阴中之阳。《素问·阴阳离合论》说："阴阳者，数之可十，推之可百，数之可千，推之可万，万之大，不可胜数，然其要一也。"

（3）阴阳属性互相转化：事物的阴阳属性在一定条件下，可以相互转化，阴可以转化为阳，阳也可以转化为阴。如属阴的寒证在一定条件下可以转化为属阳的热证；属阳的热证在一定条件下也可以转化为属阴的寒证。再如人体气化过程中，物质代谢为能量，为阴转化为阳；消耗能量而获得营养物质，为阳转化为阴。

（二）阴阳的关系

阴阳之间的关系，可以从阴阳的对立制约、阴阳互根互用、阴阳消长平衡、阴阳相互转化等方面加以说明。

1. 阴阳对立制约

阴阳对立制约，是指属性相反的阴阳双方之间相互斗争、相互制约和相互排斥的关系。阴阳学说认为，自然界一切事物或现象都存在着相互对立的阴阳两个方面，如上与下、左与右、天与地、动与静、出与入、升与降、昼与夜、明与暗、寒与热、水与火等等。阴与阳之间的这种相互对立制约才维持阴阳之间的动态平衡，促进事物的发生、发展和变化。如春、夏、秋、冬四季有温、热、凉、寒的气候变化，春夏之所以温热，是因为春夏阳气上升抑制了秋冬的寒凉之气；秋冬之所以寒冷，是因为秋冬阴气上升抑制了春夏的温热之气。这是自然界阴阳相互制约、相互消长的结果。

2. 阴阳互根互用

阴阳互根，是指一切事物或现象中相互对立着的阴阳两个方面，具有相互依存，互为根本的关系。即阴和阳任何一方都不能脱离另一方而单独存在，每一方都以相对的另一方的存在作为自己存在的前提和条件。如上为阳，下为阴，没有上也就无所谓下，没有下也就无所谓上。热为阳，寒为阴，没有热也就无所谓寒，没有寒也就无所谓热等等。即所谓"阳根于阴，阴根于阳"。

阴阳互用，是指阴阳双方具有相互资生、促进和助长的关系。如《素问·生气通天论》说："阴者，藏精而起亟也；阳者，卫外而为固也。"意思是说藏于体内的阴精，不断地化生为阳气；保卫于体表的阳气，使阴精得以固守于内。

《素问·阴阳应象大论》说："阴在内，阳之守也；阳在外，阴之使也。"指出阳以阴为基，阴以阳为偶；阴为阳守持于内，阳为阴役使于外，阴阳相互为用，不可分离。

3. 阴阳消长平衡

阴阳消长，是指对立互根的阴阳双方不是一成不变的，而是在一定范围内处于阴消阳长或阳消阴长的动态平衡之中。

阴阳消长是阴阳运动变化的一种形式，导致阴阳出现消长变化的根本原因在于阴阳之间存在着的对立制约和互根互用的关系。如以四时气候变化而言，从冬至春及夏，气候从寒冷逐渐转暖变热，这是"阳长阴消"的过程；由夏至秋及冬，气候由炎热逐渐转凉变寒，这是"阴长阳消"的过程。以人体的生理活动而言，白天阳气盛，故机体的生理功能以兴奋为主；夜晚阴气盛，故机体的生理功能以抑制为主。子夜一阳生，日中阳气隆，机体的生理功能由抑制逐渐转向兴奋，这是"阳长阴消"的过程；日中至黄昏，阴气渐生，阳气渐衰，机体的生理功能也由兴奋逐渐转向抑制，这是"阴长阳消"的过程。

4. 阴阳相互转化

阴阳转化，指事物的总体属性，在一定条件下可以向其相反的方向转化，即阳事物可以转化为阴，阴可以转化为阳。例如一年四季气候的变化，属阳的夏天可以转化为属阴的冬天，属阴的冬天又可以转化成属阳的夏天。人体的病证，属阳的热证可以转化为属阴的寒证，属阴的寒证又可以转化为属阳的热证。

阴阳转化是阴阳运动的又一基本形式。阴阳双方的消长运动发展到一定阶段，事物内部阴与阳的比例出现了颠倒，事物的属性发生转化，所以说转化是消长的结果。阴阳相互转化，一般都产生于事物发展变化的"物极"阶段，即所谓"物极必反"。因此，在事物的发展过程中，如果说阴阳消长是一个量变的过程，则阴阳转化则是在量变基础上的质变。《内经》以"重阴必阳，重阳必阴"、"寒极生热，热极生寒"（《素问·阴阳应象大论》）来阐释阴阳转化的机理。

综上所述，阴阳的对立制约、互根互用、消长平衡、相互转化，是从不同角度来说明阴阳之间的相互关系及其运动规律的，表达了阴阳之间的对立统一关系。阴阳的对立互根是阴阳最普遍的规律，说明了事物之间既相反又相成的关系。事物或事物之间的阴阳两个方面通过对立制约取得平衡协调，通过互根互用而互相促进，不可分离。阴阳的消长和转化是阴阳运动的形式，阴阳消长是在阴阳对立制约、互根互用基础上表现出的量变过程，阴阳转化则是在量变基础上的质变，是阴阳消长的结果。阴阳的动态平衡由阴阳之间的对立制约、互根互用及其消长转化来维系。如果阴阳的这种动态平衡遭到了破坏，又失去了自我调节的能力，就会出现阴阳失调。

二、阴阳学说在中医学的应用

阴阳学说贯穿在中医学理论体系的各个方面，广泛用来说明人体的组织结构、生理功能及病理变化，并指导养生保健以及疾病的诊断和治疗。

（一）说明人体的组织结构

《素问·宝命全形论》说："人生有形，不离阴阳。"人体是一个有机整体。组成人体的所有脏腑经络形体组织，根据其所在部位、功能特点划分为相互对立的阴阳两部分。就部位来说，上部为阳，下部为阴；体表属阳，体内属阴。就腹背四肢内外侧来说，背为阳，腹为阴；四肢外侧为阳，四肢内侧为阴。就体内脏腑来分，五脏属里，藏精气而不泻，为阴；六腑属表，传化物而不藏，为阳。由于阴阳是无限可分的，就五脏本身而言，心肺居于上属阳，而心属火，主温通，为阳中之阳；肺属金，主肃降，为阳中之阴。肝、脾、肾居下属阴，而肝属木，主升发，为阴中之阳；肾属水，主闭藏，为阴中之阴；脾属土，居中焦，为阴中之至阴。具体到每一个脏腑，则又有阴阳之分，如心有心阴、心阳；肺有肺阴、肺阳等。

（二）概括人体的生理功能

人体的生命活动由各脏腑经络形体官窍协调一致来完成，而脏腑经络的功能，是以机体内精气为基础。精藏于脏腑之中，主内守而属阴，气由精所化，运行于全身而属阳。精与气的相互资生、相互促进，维持了脏腑经络形体官窍的功能活动。机体内阴阳二者之间协调平衡，人体的生命活动处于正常状态。若人体内的阴阳二者不能相互为用而分离，人的生命活动也就终止了。故《素问·生气通天论》说："阴平阳秘，精神乃治；阴阳离决，精气乃绝。"

（三）阐释人体的病理变化

人体正常生命活动是阴阳两方面保持对立统一的协调，处于动态平衡的结果。疾病的发生标志着这种协调平衡的破坏，故阴阳失调是疾病的基本病机之一。阴阳失调的主要表现形式是阴阳的偏盛偏衰。

1. 阴阳偏盛

即阳偏盛（胜）、阴偏盛（胜），是指阴或阳任何一方高于正常水平的病理状态。《素问·阴阳应象大论》指出："阴胜则阳病，阳胜则阴病，阳胜则热，阴胜则寒。"

（1）阳偏盛：即阳胜，是指阳邪侵犯人体，"邪并于阳"使机体邪热亢盛所致的一类实热病证。由于邪气的特性是热，故说："阳胜则热。"如温热之邪侵犯人体，可出现高热，烦躁，面赤，脉数等"阳胜则热"的实热证。邪热亢盛，易耗伤机体的阴液，致使阴液减少，出现脏腑、组织、器官失于滋润而干燥等阴液不足的表现，即所谓"阳胜则阴病"。

（2）阴偏盛：即阴胜，是阴邪侵犯人体，"邪并于阴"而使阴寒亢盛所致的一类实寒病证。由于邪气的特性是寒，故说："阴胜则寒。"如寒邪直中太阴，可出现面白形寒，脘腹冷痛，泻下清稀，舌质淡苔白，脉沉迟或沉紧等"阴胜则寒"的实寒证。阴寒亢盛，易耗伤机体的阳气，导致其虚衰，故说"阴胜则阳病"。

2. 阴阳偏衰

即阳偏衰（虚）、阴偏衰（虚），是指阴阳任何一方低于正常水平的病理状态。

（1）阳虚：泛指人体阳气虚衰，阳虚不能制阴，则阴气相对偏盛而出现面色苍白、畏寒肢冷、神疲、自汗、脉微等"阳虚则寒"的虚寒病理。

（2）阴虚：指人体之阴气虚衰，不能制阳，则阳气相对偏亢而出现出现潮热、盗汗、五心烦热、口干舌燥、脉细数等"阴虚则热"的虚热病理。

（四）用于疾病的诊断

"善诊者，察色按脉，先别阴阳"（《素问·阴阳应象大论》）。阴阳学说用于疾病的诊断，主要包括分析四诊资料和概括各种证候的阴阳属性两个方面。

1. 分析四诊资料

即将望、闻、问、切四诊所收集的各种资料，辨析其阴阳属性。就色泽而言，色泽鲜明为病属阳；色泽晦暗为病属阴；就气息而言，语声高亢宏亮、多言而躁动者，多属实、属热，为阳；语声低微无力、少言而沉静者，多属虚、属寒，为阴；就脉象而言，以部位分，寸为阳，尺为阴；以动态分，则至者为阳，去者为阴；以至数分，则数者为阳，迟者为阴；以形状分，则浮大洪滑为阳，沉涩细小为阴。

2. 概括疾病证候

辨证论治是中医学的基本特点之一。在临床辨证中，用阴阳来概括分析错综复杂的各种证候。辨别阴证、阳证是诊断疾病的重要原则，在临床诊断中具有重要意义。如八纲辨证中，表证、热证、实证属阳；里证、寒证、虚证属阴。阴阳是八纲辨证的总纲，在脏腑辨证中，脏腑气血阴阳失调可以表现出许多复杂的证候，但概括起来，无外乎阴阳两大类。

（五）用于疾病的防治

1. 指导养生

养生，又称"摄生"，即保养生命之意。养生的目的，一是延年，二是防病。注重养生是保持身体健康无病的重要手段，其最根本的原则就是要"法于阴阳"，即遵循自然界阴阳的变化规律来调理人体之阴阳，使人体中的阴阳与四时阴阳的变化相适应，以保持人与自然界的协调统一。《素问·四气调神大论》说："夫四时阴阳者，万物之根本也，所以圣人春夏养阳，秋冬养阴，以从其根，故与万物沉浮于生长之门。逆其根，则伐其本，坏其真矣。"依据"春夏养阳，秋冬养阴"的原则，对"能夏不能冬"的阳虚阴盛体质者，夏用温热之药预配其阳，则冬不易发病；对"能冬不能夏"的阴虚阳亢体质者，冬用凉润之品预养其阴，则夏不得发病。此即所谓"冬病夏治"、"夏病冬养"之法。

2. 确定治疗原则

调整阴阳，使之保持或恢复相对平衡，达到阴平阳秘，是防治疾病的基本原则。《素问·至真要大论》说："谨察阴阳所在而调之，以平为期。"

阴阳偏盛的实证，治疗时采用"损其有余"的原则。阳偏盛而导致的实热证，则用"热者寒之"的治法；阴偏盛而导致的实寒证，则用"寒者热之"的治法。

阴阳偏衰的虚证，采用"补其不足"的原则。阴偏衰产生的是"阴虚则热"的虚热证，治疗当滋阴制阳，用"壮水之主，以制阳光"的治法，《内经》称之为"阳病治阴"。阳偏衰产生的是"阳虚则寒"的虚寒证，治疗当扶阳抑阴，用"益火之源，以消阴翳"的治法，《内经》称之为"阴病治阳"。

3. 分析和归纳药物的性能

用阴阳的属性来概括药物的性能，作为指导临床用药的根据。

药性，主要是寒、热、温、凉四种药性，又称"四气"。其中寒凉属阴，温热属阳。一般说来，属于寒性或凉性的药物，能清热泻火，阳热证多用之；属于热性或温性的药物，能散寒温里，阴寒证多用之。

五味，就是酸、苦、甘、辛、咸五种味。辛味有发散之性，甘味能滋补与缓急，淡味有渗泄作用，酸味能收敛，苦味能降能坚，咸味能软坚泻下。故辛、甘、淡三味属阳，酸、苦、咸三味属阴。

升降浮沉，是指药物在体内发挥作用的趋向。升是上升，浮为向外浮于表；升浮之药，其性多具有上升发散的特点，故属阳。降是下降，沉为向内沉于里；沉降之药，其性多具有收涩、泻下、重镇的特点，故属阴。

第二节　五行学说

五行学说，是研究木火土金水五行的概念、特性、生克制化乘侮规律，并用以阐释宇宙万物的发生、发展、变化及相互关系的一种古代哲学思想，属于中国古代唯物论和辩证法范畴。

一、五行学说的基本内容

（一）五行的概念

1. 五行的基本概念

五行，即木、火、土、金、水五种物质及其运动变化。五行中的"五"，指木、火、土、金、水五种基本物质；"行"，指这五种物质的运动变化。

五行最初的涵义与"五材"有关，是指木、火、土、金、水五种基本物质或基本元素。《左传·襄公二十七年》说："天生五材，民并用之，废一不可。"木、火、土、金、水这五种物质是人类日常生产和生活中最为常见和不可缺少的基本物质，如《尚书正义》说："水火者，百姓之所饮食也；金木者，百姓之所兴作也；土者，万物之所资生，是为人用。"

2. 五行特性

木　古人称"木曰曲直"。曲，屈也；直，伸也。曲直，是指树木的枝条具有生长、柔和，能屈又能伸的特性，引申为凡具有生长、升发、条达、舒畅等性质或作用的事物和现象，归属于木。

火　古人称"火曰炎上"。炎，是焚烧、炎热、光明之义；上，是上升。炎上，是指火具有炎热、上升、光明的特性。引申为凡具有温热、上升、光明等性质或作用的事物和现象，归属于火。

土　古人称"土爰稼穑"。稼，即种植谷物；穑，即收获谷物。稼穑，泛指人类种植和收获谷物的农事活动。引申为凡具有生化、承载、受纳性质或作用的事物和现象，归属于土。故有"土载四行"、"万物土中生"、"万物土中灭"和"土为万物之母"说。

金　古人称"金曰从革"。从，顺也；革，即变革。是指金有刚柔相济之性：金之质地虽刚硬，可作兵器以杀戮，但有随人意而更改的柔和之性。引申为凡具有沉降、肃杀、收敛等性质或作用的事物和现象，归属于金。

水　古人称"水曰润下"。润，即滋润、濡润；下即向下、下行。润下，是指水具有滋润、下行的特性。引申为凡具有滋润、下行、寒凉、闭藏等性质或作用的事物和现象，归属于水。

从上述五行的特性可以看出，五行学说中的木、火、土、金、水，已经不是这五种具体物质本身，而是五种物质不同属性的概括。

3. 事物和现象的五行归类

中医学在天人相应思想指导下，以五行为中心，以空间结构的五方，时间结构的五季，人体结构的五脏为基本框架，将自然界的各种事物和现象以及人体的生理病理现象，按其属性进行归纳，从而将人体的生命活动与自然界的事物或现象联系起来，形成了联系人体内外环境的五行结构系统，用以说明人体以及人与自然环境的统一（表2-1）。

表2-1　事物属性的五行归类表

自　　然　　界							五行	人　　体						
五音	五味	五色	五化	五气	五方	五季		五脏	五腑	五官	形体	情志	五声	变动
角	酸	青	生	风	东	春	木	肝	胆	目	筋	怒	呼	握
徵	苦	赤	长	暑	南	夏	火	心	小肠	舌	脉	喜	笑	忧
宫	甘	黄	化	湿	中	长夏	土	脾	胃	口	肉	思	歌	哕
商	辛	白	收	燥	西	秋	金	肺	大肠	鼻	皮	悲	哭	咳
羽	咸	黑	藏	寒	北	冬	水	肾	膀胱	耳	骨	恐	呻	栗

（二）五行的关系

1. 五行相生与相克

（1）五行相生：相生，是指木、火、土、金、水之间存在着有序的递相资生、助长和促进的关系。

相生次序是：木生火，火生土，土生金，金生水，水生木。在五行相生关系中，任何一行都具有"生我"和"我生"两方面的关系，又称为母子关系。"生我"者为母，"我生"者为子。如以火为例，木生火，木为火之"母"；火生土，土为火之"子"。木与火是母子关系，火与土也是母子关系。

（2）五行相克：相克，是指木、火、土、金、水之间存在着有序的递相克制、制约的关系。

相克次序是：木克土、土克水、水克火、火克金、金克木。在五行相克关系中，任何一行都具有"克我"和"我克"两方面的关系，又称为"所胜""所不胜"关系。"克我"者为"所不胜"，"我克"者为"所胜"。如以木为例，木克土，土为木之"所胜"；金克木，金为木之"所不胜"。

（3）五行制化：五行制化，是指五行之间既相互资生，又相互制约，维持平衡协调，推动事物间稳定有序的变化与发展。如《素问·六微旨大论》"亢则害，承乃制，制则生化"。五行的相生和相克是不可分割的两个方面：没有生，就没有事物的发生和成长；没有克，就不能维持事物间的正常协调关系。因此，必须生中有克，克中有生，相反相成，才能维持事物间的平衡协调，促进稳定有序的变化与发展。故明代张介宾《类经图翼·运气上》说："盖造化之机，不可无生，亦不可无制。无生则发育无由，无制则亢而为害。"

2. 五行相乘与相侮

（1）五行相乘：五行相乘，是指五行中一行对其所胜的过度制约或克制。又称"倍克"。相乘的次序与相克相同，即木乘土，土乘水，水乘火，火乘金，金乘木。

导致五行相乘的原因有"太过"和"不及"两种情况。五行中的某一行过于亢盛，对其所胜行进行过度的克制，引起其所胜行的虚弱，从而导致五行之间的协调关系失常。如以木克土为例：正常情况下，木能克土，土为木之所胜。若木气过于亢盛，对土克制太过，可致土的不足。这种由于木的亢盛而引起的相乘，称为"木旺乘土"。指五行中某一行过于虚弱，难以抵御其所不胜行正常限度的克制，使其本身更显虚弱。仍以木克土为例，正常情况下，木能制约土，若土气不足，木虽然处于正常水平，土仍难以承受木的克制，因而造成木乘虚侵袭，使土更加虚弱。这种由于土的不足而引起的相乘，称为"土虚木乘"。

（2）五行相侮：五行相侮，是指五行中一行对其所不胜的反向制约和克制。又称"反克"。相侮的次序是：木侮金，金侮火，火侮水，水侮土，土侮木。

导致五行相侮的原因，亦有"太过"和"不及"两种情况。五行中的某一行过于强盛，使原来克制它的一行不仅不能克制它，反而受到它的反向克制。例如木气过于亢盛，其所不胜行金不仅不能克木，反而受到木的欺侮，这种现象称为"木亢侮金"。如正常情况下，木克土，但当木过度虚弱时，则不仅金来乘木，而且土也会因木的衰弱而"反克"之，这种现象称为"木虚土侮"。

总之，相乘与相侮的主要区别在于：前者是按五行的相克次序发生过度的克制，后者是与五行相克次序发生相反方向的克制现象。两者之间联系是：在发生相乘时，也可同时发生相侮；发生相侮时，也可同时发生相乘。例如：木过强时，木既可以乘土，又可以侮金；金虚时，既可受到木侮，又可受到火乘。《素问·五运行大论》说："气有余，则制己所胜而侮所不胜；其不及，则己所不胜，侮而乘之，己所胜，轻而侮之。"

3. 五行的母子相及

五行的母子相及属于五行之间相生关系异常的变化，包括母病及子和子病及母两种情况。

（1）母病及子：母病及子是指五行中的某一行异常，累及其子行，导致母子两行皆异常。一般规律是：母行虚弱，引起子行亦不足，终致母子两行皆不足。例如：水生木，水为母，木为子。若水不足，不能生木，导致木亦虚弱，终致水竭木枯，母子俱衰。

（2）子病及母：子病及母是指五行中的某一行异常，影响到其母行，终致子母两行皆异常。一般规律有两种：一是子行亢盛，引起母行亦亢盛，结果是子母两行皆亢盛，一般称为"子病犯母"。如火旺导致木亢，终至木火皆亢。二是子行虚弱，上累母行，引起母行亦不足，终致子母俱不足，一般称为"子盗母气"。如木不足导致水枯，终至木水皆不足。

二、五行学说在中医学的应用

(一)说明五脏的生理功能及其相互关系

1. 概括五脏的生理特点

五行学说将人体的五脏分别归属于五行，并以五行的特性来说明五脏的生理功能。如木有生长、升发、舒畅、条达的特性，肝喜条达而恶抑郁，有疏通气血，调畅情志的功能；土性敦厚，有生化万物的特性，脾主运化水谷、化生精微以营养脏腑形体，为气血生化之源；金性清肃、收敛，肺具有清肃之性，以清肃下降为顺；水具有滋润、下行、闭藏的特性，肾有藏精、主水功能。

2. 说明五脏之间的生理联系

运用五行之间的生克制化关系，说明五脏之间存在着既相互资生又相互制约的关系。

(1)相生关系：肝生心即木生火，如肝藏血以济心，肝之疏泄以助心行血；心生脾即火生土，如心阳温煦脾土，助脾运化；脾生肺即土生金，如脾气运化，化气以充肺；肺生肾即金生水，如肺之精津下行以滋肾精，肺气肃降以助肾纳气；肾生肝即水生木，如肾藏精以滋养肝血，肾阴资助肝阴以防肝阳上亢。

(2)相克关系：肾制约心即水克火，如肾水上济于心，可以防止心火之亢烈；心制约肺即火克金，如心火之阳热，可以抑制肺气清肃太过；肺制约肝即金克木，如肺气清肃，可以抑制肝阳的上亢；肝制约脾即木克土，如肝气条达，可疏泄脾气之壅滞；脾制约肾即土克水，如脾气之运化水液，可防肾水泛滥。

(二)说明五脏病变的相互影响

五行学说，也可以说明在病理情况下脏腑间的相互影响。某脏有病可以传至他脏，他脏疾病也可以传至本脏，这种病理上的相互影响称之为传变。

1. 相生关系的传变

包括"母病及子"和"子病及母"两个方面。

母病及子，即母脏之病传及子脏。如肾属水，肝属木，水能生木，故肾为母脏，肝为子脏。肾病及肝，即属母病及子。母病及子，多见母脏不足累及子脏亏虚的母子两脏皆虚的病证。

子病及母，是指疾病的传变，从子脏传及母脏。如肝属木，心属火，木能生火，故肝为母脏，心为子脏。心病及肝，即是子病及母。

2. 相克关系的传变

包括"相乘"和"相侮"两个方面。

相乘，是相克太过致病。如以肝木和脾土之间的相克关系而言，相乘传变就有"木旺乘土"（即肝气乘脾）和"土虚木乘"（即脾虚肝乘）两种情况。由于肝气郁结或肝气上逆，影响脾胃的运化功能而出现胸胁苦满、脘腹胀痛、泛酸、泄泻等表现时，称为"木旺乘土"。反之，先有脾胃虚弱，不能耐受肝气的克伐，而出现头晕乏力、纳呆嗳气、胸胁胀满、腹痛泄泻等表现时，称为"土虚木乘"。

相侮，是反向克制致病。例如：肺金本能克制肝木，由于暴怒而致肝火亢盛，肺金不仅无力制约肝木，反遭肝火之反向克制，而出现急躁易怒，面红目赤，甚则咳逆上气、咯血等肝木反侮肺金的症状，称为"木火刑金"。又如脾土虚衰不能制约肾水，出现全身水肿，称为"土虚水侮"。

（三）指导疾病的诊断

用五行理论可以确定五脏病变的部位，如面见青色，喜食酸味，脉见弦象，可以诊断为肝病；面见赤色，口味苦，脉象洪，是心火亢盛之病。故《难经·六十一难》说："望而知之者，望见其五色，以知其病。闻而知之者，闻其五音，以别其病。问而知之者，问其所欲五味，以知其病所起所在也。切脉而知之者，诊其寸口，视其虚实，以知其病，病在何脏腑也。"

（四）指导疾病的治疗

1. 控制疾病的传变

根据五行生克乘侮理论，临床治疗时除对所病本脏进行治疗之外，还要依据其传变规律，治疗其他脏腑，以防止其传变。如肝气太过，或郁结或上逆，木亢则乘土，病将及脾胃，此时应在疏肝平肝的基础上预先培其脾气，使肝气得平，脾气得健，则肝病不得传于脾。如《难经·七十七难》所说："见肝之病，则知肝当传之于脾，故先实其脾气。"这里的"实其脾气"，是指在治疗肝病的基础上佐以补脾、健脾。

2. 确定治则治法

（1）依据相生规律确定治则和治法：基本治疗原则是补母和泻子，即"虚则补其母，实则泻其子"（《难经·六十九难》）。

补母，是指一脏之虚证，不仅须补益本脏以使之恢复，同时还要依据五行相生的次序，补益其"母脏"，适用于母子关系的虚证。泻子，是指一脏之实证，不仅须泻除本脏亢盛之气，同时还可依据五行相生的次序，泻其"子脏"，通过"气舍于其所生"的机理，以泻除其"母脏"的亢盛之气，泻子适用于母子关系的实证。

根据相生规律确定的治疗方法有以下几种：

滋水涵木法：是滋肾阴以养肝阴的治法，又称滋肾养肝法、滋补肝肾法。适用于肾阴亏损而肝阴不足，甚或肝阳上亢之证。

益火补土法：是温肾阳以补脾阳的治法，又称温肾健脾法、温补脾肾法。适用于肾阳衰微而致脾阳不振之证。

培土生金法：是健脾生气以补益肺气的治法。主要用于脾气虚衰，以致肺气虚弱之证。

金水相生法：是滋养肺肾之阴的治法，亦称滋养肺肾法。主要用于肺阴亏虚，不能滋养肾阴，或肾阴亏虚，不能滋养肺阴的肺肾阴虚证。

(2)依据相克规律确定治则和治法：其基本治疗原则是抑强扶弱。

抑强，主要针对太过的一方。如肝气横逆，乘脾犯胃，出现肝脾不调、肝胃不和之证，治疗应以疏肝平肝为主。抑其强者，则其弱者功能自然易于恢复。扶弱，主要针对不及的一方。如脾胃虚弱，肝气乘虚而入，导致肝脾不和之证，治疗应以健脾益气为主。扶助弱者，可以恢复脏腑的正常功能。

根据相克规律确定的治疗方法有以下几种：

抑木扶土法：是疏肝健脾或平肝和胃以治疗肝脾不和或肝气犯胃病证的治法，又称疏肝健脾法、调理肝脾法。适用于木旺乘土或土虚木乘之证。

培土制水法：是健脾利水以治疗水湿停聚病证的治法，又称为敦土利水法。适用于脾虚不运，水湿泛滥而致水肿胀满之证。

佐金平木法：是滋肺阴清肝火以治疗肝火犯肺病证的治法，也可称为"滋肺清肝法"。适用于肺阴不足，右降不及的肝火犯肺证。

泻南补北法：是泻心火补肾水以治疗心肾不交病证的治法，又称为泻火补水法、滋阴降火法。适用于肾阴不足，心火偏旺，水火不济，心肾不交之证。

〖思考题〗

1.阴阳学说的主要内容是什么？阴阳学说在中医学中如何应用？
2.五行学说的主要内容是什么？五行学说在中医学中如何应用？

第三章 藏 象

1. 掌握五脏、六腑的生理功能，掌握五脏之间的关系。
2. 熟悉五脏与形、窍、志、液、时的关系，六腑之间的关系，脏与腑之间的关系。
3. 了解奇恒之腑的生理功能。

藏象，又写作"脏象"，指藏于体内的内脏及其表现于外的生理病理征象及与自然界相通应的事物和现象。"藏象"二字，首载于《素问·六节藏象论》。张介宾《类经·藏象类》注云："象，形象也。藏居于内，形见于外，故曰藏象。"

"藏"，是藏于体内的内脏，包括五脏(肝、心、脾、肺、肾)、六腑(胆、胃、小肠、大肠、膀胱、三焦)和奇恒之腑(脑、髓、骨、脉、胆、女子胞)。由于五脏是所有内脏的中心，故"藏"之所指，实际上是以五脏为中心的五个生理病理系统。"象"，是这五个生理病理系统的外在现象和比象，其含义有二：一是指表现于外的生理病理征象，如"肝病者，两胁下痛引少腹，令人善怒"(《素问·藏气法时论》)等；二是指内在以五脏为中心的五个生理病理系统与外在自然环境的事物与现象类比所获得的比象，如心气通于夏，"南方赤色，入通于心"(《素问·金匮真言论》)等。

根据脏腑的生理特点，将脏腑分为脏、腑和奇恒之腑三类。脏有五，腑有六，奇恒之腑亦有六。五脏共同的生理特点是化生和储藏精气，六腑共同的生理特点是受盛和传化水谷。如《素问·五藏别论》说："所谓五脏者，藏精气而不泻也，故满而不能实；六腑者，传化物而不藏，故实而不能满也。"简明扼要地概括了五脏与六腑各自的生理特点，阐明了两者之间的主要区别。奇恒之腑在形态上中空有腔与六腑相类，功能上储藏精气与五脏相同，但其与五脏和六腑又都有明显区别，故称奇恒之腑。如《素问·五藏别论》说："脑、髓、骨、脉、胆、女子胞，此六者，地气之所生也，皆藏于阴而象于地，故藏而不泻，名曰奇恒之府。"五脏六腑的生理特点，对临床辨证论治有重要指导意义。一般说来，病理上"脏病多虚"，"腑病多实"，治疗上"五脏宜补"、"六腑宜泻"。

第一节　五　脏

五脏，即心、肝、脾、肺、肾的合称。在经络学说中，心包络也作为脏，故又称为六脏。五脏的共同生理特点是化生和储藏精气，五脏的职能虽各有所司，但彼此协调，共同维持生命进程。

一、心

心为五脏之一，位于胸中，两肺之间，膈膜之上，外有心包卫护。其形圆而下尖，如未开的莲花。其主要生理功能是主血脉，主藏神。心又称为"君主之官""生之本""五脏六腑之大主"。手少阴心经与手太阳小肠经相互属络于心与小肠，相为表里。

（一）主要生理功能

1. 主血脉

心主血脉，即指心气推动和调控血液在脉管中运行，流注全身，发挥营养和滋润作用。心气充沛，心阴与心阳协调，心脏搏动有力，频率适中，节律一致，血液才能正常地输布全身，发挥其濡养作用。若心气不足，心脏搏动无力，或心阴不足，心脏搏动过快而无力，或心阳不足，心脏搏动迟缓而无力，均可导致血液运行失常。

另外，心有生血的作用，即所谓"奉心化赤"。主要指饮食水谷经脾胃之气的运化，化为水谷之精，水谷之精再化为营气和津液，营气和津液入脉，经心火（即心阳）的作用，化为赤色血液。

脉为血之府，是容纳和运输血液的通道。心、脉、血三者密切相连，构成一个血液循环系统。血液在脉中正常运行，必须以心气充沛，血液充盈，脉管通利为基本条件。其中心脏的正常搏动，对血液循环系统生理功能的正常发挥起着主导作用，故说"心主身之血脉"（《素问·痿论》）。

2. 主藏神

心主藏神，又称主神明或主神志，是指心有统帅全身脏腑、经络、形体、官窍的生理活动和主司精神、意识、思维、情志等心理活动的功能。故《素问·灵兰秘典论》说："心者，君主之官也，神明出焉。"

人体之神，有广义与狭义之分。广义之神，是整个人体生命活动的主宰和总体现；狭义之神，是指人的精神、意识、思维、情感活动及性格倾向等。心所藏的神，既包括主宰人体生命活动的广义之神，又包括精神意识思维情志等狭义之神。

人体的脏腑、经络、形体、官窍，各有不同的生理功能，但它们都必须在心神的主宰和调节下，分工合作，共同完成整体生命活动。心神正常，则人体各脏腑的功能互相协调，彼此合作，全身安泰。心神通过驾驭协调各脏腑之气以达到调控各脏腑功能之目的。由于心所藏之神有如此重要的作用，故称心为"五脏六腑之大主"（《灵枢·邪客》）。

心的主血脉与藏神功能是密切相关的。血是神志活动的物质基础之一，如《灵枢·营卫生会》说："血者，神气也。"心血，即在心脏与血脉中化生和运行的血液。心血充足则能化神养神而使心神灵敏不惑，而心神清明，则能驭气以调控心血的运行，濡养全身脏腑形体官窍及心脉自身。

（二）心与形、窍、志、液、时的关系

1. 在体合脉，其华在面

心在体合脉，是指全身的血脉统属于心，由心主司。其华在面，是指心脏精气的盛衰，可从面部的色泽表现出来。"有诸内，必形诸外"，内在脏腑精气的盛衰及其功能的强弱，可显露于外在相应的体表组织器官。由于头面部的血脉极其丰富，全身血气皆上注于面，故心的精气盛衰及其生理功能正常与否，可以显露于面部的色泽变化。心气旺盛，血脉充盈，则面部红润光泽。心气不足，可见面色无华、晦滞；心血亏虚，则见面色无华。

2. 在窍为舌

心开窍于舌，是指心之精气盛衰及其功能常变可从舌的变化得以反映。因而观察舌的变化可以了解心的主血脉及藏神功能是否正常。心的主血、藏神功能正常，则舌体红活荣润，柔软灵活，味觉灵敏，语言流利。若心血不足，则舌淡瘦薄；心火上炎，则舌红生疮；心血瘀阻，则舌质紫暗，或有瘀斑；若心主神志功能失常，则可见舌强、语謇，甚或失语等。

3. 在志为喜

心在志为喜，是指心的生理功能与喜志有关。喜，一般来说属于对外界刺激产生的良性反应。喜乐愉悦有益于心主血脉的功能，所以《素问·举痛论》说："喜则气和志达，营卫通利。"但喜乐过度则可使心神受伤，如《灵枢·本神》说："喜乐者，神惮散而不藏。"精神亢奋可使人喜笑不休，精神不能集中。

4. 在液为汗

汗是五液之一，是津液通过阳气的蒸化后，经汗孔排于体表的液体，如《素问·阴阳别论》说："阳加于阴谓之汗。"心在液为汗，是指心精、心血为汗液化生之源，《素问·五藏生成篇》有"五脏化五液：心为汗"之说。

5. 与夏气相通应

心与夏气相通应，是因为自然界在夏季以炎热为主，在人体则心为火脏而阳气最盛，同气相求，故夏季与心相应。夏季则人体阳气隆盛，生机最旺。从五脏来说，心为阳中之阳，属火，故心之阳气在夏季最旺盛。一般说来，心脏疾患，特别是心阳虚衰的患者，其病情往往在夏季缓解，其自觉症状也有所减轻。而阴虚阳盛之体的心脏病和情志病，在夏季又往往加重。

二、肺

肺位于胸腔，左右各一，覆盖于心之上。肺有分叶，左二右三，共五叶。肺经肺系(指气管、支气管等)与喉、鼻相连，故称喉为肺之门户，鼻为肺之外窍。肺的主要生理功能是主气司呼吸，主行水，朝百脉，主治节。肺气以宣发肃降为基本运行形式。肺在五脏六腑中位置最高，覆盖诸脏，故有"华盖"之称。肺叶娇嫩，不耐寒热燥湿诸邪之侵；肺又上通鼻窍，外合皮毛，与自然界息息相通，易受外邪侵袭，故有"娇脏"之称。手太阴肺经与手阳明大肠经相互属络于肺与大肠，相为表里。

(一)主要生理功能

1. 主气、司呼吸

肺主气，包括主呼吸之气和主一身之气两个方面。

(1)主呼吸之气：肺主呼吸之气，是指肺是气体交换的场所。通过肺的呼吸作用，不断吸进清气，排出浊气，吐故纳新，实现机体与外界环境之间的气体交换，以维持人体的生命活动。肺主呼吸的功能，实际上是肺气的宣发与肃降作用在气体交换过程中的具体表现，肺气宣发，浊气得以呼出；肺气肃降，清气得以吸入。肺气的宣发与肃降作用协调有序，则呼吸均匀通畅。

(2)主一身之气：肺主一身之气，主要体现在两个方面：一是气的生成，尤其是宗气的生成。宗气由肺吸入的自然界清气，与脾胃运化的水谷之精所化生的谷气相结合而生成。宗气在肺中生成，积存于胸中"气海"。宗气是一身之气的重要组成部分，宗气的生成关系着一身之气的盛衰。二是体现于对全身气机的调节作用。肺有节律的呼吸，对全身之气的升降出入运动起着重要的调节作用。肺的呼吸均匀通畅，节律一致，和缓有度，则各脏腑经络之气升降出入运动通畅协调。

2. 主行水

肺主行水，是指肺气的宣发肃降作用推动和调节全身水液的输布和排泄，又称作"通调水道"。肺主行水的内涵主要有两个方面：一是通过肺气的宣发作用，将脾气转输至肺的水液和水谷之精中的较轻清部分，向上向外布散，上至头面诸窍，外达全身皮毛肌腠以濡润之，输送到皮毛肌腠的水液在卫气的推动作用下化为汗液，并在卫气的调节作用下有节制地排出体外；二是通过肺气的肃降作用，将脾气转输至肺的水液和水谷精微中的较稠厚部分，向内向下输送到其他脏腑以濡润之，并将脏腑代谢所产生的浊液下输至肾（或膀胱），以尿液形式排出。故有"肺为水之上源"之称。肺失宣降，可致水液输布失常，出现小便不利、水肿等症。

3. 朝百脉、主治节

肺朝百脉，是指全身的血液都通过百脉流经于肺，经肺的呼吸，进行体内外清浊之气的交换，然后再通过肺气宣降作用，将富有清气的血液通过百脉输送到全身。肺气充沛，宗气旺盛，气机调畅，则血运正常，有助心行血之功。若肺气虚弱，不能助心行血，则可导致心血运行不畅，甚至血脉瘀滞，出现心悸胸闷、唇青舌紫等症。

肺主治节，是指肺气具有治理调节肺之呼吸及全身之气、血、水的作用。《素问·灵兰秘典论》说："肺者，相傅之官，治节出焉。"主要表现在四个方面：一是治理调节呼吸运动，肺气的宣发与肃降作用协调，维持通畅均匀的呼吸，使体内外气体得以正常交换。二是调理全身气机，通过呼吸运动，调节一身之气的升降出入，保持全身气机调畅。三是治理调节血液的运行，通过肺朝百脉助心行血。四是治理调节津液代谢，通过肺气的宣发与肃降，治理和调节全身水液的输布与排泄。由此可见，肺主治节，是对肺的主要生理功能的高度概括。

（二）肺与形、窍、志、液、时的关系

1. 在体合皮，其华在毛

皮毛，包括皮肤、汗腺、毫毛等组织，是一身之表。它们依赖于卫气和津液的温养和润泽，具有防御外邪，调节津液代谢，调节体温和辅助呼吸的作用。肺与皮毛相合，是指肺与皮毛的相互为用关系。

2. 开窍于鼻

鼻为呼吸之气出入的通道，与肺直接相连，所以称鼻为肺之窍。鼻为呼吸道最上端，通过肺系（喉咙、气管等）与肺相联，具有主通气和主嗅觉的功能。鼻的通气和嗅觉功能，都必须依赖肺气的宣发作用。肺气宣畅，则鼻窍通利，呼吸平稳，嗅觉灵敏；肺失宣发，则鼻塞不通，呼吸不利，嗅觉亦差。故曰："肺气通于鼻，肺和则鼻能知臭香矣"（《灵枢·脉度》）。

3. 在志为悲

悲忧皆为人体正常的情绪变化或情感反映，由肺精、肺气所化生，是肺精、肺气生理功能的表现形式。过度悲哀或过度忧伤，属不良的情志变化，对人体的影响主要是损伤肺精、肺气。《素问·举痛论》说："悲则气消。"悲伤过度，可出现呼吸气短等肺气不足的现象。反之，肺精气虚衰或肺气宣降失调时，机体对外来非良性刺激的耐受能力下降，易于产生悲忧的情绪变化。

4. 在液为涕

涕，即鼻涕，为鼻黏膜的分泌液，有润泽鼻窍的作用。鼻涕由肺精所化，由肺气的宣发作用布散于鼻窍，故《素问·宣明五气篇》说："五脏化液……肺为涕。"肺精、肺气的作用是否正常，亦能从涕的变化中得以反映。

5. 与秋气相通应

肺主秋，肺与秋同属于五行之金。秋季之肃杀，是对夏气生长太过的削减；肺气之肃降，是对心火上炎太过的制约。肺与秋气相通，故肺金之气应秋而旺，肺的制约和收敛功能强盛。时至秋日，人体气血运行也随"秋收"之气而衰落，逐渐向"冬藏"过渡。秋季气候多清凉干燥，而肺为清虚之脏，喜润恶燥，故秋季易见肺燥之证，临床常见干咳无痰、口鼻干燥、皮肤干裂等症。

三、脾

脾位于中焦，在膈之下，胃的左方。《素问·太阴阳明论》说："脾与胃以膜相连。"脾的主要生理功能是主运化，统摄血液。人出生之后，生命活动的继续和精气血津液的化生和充实，均赖于脾胃运化的水谷精微，故称脾胃为"后天之本"。脾气的运动特点是主升举。脾为太阴湿土，又主运化水液，故喜燥恶湿。足太阴脾经与足阳明胃经相互属络于脾与胃，相为表里。

（一）主要生理功能

1. 脾主运化

脾主运化，是指脾具有把饮食水谷转化为水谷精微和津液，并把水谷精微和津液吸收、转输到全身各脏腑的生理功能。

（1）运化水谷：是指脾气具有促进食物的消化吸收并转输其精微的功能。水谷精微经脾气的转输作用输送到其他四脏，分别化为精、气、血、津液，内养五脏六腑，外养四肢百骸、皮毛筋肉。

（2）运化水液：是指脾气的吸收、转输津液、调节水液代谢的功能。津液经脾气的转输作用上输于肺，再由肺的宣发肃降作用输布于全身，使"水精四布，五经并行"（《素问·经脉别论》）。由于脾气在水液的升降布散运动中发挥着枢转作用，使之上行下达，畅通无阻，从而维持了水液代谢的平衡。若脾失健运，必然导致水液在体内停聚而产生水湿痰饮等病理产物，甚至导致水肿，故《素问·至真要大论》说："诸湿肿满，皆属于脾。"

2. 主统血

脾主统血，是指脾气有统摄、控制血液在脉中正常运行而不逸出脉外的功能。脾气统摄血液的功能，实际上是气的固摄作用的体现。脾气健旺，运化正常，气生有源，气足而固摄作用健全，血液则循脉运行而不逸出脉外。

3. 主升清

脾主升清，是指脾气将胃肠道吸收的水谷精微和水液上输于心、肺等脏，通过心、肺的作用化生气血，以营养濡润全身。脾主升清与胃主降浊相对而言，二者相互为用，相反相成。"脾宜升则健，胃宜降则和"(《临证指南医案·脾胃门》)，脾胃升降协调，共同完成饮食水谷的消化和水谷精微的吸收、转输。

(二)脾与形、窍、志、液、时的关系

1. 在体合肉，主四肢

脾在体合肉，指脾气的运化功能与肌肉的壮实及其功能发挥之间有着密切的联系。全身的肌肉，有赖于脾胃运化的水谷精微及津液的营养滋润，才能壮实丰满，并发挥其收缩运动的功能。若脾失健运，水谷精微及津液的生成和转输障碍，肌肉得不到水谷精微及津液的营养和滋润，必致瘦削，软弱无力，甚至痿废不用。健脾胃生精气是治疗痿证的基本原则，《素问·痿论》称为"治痿独取阳明"。

四肢与躯干相对而言，是人体之末，故又称"四末"。人体的四肢，同样需要脾胃运化的水谷精微及津液的营养和滋润，以维持其正常的生理活动，故称"脾主四肢"。

2. 在窍为口，其华在唇

脾开窍于口，是指人的食欲、口味与脾的运化功能密切相关。口腔在消化道的最上端，主接纳和咀嚼食物。食物经咀嚼后，便于胃的受纳和腐熟。脾的经脉"连舌本，散舌下"，舌又主司味觉，所以，食欲和口味都可反映脾的运化功能是否正常。

脾之华在唇，指口唇的色泽可以反映脾气功能的盛衰。脾气健旺，气血充足，则口唇红润光泽；脾失健运，则气血衰少，口唇淡白不泽。

3. 在志为思

脾在志为思，是指脾的生理功能与思相关。思即思虑，属人体的情志活动或心理活动的一种形式。思虽为脾志，但与心神有关，故有"思出于心，而脾应之"之说。思虑过度，主要影响气的运动，导致气滞或气结。

4. 在液为涎

涎为口津，即唾液中较清稀的部分，由脾精、脾气化生并转输布散，故说"脾在液为涎"。涎具有保护口腔黏膜，润泽口腔的作用，在进食时分泌旺盛，以助谷食的咀嚼和消化，故有"涎出于脾而溢于胃"之说。若脾胃不和，或脾气不摄，则导致涎液化生异常增多，可见口涎自出等症。

5. 与长夏之气相通应

脾与四时之外的"长夏"（夏至～处暑）相通应。长夏之季，气候炎热，雨水较多，天阳下迫，地气上腾，湿为热蒸，蕴酿生化，万物华实，合于土生万物之象，而人体的脾主运化，化生精气血津液，以奉生身，类于"土爰稼穑"之理，故脾与长夏，同气相求而相通应。

四、肝

肝位于腹腔，横膈之下，右胁之内。主要生理功能是主疏泄和主藏血。清代华岫云《临证指南医案·肝风》有肝"体阴而用阳"之说。肝喜条达而恶抑郁，有"刚脏"之称。足厥阴肝经与足少阳胆经相互属络于肝与胆，相为表里。

（一）主要生理功能

1. 主疏泄

肝主疏泄，是指肝气具有疏通、畅达全身气机，进而促进精血津液的运行输布、脾胃之气的升降、胆汁的分泌排泄以及情志的舒畅等作用。肝的疏泄功能主要表现在以下几个方面。

（1）调畅全身气机：肝气的疏泄作用，能使脏腑经络之气的运行通畅无阻，各脏腑经络之气升降出入运动的协调平衡，起着重要的调节作用。肝气的疏泄功能不及，常因抑郁伤肝，肝气不舒，疏泄失职，气机不得畅达，形成气机郁结的病理变化，称为"肝气郁结"，临床表现多见闷闷不乐，悲忧欲哭，胸胁、两乳或少腹等部位胀痛不舒等。二是肝气的疏泄功能太过，常因暴怒伤肝，或气郁日久化火，导致肝气亢逆，升发太过，称为"肝气上逆"，多表现为急躁易怒，失眠头痛，面红目赤，胸胁乳房常走窜胀痛，或使血随气逆而吐血、咯血，甚则卒然昏厥。

（2）促进血液与津液的运行输布：血液的运行和津液的输布代谢，有赖于气机的调畅。肝的疏泄功能，能调畅气机，使全身脏腑经络之气的运行畅达有序。气能运血，气行则血行，故肝气的疏泄作用能促进血液的运行。

（3）促进脾胃的运化功能和胆汁分泌排泄：肝气疏泄，调畅气机，有助于脾胃之气的升降，从而促进脾胃的运化功能。另外，胆汁乃肝之余气所化，肝气的疏泄功能正常发挥，胆汁才能够正常的分泌与排泄。若肝失疏泄，出现肝气郁结或肝气上逆，胆汁则不能正常的分泌与排泄，可导致胆汁郁滞，影响食物的消化吸收，临床可出现食欲减退、口苦、黄疸、厌食油腻、腹胀、腹痛等症。

（4）调畅情志：情志活动，依赖于气机的调畅。肝气的疏泄功能正常，则气机调畅，气血和调，心情舒畅，情志活动正常；若肝气的疏泄功能不及，肝气郁结，可见心情抑郁不乐，悲忧善虑；若肝气郁而化火，或大怒伤肝，肝气上逆，常见烦躁易怒，亢奋激动。

（5）促进男女子生殖功能：女子的排卵与月经来潮，男子的排精等，与肝气的疏泄功能有密切的关系。男子精液的储藏与施泄，是肝肾二脏之气的闭藏与疏泄作用相互协调的结果。

2. 主藏血

肝藏血，是指肝脏具有储藏血液、调节血量和防止出血的功能。肝藏血，可根据生理需要调节人体各部分血量的分配。当机体活动剧烈或情绪激动时，肝气的疏泄作用将所储藏的血液向外周输布，以供机体的需要，当人体处于安静或情绪稳定时，部分血液便又归藏于肝。故王冰说："肝藏血，心行之，人动则血运于诸经，人静则血归于肝脏"。肝储藏充足的血液，可濡养肝脏及其形体官窍，使其发挥正常的生理功能，故肝有"血海"之称。

（二）肝与形、窍、志、液、时的关系

1. 在体合筋，其华在爪

筋，即筋膜，包括肌腱和韧带，主司关节运动的组织。筋的功能依赖于肝精、肝血的濡养。《素问·阴阳应象大论》称为"肝生筋"。若肝血亏虚，筋脉失于濡养，则可出现动作迟缓，运动不灵活，动则容易疲劳等；若邪热过盛，燔灼肝之筋脉，耗伤肝之精血，使筋不得滋养，也会出现手足震颤、抽搐，甚则角弓反张等表现。前者称为"血虚生风"，后者称为"热极生风"。

爪，即爪甲，包括指甲和趾甲，乃筋之延续，有"爪为筋之余"之说。爪甲亦赖肝精肝血以濡养，观察爪甲的荣枯，又可以测知肝脏功能正常与否。肝血充足，则爪甲坚韧，红润光泽；若肝血不足，则爪甲萎软而薄，枯而色夭，甚则变形、脆裂。

2. 开窍于目

目又称"精明"。依赖肝血之濡养和肝气之疏泄。《灵枢·脉度》说："肝气通于目，肝和则目能辨五色矣。"若肝血不足，则会导致两目干涩、视物不清、目眩、目眶疼痛等症；肝经风热则目赤痒痛；肝风内动则目睛上吊、两目斜视等。临床上凡目疾主要以治肝为主。

3. 在志为怒

怒是人在情绪激动时的一种情志变化。大怒或郁怒不解，对于机体是一种不良的刺激，既可引起肝气郁结，气机不畅，精血津液运行输布障碍，痰饮瘀血及内生，又可致肝气上逆，血随气逆，发为出血或中风昏厥，称为大怒伤肝。

4. 在液为泪

泪由肝血所化，有濡润、保护眼睛的功能。正常情况下，泪液的分泌，是濡润而不外溢；病理情况下，如肝血不足，泪液分泌减少，常见两目干涩；如风火赤眼，肝经湿热，可见目眵增多，迎风流泪等。

5. 与春气相通应

肝与春气相通应，是因为春季为一年之始，阳气始生，自然界生机勃发，一派欣欣向荣的景象。而在人体之肝则主疏泄，恶抑郁而喜条达，为"阴中之少阳"，故肝与春气相通应。

五、肾

肾位于腰部脊柱两侧，左右各一。《素问·脉要精微论》说："腰者，肾之府。"

肾的主要生理功能是：主藏精，主水，主纳气。肾藏先天之精，主生殖，为人体生命之本原，故称肾为"先天之本"。肾又称为五脏阴阳之本，封藏之本。足少阴肾经与足太阳膀胱经相互属络于肾与膀胱，相为表里。

（一）主要生理功能

1. 主藏精

肾藏精，指肾具有储存、封藏精气的生理功能。精，又称精气，是构成人体和维持人体生命活动的最基本物质，是脏腑形体官窍功能活动的物质基础，就其来源而言，有先天、后天之分：先天之精来源于父母的生殖之精，是禀受于父母的生命遗传物质，与生俱来，藏于肾中，是人体生长发育和生殖的物质基础；后天之精来源于脾胃化生的水谷之精。人出生后，机体由脾胃的运化作用从饮食物中摄取的营养物质，称为"后天之精"，藏于五脏。

（1）主生长发育和生殖：肾精是构成人体和维持人体生命活动，促进人体生长发育和生殖的最基本物质。肾精化生肾气，肾精足则肾气充。人体的生、长、壮、老、已的生命过程，以及在生命过程中的生殖能力，都取决于肾中精气的盛衰。

人体生殖器官的发育，性功能的成熟与维持，以及生殖能力等，都与肾中精气盛衰密切相关。肾中精气的不断充盈，产生天癸。天癸，是肾中精气充盈到一定程度而产生的一种精微物质，具有促进人体生殖器官的发育成熟和维持人体生殖功能的作用。天癸来至，女子月经来潮，男子出现排精现象，说明性器官已经成熟，具备了生殖能力。中年以后，肾中精气逐渐衰少，天癸亦随之衰减，以至竭绝，最后丧失生殖功能而进入老年期。

（2）推动和调节脏腑气化：脏腑气化，是指由脏腑之气的升降出入运动推动和调控着各脏腑形体官窍的功能，进而推动和调控着机体精气血津液各自的新陈代谢及其与能量的相互转化的过程。肾中精气充足，肾阴、肾阳平衡协调，在推动和调控脏腑气化过程中起着极其重要的作用。

肾阳为一身阳气之本，"五脏之阳气，非此不能发"，又称为元阳、真阳，能推动和激发脏腑经络的各种功能，温煦全身脏腑形体官窍，进而促进精血津液的化生和运行输布，加速机体的新陈代谢，并激发精血津液化生为气或能量。肾阴为一身阴气之源，"五脏之阴气，非此不能滋"，又称为元阴、真阴，能抑制和调控脏腑的各种功能，凉润全身脏腑形体官窍，进而抑制机体的新陈代谢，调控机体的气化过程，减缓精血津液的化生及运行输布。

2. 主水

肾主水，是指肾气具有主司和调节全身水液代谢的功能。《素问·逆调论》说："肾者水藏，主津液。"

水液代谢过程中，胃、小肠、大肠中的水液，经脾气的运化转输作用，吸收并输送至肺，再经肺气的宣发肃降作用输布周身，以发挥滋润和濡养作用，并将宣发至皮毛肌腠的水液化为汗液排泄；脏腑形体官窍代谢后所产生的浊液，由肺的肃降作用输送到肾或膀胱，再经肾气的蒸化作用，吸收可再利用者，将剩余者化为尿液排泄。

肾阴肾阳协调平衡，肾气的蒸化和推动作用发挥正常，输于肾或膀胱的水液才能升清降浊，化生尿液和排泄尿液。肾阴肾阳的推动和调控作用协调，膀胱开合有度，尿液才能正常地生成和排泄。

3. 主纳气

肾主纳气，是指肾气有摄纳肺所吸入的自然界清气，保持吸气的深度，防止呼吸表浅的作用。吸入的清气，由肺气的肃降作用下达于肾，必须再经肾气的摄纳潜藏，使其维持一定的深度，以利于气体的交换。故《难经·四难》说："呼出心与肺，吸入肾与肝。"

肾中精气充沛，摄纳有权，则呼吸均匀和调。若肾精亏虚，肾气衰减，摄纳无力，肺吸入之清气不能下纳于肾，则会出现呼吸表浅，或呼多吸少，动则气喘等病理表现，称为"肾不纳气"。

（二）肾与形、窍、志、液、时的关系

1. 在体合骨，生髓，其华在发

《素问·阴阳应象大论》说："肾生骨髓。"肾藏精，精生髓，髓居于骨中称骨髓，骨的生长发育，有赖于骨髓的充盈及其所提供的营养。

髓分骨髓、脊髓和脑髓，皆由肾精化生。肾精的盛衰，不仅影响骨骼的发育，而且也影响脊髓及脑髓的充盈。脊髓上通于脑，脑由髓聚而成，故《灵枢·海论》说："脑为髓之海。"《素问·五藏生成篇》说："诸髓者，皆属于脑。"因此，肾精充足，髓海得养，脑发育健全，则思维敏捷，精力充沛；反之，肾精不足，髓海空虚，脑失所养。

"齿为骨之余"。齿与骨同出一源，亦由肾精充养。牙齿松动、脱落及小儿齿迟等，多与肾精不足有关。

发的生长，赖血以养，称"发为血之余"。肾藏精，精化血，精血旺盛，则毛发粗壮而润泽，故《素问·六节藏象论》说："肾……其华在发。"由于发为肾之外候，所以发之生长与脱落，润泽与枯槁，常能反映肾精的盛衰。青壮年精血旺盛，发长而润泽；老年人精血衰少，发白而脱落。

2. 开窍于耳及二阴

耳是听觉器官，耳的听觉功能灵敏与否，与肾精、肾气的盛衰密切相关。故《灵枢·脉度》说："肾气通于耳，肾和则耳能闻五音矣。"肾中精气充盈，髓海得养，才能听觉灵敏，分辨力高；反之，若肾中精气虚衰，则髓海失养，出现听力减退，或见耳鸣，甚则耳聋。

二阴，指前阴和后阴。前阴是指排尿和生殖的器官；后阴是指排泄粪便的通道。肾精充足，肾气充盛，则精液及时溢泻，男女阴阳合而有子。肾中精气失常，则可导致人体性器官的发育不良和生殖能力减退病症。尿液的生成及排泄必须依赖于肾气的蒸化和固摄作用协调。肾失气化，则可见尿频、遗尿、尿失禁、尿少或尿闭等小便异常的病证。粪便的排泄，本属大肠的传化糟粕功能，但亦与肾之气化作用有关。

3. 在志为恐

过度的惊恐，则损伤脏腑精气，导致脏腑气机逆乱。《素问·举痛论》说："恐则气下……惊则气乱。"恐与惊，都是指处于一种惧怕的心理状态。但两者又有区别：恐为自知而胆怯，乃内生之恐惧；惊为不自知，事出突然而受惊慌乱，乃是外来之惊惧。

4. 在液为唾

唾与涎，都是口腔分泌的液体，但二者有一定区别。涎为脾精所化，质地较清稀；唾为肾精所生，质地较稠厚。故临床治疗口角流涎多从脾治，多唾频出多从肾治。

5. 与冬气相通应

五脏与自然界四时阴阳相通应，肾主冬。人体中肾为水脏，有润下之性，藏精而为封藏之本。同气相求，故以肾应冬。

第二节　六　腑

六腑，是胆、胃、小肠、大肠、膀胱、三焦的总称。它们的生理功能是"传化物"，生理特点是"泻而不藏""实而不能满"。《难经·四十四难》说："唇为飞门，齿为户门，会厌为吸门，胃为贲门，太仓下口为幽门，大肠小肠会为阑门，下极为魄门，故曰七冲门也。"

六腑的共同生理特点是受盛和传化水谷，主通降，如《素问·五藏别论》说："六腑者，传化物而不藏，故实而不能满也。"每一腑都必须适时排空其内容物，才能保持六腑通畅，功能协调，故有"六腑以通为用，以降为顺"之说。

一、胆

胆居六腑之首，又为奇恒之腑。胆位于右胁下，附于肝上。胆与肝由足少阳经和足厥阴经相互属络，构成表里关系。

（一）主要生理功能

储藏和排泄胆汁：胆汁来源于肝，由肝精、肝血化生，或由肝之余气凝聚而成。胆汁生成后，进入胆，由胆储藏。在肝气的疏泄作用下注入肠中，以促进饮食水谷的消化和吸收。若肝胆的功能失常，胆汁的分泌排泄受阻，就会影响脾胃的受纳腐熟和运化功能，而出现厌食、腹胀、腹泻等症状。若肝失疏泄，胆汁外溢，浸渍肌肤，则发为黄疸，出现目黄、身黄、小便黄等症状；若胆气不利，气机上逆，则可出现口苦、呕吐黄绿苦水等症。

（二）胆为奇恒之腑

胆是中空的囊状器官，内盛胆汁。古人认为胆汁是精纯、清净的精微物质，称为"精汁"，故胆有"中精之府"、"清净之府"或"中清之府"之称。胆的形态结构似六腑，但因其内盛精汁，与五脏"藏精气"的功能特点相似，故又为奇恒之腑之一。

二、胃

胃是机体对饮食物进行消化吸收的重要脏器，主受纳腐熟水谷，有"太仓"、"水谷之海"之称。

（一）主要生理功能

1.主受纳水谷

指胃气具有接受和容纳饮食水谷的作用。饮食入口，经过咽进入胃中，在胃气的通降作用下，由胃接受和容纳。机体精气血津液的化生，都依赖于饮食物中的营养物质，故又有"水谷气血之海"之称。

2.主腐熟水谷

胃主腐熟水谷，是指胃气将饮食物初步消化，并形成食糜的作用。容纳于胃中的饮食物，经过胃气的磨化和腐熟作用后，精微物质被吸收，并由脾气转输而营养全身，未被消化的食糜则下传于小肠作进一步消化。

（二）生理特性

1. 主通降

指胃气以通为用，以降为顺的特性。脾宜升则健，胃宜降则和，脾升胃降协调，共同促进饮食物的消化吸收。胃主降浊，降浊是受纳的前提条件。所以，胃失通降，则出现纳呆脘闷，胃脘胀满或疼痛等胃失和降之症。若胃气不降反而上逆，则出现恶心，呕吐、呃逆、嗳气等胃气上逆之候。

2. 喜润恶燥

指胃需要充足的津液滋润，以利饮食物的受纳和腐熟。胃中津液充足，则能维持其受纳腐熟的功能和通降下行的特性。在治疗胃病时，要注意保护胃中津液。即使必用苦寒泻下之剂，也应中病即止，以祛除实热燥结为度，不可妄施，以免化燥伤阴。

三、小肠

小肠位于腹中，其上口与胃在幽门相接，下口与大肠在阑门相连，是一个比较长的、呈迂曲回环迭积之状的管状器官。

小肠的主要生理功能是主受盛化物和泌别清浊。

1. 主受盛化物

指小肠接受由胃腑下传的食糜而盛纳之，食糜在小肠内必须停留一定的时间，由脾气与小肠的共同作用对其进一步消化，化为精微和糟粕两部分，即化物作用。

2. 主泌别清浊

是指小肠中的食糜在作进一步消化的过程中，随之分为清浊两部分：清者，即水谷精微和津液，由小肠吸收，经脾气的转输作用输布全身；浊者，即食物残渣和部分水液，经胃和小肠之气的作用通过阑门传送到大肠。小肠在吸收水谷精微的同时，还吸收了大量的水液，与水谷精微融合为液态物质，由脾气转输全身脏腑形体官窍，即所谓"脾主为胃行其津液"。其中较清稀者上输于肺，经肺气的宣发肃降作用，布散于全身皮毛肌腠和内在脏腑，并将脏腑代谢后产生的浊液下输肾和膀胱，为尿液生成之源。由于小肠参与了人体的水液代谢，故有"小肠主液"之说。若小肠泌别清浊的功能失常，清浊不分，就会导致水谷混杂而出现便溏、泄泻等症。临床上治疗泄泻采用"利小便所以实大便"的方法，就是"小肠主液"理论在临床治疗中的应用。

四、大肠

大肠居腹中，其上口在阑门处接小肠，其下端连肛门。

主要有传化糟粕与主津的生理功能。大肠接受由小肠下传的食物残渣，吸收其中多余的水液，形成粪便。大肠之气的运动，将粪便传送至大肠末端，并经肛门有节制地排出体外，故大肠有"传导之官"之称。如大肠传导糟粕功能失常，则出现排便异常，常见的有大便秘结或泄泻。若湿热蕴结大肠，大肠传导功能失常，还会出现腹痛、里急后重、下痢脓血等。

大肠的传化糟粕功能，实为对小肠泌别清浊功能的承接。除此以外，尚与胃气的通降、肺气的肃降、脾气的运化、肾气的蒸化和固摄作用有关。

大肠主津：大肠接受由小肠下传的含有大量水液的食物残渣，将其中的水液吸收，使之形成粪便，即所谓燥化作用。大肠吸收水液，参与体内的水液代谢，故说"大肠主津"。

五、膀胱

膀胱又称脬，是储存和排泄尿液的器官。《素问·灵兰秘典论》说："膀胱者，州都之官，津液藏焉，气化则能出矣。"膀胱的储尿和排尿功能，依赖于肾气与膀胱之气的升降协调。肾气主上升，膀胱之气主通降。肾气之升，激发尿液的生成并控制其排泄；膀胱之气通降，推动膀胱收缩而排尿。若肾气和膀胱之气的激发和固摄作用失常，膀胱开合失权，既可出现小便不利或癃闭，又可出现尿频、尿急、遗尿、小便不禁等。故《素问·宣明五气篇》说："膀胱不利为癃，不约为遗尿。"

六、三焦

三焦是上焦、中焦、下焦的合称。三焦作为人体上中下三个部位的划分，有名无形，但有其生理功能和各自的生理特点。

1. 三焦的主要生理功能

（1）通行诸气：指三焦是诸气上下运行之通路。肾藏先天之精化生的元气，自下而上运行至胸中，布散于全身。故《难经·六十六难》说："三焦者，原气之别使也。"

（2）运行水液：指三焦是全身水液上下输布运行的通道。全身水液的输布和排泄，是由肺、脾、肾等脏的协同作用而完成的，但必须以三焦为通道，才能升降出入运行。《素问·灵兰秘典论》说："三焦者，决渎之官，水道出焉。"

2. 三焦部位的划分及其生理特点

上焦：一般将膈以上的胸部，包括心、肺，以及头面部，称作上焦。上焦的生理特点是主气的宣发和升散，即宣发卫气，布散水谷精微和津液以营养滋润全身，如雾露之溉。《灵枢·营卫生会》将上焦的生理特点概括为"如雾"，喻指心肺输布气血的作用。

中焦：中焦是指膈以下、脐以上的上腹部，包括脾胃和肝胆等脏腑。中焦具有消化、吸收并输布水谷精微和化生血液的功能。《灵枢·营卫生会》将中焦的生理特点概括为"如沤"，生动地表述了脾胃肝胆等脏腑的消化饮食物的生理过程。

下焦：一般以脐以下的部位为下焦，包括小肠、大肠、肾、膀胱、女子胞等脏腑以及两下肢。下焦的功能主要是排泄糟粕和尿液，即是指小肠、大肠、肾和膀胱的功能而言。《灵枢·营卫生会》将下焦的生理特点概括为"如渎"，喻指肾、膀胱、大肠等脏腑的生成和排泄二便的功能。

第三节 奇恒之腑

奇恒之腑，是脑、髓、骨、脉、胆、女子胞的总称。它们都是储藏精气的脏器。《素问·五藏别论》说："脑、髓、骨、脉、胆、女子胞，此六者，地气之所生也，皆藏于阴而象于地，故藏而不泻，名曰奇恒之府。"奇恒之腑的形态似腑，多为中空的管腔或囊性器官，而功能似脏，主藏精气而不泻。其中除胆为六腑之外，余者皆无表里配合，也无五行配属，但与奇经八脉有关。

本节只介绍脑及女子胞，其他如脉、骨、髓、胆已在"五脏"与"六腑"节中述及。

一、脑

脑，又名髓海，深藏于头部，居颅腔之中，其外为头面，内为脑髓，是精髓和神明汇集发出之处，又称为元神之府。《素问·五藏生成篇》说："诸髓者，皆属于脑。"《灵枢·海论》说："脑为髓之海。"

二、女子胞

女子胞，又称胞宫、子宫、子脏、胞脏、子处、血脏，位于小腹部，在膀胱之后，直肠之前，下口（即胞门，又称子门）与阴道相连，呈倒置的梨形。女子胞，是女性的内生殖器官，有主持月经和孕育胎儿的作用。

（一）主要生理功能

1. 主持月经

月经，又称月信、月事、月水，是女子生殖细胞发育成熟后周期性子宫出血的生理现象。健康女子，约到 14 岁左右，天癸来至，生殖器官发育成熟，子宫发生周期性变化，约 1 月（28 天）左右周期性排血一次，即月经开始来潮。

2. 孕育胎儿

胞宫是女性孕育胎儿的器官。受孕之后，月经停止来潮，脏腑经络血气皆下注于冲任，到达胞宫以养胎，培育胎儿以至成熟而分娩。

（二）女子胞与脏腑经脉的关系

1. 女子胞与脏腑的关系

脏腑之中，心主血，肝藏血，脾统血，脾与胃同为气血生化之源，肾藏精，精化血，肺主气，朝百脉而输精微，它们分司血的生化、统摄、调节等重要作用。故脏腑安和，血脉流畅，血海充盈，则经候如期，胎孕乃成。在五脏之中，女子胞与肝、心、脾、肾的关系尤为密切。

2. 女子胞与经脉的关系

女子胞与冲、任、督、带及十二经脉，均有密切关系。其中，以冲、任脉为最。

冲脉与十二经脉相通，为十二经脉之海。冲脉又为五脏六腑之海，又称为血海，蓄溢阴血，胞宫才能泄溢经血，孕育胎儿。任脉为阴脉之海，蓄积阴血，为妇人妊养之本。任脉通畅，月经如常，方能孕育胎儿。因一身之阴血经任脉聚于胞宫，妊养胎儿，故称"任主胞胎"。

第四节　脏腑之间的关系

脏腑之间的密切联系，主要是在生理上存在着相互制约、相互依存和相互协同、相互为用的关系。脏腑之间的关系主要有：五脏之间的关系，六腑之间的关系，脏与腑之间的关系。

一、五脏之间的关系

心、肺、脾、肝、肾五脏有各自的生理功能和特定的病理变化，但五脏之间又存在着密不可分的生理联系和病理影响。因此，五脏之间的关系，不能只局限于五行的生克乘侮范围，更应注重五脏精气阴阳及其生理功能之间的相互制约、相互为用、相互资生、相互协调。

（一）心与肺

心与肺的关系，主要表现在血液运行（血）与呼吸吐纳（气）之间的调节关系。

心主一身之血，肺主一身之气，两者相互协调，保证气血的正常运行。血液的正常运行，必须依赖于心气的推动；肺朝百脉，助心行血，是血液正常运行的必要条件。宗气具有贯心脉而司呼吸的生理功能，从而加强了血液运行与

39

呼吸吐纳之间的协调平衡，是连结心之搏动和肺之呼吸的中心环节。若肺气虚弱，行血无力或肺失宣肃，肺气壅塞，可影响心之行血功能，易致心血瘀阻；反之，若心气不足，心阳不振，血行不畅，也可影响肺的呼吸功能，导致胸闷、咳喘等症。

（二）心与脾

心与脾的关系，主要表现在血液生成及运行方面的相互配合。

（1）血液生成方面：心主血，心血供养于脾以维持其正常的运化功能；脾气健运，血液化生有源，以保证心血充盈。若脾失健运，化源不足，或统血无权，慢性失血，均可导致血虚而心失所养，可形成心脾两虚之证，临床常见眩晕、心悸、失眠、多梦、腹胀、食少、体倦无力、精神委靡、面色无华等症。

（2）血液运行方面：血液在脉中正常运行，即有赖于心气的推动，又依靠脾气的统摄使血行脉中而不逸出。若心气不足，行血无力，或脾气虚损，统摄无权，均可导致血行失常的病理状态，如血瘀、出血等。

（三）心与肝

心与肝的关系，主要表现在血液及精神情志调节两个方面。

（1）血液运行方面：心主行血，心为一身血液运行的枢纽；肝藏血，肝是储藏血液、调节血量的重要脏器。两者相互配合，共同维持血液的正常运行。病理上，主要表现为心肝血虚和心肝血瘀等病理。

（2）精神情志方面：心藏神，主宰精神、意识、思维及情志活动。肝主疏泄，调畅气机，调节精神情志。心肝两脏，相互为用，共同维持正常的精神情志活动。病理上，可以出现以心烦失眠、急躁易怒为主症的心肝火旺等病理。

（四）心与肾

心与肾的联系，主要表现为"心肾相交"。

心肾相交：心居上焦属阳，在五行中属火；肾居下焦属阴，在五行中属水，心位居上，故心火（阳）必须下降于肾，使肾水不寒；肾位居下，故肾水（阴）必须上济于心，使心火不亢。肾无心火之温煦则水寒，心无肾阴之滋润则火炽。心与肾之间的水火升降互济，以维持两脏之间生理功能的协调平衡。在病理上，心与肾之间的水火、阴阳的动态平衡失调，称为心肾不交。主要表现为水不济火，肾阴虚于下而心火亢于上的阴虚火旺，或肾阳虚与心阳虚互为因果的心肾阳虚、水湿泛滥的病理变化。

（五）肺与脾

肺与脾的关系，主要表现在气的生成与水液代谢两个方面。

（1）气的生成：肺主呼吸，吸入自然界的清气；脾主运化，化生水谷之精并进而化为谷气。清气与谷气在肺中汇为宗气，宗气与元气再合为一身之气。故有"肺为主气之枢，脾为生气之源"之说。在病理上，肺气虚累及脾(子病犯母)，脾气虚影响肺(母病及子)，终致肺脾两虚之候。

(2)水液代谢：肺气宣降以行水，使水液正常地输布与排泄；脾气运化，升清于肺，使水液正常地生成与输布。肺脾两脏协调配合，相互为用，是保证津液正常输布与排泄的重要环节。若脾失健运，水液不化，聚湿生痰，为饮为肿，影响及肺则失其宣降而痰嗽喘咳。故有"脾为生痰之源，肺为储痰之器"之说。

(六)肺与肝

肺与肝的生理联系，主要体现在人体气机升降的调节方面。

肝主疏泄，肝气以升发为宜，肺主气，肺气以肃降为顺，肝升肺降，升降协调，对全身气机的调畅，气血的调和，起着重要的调节作用，既相互制约，又相互为用。

病理上，肝肺病变可相互影响。如肝郁化火，或肝气上逆，肝火上炎，可耗伤肺阴，使肺气不得肃降，而出现咳嗽、胸痛、咯血等肝火犯肺证；肺失清肃，燥热内盛，也可伤及肝阴，致肝阳亢逆，而出现头痛、易怒、胁肋胀痛等肺病及肝之候。

(七)肺与肾

肺与肾的关系，主要表现在水液代谢、呼吸运动及阴阳互资三个方面。

(1)水液代谢：肺主行水，为水之上源；肾主水，为主水之脏。肺气宣发肃降而行水的功能，有赖于肾气及肾阴肾阳的促进；肾气所蒸化及升降的水液，有赖于肺气的肃降作用使之下归于肾或膀胱。病理上，肺肾功能失调而致水液代谢障碍出现水肿等病症。

(2)呼吸运动：肺主气而司呼吸，肾藏精而主纳气。人体的呼吸运动，虽由肺所主，但亦需肾的纳气功能协助。只有肾精及肾气充盛，封藏功能正常，肺吸入的清气才能经过其肃降而下纳于肾，以维持呼吸的深度。故说"肺为气之主，肾为气之根"(《景岳全书·杂证谟》)。病理上，肺气久虚，肃降失司，与肾气不足，摄纳无权，往往互为影响，以致出现气短喘促，呼吸表浅，呼多吸少等症。

(3)阴液互资：金为水之母，肺阴充足，下输于肾，使肾阴充盈；肾阴为诸阴之本，肾阴充盛，上滋于肺，使肺阴充足。病理上，肺阴不足与肾阴不足，既可同时并见，亦可互为因果，最终导致肺肾阴虚之候。

(八)肝与脾

主要表现在疏泄与运化的相互为用、藏血与统血的相互协调关系。

(1)饮食物消化：肝主疏泄，调畅气机，协调脾胃升降，并疏利胆汁，促进脾胃对饮食物的消化、吸收和转输功能；脾气健旺，运化正常，水谷精微充足，气血生化有源，肝体得以濡养，有利于疏泄功能的发挥。若肝失疏泄，气机郁滞，易致脾失健运，形成精神抑郁，胸闷太息，纳呆腹胀，肠鸣泄泻等肝脾不调之候；脾失健运，也可影响肝失疏泄，导致"土壅木郁"之证。

（2）血液运行：肝主藏血，调节血量；脾主生血，统摄血液。脾气健运，生血有源，统血有权，使肝有所藏；肝血充足，藏疏有度，血量得以正常调节，气血才能运行无阻。若脾气虚弱，则血液生化无源而血虚，或统摄无权而出血，可导致肝血不足；肝不藏血或脾不统血可致出血等病理。

（九）肝与肾

肝肾之间的关系，主要表现在精血同源、藏泄互用以及阴阳互滋互制等方面。

（1）精血同源：又称"肝肾同源"或"乙癸同源"（以天干配五行，肝属乙木，肾属癸水，故称）之称。肝藏血，肾藏精，精血皆由水谷之精化生和充养，且能相互资生，故曰同源互化。病理上，肝血不足与肾精亏损多可相互影响，以致出现头昏目眩、耳聋耳鸣、腰膝酸软等肝肾精血两亏之证。

（2）藏泄互用：肝主疏泄，肾主封藏，二者之间存在着相互为用、相互制约的关系。肝气疏泄可促使肾气开合有度，肾气闭藏可防肝气疏泄太过。若肝肾藏泄失调，女子可见月经周期失常，经量过多或闭经，以及排卵障碍，男子可见阳痿、遗精、滑泄或阳强不泄等症。

（3）阴液相关：肾阴为五脏阴之本，肾阴滋养肝阴，共同制约肝阳，则肝阳不偏亢。肾阴不足可累及肝阴；若肝肾阴虚，阴不制阳，水不涵木，又易致肝阳上亢，可见眩晕、中风等。

（十）脾与肾

脾肾的关系，主要表现为先天与后天的互促互助以及水液代谢方面。

（1）先天后天相互资生：脾主运化水谷精微，化生气血，为后天之本；肾藏先天之精，是生命之本原，为先天之本。脾的运化水谷，有赖于肾气的资助和促进；肾所藏先天之精，亦有赖脾气运化的水谷之精不断充养和培育，先天温养激发后天，后天补充培育先天。病理上，肾精不足与脾气虚弱，脾阳虚损与命门火衰常可相互影响，互为因果。脾肾阳虚多出现畏寒腹痛、腰膝酸冷、五更泄泻、完谷不化等的虚寒性病证。

（2）水液代谢：脾气运化水液，须赖肾气的蒸化及肾阳的温煦作用的支持。肾主水液输布代谢，又须赖脾气及脾阳的协助。病理上，脾虚失运，水湿内生，可发展至肾虚水泛；而肾虚蒸化失司，可影响脾的运化功能，最终均可导致尿少浮肿，腹胀便溏，畏寒肢冷，腰膝酸软等脾肾两虚、水湿内停之证。

二、六腑之间的关系

胆、胃、大肠、小肠、三焦、膀胱的生理功能虽然各不相同，但它们都是传化水谷、输布津液的器官，所谓"六腑者，所以化水谷而行津液者也"(《灵枢·本藏》)。

饮食物从口摄入以后，经过六腑的共同作用，从消化吸收乃至糟粕的下传排出，必须不断地由上而下递次传送。六腑中的内容物不能停滞不动，其为受纳、消化、传导、排泄的过程。六腑的生理特点是实而不能满，满则病；通而不能滞，滞则害。故有"六腑以通为用"、"六腑以通为顺"之说。

六腑在病理上相互影响，如胃有实热，津液被灼，必致大便燥结，大肠传导不利。而大肠传导失常，肠燥便秘也可引起胃失和降，胃气上逆，出现嗳气、呕恶等症。又如胆火炽盛，每可犯胃，出现呕吐苦水等胃失和降之证，而脾胃湿热，郁蒸肝胆，胆汁外溢，则见口苦、黄疸等症。

六腑病变，多表现为传化不通，故在治疗上又有"六腑以通为补"之说。这里所谓"补"，不是用补益药物补脏腑之虚，而是指用通泄药物使六腑以通为顺。这对腑病而言，堪称为"补"。当然，并非所有腑病均用通泄药物治疗，只有六腑传化功能发生阻滞而表现为实证时，方能"以通为补"。

三、脏与腑之间的关系

脏与腑的关系，是脏腑阴阳表里配合关系。脏属阴而腑属阳，阴主里而阳主表，一脏一腑，一阴一阳，一表一里，相互配合，组成心与小肠、肺与大肠、脾与胃、肝与胆、肾与膀胱等脏腑表里关系。

脏腑的表里配合关系的依据主要有三：①经脉络属。即属脏的经脉络于所合之腑，属腑的经脉络于所合之脏。②生理配合。六腑传化水谷的功能，受五脏之气的支持和调节才能完成；五脏的功能也有赖于六腑的配合。③病理相关。如肺热壅盛，失于肃降，可致大肠传导失职而大便秘结，反之亦然。

(一)心与小肠

心与小肠通过经脉相互络属构成了表里关系。在生理上，心与小肠相互为用。心主血脉，心阳之温煦，心血之濡养，有助于小肠的化物功能；小肠主化物，泌别清浊，吸收水谷精微和水液，经脾气转输于心，化血以养心脉。

在病理上，心与小肠病理上相互影响。心经实火，可移热于小肠，引起尿少、尿赤涩刺痛、尿血等小肠实热的症状。反之，小肠有热，亦可循经脉上熏于心，可见心烦、舌赤糜烂等症状。

（二）肺与大肠

肺与大肠通过经脉的相互络属构成表里关系。在生理上，主要体现在肺气肃降与大肠传导功能之间的相互为用关系。肺气肃降，气机调畅，能促进大肠的传导，有利于糟粕的排出。大肠传导正常，糟粕下行，亦有利于肺气肃降。两者配合协调，从而使肺主呼吸及大肠传导功能均归正常。

在病理上，肺与大肠在病变时亦可相互影响。肺气壅塞，失于肃降，津不下达，可引起腑气不通，肠燥便秘。若大肠实热，腑气阻滞，也可影响到肺的宣降，出现胸满、咳喘。

（三）脾与胃

脾与胃通过经脉的相互络属构成表里关系。在生理上，脾与胃的关系，主要体现为水谷纳运相得、气机升降相因、阴阳燥湿相济等三个方面。

（1）水谷纳运相得：胃主受纳、腐熟水谷；脾主运化、消化食物，转输精微。两者密切合作，才能维持饮食物的消化及精微、津液的吸收转输。若脾失健运，可导致胃纳不振，而胃气失和，也可导致脾运失常，可出现纳少脘痞、腹胀泄泻等症。

（2）气机升降相因：脾胃居中，脾气主升而胃气主降，为脏腑气机上下升降的枢纽。脾气上升，将运化吸收的水谷精微和津液向上输布，有助于胃气通降；胃气通降，将受纳之水谷、初步消化之食糜及食物残渣通降下行，也有助于脾气之升运。若脾虚气陷，可导致胃失和降而上逆，而胃失和降，亦影响脾气升运功能，可产生脘腹坠胀、头晕目眩、泄泻不止、呕吐呃逆、或内脏下垂等症。

（3）阴阳燥湿相济：脾与胃相对而言，脾为阴脏，性喜燥而恶湿；胃为阳腑，性喜润而恶燥。脾胃阴阳燥湿相济，是保证两者纳运、升降协调的必要条件。若脾湿太过，或胃燥伤阴，均可产生脾运胃纳的失常。如湿困脾运，可导致胃纳不振；胃阴不足，亦可影响脾运功能。

（四）肝与胆

肝与胆通过经脉的相互络属构成表里关系。在生理上，肝主疏泄，分泌胆汁；胆附于肝，藏泄胆汁。两者协调合作，使胆汁疏利到肠道，以帮助脾胃消化食物。肝气疏泄正常，促进胆汁的分泌和排泄，而胆汁排泄无阻，又有利于肝气疏泄功能的正常发挥。若肝气郁滞，可影响胆汁疏利，或胆腑湿热，也影响肝气疏泄，最终均可导致肝胆气滞、肝胆湿热或郁而化火、肝胆火旺之证。

（五）肾与膀胱

肾与膀胱通过经脉的相互络属构成表里关系。在生理上，膀胱的储尿排尿功能取决于肾气的盛衰。肾气充足，蒸化及固摄功能正常发挥，则尿液能够正常生成，储于膀胱并有度地排泄。若肾气虚弱，可影响膀胱的储尿排尿，而见尿少、癃闭或尿失禁。膀胱湿热，或膀胱失约，也可影响到肾气的蒸化和固摄，以致出现小便色质或排出的异常。

〖思考题〗

1.何谓五脏？何谓六腑？何谓奇恒之腑？它们的功能如何？

2.简述五脏之间的关系，六腑之间的关系，脏与腑之间的关系。

第四章 精、气、血、津液、神

〖本章学习目标〗

1. 掌握精、气、血、津液、神的概念和功能。
2. 熟悉精、气、血、津液、神之间的关系。
3. 了解精、气、血、津液、神的生成。

精、气、血、津液是人体脏腑经络、形体官窍进行生理活动的物质基础，是构成人体和维持人体生命活动的基本物质。这些物质与脏腑经络、形体官窍之间相互依赖、相互影响。神是人体生命活动的主宰及其外在总体表现的统称。神的产生以精、气、血、津液作为物质基础，是脏腑精气运动变化和相互作用的结果，神对脏腑精气及其生理活动有着主宰和调节作用。

第一节 精

精是人体的最基本物质，具有繁衍生命、濡养、生髓化血、化气、化神等功能。

一、精的基本概念

精，是由禀受于父母的生命物质与后天水谷精微相融合而形成的一种精华物质，是人体生命的本原，是构成人体和维持人体生命活动的最基本物质。《素问·金匮真言论》说："夫精者，身之本也。"

二、精的生成

精根源于先天而充养于后天，从精的生成来源而言，精有先天之精和后天之精之分。先天之精禀受于父母，藏于肾，是构成胚胎的原始物质；后天之精来源于水谷，又称"水谷之精"，由脾气转输到全身各脏腑形体官窍，以维持人体生命活动。人体以先天之精为本，并得到后天之精的不断充养，而且先天之精与后天之精相互促进，相互辅助，无论是先天之精或是后天之精的亏损，均可导致精虚不足的病证。

三、精的功能

（一）繁衍生命

由先天之精与后天之精汇合而生成的生殖之精，具有繁衍生命的作用。肾精逐渐充盛，促进和维持了人体的生长发育，形体发育成熟到一定年龄还能产生"天癸"，激发人体具备生殖功能，有利于繁衍后代。

（二）濡养

精能滋润濡养人体各脏腑形体官窍。先天之精与后天之精充盛，则脏腑之精充盈，肾精充盛，全身脏腑组织官窍得到精的充养，各种生理功能得以正常发挥。若肾精亏损，则见生长发育迟缓或未老先衰，不能生髓，则骨骼失养，牙齿脱落松动；髓海不足，则头昏神疲，智力减退；肺精亏虚，肺气不足则见呼吸障碍、皮肤失润无泽；肝精不足，肝血不充，筋脉失养，则见拘挛、或抽搐等等。

（三）生髓化血

精可以转化为血，是血液生成的来源之一，故精足则血旺，精亏则血虚。肾精可以生髓，髓充养骨骼，使骨骼健壮，牙齿坚固；髓充养于脑，则脑的生理功能得以充分发挥。若肾精亏虚，不能生髓，则骨骼失养，牙齿脱落松动；髓海不足，则头昏神疲，智力减退。

（四）化气

精可以化生为气。《素问·阴阳应象大论》说："精化为气。"先天之精可以化生先天之气（元气），水谷之精可以化生谷气，再加上肺吸入的自然界清气，合成一身之气。肾精充盛，则化气充足，机体生命活动旺盛，身体健康，生殖功能正常，抗御外邪，祛病延年。若脏腑之精亏虚，肾精衰少，则化气不足，机体正气虚衰，抗病和生殖能力下降，对整个生命活动极为不利。

（五）化神

精能化神，精是神化生的物质基础。神是人体生命活动的外在总体表现，它的产生离不开精这一基本物质。精亏则神疲，精亡则神散。

第二节　气

气是人体内的一种精微物质，人体的各种生理活动需要气的推动和激发。

一、气的基本概念

气是人体内活力很强运行不息的极精微物质，是构成人体和维持人体生命活动的基本物质之一。气运行不息，推动和调控着人体内的新陈代谢，维系着人体的生命活动。

二、气的生成

人体之气来源于先天之精所化生的先天之气、水谷之精所化生的水谷之气和自然界的清气，后两者又合称为后天之气（即宗气），三者结合而成一身之气。

气的充足与否有赖于全身各个脏腑的综合协调作用，其中与肾、脾胃和肺的生理功能尤为密切相关。来源于父母的先天之精，藏于肾，化生先天之气，成为人体之气的根本，有"肾为生气之根"之说。水谷之精气由脾胃的运化作用化生，布散全身脏腑经脉，成为人体之气的主要来源，所以称脾胃为生气之源。自然界的清气依靠肺的呼吸功能吸入体内，主司宗气的生成，在气的生成过程中占有重要地位，故肺为生气之主。

三、气的运动

气的运动称作气机。气机的基本形式可以归纳为升、降、出、入四种基本形式。所谓升，是指气自下而上的运行；降，是指气自上而下的运行；出，是指气由内向外的运行；入，是指气自外向内的运行。

人体之气必须有通畅无阻的运动，气的升降出入运动之间必须平衡协调，维持机体正常的生理功能，这种正常状态称为"气机调畅"。气的运动出现异常变化，升降出入之间失去协调平衡时，概称为"气机失调"。例如：气的运行受阻而不畅通时，称作"气机不畅"；受阻较甚，局部阻滞不通时，称作"气滞"；气上升太过或下降不及时，称作"气逆"；气上升不及或下降太过时，称作"气陷"；气外出太过而不能内守时，称作"气脱"；气不能外达而郁结闭塞于内时，称作"气闭"。

四、气的功能

人体之气的生理功能可归纳为以下几个方面：

（一）推动作用

气是活力很强的精微物质，能激发和促进人体的生长发育及各脏腑经络的生理功能。因此，人体的生长发育、脏腑经络的生理活动、精血津液的生成及运行输布都要依靠气的推动作用。

（二）温煦作用

指气可以通过气化产生热量，使人体温暖，消除寒冷。《难经·二十二难》说："气主煦之。"具体表现在维持机体相对恒定的体温；有助于各脏腑、经络、形体、官窍进行正常的生理活动；有助于精血津液的正常循行和输布，即所谓"得温而行，得寒而凝"。

（三）防御作用

气既能护卫肌表，防御外邪入侵，同时也可以驱除侵入人体内的病邪。如《素问·遗篇·刺法论》说："正气存内，邪不可干"。气的防御功能正常，则邪气不易入侵；或虽有邪气侵入，也不易发病；即使发病，也易于治愈。气的防御功能决定着疾病的发生、发展和转归。若气虚，可出现易于感冒等病症。

（四）固摄作用

指气对于体内血、津液等液态物质的固护、统摄和控制作用，从而防止这些物质无故流失，保证它们在体内发挥正常的生理功能。如统摄血液，使其在脉中正常运行，防止其逸出脉外；固摄汗液、尿液、唾液、胃液、肠液，控制其分泌量、排泄量和有规律地排泄，防止其过多排出及无故流失；固摄精液，防止其妄加排泄。若气的固摄作用减弱，则有可能导致体内液态物质的大量丢失。如气不摄血，可以引起各种出血；气不摄津，可以引起自汗、多尿、小便失禁、流涎、呕吐清水、泄泻滑脱等等；气不固精，可以引起遗精、滑精、早泄等病症。

（五）气化作用

气的运动而产生的各种变化称为气化。诸如体内精微物质的化生及输布，精微物质之间、精微物质与能量之间的互相转化，以及废物的排泄等等都属气化。气化实际上是指由人体之气的运动而引起的精气血津液等物质与能量的新陈代谢过程，是生命最基本的特征之一。

五、气的分类

人体之气，由先天之精和水谷之精所化之气，加之吸入的自然界清气，经过脾胃、肺、肾等脏腑生理功能的综合作用而生成，分布于全身，无处不到。但具体来说，由于生成来源、分布部位及功能特点的不同，分为元气、宗气、营气、卫气四种。

（一）元气

元气，是人体最根本、最重要的气，是人体生命活动的原动力。《难经》又称"原气"；《内经》虽无"元气"或"原气"之称，但有"真气"之说。

1. 生成与分布

元气主要由肾藏的先天之精所化生，通过三焦而流行于全身。

2. 生理功能

主要有两个方面，一是推动和调节人体的生长发育和生殖功能，二是推动和调控各脏腑、经络、形体、官窍的生理活动。若元气不足，则易于出现生长发育迟缓、生殖功能低下及未老先衰的病理改变。

（二）宗气

宗气是由谷气与自然界清气相结合而积聚于胸中的气，属后天之气的范畴。宗气的生成直接关系到一身之气的盛衰。宗气在胸中积聚之处，称为"气海"，又名为膻中。

1. 生成与分布

宗气的生成有两个来源，一是脾胃运化的水谷之精所化生的水谷之气，一是肺从自然界中吸入的清气，二者相结合生成宗气。宗气聚于胸中，通过上出息道（呼吸道），贯注心脉及沿三焦下行的方式布散全身。《灵枢·邪客》说："宗气积于胸中，出于喉咙，以贯心脉，而行呼吸。"

2. 生理功能

宗气的生理功能主要有行呼吸、行气血两个方面。宗气上走息道，推动肺的呼吸。因此，凡是呼吸、语言、发声皆与宗气有关，宗气充盛则呼吸徐缓而均匀，语言清晰，声音洪亮。反之，则呼吸短促微弱，语言不清，发声低微。宗气贯注于心脉之中，促进心脏推动血液运行。

（三）营气

营气是行于脉中而具有营养作用的气。因其富有营养，在脉中营运不休，故称之为营气。由于营气在脉中，是血液的重要组成部分，营与血关系密切，故常常将"营血"并称。营气与卫气从性质、功能和分布进行比较，则营属阴，卫属阳，所以又常常称为"营阴"。

1. 生成与分布

营气来源于脾胃运化的水谷精微。水谷之气中精华部分化生为营气，并进入脉中运行全身，内入脏腑，外达肢节，终而复始，营周不休。

2. 生理功能

营气的生理功能有化生血液和营养全身两个方面。营气注于脉中，化为血液。营气与津液共注脉中，化成血液，并保持了血液量的恒定。营气循血脉流注于全身，发挥其滋养五脏六腑、四肢百骸等作用。

（四）卫气

卫气是行于脉外而具有保卫作用的气。因其有卫护人体，避免外邪入侵的作用，故称之为卫气。卫气与营气相对而言属于阳，故又称为"卫阳"。

1. 生成与分布

卫气来源于脾胃运化的水谷精微，水谷之气中慓悍滑利部分化生为卫气。运行于脉外，不受脉道的约束，外而皮肤肌腠，内而胸腹脏腑，布散全身。

2. 生理功能

卫气的作用主要表现在三个方面。①防御外邪入侵的作用。卫气布达于肌表，起着保卫作用，抵抗外来的邪气，使之不能入侵人体。②温煦全身的作用。内而脏腑，外而肌肉皮毛都得到卫气的温养，从而保证了脏腑肌表的生理活动得以正常进行，可维持人体体温的相对恒定。③调节控制腠理的开阖，促使汗液有节制地排泄。

营气与卫气，既有联系，又有区别。营气与卫气都来源于水谷之精微，均由脾胃所化生。虽然来源相同，但是营气性质精纯，富有营养，卫气性质慓疾滑利，易于流行；营气行于脉中，卫气行于脉外；营气有化生血液和营养全身的功能，卫气有防卫、温养和调控腠理的功能。总而言之，即营属阴，卫属阳。由于机体内部的阴阳双方必须相互协调，故营卫和调才能维持正常的体温和汗液分泌，人体才能有旺盛的抗邪力量和脏腑的正常生理活动。若营卫二者失和，则可能出现恶寒发热、无汗或汗多，"昼不精夜不瞑"，以及抗病能力低下而易于感冒等。

第三节　血

《素问·调经论》强调说："人之所有者，血与气耳"，可见血的重要性。

一、血的基本概念

血是循行于脉中而富有营养的红色液态物质，是构成人体和维持人体生命活动的基本物质之一。

脉是血液运行的通道，血液在脉中循行于全身，所以又将脉称为"血府"。脉起着约束血液运行的作用，血液循脉运行周身，内至脏腑，外达肢节，周而复始。如因某种原因，血液在脉中运行迟缓涩滞，停积不行则成瘀血。若因外伤等原因，血液不在脉中运行而逸出脉外，则形成出血，称为"离经之血"，离经之血若不能及时排出或消散，则变为瘀血。

二、血的生成

水谷精微和肾精是血液化生的基础。它们在脾胃、心、肺、肾等脏腑的共同作用下，经过一系列气化过程，得以化生为血液。

（一）水谷精微化血

生成血液的基本物质是水谷之精。《灵枢·决气》指出："中焦受气取汁，变化而赤，是谓血。"即是说明中焦脾胃受纳运化饮食水谷，吸取其中的精微物质，即所谓"汁"，其中包含化为营气的精专物质和有用的津液。脾胃运化水谷精微所化生的营气和津液，由脾向上升输于心肺，与肺吸入的清气相结合，贯注心脉，在心气的作用下变化而成为红色血液。

（二）肾精化血

肾藏精，精生髓，精髓是化生血液的基本物质之一。肾中精气充足，则血液化生有源，同时肾精充足，肾气充沛，也可以促进脾胃的运化功能，有助于血液的化生。精与血之间存在着相互资生和相互转化的关系，因而肾精充足，则可化为肝血以充实血液。如若肾精不足，则往往导致血液生成减少。因此，临床上治疗血虚病证，有时需采用补肾益精方法，增强肾精及肾气的作用，促进脾胃的功能及精血之间的互生互化。

三、血的运行

血液运行于脉道之中，循环不已，流布全身，才能保证其营养全身生理功能的发挥。血液的正常运行，与心、肺、肝、脾等脏腑的功能密切相关。

心主血脉，心气推动血液在脉中运行全身，心气的充足与推动功能的正常与否在血液循行中起着主导作用；肺朝百脉，助心行血，肺气宣发与肃降，调节全身的气机，随着气的升降而推动血液运行至全身；肝主疏泄，调畅气机，是保证血行通畅的一个重要环节，肝有储藏血液和调节血量的功能，同时，肝藏血的功能也可以防止血逸脉外，避免出血的发生；脾主统血，脾气健旺则能控摄血液在脉中运行，防止血逸脉外。其中任何一脏的生理功能失调，都可以引起血行失常的病变。如，心气不足，血运无力，可以形成血瘀；肺气不足，宣降失司也可以导致血瘀；脾气虚弱，统摄无力，可以产生多种出血病证；肝失疏泄，肝气上逆可致出血，抑郁不畅可致瘀血等病症。

四、血的功能

血的功能，主要有濡养和化神两个方面。

（一）濡养

血液由水谷精微所化生，含有人体所需的营养物质。血在脉中循行，内至五脏六腑，外达皮肉筋骨，不断地对全身各脏腑组织器官起着濡养和滋润作用，以维持各脏腑组织器官发挥生理功能，保证了人体生命活动的正常进行。

《难经·二十二难》将血液的这一重要功能概括为"血主濡之"。若血液亏少，濡养功能减弱，则可能出现面色萎黄，肌肉瘦削，肌肤干涩，毛发不荣，肢体麻木等病症。

（二）化神

血是机体精神活动的主要物质基础。《素问·八正神明论》说："血气者，人之神，不可不谨养。"说明人体的精神活动必须得到血液的营养。只有物质基础的充盛，才能产生充沛而舒畅的精神情志活动。若血液亏耗，可出现精神疲惫，健忘，失眠，多梦，烦躁，惊悸，甚至神志恍惚，谵妄，昏迷等病症。

第四节　津　液

津、液是构成人体和维持生命活动的基本物质之一，一般情况下，津和液常同时并称，不作严格区分。

一、津液的基本概念

津液，是机体一切正常水液的总称，包括各脏腑形体官窍的内在液体及其正常的分泌物。津液是构成人体和维持生命活动的基本物质之一。

津液是津和液的总称。津和液之间在性状、分布和功能上有所不同。在津液中，质地较清稀，流动性较大，布散于体表皮肤、肌肉和孔窍，并能渗入血脉之内，起滋润作用的，称为津；质地较浓稠，流动性较小，灌注于骨节、脏腑、脑、髓等，起濡养作用的，称为液。津与液的区别主要用于临床对津液损耗而出现"伤津"、"脱液"病理变化的分辨。

二、津液的代谢

津液在体内的代谢，是一个包括生成、输布和排泄等一系列生理活动的复杂过程。这一过程涉及多个脏腑的生理功能，是多个脏腑相互协调配合的结果。

（一）津液的生成

津液来源于饮食水谷，主要与脾、胃、小肠、大肠等脏腑的生理活动有关。胃主受纳腐熟，小肠泌别清浊，将水谷精微和水液大量吸收后并将食物残渣下送大肠。大肠主津，在传导过程中吸收食物残渣中的水液。胃、小肠、大肠所吸收的水谷精微及水液，均上输于脾，通过脾气的转输作用布散到全身。所以《素问·厥论》说："脾主为胃行其津液者也。"

（二）津液的输布

津液的输布主要是依靠脾、肺、肾、肝和三焦等脏腑生理功能的协调配合来完成的。脾主运化水液，上输于肺；肺主宣发肃降，通调水道；肾为水脏，对津液输布代谢起着主宰作用；肝主疏泄，调畅气机，气行则水行，保持了水道的畅通；三焦为水液和诸气运行的通路。若脾失健运，肺失宣降，肾失气化，肝失疏泄，三焦水道不利津液输布代谢障碍，水液停聚，痰饮水湿内生，发为多种病症。

（三）津液的排泄

津液的排泄主要通过排出尿液和汗液来完成。除此之外，呼气和粪便也将带走一些水分。因此，津液的排泄主要与肾、肺、脾的生理功能有关。肾为水脏，开窍于前后二阴，司二便的开合，尿液的产生依赖于肾气的蒸化功能，膀胱储、排尿液的作用，依赖于肾气的作用；肺气宣发，将津液外输于体表皮毛，津液在气的蒸腾激发作用下，形成汗液由汗孔排出体外；脾主运化水液，有利于津液的正常排泄。

综观津液的生成、输布和排泄过程，是诸多脏腑相互协调、密切配合而完成的，其中尤以脾、肺、肾三脏的综合调节为首要。《景岳全书·肿胀》说："盖水为至阴，故其本在肾；水化于气，故其标在肺；水惟畏土，故其制在脾。"如果脾、肺、肾及其他相关脏腑的功能失调，则会影响津液的生成、输布和排泄，破坏津液代谢的协调平衡，导致津液的生成不足，或耗损过多，或输布与排泄障碍，水液停滞等多种病理改变。

三、津液的功能

津液的生理功能主要有两个方面。

（一）滋润濡养

津液布散于体表能滋润皮毛肌肉，渗入体内能濡养脏腑，输注于孔窍能滋润鼻、目、口、耳等官窍，渗注骨、脊、脑能充养骨髓、脊髓、脑髓，流入关节能滋润骨节屈伸等等。若津液不足，失去滋润与濡润的作用，则会使皮毛、肌肉、孔窍、关节、脏腑以及骨髓、脊髓、脑髓的生理活动受到影响，脏腑组织的生理结构也可能遭到破坏。

（二）充养血脉

津液入脉，化生为血液，以循环全身发挥滋润、濡养作用。当血液浓度增高时，津液就渗入脉中稀释血液，并补充了血量。当机体的津液亏少时，血中之津液可以从脉中渗出脉外以补充津液。由于这种脉内外的津液互相渗透，机体因而可以根据生理病理变化来调节血液的浓度，保持了正常的血量。由于津液和血液都是水谷精微所化生，二者之间又可以互相渗透转化，故有"津血同源"之说。

另外，津液的代谢对调节机体内外环境的阴阳相对平衡起着十分重要的作用。气候炎热或体内发热时，津液化为汗液向外排泄以散热，而天气寒冷或体温低下时，津液因腠理闭塞而不外泄，如此则可维持人体体温相对恒定。

第五节　神

神是生命活动的主宰，对人体生命活动具有重要的调控作用。

一、神的基本概念

神是人体生命活动的主宰及其外在总体表现的统称。神的内涵是广泛的，既是一切生理活动、心理活动的主宰，又包括了生命活动外在的体现，其中又将精神、意识、思维活动归纳为狭义之神的范畴。

二、神的生成

精气血津液是化神养神的基本物质。神的产生，不仅与这些精微物质的充盛及相关脏腑功能的发挥有关，而且与脏腑精气对外界刺激的反应应答密切相关。

（一）精气血津液为化神之源

精、气、血、津液是产生神的物质基础，神是不能脱离这些精微物质而存在的。神寓于形体之中，脱离了形体组织的神是不存在的。精气血津液充足，脏腑功能强健，则神旺；精气血津液亏耗，脏腑功能衰败，则神衰。

（二）脏腑精气对外界环境的应答

在自然环境与社会环境的外界刺激下，人体内部脏腑将作出反应，于是便产生了神。其中，尤以心的生理功能最为重要。心藏神，主宰和协调人体脏腑形体官窍的生理活动，同时也主宰人体的心理活动，故称心为五脏六腑之大主，《素问·六节藏象论》特别强调说："心者，生之本，神之变（处）也。"脏腑精气对外界环境刺激而作出应答反应的结果，表现为精神、意识和思维活动。人有正常的精神、意识和思维活动，是脏腑功能活动协调整合的结果。外界事物的信息通过感觉入心，通过心的忆念活动形成对事物表象的认识，称为意。将忆念保存下来，即通过记忆来累计事物表象认识的过程，称为志。在此基础上酝酿思索，反复分析、比较事物的过程，称为思。在反复思索的基础上，由近而远地估计未来的思维过程称为虑。最后在上述基础上，准确处理事物，支配行为对事物做出适当反应的措施，称为智。

三、神的作用

神对人体生命活动具有重要的调控作用。

（一）调控精、气、血、津液的代谢

神既由精、气、血、津液等作为物质基础而产生，又能反作用于这些物质。神有着统领、调控这些物质在体内进行正常代谢的作用。

（二）调控脏腑的生理活动

脏腑精气产生神，神通过对脏腑精气的主宰来调控其生理活动。以五脏精气为基础物质产生的精神情志活动，在正常情况下对脏腑之气的运行起到调控作用，使之升降出入运行协调有序。

（三）人体生命活动的主宰

《素问·移精变气论》说："得神者昌，失神者亡。"神的盛衰是生命力盛衰的综合体现，因此神的存在是人体生理活动和心理活动的主宰。《素问·灵兰秘典论》说："心者，君主之官，神明出焉。"《素问·宣明五气篇》说："心藏神。"这些都突出了神在生命活动中的主宰地位。

第六节　精、气、血、津液、神之间的关系

精、气、血、津液、神的功能不是孤立作用的，而是相互影响的。

一、气与血的关系

气与血的关系，可以归纳为"气为血之帅，血为气之母"。

（一）气为血之帅

气为血之帅，包含气能生血、气能行血、气能摄血三个方面。

1. 气能生血

气是血液生成的动力，而且营气入脉化血，使血量充足。气充盛则化生血液的功能增强，血液充足。气虚则化生血液的功能减弱，易于导致血虚的病变。临床上治疗血虚的病变，常常以补气药配合补血药使用，取得较好疗效，即是源于气能生血的理论。

2. 气能行血

指血液的运行离不开气的推动作用。血液的运行有赖于心气、肺气的推动及肝气的疏泄调畅。气机调畅，气行则血行，血液的正常运行得以保证。相反，气虚、气滞则无力推动血行，产生血瘀的病变。因此，临床上在治疗血液

运行失常时，常常配合补气、行气、降气、升提的药物，即是气能行血理论的实际应用。

3. 气能摄血

指血液能正常循行于脉中离不开气的固摄作用。脾气充足，血行脉中而不致逸出脉外。若脾气虚弱，失去统摄，往往导致各种出血病变，临床上称为"气不摄血"或"脾不统血"。因而治疗这些出血病变时，必须用健脾补气方法，益气以摄血。

（二）血为气之母

1. 血能养气

指气的充盛及其功能发挥离不开血液的濡养，血足则气旺。故血虚的患者往往兼有气虚的表现。

2. 血能载气

血能载气是指气存于血中，依附于血而不致散失，赖血之运载而运行全身。因此，大失血的患者，气亦随之发生大量地丧失，称为"气随血脱"。

二、气与津液的关系

气与津液相对而言，气属阳，津液属阴。气与津液的关系十分相似于气与血的关系，津液的生成、输布和排泄，有赖于气的推动、固摄作用和气的升降出入运动，而气在体内的存在及运动变化也离不开津液的滋润和运载。

（一）气能生津

津液的生成依赖于气的推动作用。津液来源于饮食水谷，饮食水谷经过脾胃运化、小肠分清别浊、大肠主津等一系列脏腑生理活动后，其中精微的液体部分被吸收，化生津液以输布全身。若脾胃等脏腑之气虚亏，则化生津液力量减弱，导致津液不足的病变，治疗时往往采取补气生津。

（二）气能行津

津液的输布、排泄等代谢活动离不开气的推动作用和升降出入的运动。津液由脾胃化生之后，经过脾、肺、肾及三焦之气的升降出入运动，推动津液输布到全身各处，以发挥其生理作用。此后，通过代谢所产生的废液和人体多余的水分，都转化为汗、尿或水汽排出体外。津液在体内输布转化及排泄的一系列过程都是通过气化来完成的。如若气虚，推动作用减弱，气化无力进行，或气机郁滞不畅，气化受阻，都可以引起津液的输布、排泄障碍，并形成痰、饮、水、湿等病理产物，病理上称为"气不行水"，也可称为"气不化水"。临床上要消除这些病理产物及其产生的病理影响，常常将利水湿、化痰饮的方法与补气、行气法同时并用，所谓"治痰先治气"、"治湿兼理脾"，即是气能行津理论的具体应用。

（三）气能摄津

气的固摄作用可以防止体内津液无故地大量流失，气通过对津液排泄的有节控制，维持着体内津液量的相对恒定。若气的虚亏，固摄力量减弱，则会出现诸如多汗、自汗、多尿、遗尿、小便失禁等病理现象，临床上往往采取补气方法以控制津液的过多外泄。

（四）津能生气

津液在输布过程中受到各脏腑阳气的蒸腾温化，可以化生为气，以敷布于脏腑、组织、形体、官窍，促进正常的生理活动。因此，津液亏耗不足，也会引起气的衰少。

（五）津能载气

津液是气运行的载体之一。在血脉之外，气的运行必须依附于津液，否则也会使气漂浮失散而无所归，故说津能载气。因此，津液的丢失，必定导致气的损耗，当大汗、大吐、大泻等津液大量丢失时，气亦随之大量外脱，称之为"气随津脱"。

三、精血与津液之间的关系

（一）精血同源

精与血都由水谷精微化生和充养，化源相同；两者之间又互相资生，互相转化，并具有濡养和化神等作用。精与血的这种化源相同而又相互资生的关系称为精血同源。肾藏精，肝藏血，精能生血，血可化精，这种精血之间相互滋生，相互转化的关系既可称为"精血同源"，也可称为"肝肾同源"。

（二）津血同源

血和津液都由饮食水谷精微所化生，都具有滋润濡养作用，二者之间可以相互资生，相互转化，这种关系称为"津血同源"。津液是血液化生的组成部分，中焦水谷化生的津液，在心肺作用下，进入脉中，与营气相合，变化为血。血液行于脉中，脉中津液可以渗出脉外而化为津液，以濡润脏腑组织和官窍，也可弥补脉外津液的不足，有利于津液的输布代谢。其中，津液可化为汗液排泄于外，故又有"血汗同源"之说。《灵枢·营卫生会》说："夺血者无汗。"《伤寒论》中也有"衄家不可发汗"和"亡血家不可发汗"的告诫。

四、精、气、神之间的关系

精、气、神三者之间存在着相互依存，相互为用的关系。精可化气，气能生精，精与气之间相互化生；精气生神，精气养神，精与气是神的物质基础，而神又统驭精与气。因此，精、气、神三者之间可分不可离，称为人身"三宝"。

（一）气能生精摄精

气的运行不息能促进精的化生。只有全身脏腑之气充足，功能正常，才可以运化吸收饮食水谷之精微，于是五脏六腑之精充盈，流注于肾而藏之。又能固摄精，使精聚而充盈，不致无故耗损外泄，这是气的固摄作用之体现。气虚则精的化生不足，或精不固聚而导致精亏、失精的病证。

（二）精能化气

人体之精在气的推动激发作用下可化生为气。各脏之精化生各脏之气，而藏于肾中的先天之精化为元气，水谷之精化为谷气。推动和调控各脏腑形体官窍的生理活动。故精足则气旺，精亏则气衰。

（三）精气化神

精与气都是神得以化生的物质基础，神必须得到精和气的滋养才能正常发挥作用。精盈则神明，精亏则神疲。

（四）神驭精气

神以精气为物质基础，但神又能驭气统精。人体脏腑形体官窍的功能活动及精气血等物质的新陈代谢，都必须受神的调控和主宰。

〔思考题〕

1. 何谓精、气、血、津液、神？请分别简述它们的功能。
2. 精、气、血、津液、神之间的关系如何？

第五章 经 络

1.掌握经络的概念与经络系统的组成。
2.熟悉经络的生理功能与病理反应，熟悉十二经脉的交接规律、分布规律。
3.了解十二经脉的命名、表里关系。

经络是人体内运行气血的通道，广泛分布于人体各部。古代医家在长期医疗实践中发现了经络，并通过理性思维建立了经络学说。千百年来，经络学说不仅指导临床实践，而且对认识人体生命活动，解释人体生理功能和病理现象，都具有重要的理论意义。

第一节 经络与经络学说的主要内容

"经络"早在《黄帝内经》内就有记载，其主要内容随着祖国医学的发展不断完善。

一、经络的基本概念

经络是经脉和络脉的总称，是人体内运行气血的通道。经，有路径的含义，经脉贯通上下，沟通内外，是经络系统中的主干；络，有网络的含义，络脉是经脉别出的分支，较经脉细小，纵横交错，遍布全身。《灵枢·脉度》载："经脉为里，支而横者为络，络之别者为孙。"《灵枢·经别》说："经脉者，常不可见也""诸脉之浮而常见者，皆络脉也。"

二、经络学说的主要内容

经络学说是阐述人体经络系统的循行分布、生理功能、病理变化及其与脏腑相互关系的一门学说。它是中医理论体系的重要组成部分，贯穿于中医学的生理、病理、诊断和治疗等方面，几千年来一直指导着中医各科的临床实践，与针灸学科的关系尤为密切。《灵枢·经别》说："夫十二经脉者，人之所以生，病之所以成，人之所以治，病之所以起，学之所始，工之所止也。"说明经络对生理、病理、诊断、治疗等方面的重要意义，为历代医家所重视。

经络系统由经脉和络脉组成，是由经脉与络脉相互联系、彼此衔接而构成的体系。其中经脉包括十二经脉、奇经八脉，以及附属于十二经脉的十二经别、十二经筋、十二皮部；络脉包括十五络脉和难以计数的浮络、孙络等。经络系统的组成，见图5-1。

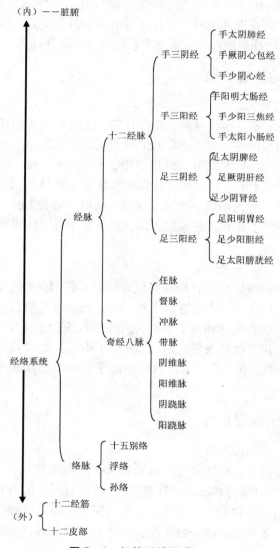

图 5-1 经络系统组成

第二节 经络的生理功能与病理反应

经络系统密切联系周身的组织和脏器，在生理功能和病理变化方面都起着重要的作用。

《灵枢·经脉》记载："经脉者，所以决死生，处百病，调虚实，不可不通。"说明经络在生理、病理和疾病的防治等方面具有重要作用。其所以能决死生，是因为经络具有联系人体内外，起着运行气血的作用；处百病，是因为经络具有抗御病邪，反映症候的作用；调虚实，是因为经络具有传导感应的作用。

一、经络的生理功能

（一）联系脏腑，沟通内外

人体的五脏六腑、四肢百骸、五官九窍、皮肉筋骨等组织器官，之所以能保持相对的协调与统一，完成正常的生理活动，是依靠经络系统的联络沟通而实现的。由于十二经脉及其分支纵横交错、入里出表，通上达下联系了脏腑器官，奇经八脉沟通于十二经之间，经筋皮部联结了肢体筋肉皮肤，从而使人体的各脏腑组织器官有机地联系起来，正如《灵枢·海论》说："夫十二经脉者，内属于腑脏，外络于支节。"脏腑居于内，肢节居于外，其间是通过经络系统相联系。

（二）运行气血，协调阴阳

人体的各个脏腑组织器官均需要气血的温养濡润，才能发挥正常作用。气血必须依赖经络的传注，才能输布全身，以濡润全身各脏腑组织器官，维持机体的正常功能。如营气之和调于五脏，洒陈于六腑，这就为五脏藏精，六腑传化的功能活动提供了物质条件。所以《灵枢·本藏》说："经脉者，所以行血气而营阴阳，濡筋骨，利关节者也。"这就指明了经络具有运行气血，协调阴阳和营养全身的作用。

二、经络的病理反应

（一）抗御病邪，反映症候

在疾病的情况下，经络具有有抗御病邪，反映症候的作用。《素问·气穴论》说"孙络"能"以溢奇邪，以通营卫"，这是因为孙络的分布范围很广，最先接触到病邪。当疾病侵犯时，孙络和卫气发挥了重要的抗御作用。在正虚邪乘的情况下，经络又是病邪传注的途径。当体表受到病邪侵犯时，可通过经络由表及里，由浅入深。《素问·缪刺论》载："夫邪之客于形也，必先舍于皮毛，留而不去，入舍于孙脉，留而不去，入舍于络脉，留而不去，入舍于经脉，内连五脏，散于肠胃。"指出了经络是外邪从皮毛腠理内传于脏腑的传变途径。此外，经络也是脏腑之间、脏腑与体表组织器官之间相互影响的渠道。如心热移于小肠，肝病影响到胃，胃病影响到脾等，这是脏腑病变通过经络传注而相互影响的结果。内脏病变又可通过经络反映到体表组织器官，如《灵枢·邪客》说："肺心有邪，其气留于两肘；肝有邪，其气留于两腋；脾有邪，其气留于两髀；肾有邪，其气留于两腘。"《素问·藏气法时论》也说："肝病者，两胁下痛引少腹""心病者，胸中痛，胁下支满，胁下痛，鹰背肩甲间痛，两臂内痛"等，都说明经络是病邪传注的途径。

（二）传导感应，调整虚实

针灸防病治病，是基于经络具有传导感应和调整虚实的作用。针刺中的得气和气行现象都是经络传导感应的功能表现。人身经络之气发于周身腧穴，《灵枢·九针十二原》说："节之交，三百六十五会，所言节者，神气之所游行出入也。"所以针刺操作的主要关键在于调气，所谓"刺之要，气至而有效"。当经络或内脏功能失调时，通过针灸等刺激体表的一定穴位，经络可以将其治疗性刺激传导到有关的部位和脏腑，以发挥其调节人体脏腑气血的功能，从而使阴阳平复，达到治疗疾病的目的。

第三节　十二经脉

十二经脉即手三阴经（肺、心包、心）、手三阳经（大肠、三焦、小肠）、足三阳经（胃、胆、膀胱）、足三阴经（脾、肝、肾）的总称，是经络系统的主体，故又称之为"正经"。

一、十二经脉的命名

十二经脉的名称由手足、阴阳、脏腑三部分组成，是古人根据阴阳消长所衍化的三阴三阳，结合经脉循行于上肢和下肢的特点，以及经脉与脏腑相属的关系而确定的。十二经脉分别隶属于十二脏腑，各经都用其所属脏腑的名称，结合其循行于手足、内外、前中后的不同部位，根据阴阳学说而给予不同名称。如将其中隶属于六脏、循行于四肢内侧的经脉称为阴经；隶属于六腑，循行于四肢外侧的经脉称为阳经。并根据阴阳衍化的道理分为三阴经三阳经，这样就确定了手太阴肺经、手阳明大肠经、手厥阴心经、手少阳三焦经、手少阴心经、手太阳小肠经等十二经脉名称。

二、十二经脉的走向与交接规律

十二经脉的循行走向是：手三阴经从胸走手，手三阳经从手走头，足三阳经从头走足，足三阴经从足走腹（胸）。正如《灵枢·逆顺肥瘦》所载："手之三阴，从藏走手；手之三阳，从手走头；足之三阳，从头走足；足之三阴，从足走腹。"十二经脉的交接是：①相表里的阴经与阳经在四肢末端交接，如手太阴肺经在手食指与手阳明大肠经交接，手少阴心经在手小指与手太阳小肠经交接，手厥阴心包经在手无名指与手少阳三焦经交接，足阳明胃经在足大趾与足太阴脾经交接，足太阳膀胱经在足小趾与足少阴肾经交接，足少阳胆经从足跗上斜趋足大趾丛毛处与足厥阴肝经交接。②同名的阳经与阳经在头面部交接，如手阳明大肠经和足阳明胃经交接于鼻旁，手太阳小肠经与足太阳膀胱经在目内眦交接，手少阳三焦经与足少阳胆经均通于目外眦。③相互衔接的阴经与阴经在胸中交接，如足太阴脾经与手少阴心经交接于心中，足少阴肾经与手厥阴心包经交接于胸中，足厥阴肝经与手太阴肺经交接于肺中（图 5 - 2）。

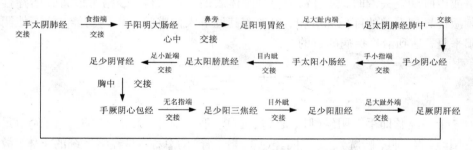

图 5 - 2 十二经脉循行走向与交接规律

三、十二经脉的分布规律

十二经脉在体表左右对称地分布于头面、躯干和四肢，纵贯全身。以正立姿势，两臂下垂拇指向前的体位为标准。十二经脉中六条阴经分布于四肢内侧和胸腹，其中上肢的内侧是手三阴经，下肢内侧是足三阴经；六条阳经分布于四肢外侧和头面、躯干，其中上肢的外侧是手三阳经，下肢的外侧是足三阳经。手、足三阳经在四肢的排列是阳明在前，少阳在中，太阳在后。手三阴经在上肢的排列是太阴在前、厥阴在中、少阴在后。足三阴在小腿下半部及足背，其排列是厥阴在前、太阴在中、少阴在后，至内踝上 8 寸处足厥阴经同足太阴经交叉后，足厥阴循行在足太阴与足少阴之间，便成为太阴在前，厥阴在中，少阴在后。

四、十二经脉的表里关系

十二经脉在体内与脏腑有明确的属络关系。其中阴经属脏络腑主里，阳经属腑络脏主表。如手太阴肺经属肺络大肠，手阳明大肠经属大肠络肺。

十二经脉除与脏腑有着密切的联系，相互之间也存在着表里配对关系。《素问·血志形气篇》提出："足太阳与少阴为表里，少阳与厥阴为表里，阳明与太阴为表里，是为足阴阳也。手太阳与少阴为表里，少阳与心主为表里，阳明与太阴为表里，是为手之阴阳也。"即手太阴肺经与手阳明大肠经相表里，足阳明胃经与足太阴脾经相表里，手少阴心经与手太阳小肠经相表里，足太阳膀胱经与足少阴肾经相表里，手厥阴心包经与手少阳三焦经相表里，足少阳胆经与足厥阴肝经相表里。互为表里的经脉在生理上密切联系，病变时相互影响，治疗时相互为用。

〖思考题〗

1. 何谓经络？经络系统的组成如何？
2. 简述经络的生理功能与病理反应。
3. 简述十二经脉的交接规律、分布规律。

第六章　腧　穴

【本章学习目标】

1. 掌握腧穴的基本概念、分类。
2. 熟悉常用腧穴的定位、主治与技法。
3. 了解腧穴定位法。

第一节　腧穴总论

腧穴既是疾病的反应处，也是针灸的施术部位。腧穴与脏腑、经络有密切关系。腧穴归于经络，经络属于脏腑，故腧穴与脏腑脉气相通。《素问·调经论》说："五藏之道，皆出于经隧，以行血气。"《千金翼方》进一步指出："凡孔穴者，是经络所行往来处，引气远入抽病也"，说明如果在体表穴位上施以针或灸，就能够"引气远入"治疗病症。脏腑病变又可从经络反应到相应的腧穴。

一、腧穴基本概念

腧穴是人体脏腑经络之气血输注于外部的特殊部位。腧，又作"俞"，通"输"，有输注、转输的意思；穴，原义为"土室"，引申指孔隙、空窍、凹陷处。腧穴在《内经》中又有"节""会""气穴""气府""骨空"等名称；《针灸甲乙经》称"孔穴"，《太平圣惠方》称"穴道"，《铜人腧穴针灸图经》通称"腧穴"，《神灸经纶》则称为"穴位"。

《素问·气府论》将腧穴解释为"脉气所发"。《灵枢·九针十二原》说："节之交，三百六十五会，……所言节者，神气之所游行出入也，非皮肉筋骨也。"

二、腧穴的分类

人体腧穴很多，一般可分为经穴、奇穴和阿是穴三类。

（一）经穴

凡归属于十二经脉和任、督脉的腧穴，亦即归属于十四经的穴位，总称"十四经穴"，简称"经穴"。经穴多有具体的穴名和固定的位置，分布在十四经循行路线上，有明确的针灸主治证。经络学说就是以这些腧穴为主要依据，对其主治规律、疾病症候等进行总结，使分散的腧穴成为系统化，并由早期的基本穴逐步发展到全部经穴。《内经》多处提到"三百六十五穴"之数，但实际其载有穴名者约160穴左右，明代《针灸大成》载有359穴至，清代《针灸逢源》，经穴总数才达361，目前经穴总数即以此为准。

（二）奇穴

凡未归入十四经穴范围，但有具体的位置和名称的经验效穴，统称"经外奇穴"，简称"奇穴"。奇穴是在"阿是穴"的基础上发展起来的，这类腧穴的主治范围比较单一，多数对某些病症有特殊疗效，如百劳穴治瘰疬，四缝穴治小儿疳积等。

历代文献有关奇穴的记载很多，如《备急千金要方》载有奇穴187个之多，均散见于各类病症的治疗篇中。但这时没有"奇穴"这一称法，只因其取穴法不同于经穴，近人都把它算成奇穴。《针灸大成》始列"经外奇穴"一门，载有35穴。《类经图翼》也专列"奇俞类集"一篇，载有84穴。《针灸集成》汇集了144穴。奇穴的分布较为分散，有的在十四经循行路线上；有的虽不在十四经循行路线上，但却与经络系统有着密切联系；有的奇穴并不是指一个穴位，而是多个穴位的组合，如十宣、八邪、八风、华佗夹脊等；有些虽名为奇穴，但实际上就是经穴，如胞门、子户，实际就是水道穴，四花就是胆俞、膈俞四穴，灸痨穴就是心俞二穴（据《针灸聚英》记载）。

（三）阿是穴

阿是穴，又称"压痛穴"、"天应穴"、"不定穴"等，通常是指该处既不是经穴，又不是奇穴，只是按压痛点取穴。这类穴既无具体名称，又无固定位置，而是以压痛或其他反应点作为刺灸施术部位。阿是穴多位于病变附近，也可在距离病变较远处。

"阿是"之名见于唐代《备急千金要方》，因其没有固定的部位，故《扁鹊神应针灸玉龙经》称"不定穴"，《医学纲目》称"天应穴"。其名虽异，意义却同。

三、腧穴的主治作用

（一）近治作用

这是经穴、奇穴和阿是穴所共有的主治作用特点，即腧穴都能治疗其所在部位及邻近部位的病症，如眼区的睛明、承泣、四白、球后各穴，均能治眼病；耳区的听宫、听会、翳风、耳门诸穴，均能治疗耳病；胃部的中脘、建里、梁门等穴，均能治疗胃病。

（二）远治作用

这是经穴，尤其是十二经脉在四肢肘、膝关节以下的腧穴的主治特点。这些穴位不仅能治局部病症，而且能治本经循行所到达的远隔部位的病症。这就是常说的"经络所通，主治所及"。如合谷穴，不仅能治上肢病症，而且能治颈部和头面部病症；足三里穴不但能治下肢病症，而且能治胃肠以及更高部位的病症等。

（三）特殊作用

除了上述近治和远治作用外，腧穴还具有双向调整、整体调整和相对的特异治疗作用。很多腧穴都有双向调整作用，如泄泻时针刺天枢能止泻，便秘时针刺则能通便；心动过速时针刺内关能减慢心率，心动过缓时针刺则可加快心率。有些穴位还能调治全身性的病症，这在手足阳明经穴和任督脉经穴中更为多见，如合谷、曲池、大椎可治外感发热；足三里、关元、膏肓俞具有增强人体防卫和免疫功能的作用。有些穴位的治疗作用还具有相对的特异性，如至阴穴可矫正胎位；阑尾穴可治阑尾炎等。

十四经穴的主治作用，归纳起来是：本经腧穴能治疗本经病，表里经腧穴能治疗互为表里的经脉、脏腑疾病，经穴还能治局部病症。各经腧穴的主治既能有其特殊性，又有共同性。

四、腧穴的定位法

腧穴定位法，又称取穴法，是指确定腧穴位置的基本方法。确定腧穴位置，要以体表标志为主要依据，在距离标志较远的部位，则于两标志之间折合一定的比例寸，即"骨度分寸"，用此"寸"表示上下左右的距离；取穴时，用手指比量这种距离，则有手指"同身寸"的应用。以下就分体表标志、骨度分寸、手指同身寸和简便取穴四法进行介绍。

（一）体表标志定位法

体表标志定位法，是以人体的各种体表标志为依据来确定穴位位置的方法，又称自然标志定位法。体表标志，主要指分布于全身体表的骨性标志和肌性标志，可分为固定标志和活动标志两类。

1. 固定标志

固定标志定位，是指利用五官、毛发、爪甲、乳头、脐窝和骨节凸起、凹陷及肌肉隆起等固定标志来取穴的方法。比较明显的标志，如鼻尖取素髎；两眉中间取印堂；俯首显示最高的第七颈椎棘突下取大椎等。在两骨分歧处，如锁骨肩峰端与肩胛冈分歧处取巨骨；胸骨下端与肋软骨分歧处取中庭等。此外，肩胛冈平第三胸椎棘突，肩胛骨下角平第七胸椎棘突，髂嵴平第四腰椎棘突，这些可作背腰部穴的取穴标志。

2.活动标志

活动标志定位，是指利用关节、肌肉、皮肤随活动而出现的孔隙、凹陷、皱纹等活动标志来取穴的方法。如耳门、听宫、听会等应张口取；下关应闭口取。

人体体表标志，尤其是固定标志的位置恒定不变，用这些标志定穴是准确性最高的取穴法，故此法是确定腧穴位置的主要依据。

（二）骨度分寸定位法

骨度分寸法，古称"骨度法"，即以骨节为主要标志测量周身各部的大小、长短，并依其尺寸按比例折算作为定穴的标准。分部折寸以患者本人的身材为依据。此法的记载，最早见于《灵枢·骨度》篇。全身各部骨度折量寸如图6-1所示。

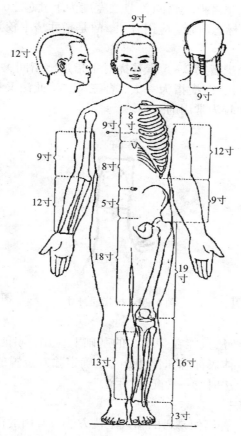

图6-1 全身各部骨度折量寸

骨度分寸法通常是以体表标志为基准，测量全身各部的长度或宽度，实际上是体表标志定位法应用的扩大，可补充体表标志定位法的局限性，是临床上最常用、适用穴位最多、准确性较高的腧穴定位法。

（三）手指同身寸定位法

手指同身寸定位法，是指以患者本人的手指为尺寸折量标准来量取穴位的定位方法，又称"手指比量法"和"指寸法"。此法常用的有中指同身寸、拇指同身寸和横指同身寸三种。

1. 中指同身寸

中指同身寸是以患者中指屈曲时中节桡侧两端纹头之间的距离为 1 寸（图 6-2）。这种"同身寸"法与骨度分寸相比略为偏长，临床应用时应予注意。

2. 拇指同身寸

拇指同身寸是以患者拇指指间关节之宽度为 1 寸（图 6-3）。与中指同身寸比较，拇指同身寸标志清晰，应用方便，故是指寸法中较为常用的一种。

3. 横指同身寸

横指同身寸是当患者第 2~5 指并拢时中指近侧指间关节横纹水平的 4 指宽度为 3 寸（图 6-4）。四横指为一夫，合三寸，故此法又称"一夫法"。横指同身寸也是指寸法中较为常用的一种。

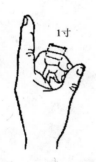

图 6-2　中指同身寸

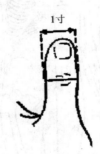

图 6-3　拇指同身寸

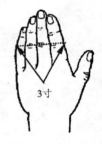

图 6-4　横指同身寸

手指同身寸定位法只能在骨度法的基础上应用，不能以指寸悉量全身各部，否则长短失度。体表标志和骨度分寸是确定腧穴位置的基本方法，手指比量，只能说是应用上法时的一种配合"手法"。

（四）简便取穴法

简便取穴法是一种简便易行的腧穴定位方法。常用的简便取穴方法有：两手伸开，于虎口交叉，当食指端处取列缺；半握拳，当中指端所指处取劳宫；两手自然下垂，于中指端处取风市；垂肩屈肘于平肘尖处取章门；两耳角直上连线中点取百会等。简便取穴法通常仅作为取穴法的参考，临床应用时尽量以体表标志和骨度法为准。

第二节　常用腧穴

本节介绍常用腧穴的定位、技法及一些腧穴的特殊作用。

一、十二经脉常用腧穴

（一）手太阴肺经

本经起于胸前壁外上方的中府穴，循上肢内侧前缘，沿鱼际，止于拇指桡侧端的少商穴，左右各 11 穴。本经腧穴主治呼吸系统疾病如咳嗽、气喘、胸满痛等肺部病症；主治与其相表里的大肠疾病如腹泻、腹痛等；主治腧穴所在部位的疾病如上肢疼痛、肩背痛等。

1. 中府（Zhōngfǔ，LU 1）　募穴

【定位】　在胸外上方，前正中线旁开 6 寸，平第 1 肋间隙处（图 6 - 5）。

【技法】　向外斜刺或平刺 0.5 ~ 0.8 寸，不可向内深刺，以免伤及肺脏、引起气胸。

2. 尺泽（Chizé，LU 5）　合穴

【定位】　在肘横纹中，肱二头肌腱桡侧凹陷处（图 6 - 6）。

【技法】　直刺 0.8 ~ 1.2 寸，或点刺出血。

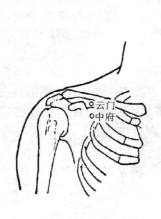

图 6 - 5　中府

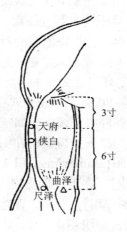

图 6 - 6　尺泽

3. 孔最（Kǒngzuì, LU 6）　郄穴

【定位】　尺泽穴与太渊穴连线上，腕横纹上 7 寸处（图 6-7）。

【技法】　直刺 0.5～1 寸。

4. 列缺（Lièquē, LU 7）　络穴；八脉交会穴（通于任脉）

【定位】　桡骨茎突上方，腕横纹上 1.5 寸，当肱桡肌与拇长展肌腱之间。简便取穴法：两手虎口自然平直交叉，一手食指按在另一手桡骨茎突上，指尖下凹陷中是穴（图 6-7）。

【技法】　向上斜刺 0.5～0.8 寸。

5. 太渊（Tàiyuān, LU 9）　输穴；原穴；八会穴之脉会

【定位】　在掌后腕横纹桡侧，桡动脉的桡侧凹陷中（图 6-7）。

【技法】　避开桡动脉，直刺 0.6～0.5 寸。

6. 鱼际（Yújì, LU 10）　荥穴

【定位】　第 1 掌骨中点，赤白肉际处（图 6-7）。

【特殊作用】　①失音；②小儿疳积。

【技法】　直刺 0.5～0.8 寸。

7. 少商（Shàoshāng, LU 11）　井穴

【定位】　拇指桡侧指甲角旁 0.1 寸（图 6-7）。

【特殊作用】　①鼻衄；②高热，昏迷，癫狂。

【操作】　浅刺 0.1 寸，或点刺出血。

（二）手阳明大肠经腧穴

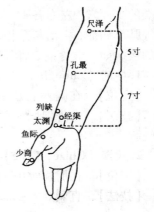

图 6-7　孔最、列缺、太渊、鱼际、少商

本经起于食指桡侧端的商阳穴，沿食指桡侧入手背第 1、2 掌骨间，循上肢外侧前缘上肩峰，经颈过颊，环口，交人中，止于对侧鼻旁的迎香穴，左右各 20 穴。本经腧穴主治消化系统疾病如腹胀，腹痛，肠鸣等；主治与其相表里的呼吸系统疾病如咳嗽、气喘、胸满痛等；主治腧穴所在部位或经络循行部位的疾病如齿痛、咽喉肿痛、上肢疼痛、肩背痛等。

1. 商阳（shāngyáng, LI 1）　井穴

【定位】　在手食指桡侧，距指甲角旁 0.1 寸（图 6-8）。

【特殊作用】　热病，昏迷等热证、急症。

【技法】　浅刺 0.1 寸，或点刺出血。

2. 三间（Sānjiān, LI 3）　输穴

【定位】　微握拳，在食指桡侧，第 2 掌指关节后凹陷处（图 6-8）。

【技法】　直刺 0.3~0.5 寸。

3. 合谷(Hégǔ，LI 4)　原穴

【定位】　在手背，第 1、2 掌骨间，当第 2 掌骨桡侧的中点处。简便取穴：以一手的拇指指骨关节横纹，放在另一手拇、食指之间的指蹼缘上，当拇指尖下是穴(图 6-8)。

【特殊作用】　①保健穴；②经闭，滞产等妇产科病证。

【技法】　直刺 0.5~1 寸。

4. 阳溪(Yángxī，LI 5)　经穴

【定位】　在腕背横纹桡侧，手拇指向上翘时，当拇短伸肌腱与拇长伸肌腱之间的凹陷中(图 6-8)。

【技法】　直刺 0.5~0.8 寸。

5. 偏历(Piānlì，LI 6)　络穴

【定位】　屈肘，当阳溪与曲池连线上，腕横纹上 6 寸处(图 6-9)。

【技法】　直刺或斜刺 0.5~0.8 寸。

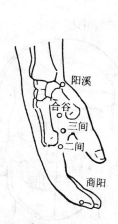

图 6-8　商阳、三间、合谷、阳溪

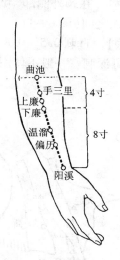

图 6-9　偏历、手三里、曲池

6. 手三里(Shǒusānlǐ，LI 10)

【定位】　在前臂背面桡侧，当阳溪与曲池连线上，肘横纹下 2 寸处(图 6-9)。

【技法】　直刺 1~1.5 寸。

7. 曲池(Qūchí，LI 11)　合穴

【定位】　屈肘成直角，在肘横纹外侧端与肱骨外上髁连线中点(图 6-9)。

【特殊作用】 ①高血压；②癫狂；③瘾疹、湿疹、瘰疬。

【技法】 直刺 0.8～1.2 寸。

8. 臂臑（Bìnào，LI 14）

【定位】 在臂外侧，三角肌止点处，当曲池与肩髃连线上，曲池上七寸处（图 6－10）。

【特殊作用】 ①瘰疬；②目疾。

【技法】 直刺或向上斜刺 0.8～1.5 寸。

9. 肩髃（Jiānyú，LI 15）

【定位】 在肩峰端下缘，三角肌上部中央。上臂外展或向前平伸时，肩部出现两个凹陷，当肩峰前下方向凹陷处（图 6－10）。

【技法】 直刺或向下斜刺 0.8～1.5 寸。

10. 扶突（Fútū，LI18）

【定位】 在颈外侧部，喉结旁，当胸锁乳突肌前后缘之间（图 6－11）。

【技法】 直刺 0.5～0.8 寸。注意避开颈动脉，不可深刺。一般不使用电针，以免引起迷走神经中枢反应。

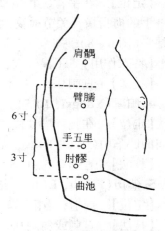

图 6－10 臂臑、肩髃

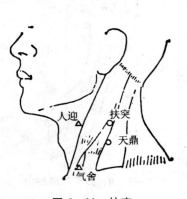

图 6－11 扶突

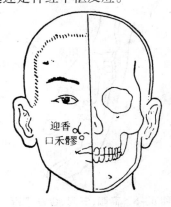

图 6－12 迎香

11. 迎香（Yíngxiāng，LI 20）

【定位】 在鼻翼外缘中点旁，当鼻唇沟中间（图 6－12）。

【技法】 向内上方斜刺或平刺 0.3～0.5 寸。

（三）足阳明胃经腧穴

本经起于眼球与眶下缘之间的承泣穴，直下挟口角，经面颊，经耳前至额角头围穴,另一线由面颊下颈,循胸正中线旁开4寸,腹正中线旁开2寸,经下肢外侧前缘,沿足背,止于第2趾外侧端的厉兑穴,左右各45次。本经腧穴主治消化系统疾病如胃痛,呕吐,食欲不振等;主治腧穴所在部位或经络循行部位的疾病如眼睑瞤动、迎风流泪、目赤肿痛、夜盲、口歪、腰痛膝冷、下肢麻痹等。

1. 承泣(Chéngqì,ST 1)

【定位】 目正视,瞳孔直下,当眼球与眶下缘之间(图6-13)。

【主治】 ①眼睑瞤动、迎风流泪、目赤肿痛、夜盲;②口眼歪斜、面肌痉挛。

【技法】 以左手拇指向上轻推眼球,紧靠眶缘缓慢直刺0.5~1.5寸,不宜提插,以防刺破血管引起血肿。出针时按压针孔片刻,以防出血。

2. 四白(Sìbái,ST2)

【定位】 目正视,瞳孔直下,当眶下孔凹陷处(图6-13)。

【技法】 直刺或微向上斜刺0.3~0.5寸,不可深刺。不可过度提插捻转。

3. 地仓(Dìcāng,ST 4)

【定位】 在面部,口角外侧,上直对瞳孔(图6-13)。

【技法】 斜刺或平刺0.5~0.8寸。可向颊车透刺。

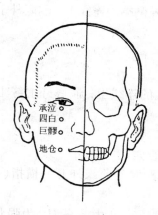

图6-13 承泣、四白、地仓

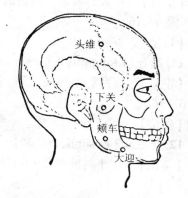

图6-14 颊车、下关、头维

4. 颊车(Jiáchē,ST 6)

【定位】 在面颊部,下颌角前上方约1横指,当咀嚼时咬肌隆起,按之凹陷处(图6-14)。

【技法】　直刺 0.3 ~ 0.5 寸，平刺 0.5 ~ 1 寸。可向地仓透刺。

5. 下关(Xiàguān, ST 7)

【定位】　在耳屏前，下颌骨髁状突前方，当颧弓与下颌切迹所形成的凹陷中(图 6 - 14)。

【技法】　直刺 0.5 ~ 1 寸。

6. 头维(Tóuwéi, ST 8)

【定位】　在头侧部，当额角发际上 0.5 寸，头正中线旁 4.5 寸(图 6 - 14)。

【技法】　平刺 0.5 ~ 1 寸。

7. 梁门(Liángmén, ST 21)

【定位】　在上腹部，当脐中上 4 寸，距前正中线旁开 2 寸(图 6 - 15)。

【技法】　直刺 0.8 ~ 1.2 寸。不宜大幅度提插。

8. 天枢(Tiānshū, ST 25)　募穴

【定位】　脐中旁开 2 寸(图 6 - 15)。

【技法】　直刺 1 ~ 1.5 寸。

9. 归来(Guīlái, ST 29)

【定位】　当脐中下 4 寸，距前正中线旁开 2 寸(图 6 - 15)。

【技法】　直刺 1 ~ 1.5 寸。

10. 伏兔(Fútù, ST 32)

【定位】　在大腿前面，当髂前上棘与髌底外侧端的连线上，髌底外上缘上 6 寸(图 6 - 16)。

【技法】　直刺 1 ~ 2 寸。

11. 梁丘(Liángqiū, ST 34)　郄穴

【定位】　屈膝，在髂前上棘与髌底外侧端的连线上，髌底外上缘上 2 寸(图 6 - 16)。

【技法】　直刺 1 ~ 1.2 寸。

12. 足三里(Zúsānlǐ, ST 36)　合穴；胃下合穴

【定位】　在小腿前外侧，当犊鼻下 3 寸，距胫骨前缘外开一横指(中指)(图 6 - 17)。

【特殊作用】　①乳痈，肠痈；②癫狂；③脚气；④虚劳羸瘦，为强壮保健要穴。

【技法】　直刺 1 ~ 2 寸。

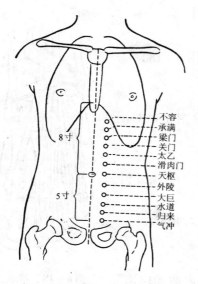

图 6－15　梁门、天枢、归来

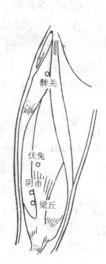

图 6－16　伏兔、梁丘

13. 上巨虚（Shàngjùxū，ST 37）大肠下合穴

【定位】　在小腿前外侧，当犊鼻下6寸，距胫骨前缘外开一横指（中指）（图6－17）。

【技法】　直刺1～2寸。

14. 下巨虚（Xiàjùxū，ST 39）　小肠下合穴

【定位】　在小腿前外侧，当犊鼻下9寸，距胫骨前缘外开一横指（中指）（图6－17）。

【技法】　直刺1～1.5寸。

15. 丰隆（Fēnglóng，ST 40）　络穴

【定位】　在小腿前外侧，当外踝尖上8寸，条口外，距胫骨前缘二横指（中指）（图6－17）。

【技法】　直刺1～1.5寸。

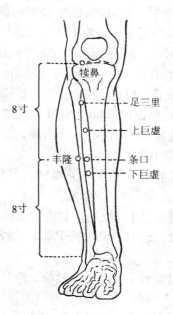

图 6－17　足三里、上巨虚、
下巨虚、丰隆

16. 解溪(Jiěxī, ST 41) 经穴

【定位】 在足背与踝关节横纹中央
凹陷处，当拇长伸肌腱与趾长伸肌腱之间(图 6 – 18)。

【技法】 直刺 0.5 ~ 1 寸。

17. 内庭(Nèitíng, ST 44) 荥穴

【定位】 在足背当第 2、3 趾间缝纹端(图 6 – 18)。

【技法】 直刺或斜刺 0.5 ~ 0.8 寸。

18. 厉兑(Lìduì, ST 45) 井穴

【定位】 在足第 2 趾末节外侧，距趾甲角 0.1 寸(图
6 – 18)。

【特殊作用】 ①鼻衄；②热病；③多梦、癫狂。

【技法】 浅刺 0.1 寸。

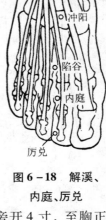

图 6 – 18 解溪、
内庭、厉兑

(四)足太阴脾经腧穴

本经起于足大趾内侧的隐白穴，沿足内侧赤白肉际
上行，经内踝前，沿经骨内侧面后缘上行，至内踝上 8 寸
处交出于足厥阴之前，经膝股内侧前缘至腹，循腹正中线旁开 4 寸，至胸正中
线旁开 6 寸，止于腋下大包穴，左右各 21 穴。本经腧穴主治消化系统疾病如胃
痛、呕吐、泄泻、食欲不振等；主治与出血有关疾病如便血、尿血、月经过多
等；主治腧穴所在部位或经络循行部位的疾病如眼睑瞤动、迎风流泪、目赤肿
痛、夜盲、口歪、腰痛膝冷、下肢痿痹，脚气等。

1. 隐白(Yǐnbái, SP 1) 井穴

【定位】 在足大趾内侧，距趾
甲角旁 0.1 寸(图 6 – 19)。

【特殊作用】 ①癫狂、多梦；
②便血、尿血；③惊风。

【技法】 浅刺 0.1 寸。

2. 太白(Tàibái, SP 3) 输穴；
原穴

【定位】 在足内侧缘，当足大
趾第 1 跖骨小头后缘，赤白肉际凹陷处(图 6 – 19)。

【技法】 直刺 0.5 ~ 0.8 寸。

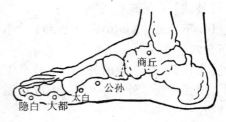

图 6 – 19 隐白、太白、公孙

3. 公孙(Gōngxūn, SP 4) 络穴；八脉交会穴之一，通于冲脉

【定位】 在足内侧缘，当第一跖骨基底部的前下方，赤白肉际处(图 6 –
19)。

【技法】　直刺 0.6 ~ 1.2 寸。

4. 三阴交(Sānyīnjiāo, SP 6)

【定位】　在足内踝尖上 3 寸,胫骨内侧面后缘(图 6 – 20)。

【技法】　直刺 1 ~ 1.5 寸。孕妇禁针。

5. 地机(Dìjī, SP 8)　郄穴

【定位】　在内踝尖与阴陵泉的连线上,阴陵泉下 3 寸(图 6 – 20)。

【技法】　直刺 1 ~ 1.5 寸。

6. 阴陵泉(Yīnlíngquán, SP 9)　合穴

【定位】　在小腿内侧,当胫骨内侧踝后下方凹陷处(图 6 – 20)。

【技法】　直刺 1 ~ 2 寸。

7. 血海(Xuèhǎi, SP 10)

【定位】　屈膝,在大腿内侧,髌底内侧端上 2 寸,当股三头肌内侧头的隆起处。简便取穴:患者屈膝,医者以左手掌心按于患者右膝髌骨上缘,二至五指向上伸直,拇指约呈 45 度斜置,拇指尖下是穴。对侧取法仿此(图 6 – 21)。

【技法】　直刺 1 ~ 1.5 寸。

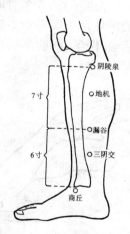

图 6 – 20　三阴交、地机、阴陵泉

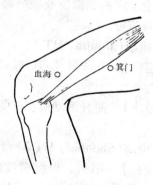

图 6 – 21　血海

8. 大横(Dàhéng, SP 15)

【定位】　在腹中部,距脐中旁开 4 寸(图 6 – 22)。

【技法】　直刺 1 ~ 2 寸。

9. 大包(Dàbāo, SP 21)　脾之大络

【定位】　在侧胸部,腋中线上,当第 6 肋间隙处(图 6 – 23)。

【技法】　斜刺或向后平刺 0.5～0.8 寸。

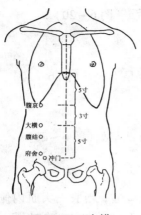

图 6-22　大横

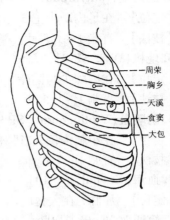

图 6-23　大包

（五）手少阴心经腧穴、

本经起于腋窝部的极泉穴，循上肢内侧后缘，入掌部第算、5 掌骨间，止于小指桡侧端的少冲穴，左右各 9 穴。本经腧穴主治循环系统疾病如心痛、心悸等；主治腧穴所在部位或经络循行部位的疾病如舌强不语、胁肋疼痛、肩臂疼痛、腕臂痛等。

1. 极泉（Jíquán，HT 1）

【定位】　在腋窝顶点，腋动脉搏动处（图 6-24）。

【技法】　避开腋动脉，直刺或斜刺 0.3～0.5 寸。

2. 少海（Shàohǎi，HT 3）合穴

【定位】　屈肘，当肘横纹内侧端与肱骨内上髁连线的中点处（图 6-24）。

【技法】　直刺 0.5～1 寸。

3. 通里（Tōnglǐ，HT 5）　络穴

【定位】　在前臂掌侧，腕横纹上 1 寸，当尺侧腕屈肌腱的桡侧缘（图 6-25）。

【主治】　①心悸、怔仲；②暴喑、舌强不语；③腕臂痛。

【技法】　直刺 0.3～0.5 寸。不宜深刺以免伤及血管和神经。

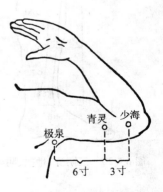

图 6-24　极泉、少海

4. 阴郄(Yīnxì, HT 6) 郄穴

【定位】 在前臂掌侧，腕横纹上0.5寸，尺侧腕屈肌腱的桡侧缘（图6-25）。

【技法】 直刺0.3~0.5寸。不宜深刺以免伤及血管和神经。

5. 神门(Shénmén, HT 7) 输穴；原穴

【定位】 腕横纹尺侧端，尺侧腕屈肌腱的桡侧凹陷处（图6-25）。

【技法】 直刺0.3~0.5寸。

6. 少冲(Shàochōng, HT 9) 井穴

【定位】 在小指末节桡侧，距指甲角旁开0.1寸（图6-26）。

【技法】 浅刺0.1寸或点刺出血。

（六）手太阳小肠经腧穴

本经起于小指尺侧端的少泽穴，经手背尺侧，沿上肢外侧后缘，至肩关节后方、绕行肩胛部，循颈上颊，抵目外眦，止于耳前听宫穴，左右各19穴。本经腧穴主治消化系统疾病如胃痛、黄疸、疟疾等；主治腧穴所在部位或经络循行部位的疾病如头项强痛、腰背痛、手指及肘臂挛痛等。

1. 少泽(Shàozé, SI 1) 井穴

【定位】 在小指尺侧，距指甲角旁开0.1寸（图6-27）。

【主治】 ①乳痈、乳汁少；②昏迷、热病；③头痛、目翳，咽喉肿痛。

【技法】 浅刺0.1寸或点刺出血。孕妇慎用。

2. 后溪(Hòuxī, SI 3) 输穴；八脉交会穴之一，通督脉

【定位】 在手掌尺侧，微握拳，第5指掌关节后的远侧掌横纹头赤白肉际（图6-27）。

【技法】 直刺0.5~1寸。治手指挛痛可透刺合谷。

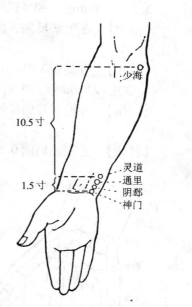

图6-25 通里、阴郄、神门

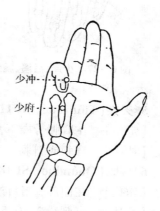

图6-26 少冲

3. 腕骨（Wàngǔ，SI 4） 原穴

【定位】 在手掌尺侧，当第5掌骨基底与钩骨之间的凹陷处，赤白肉际（图6-27）。

【技法】 直刺0.3~0.5寸。

4. 支正（Zhīzhèng，SI 7） 络穴

【定位】 在前臂背面尺侧，当阳谷与小海的连线上，腕背横纹上5寸（图6-28）。

【技法】 直刺或斜刺0.5~0.8寸。

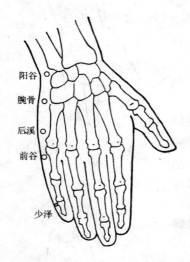

图6-27 少泽、后溪、腕骨

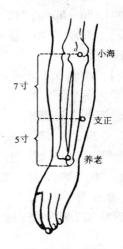

图6-28 支正

5. 天宗（Tiānzōng，SI 11）

【定位】 在肩胛骨岗下窝中央凹陷处，平第4胸椎（图6-29）。

【技法】 直刺或斜刺0.5~1寸。遇到阻力不可强行进针。

6. 颧髎（Quánliáo，SI 18）

【定位】 在面部，当目外眦直下，颧骨下缘凹陷处（图6-30）。

【技法】 直刺0.3~0.5寸，斜刺或平刺0.5~1寸。

7. 听宫（Tīnggōng，SI 19）

【定位】 耳屏前，下颌骨髁状突的后方，张口时呈凹陷处（图6-30）。

【技法】 张口，直刺1~1.5寸。留针时要保持一定的张口姿势。

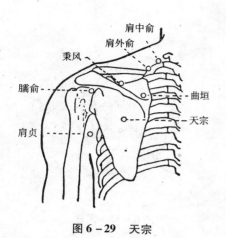

图 6 - 29　天宗

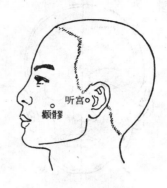

图 6 - 30　颧髎、听宫

（七）足太阳膀胱经腧穴

本经起于目内眦旁的睛明穴，循额上行，夹头顶正中线，下后颈，循后正中线旁开 1.5 寸、3 寸两线下行至臀，沿大腿后面会于腘窝，经小腿后面，过外踝后，经足背外侧，止于小趾外侧端的至阴穴，左右各 67 穴。本经腧穴主治泌尿系统疾病如小便不利、遗尿等膀胱气化功能失调的病证；主治腧穴所在部位或经络循行部位的疾病如目赤肿痛、目眩、近视、急性腰扭伤、下肢痿痹等。

1. 睛明（Jīngmíng，BL 1）

【定位】　目内眦角稍上方凹陷处（图 6 - 31）。

【特殊作用】　①急性腰扭伤；②心动过速。

【技法】　嘱患者闭目，医生左手轻推眼球向外侧固定，右手缓慢进针，紧靠眶缘直刺 0.5 ~ 1 寸，不捻转，不提插（或只轻微的捻转和提插），出针后按压针孔片刻，以防出血。禁灸。

2. 攒竹（Cuánzhú，BL 2）

【定位】　眉头凹陷中，眶上切迹处，约在目内眦直上（图 6 - 31）。

【技法】　可向眉中平刺或斜刺 0.5 ~ 0.8 寸或直刺 0.2 ~ 0.3 寸。禁灸。

3. 天柱（Tiānzhù，BL 10）

【定位】　在后发际正中直上 0.5 寸，哑门穴旁开 1.3 寸，当斜方肌外侧缘凹陷中（图 6 - 32）。

【主治】　①后头痛，项强，肩背腰痛；②鼻塞；③癫狂痫，热病。

【技法】　直刺或斜刺 0.5 ~ 0.8 寸，不可向内上方深刺，以免伤及延髓。

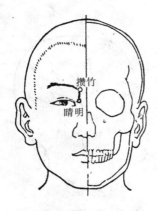

图 6 - 31 睛明、攒竹

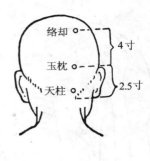

图 6 - 32 天柱

4. 风门（Fēngmén，BL 12）

【定位】 第 2 胸椎棘突下，旁开 1.5 寸（图 6 - 33）。

【技法】 斜刺 0.5～0.8 寸。

5. 肺俞（Fèishū，BL 13） 肺之背俞穴

【定位】 第 3 胸椎棘突下，旁开 1.5 寸（图 6 - 33）。

【特殊作用】 ①咳嗽、气喘、咯血等肺疾；②骨蒸潮热，盗汗。

【技法】 斜刺 0.5～0.8 寸。

6. 心俞（Xīnshū，BL 15） 心之背俞穴

【定位】 第 5 胸椎棘突下，旁开 1.5 寸（图 6 - 33）。

【特殊作用】 ①心痛、惊悸、失眠、健忘、癫痫等心与神志病变；②咳嗽，吐血。

【技法】 斜刺 0.5～0.8 寸。

7. 膈俞（Géshū，BL 17） 八会穴之血会

【定位】 第 7 胸椎棘突下，旁开 1.5 寸（图 6 - 33）。

【技法】 斜刺 0.5～0.8 寸。

8. 肝俞（Gānshū，BL 18） 肝之背俞穴

【定位】 第 9 胸椎棘突下，旁开 1.5 寸（图 6 - 33）。

【特殊作用】 ①黄疸，胸胁胀痛，目疾；②癫狂痫。

【技法】 斜刺 0.5～0.8 寸。

9. 胆俞（Dǎnshū，BL 19） 胆之背俞穴

【定位】 第 10 胸椎棘突下，旁开 1.5 寸（图 6 - 33）。

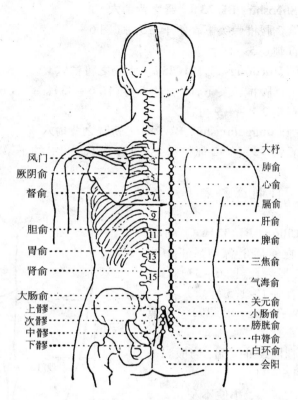

风门
厥阴俞
督俞
胆俞
胃俞
肾俞
大肠俞
上髎
次髎
中髎
下髎

大杼
肺俞
心俞
膈俞
肝俞
脾俞
三焦俞
气海俞
关元俞
小肠俞
膀胱俞
中膂俞
白环俞
会阳

图 6-33 风门、肺俞、心俞、膈俞、肝俞、胆俞、
脾俞、胃俞、肾俞、大肠俞、膀胱俞、次髎

【特殊作用】 ①黄疸、口苦、胁痛等肝胆疾患；②肺痨，潮热。

【技法】 斜刺 0.5~0.8 寸。

10. 脾俞（Píshū，BL 20） 脾之背俞穴

【定位】 第 11 胸椎棘突下，旁开 1.5 寸（图 6-33）。

【特殊作用】 腹胀、腹泻、呕吐、痢疾、便血等脾胃肠腑病证。

【技法】 斜刺 0.5~0.8 寸。

11. 胃俞（Wēishū，BL 21） 胃之背俞穴

【定位】 第 12 胸椎棘突下，旁开 1.5 寸（图 6-33）。

【特殊作用】 胃脘痛、呕吐、腹胀、肠鸣等脾胃疾患。

【技法】 斜刺 0.5~0.8 寸。

12. 肾俞（Shènshū，BL 23） 肾之背俞穴

【定位】 第2腰椎棘突下，旁开1.5寸(图6-33)。

【技法】 直刺0.5~1寸。

13. 大肠俞（Dàchángshū，BL 25） 大肠之背俞穴

【定位】 第4腰椎棘突下，旁开1.5寸(图6-33)。

【技法】 直刺0.8~1.2寸。

14. 膀胱俞（Pángguāngshū，BL 28） 膀胱之背俞穴

【定位】 骶正中嵴(第2骶椎棘突下)旁开1.5寸，约平第2骶后孔(图6-33)。

【技法】 直刺或斜刺0.8~1.2寸。

15. 次髎（Cìliáo，BL 32）

【定位】 在髂后上棘与后正中线之间，适对第2骶后孔(图6-33)。

【技法】 直刺1~1.5寸。

16. 委阳（Wéiyáng，BL 39） 三焦之下合穴

【定位】 腘横纹外侧端，当股二头肌腱的内侧(图6-34)。

【主治】 ①腹满，小便不利；②腰脊强痛，腿足挛痛。

【操作】 直刺1~1.5寸。

17. 委中（Wéizhōng，BL 40） 膀胱之下合穴

【定位】 腘横纹中点，当股二头肌肌腱与半腱肌肌腱的中间(图6-34)。

【技法】 直刺1~1.5寸，或用三棱针点刺腘静脉出血。针刺不宜过快、过强、过深，以免损伤血管和神经。

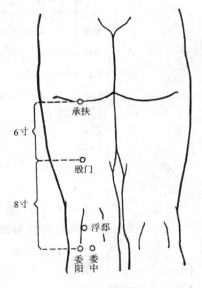

图6-34 委阳、委中

18. 膏肓（Gāohuāng，BL 43）

【定位】 第4胸椎棘突下，旁开3寸(图6-35)。

【技法】 斜刺0.5~0.8寸。

19. 志室（Zhìshǐ，BL 52）

【定位】 第2腰椎棘突下，旁开3寸(图6-35)。

【技法】 斜刺0.5~0.8寸。

20. 秩边（Zhìbiān，BL 54）

【定位】 平第4骶后孔，骶正中嵴旁开3寸（图6-35）。

【技法】 直刺1.5~2寸。

21. 承山（Chéngshān，BL 57）

【定位】 在小腿后面正中，委中穴与昆仑穴之间，当伸直小腿和足跟上提时腓肠肌肌腹下出现凹陷处（图6-36）。

【技法】 直刺1~2寸。不宜作过强的刺激，以免引起腓肠肌痉挛。

22. 飞扬（Fēiyáng，BL 58） 络穴

【定位】 在小腿后面，外踝后，昆仑穴直上7寸，承山穴外下方1寸处（图6-36）。

【技法】 直刺1~1.5寸。

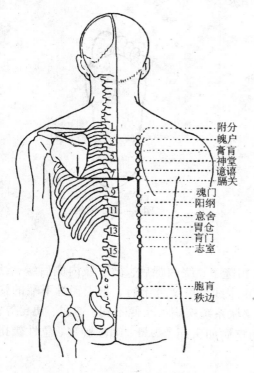

图6-35 膏肓、志室、秩边

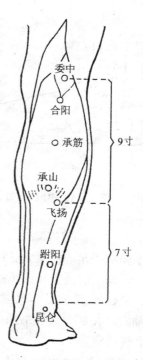

图6-36 承山、飞扬

23. 昆仑（Kūnlūn，LU 60） 经穴

【定位】 在外踝后方，当外踝尖与跟腱之间的凹陷处（图6-37）。

【特殊作用】 ①后头痛，项强；②癫痫；③滞产。

【技法】 直刺0.5~0.8寸。孕妇禁用，经期慎用。

24. 申脉（Shēnmài，BL 62） 八脉交会穴（通阳跷脉）

【定位】 外踝直下方凹陷中（图6-37）。

【操作】 直刺0.3~0.5寸

25. 束骨（Shùgǔ，BL 65） 输穴

【定位】 第5跖骨粗隆下，赤白肉际处（图6-37）。

【技法】 直刺0.3~0.5寸。

26. 至阴（Zhiyin，BL 67） 井穴

【定位】 足小趾外侧趾甲角旁0.1寸（图6-37）。

【特殊作用】 ①胎位不正，滞产；②头痛，目痛，鼻塞，鼻衄。

【操作】 浅刺0.1寸；胎位不正用灸法。

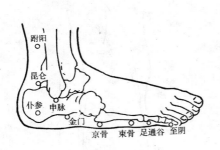

图6-37 昆仑、申脉、束骨、至阴

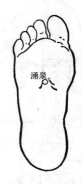

图6-38 涌泉

（八）足少阴肾经腧穴

本经起于足心涌泉穴，斜揍舟骨粗隆下，绕内踝后，循下肢内侧后缘，经少腹，循腹正中线旁开0.5寸，至胸正中线旁开2寸上行，止于锁骨下端的腧府穴，左右各27穴。本经腧穴主治泌尿系统疾病如小便不利、遗尿、便秘等；主治腧穴所在部位或经络循行部位的疾病如头痛、头晕、咽喉肿痛、急性腰扭伤、下肢痿痹等。

1. 涌泉（Yǒngquán，KI 1） 井穴

【定位】 在足底部，卷足时足前部凹陷处，约当足底2，3趾趾缝纹端与足跟连线的前1/3与后2/3交点上（图6-38）。

【特殊作用】 ①昏厥、中暑、癫痫、小儿惊风等急症及神志病患；②头痛，头晕；③咯血，咽喉肿痛；④奔豚气。

【技法】　直刺0.5～1寸，针刺时要防止刺伤足底动脉弓。

2.然谷（Rángǔ，KI 2）　荥穴

【定位】　内踝前下方，足舟骨粗隆下方凹陷中（图6-39）。

【主治】　①月经不调、带下、阴挺等妇科病证；②遗精、阳痿、小便不利等泌尿生殖系统疾患；③咯血，咽喉肿痛；④消渴；⑤小儿脐风，口噤不开；⑥下肢痿痹、足跗痛。

【技法】　直刺0.5～1寸。

3.太溪（Tàixī，KI 3）　输穴；原穴

【定位】　内踝后方，当内踝尖与跟腱之间的中点凹陷处（图6-39）。

【特殊作用】　气喘、胸痛、咯血等肺部疾患；消渴。

【技法】　直刺0.5～1寸。

4.大钟（Dàzhōng，KI 4）络穴

【定位】　内踝后下方，太溪穴下0.5寸稍后，当跟腱附着部的内侧前方凹陷处（图6-39）。

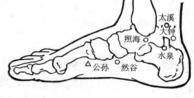

图6-39　然谷、太溪、大钟、照海

【特殊作用】　气喘、咯血。

【技法】　直刺0.5～1寸。

5.照海（Zhàohǎi，KI 5）　八脉交会穴（通阴跷脉）

【定位】　内踝尖正下方凹陷处（图6-39）。

【技法】　直刺0.5～1寸。

6.复溜（Fúliū，KI 7）　经穴

【定位】　在小腿内侧，太溪穴直上2寸，跟腱的前方（图6-40）。

【技法】　直刺0.5～1寸。

7.俞府（Shūfǔ，BL 27）

【定位】　在锁骨下缘，前正中线旁开2寸（图6-41）。

【技法】　斜刺或平刺0.5～0.8寸。

（九）手厥阴心包经腧穴

本经起于乳头外开1寸的天池穴，上行腋窝，循上肢内侧中间，入掌中第2、3掌骨间，止于中指尖端的中冲穴，左右各9穴。本经腧穴主治循环系统疾病如心痛、心悸等；主治与心包相表里的三焦疾病如胃痛、呕吐、疟疾等；主治腧穴所在部位或经络循行部位的疾病如乳痈、乳少、咳嗽、气喘、胸胁疼痛、肘臂挛痛等。

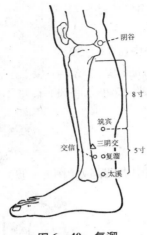

图 6 – 40　复溜

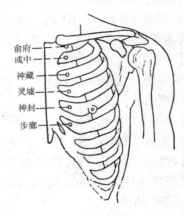

图 6 – 41　俞府

1. 天池（Tiānchí, PC 1）

【定位】　在第 4 肋间隙，乳头外 1 寸，前正中线旁开 5 寸（图 6 – 42）。

【技法】　斜刺或平刺 0.5 ~ 0.8 寸，不可深刺，以免伤及内脏。

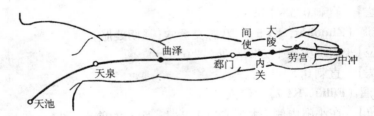

图 6 – 42　天池、曲泽

2. 曲泽（Qǔzé, PC 3）　合穴

【定位】　在肘横纹中，当肱二头肌腱的尺侧缘（图 6 – 42）。

【技法】　直刺 0.8 ~ 1 寸；或用三棱针点刺放血。

3. 间使（Jiānshǐ, PC 5）　经穴

【定位】　在前臂掌侧，当曲泽与大陵的连线上，腕横纹上 3 寸，掌长肌腱与桡侧腕屈肌腱之间（图 6 – 43）。

【技法】　直刺 0.5 ~ 1 寸。

4. 内关（Nèiguān, PC 6） 络穴；八脉交会穴（通阴维脉）

【定位】 在前臂掌侧，当曲泽与大陵的连线上，腕横纹上 2 寸，掌长肌腱与桡侧腕屈肌腱之间（图 6－43）。

【技法】 直刺 0.5～1 寸。

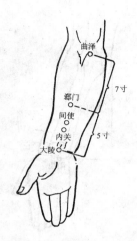

图 6－43 间使、内关、大陵

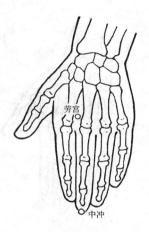

图 6－44 劳宫、中冲

5. 大陵（Dàlíng, PC 7） 输穴；原穴

【定位】 在腕掌横纹的中点处，掌长肌腱与桡侧腕屈肌腱之间（图 6－43）。

【技法】 直刺 0.3～0.5 寸。

6. 劳宫（Láogōng, PC 8） 荥穴

【定位】 在手掌心，当第 2，3 掌骨之间偏于第 3 掌骨，握拳屈指中指尖处（图 6－44）。

【技法】 直刺 0.3～0.5 寸。针刺时较痛，年老体弱者及孕妇慎用。

7. 中冲（Zhōngchōng, PC 9） 井穴

【定位】 手中指末节尖端中央（图 6－44）。

【特殊作用】 ①昏迷、中暑、昏厥等急症；②小儿夜啼，舌强肿痛。

【技法】 浅刺 0.1 寸，或用三棱针点刺出血。

（十）手少阳三焦经腧穴

本经起于无名指尺侧端的关冲穴，沿手背第 4、5 掌骨间上行，循上肢外侧中。本经腧穴主治三焦所主疾病如热病、消渴、头痛、胃痛、呕吐等；主治腧穴所在部位或经络循行部位的疾病如目赤、耳聋、喉痹、肩、背、肘、臂疼痛麻

木等。

1. 关冲（Guānchōng，SJ 1）　井穴

【定位】　无名指尺侧指甲角旁 0.1 寸（图 6 – 45）。

【技法】　浅刺 0.1 寸，或用三棱针点刺出血。

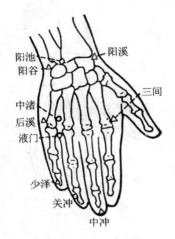

图 6 – 45　关冲、中渚、阳池

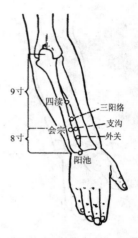

图 6 – 46　外关、支沟

2. 中渚（Zhōngzhǔ，SJ 3）　输穴

【定位】　在手背部，当第 4 掌指关节的后方，第 4，5 掌骨间凹陷处（图 6 – 45）。

【技法】　直刺 0.3 ~ 0.5 寸。

3. 阳池（Yángchí，SJ 4）　原穴

【定位】　在腕背横纹中，当指总伸肌腱的尺侧缘凹陷处（图 6 – 45）。

【技法】　直刺 0.3 ~ 0.5 寸。

4. 外关（Wàiguān，SJ 5）　络穴；八脉交会穴（通阳维脉）

【定位】　在前臂背侧，当阳池与肘尖的连线上，腕背横纹上 2 寸，尺骨与桡骨之间（图 6 – 46）。

【技法】　直刺 0.5 ~ 1 寸。

5. 支沟（Zhīgōu，SJ 6）　经穴

【定位】　在前臂背侧，当阳池与肘尖的连线上，腕背横纹上 3 寸，尺骨与桡骨之间（图 6 – 46）。

【技法】　直刺 0.5 ~ 1 寸。

6. 肩髎（Jiānliáo，SJ 14）

【定位】　在肩部，肩髃后方，当臂外展时，于肩峰后下方呈凹陷处（图 6 –
47）。

【主治】　①臂痛，肩重不能举；②胁肋疼痛。

【技法】　向肩关节直刺 1～1.5 寸。

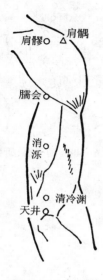

图 6 – 47　肩髎

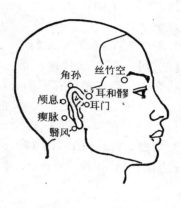

图 6 – 48　翳风、耳门、丝竹空

7. 翳风（Yìfēng，SJ 17）

【定位】　在耳垂后方，当乳突与下颌角之间的凹陷处（图 6 – 48）。

【技法】　直刺 0.8～1.2 寸。

8. 耳门（Ermén，SJ 21）

【定位】　在耳屏上切迹的前方，下颌骨髁状突后缘，张口有凹陷处（图 6
– 48）。

【技法】　张口，直刺 0.5～1 寸。

9. 丝竹空（Sīzhúkōng，SJ 9）

【定位】　在眉梢凹陷处（图 6 – 48）。

【技法】　平刺 0.5～1 寸。

（十一）足少阳胆经腧穴

本经起于目外眦旁的瞳子髎穴，斜下耳钱，上头角，绕耳后，折回前额，向
后至风池下颈，经肩上，沿胁肋腰间，下行至臀，循下肢外侧中间，经外踝前过

足背,止于第4趾外侧端的足窍阴穴,左右各4次。本经腧穴主治肝胆疾病如黄疸、呃逆、呕吐、吞酸、胁肋疼痛等;主治腧穴所在部位或经络循行部位的疾病如目赤、目痛、目翳、头痛、面痛、口眼㖞斜等。

1. 瞳子髎(Tóngzǐliáo, GB 1)

【定位】 目外眦旁,当眶外侧缘凹陷处(图6-49)。

【主治】 ①目赤、目痛、目翳等目疾;②头痛,口眼㖞斜。

【技法】 平刺0.3~0.5寸;或用三棱针点刺出血。

2. 听会(Tīnghuì, GB 2)

【定位】 耳屏间切迹的前方,下颌骨髁状突的后缘,张口有凹陷处(图6-49)。

【技法】 直刺0.5~1寸。

3. 阳白(Yángbái, GB 14)

【定位】 目正视,瞳孔直上,眉上1寸(图6-50)。

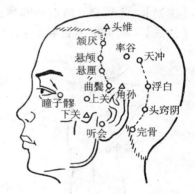

图6-49 瞳子髎、听会

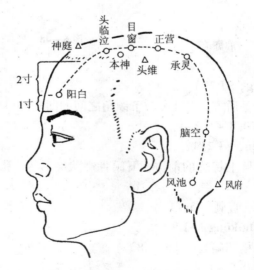

图6-50 阳白、头临泣、风池

【技法】 平刺0.3~0.5寸。

4. 头临泣（Tóulíngqì，GB 15）

【定位】 目正视，瞳孔直上，入前发际0.5寸，当神庭穴与头维穴连线的中点处（图6-50）。

【技法】 平刺0.3~0.5寸。

5. 风池（Fēngchí，GB 20）

【定位】 胸锁乳突肌与斜方肌上端之间的凹陷中，平风府穴（图6-50）。

【技法】 针尖微下，向鼻尖方向斜刺0.8~1.2寸，或平刺透风府穴。

6. 肩井（Jiānjǐng，GB 21）

【定位】 大椎与肩峰连线的中点上，前直对乳中（图6-51）。

【主治】 ①肩背臂痛、上肢不遂、颈项强痛等肩颈上肢部病证；②瘰疬；③乳痈，乳汁不下；④难产，胞衣不下。

【技法】 直刺0.3~0.5寸，深部正当肺尖，慎不可深刺。

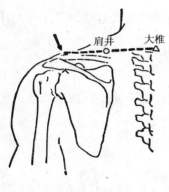

图6-51 肩井

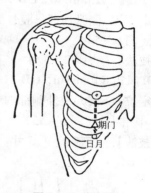

图6-52 日月

7. 日月（Rìyuè，GB 24） 胆之募穴

【定位】 乳头直下，前正中线旁开4寸，第7肋间隙中（图6-52）。

【主治】 ①黄疸、呃逆、呕吐、吞酸、胁肋疼痛等肝胆病证；②胃脘痛。

【技法】 斜刺0.5~0.8寸。

8. 带脉（Dàimài，GB 50）

【定位】 章门穴下1.8寸，当第11肋骨游离端下方垂线与脐水平线的交点处（图6-53）。

【特殊作用】 月经不调、带下、经闭、小腹痛等妇科病证。

【技法】 斜刺0.8~1寸。

中医护理学

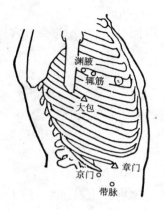

图 6 - 53　带脉

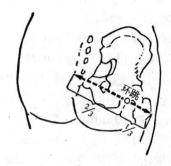

图 6 - 54　环跳

9. 环跳（Huántiào，GB 30）

【定位】　侧卧屈股，股骨大转子最凸点与骶管裂孔连线的外 1/3 与中 1/3 交点处（图 6 - 54）。

【技法】　直刺 2 ~ 3 寸。

10. 风市（Fēngshì，GB 31）

【定位】　在大腿外侧部的中线上，当腘横纹上 7 寸。简便取穴法：直立垂手时，中指尖处（图 6 - 55）。

【技法】　直刺 1 ~ 1.5 寸。

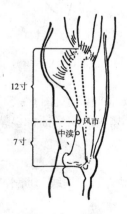

图 6 - 55　风市

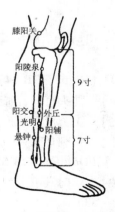

图 6 - 56　阳陵泉、光明、悬钟

11. 阳陵泉（Yánglíngquán，GB 34） 合穴；胆之下合穴；八会穴之筋会

【定位】 腓骨小头前下方凹陷处（图6－56）。

【技法】 直刺1～1.5寸。

12. 光明（Guāngmíng，GB 37） 络穴

【定位】 外踝尖上5寸，腓骨前缘（图6－56）。

【技法】 直刺1～1.5寸。

13. 悬钟（Xuánzhōng，GB 39） 八会穴之髓会

【定位】 外踝尖上3寸，腓骨前缘（图6－56）。

【技法】 直刺1～1.5寸。

14. 丘墟（Qiūxū，GB 40） 原穴

【定位】 足外踝前下方，当趾长伸肌腱的外侧凹陷处（图6－57）。

【技法】 直刺0.5～0.8寸。

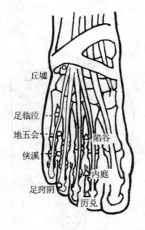

图6－57 丘墟、足临泣、足窍阴

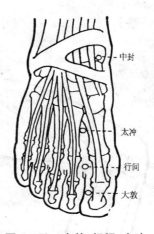

图6－58 大敦、行间、太冲

15. 足临泣（Zúlínqì，GB 41） 输穴；八脉交会穴（通带脉）

【定位】 当足4、5跖骨结合部前方，小趾伸肌腱的外侧凹陷处（图6－57）。

【主治】 ①偏头痛、眩晕、目痛等头目病证；②乳房胀痛，乳少，乳痈；③胸胁胀痛，足跗肿痛；④瘰疬，疟疾。

【技法】 直刺0.3～0.5寸。

16. 足窍阴（Zúqiàoyīn，GB 44） 井穴

【定位】 足第4趾外侧，趾甲角旁0.1寸（图6－57）。

【主治】 ①头痛、目赤肿痛、耳鸣、耳聋、喉痹等五官病证；②失眠，多梦；③胸胁胀，足跗肿痛。

【操作】 浅刺 0.1~0.2 寸，或点刺出血。

（十二）足厥阴肝经腧穴

本经起于足大趾外侧端的大敦穴，循足背，经内踝前上行，至内踝上 8 寸处交出于足太阴之后，循下肢内侧中间，绕阴器，经小腹，上胁肋，止于乳下第 6 肋间隙的期门穴，左右各 14 穴。本经腧穴主治肝胆疾病如黄疸、呃逆、呕吐、经闭、崩漏、阴挺等；主治腧穴所在部位或经络循行部位的疾病如乳痈、下肢痿痹、足跗肿痛等。

1. 大敦（Dàdūn，LR 1）井穴

【定位】 足大趾外侧，趾甲角旁 0.1 寸（图 6-58）。

【主治】 ①疝气；②经闭、崩漏、阴挺、遗尿、小便不利等妇科及前阴病证；③癫痫。

【技法】 浅刺 0.1~0.2 寸，或点刺出血。

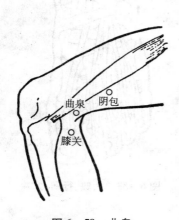

图 6-59 曲泉

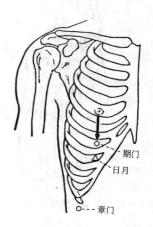

图 6-60 章门、期门

2. 行间（Xíngjiān，LR 2） 荥穴

【定位】 第 1、2 趾间，趾蹼缘的后方赤白肉际处（图 6-58）。

【技法】 直刺 0.5~0.8 寸。

3. 太冲（Taichōng，LR 3） 输穴；原穴

【定位】 第 1、2 跖骨结合部之前凹陷处（图 6-58）。

【技法】 直刺 0.5~1 寸。

4. 曲泉（Qūquán, LR 8）合穴

【定位】 屈膝，当膝内侧横纹头上方，半腱肌、半膜肌止端前缘凹陷中（图 6-59）。

【技法】 直刺 1~1.5 寸。

5. 章门（Zhāngmén, LR 13） 脾之募穴；八会穴之脏会

【定位】 第 11 肋游离端的下方（图 6-60）。

【技法】 斜刺 0.5~0.8 寸。

6. 期门（Qīmén, LR 14）

【定位】 乳头直下，第 6 肋间隙，前正中线旁开 4 寸（图 6-60）。

【技法】 斜刺 0.5~0.8 寸。

二、奇经八脉常用腧穴

任脉起于前后二阴间的会阴穴，沿腹、胸正中线上行，经颈喉正中，止于劲唇沟的承浆穴，共计 24 穴。督脉起于尾骶部的长强穴，沿脊背正中上行至头顶正中，向前下行于鼻柱，经人中，止于上唇内的龈交穴，共计 28 穴。两条经脉腧穴一般主治腧穴所在部位病证。

1. 长强（Chángqiáng, DU 1） 络穴

【定位】 在尾骨端下，当尾骨端与肛门连线的中点处（图 6-61）。

【技法】 斜刺，针尖向上与骶骨平行刺入 0.5~1.0 寸。不得刺穿直肠，以防感染。

2. 腰阳关（Yāoyángguān, DU 3）

【定位】 在腰部，当后正中线上，第 3 腰椎棘突下凹陷中（图 6-61）。

【技法】 直刺 0.5~1.0 寸。

3. 命门（Mìngmén DU 4）

【定位】 在腰部，当后正中线上，第 2 腰椎棘突下凹陷中（图 6-61）。

【技法】 直刺 0.5~1.0 寸。

4. 至阳（Zhìyáng, DU 9）

【定位】 在背部，当后正中线上，第 7 胸椎棘突下凹陷中（图 6-61）。

【技法】 斜刺 0.5~1 寸。

5. 大椎（Dàzhuī, DU 14）

【定位】 在背部，当后正中线上，第 7 胸椎棘突下凹陷中（图 6-61）。

【特殊作用】 ①热病，疟疾；②感冒，咳嗽，气喘；③癫痫，小儿惊风；④风疹，痤疮。

【技法】 斜刺 0.5~1.0 寸。

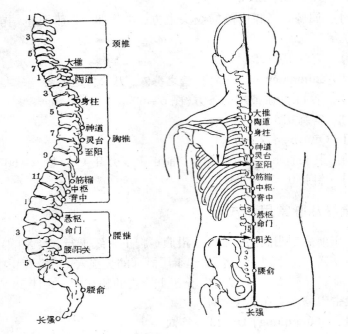

图 6－61 长强、腰阳关、命门、至阳、大椎

6. 哑门（Yǎmén, DU 15）

【定位】 在项部，当后发际正中直上 0.5 寸，第一颈椎下（图 6－62）。

【技法】 伏案正坐位，使头微前倾，项肌放松，向下颌方向缓慢刺入 0.5～1.0 寸。

7. 风府（Fēngfǔ, DU 16）

【定位】 在项部，当后发际正中直上 1 寸，枕外隆凸直下，两侧斜方肌之间凹陷中（图 6－62）。

【技法】 伏案正坐，使头微前倾，项肌放松，向下颌方向缓慢刺入 0.5～1.0 寸。针尖不可向上，以免刺入枕骨大孔，误伤延髓。

8. 百会（Bǎihuì, DU 20）

【定位】 在头部，当前发际正中直上 5 寸，或两耳尖连线的中点处（图 6－62）。

【技法】 平刺 0.5～1.0 寸。

9. 上星（Shàngxīng, DU 23）

【定位】 在头部，当发际正中直上 1.0 寸（图 6－62）。

【技法】　平刺0.5~0.8寸。

10. 素髎（Sùliáo，DU 25）

【定位】　在面部，当鼻尖的正中央(图6-62)。

【特殊作用】　惊厥，昏迷，窒息。

【技法】　向上斜刺0.6~0.5寸，或点刺出血。一般不灸。

11. 水沟（Shuǐgōu，DU 26）

【定位】　在面部，当人中沟的上1/3与中1/3交点处(图6-62)。

【特殊作用】　①昏迷，晕厥，中风，癫狂痫；②闪挫腰痛，脊膂强痛；③消渴，黄疸，遍身水肿。

【技法】　向上斜刺0.3~0.5寸(或用指甲按掐)。一般不灸。

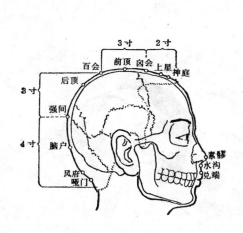

图6-62　哑门、风府、百会、
上星、素髎、水沟

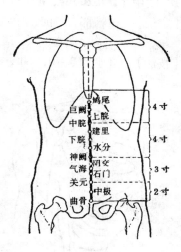

图6-63　中极、关元、气海、
神阙、下脘、中脘

12. 中极（Zhōngjí，RN 3）　膀胱募穴

【定位】　在下腹部，前正中线上，当脐中下4寸(图6-63)。

【技法】　直刺1.0~1.5寸，需在排尿后进行针刺。孕妇禁针。

13. 关元（Guānyuán，RN 4）　小肠募穴

【定位】　在下腹部，前正中线上，当脐中下3寸(图6-63)。

【技法】　直刺1.0~2.0寸，需排尿后进行针刺。孕妇慎用。

14. 气海（Qìhǎi，RN 6）

【定位】　在下腹部，前正中线上，当脐中下1.5寸(图6-63)。

【技法】 直刺1.0~2.0寸。

15. 神阙（Shénquè，RN 8）

【定位】 在腹中部，脐中央（图6-63）。

【技法】 禁刺，宜灸。

16. 下脘（Xiàwǎn，RN 10）

【定位】 在上腹部，前正中线上，当脐中上2寸（图6-63）。

【技法】 直刺1.0~2.0寸。

17. 中脘（Zhōngwǎn，RN 12） 胃募穴，腑会

【定位】 在上腹部，前正中线上，当脐中上4寸（图6-63）。

【技法】 直刺1.0~1.5寸。

18. 膻中（Dànzhōng，RN 17） 心包募穴 气会

【定位】 在胸部，当前正中线上，平第三肋间，两乳头连线的中点（图6-64）。

【技法】 直刺0.3~0.5寸，或平刺。

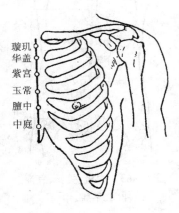

图6-64 膻中

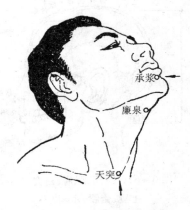

图6-65 天突、廉泉、承浆

19. 天突（Tiāntū，RN 22）

【定位】 仰靠坐位。在颈部，当前正中线上，胸骨上窝中央（图6-65）。

【技法】 先直刺0.2寸，当针尖超过胸骨柄内缘后，即向下沿胸骨柄后缘、气管前缘缓慢向下刺入0.5~1.0寸。

20. 廉泉（Liánquán，RN 23）

【定位】 仰靠坐位。在颈部，当前正中线上，喉结上方，舌骨上缘凹陷处（图6-65）。

【技法】 针尖向咽喉部刺入 0.5～0.8 寸。

21. 承浆（Chéngjiāng，RN 24）

【定位】 仰靠坐位。在面部，当颏唇沟的正中凹陷处(图 6－65)。

【技法】 斜刺 0.3～0.5 寸。

三、经外奇穴

经外奇穴分头颈部穴、背部穴、腹部穴、上下肢穴等多处，常用以下腧穴。

1. 四神聪(Sìshéncōng，EX－HN 1)

【定位】 百会穴前后左右各 1 寸，共 4 穴(图 6－66)。

【主治】 头痛、眩晕、失眠、健忘、癫痫等神志病证。

【技法】 平刺 0.5～0.8 寸。

2. 印堂(Yìntáng，EX－HN 3)

【定位】 在额部，当两眉头之中间(图 6－67)。

【技法】 提捏局部皮肤，向下平刺 0.3～0.5 寸；或用三棱针点刺出血。

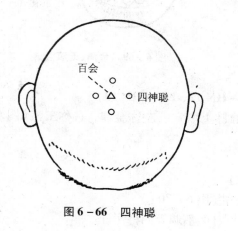

图 6－66 四神聪

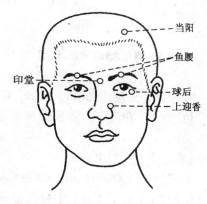

图 6－67 印堂、球后

3. 球后（Qiúhòu，EX－HN7）合穴

【定位】 眶下缘外 1/4 与内 3/4 交界处(图 6－67)。

【技法】 轻推眼球向上，向眶缘缓慢直刺 0.5～1.5 寸。

4. 太阳（Tàiyáng，EX－HN 5）

【定位】 眉梢与目外眦之间，向后约 1 横指的凹陷处(图 6－68)。

【技法】 直刺 0.3～0.5 寸；或用三棱针点刺出血。

5. 牵正（Qiānzhèng）

【定位】　耳垂前 0.5～1 寸（图 6－68）。

【技法】　向前斜刺 0.5～1 寸。

6. 翳明（Yímíng，EX－HN 14）

【定位】　翳风穴后 1 寸（图 6－68）。

【技法】　直刺 0.5～1 寸。

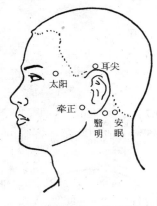

图 6－68　太阳、牵正、翳明

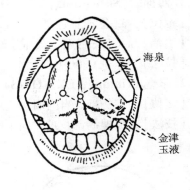

图 6－69　金津、玉液

7. 金津、玉液（Jīnjīn、Yùyè，EX－HN 12、EX－HN 13）

【定位】　在舌下，舌系带两旁之静脉上取穴。左称金津，右称玉液（图 6－69）。

【技法】　点刺出血。

8. 子宫穴（Zǐgōngxuè，EX－CA 1）

【定位】　脐下 4 寸，中极穴旁开 3 寸（图 6－70）。

【主治】　阴挺、痛经、崩漏、不孕、月经不调等妇科病证。

【技法】　直刺 0.8～1.2 寸。

9. 定喘（Dìngchuǎn，EX－B 1）

【定位】　第 7 颈椎棘突下，旁开 0.5 寸（图 6－71）。

【主治】　①哮喘、咳嗽等肺部病证；②落枕，肩背痛。

【技法】　直刺 0.5～1 寸。

10. 夹脊（Giájí，EX－B 2）

【定位】　第 1 胸椎至第 5 腰椎棘突下旁开 0.5 寸，一侧 17 个穴，左右共 34 穴（图 6－71）。

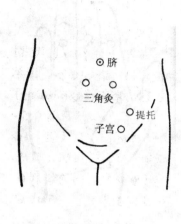

图 6 - 70 子宫穴

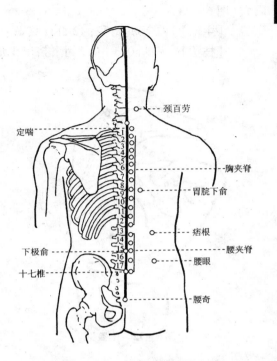

图 6 - 71 定喘、夹背、腰眼

【主治】 上胸部位治疗心肺部及上肢病证；下胸部的穴位治疗胃肠部病证；腰部的穴位治疗腰腹及下肢病证。

【技法】 直刺 0.3 ~ 0.5 寸。或用梅花针叩刺。

11. 腰眼(Yaoyan，EX - B 7)

【定位】 第 4 腰椎棘突下，旁开约 3.5 寸凹陷中(图 6 - 71)。

【主治】 ①腰痛；②月经不调，带下。

【技法】 直刺 0.5 ~ 1 寸。

12. 十宣(Shíxuān，EX - UE 11)

【定位】 手十指尖端，距指甲游离缘 0.1 寸，左右共 10 个穴位(图 6 - 72)。

【主治】 ①昏迷晕厥，中暑，热病，癫痫；②小儿惊风，失眠。

【技法】 直刺 0.1 ~ 0.2 寸；或用三棱针点刺出血。

13. 四缝 (Sìfèng，EX - UE 10)

【定位】 在第 2 至第 5 指掌侧，近端指关节的中央，一手 4 穴，左右共 8

穴(图 6-73)。

　　【主治】　①小儿疳积；②百日咳。

　　【技法】　直刺 0.3～0.5 寸；挤出少量黄白色透明样黏液或出血。

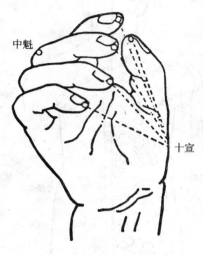

图 6-72　十宣

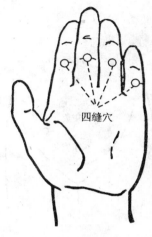

图 6-73　四缝

14. 八邪（Bāxié，EX－UE 9）

　　【定位】　手背，微握拳，第 1 至第 5 指间指蹼缘后方赤白肉际处，左右共 8 个穴位(图 6-74)。

　　【主治】　①毒蛇咬伤，手臂肿痛，手指麻木；②目痛，烦热。

　　【技法】　斜刺 0.5～0.8 寸；或点刺出血。

15. 外劳宫（Wàiláogōng，EX－UE 8）

　　【定位】　手背，第 2,3 掌骨之间，掌指关节后 0.5 寸(图 6-74)。

　　【主治】　①落枕；②手背红肿，手指麻木。

　　【技法】　直刺 0.5～0.8 寸。

16. 腰痛点（Yāotòngdiǎn，EX－UE 7）

　　【定位】　手背，第 2,3 及第 4,5 掌骨之间，当腕横纹与掌指关节中点处，一手 2 穴，左右共 4 个穴位(图 6-74)。

　　【主治】　急性腰扭伤。

　　【技法】　直刺 0.3～0.5 寸。

17. 百虫窝（Bǎichóngwō，EX－LE 3）

　　【定位】　屈膝，在大腿内侧髌底内侧端上 3 寸，即血海穴上 1 寸(图 6-75)。

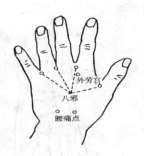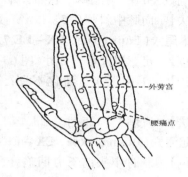

图 6 - 74　八邪、外劳宫、腰痛点

【主治】　①虫积；②风湿痒疹，下部生疮。

【技法】　直刺 1.5 ~ 2 寸。

18. 膝眼（Xīyǎn，EX - LE 5）

【定位】　在髌韧带两侧凹陷处，内侧的称内膝眼，外侧的称外膝眼（图 6 - 75）。

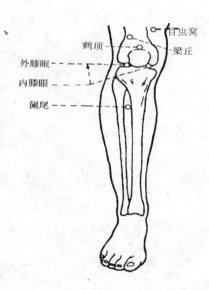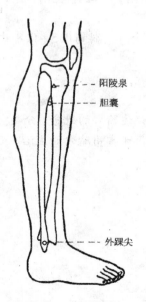

图 6 - 75　百虫窝、膝眼、阑尾穴　　　　图 6 - 76　胆囊穴

【主治】 膝关节痛,鹤膝风,腿痛,脚气。

　　【技法】 向膝中斜刺 0.5～1 寸,或透刺对侧膝眼。

　　19. 阑尾穴(Lánwěixuè, EX－LE 7)

　　【定位】 足三里穴直下 2 寸(图 6－75)。

　　【主治】 ①阑尾炎,消化不良;②下肢痿痹。

　　【技法】 直刺 1～1.5 寸。

　　20. 胆囊穴(Dǎnnángxuè, EX－LE 6)

　　【定位】 腓骨小头前下方凹陷处,(阳陵泉)直下 2 寸(图 6－76)。

　　【主治】 ①胆囊炎、胆石症、胆道蛔虫症、胆绞痛等胆道病证;②下肢痿痹,胁痛。

　　【技法】 直刺 1～1.5 寸。

　　21. 八风(Bāfēng, EX－LE 10)

　　【定位】 足背,第 1 至第 5 趾间,趾蹼缘后方赤白肉际处(图 6－77)。

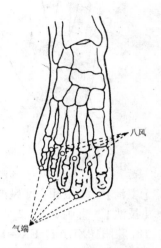

图 6－77　八风

　　【主治】 毒蛇咬伤,足跗肿痛,脚弱无力,脚气。

　　【技法】 斜刺 0.5～0.8 寸;或用三棱针点刺出血。

〔**思考题**〕

　　1.试述腧穴的概念、分类。
　　2.简述常用腧穴的主治、定位。

第七章 病因病机

〖本章学习目标〗

1. 掌握六淫及疫气各自致病的特点。
2. 熟悉内伤病因的分类及各类病机的基本原理。
3. 了解病因的致病机制。

第一节 病 因

病因学说，是研究各种致病因素的概念、形成、性质、致病特点及其所致病症临床表现的理论，是中医学理论体系的重要组成部分。

凡能导致疾病发生的原因，即是病因，又称致病因素。中医对病因的分类，主要根据致病因素与发病途径结合起来进行分类的方法，分为外感病因、内伤病因、病理产物形成的病因以及其他病因四大类。

一、外感致病因素

外感致病因素包括六淫及疫气。

（一）六淫

1. 六淫的基本概念

六淫为外感病因之一。当自然界气候异常变化，或人体抵抗力（西医称免疫功能）下降时，六淫则可侵害人体，导致外感病的发生。六淫，即风、寒、暑、湿、燥、火（热）六种外感病邪的统称。在正常情况下，风、寒、暑、湿、燥、火是自然界六种不同的气候变化，是万物生长和人类赖以生存的重要条件，称为"六气"。人类长期生活在六气交互更替的环境中，对其产生了一定的适应能力，一般不会致病。但在自然界气候异常变化，超过了人体的适应能力，或人体的正气不足，抵抗力下降，不能适应气候变化而发病时，六气则成为病因。此时，伤人致病的六气便称之为"六淫"。淫，有太过和浸淫之意。由于六淫是致病邪气，所以又称其为"六邪"。

2. 六淫的共同致病特点

六淫致病一般有以下共同特点：

(1)外感性：六淫致病，其致病途径多从肌表、口鼻而入，或者两者同时受邪。如风寒湿邪易犯人肌表，湿热燥邪自口鼻而入。由于六淫病邪均自外界侵犯人体，故称外感致病因素，所致疾病即称为"外感病"。

(2)季节性：六淫致病常有明显的季节性。如春季多风病，夏季多暑病，长夏多湿病，秋季多燥病，冬季多寒病。六淫致病与时令气候变化密切相关，故又称之为"时令病"。由于气候异常变化的相对性，故夏季也可见寒病，冬季也可有热病。

(3)地域性：六淫致病有生活、工作的区域环境密切相关。如西北多燥病、东北多寒病、江南多湿热为病；久居潮湿环境多湿病；长期高温环境作业者，多燥热或火邪为病等。

(4)相兼性：六淫邪气既可单独伤人致病，又可两种以上同时侵犯人体而为病。如风寒感冒、湿热泄泻、风寒湿痹等。

(5)转化性：六淫在发病过程中，不仅可以相互影响，而且在一定条件下可以相互转化。如寒邪入里可以化热，湿邪郁久可以化火伤阴等。

3. 六淫致病的各自特点

(1)风邪：风邪是指其致病具有善动而不居、轻扬开泄等特性的外邪。风邪为病，四季常有，以春季为多见。

1)风为阳邪，其性开泄，易袭阳位：风邪善动而不居，具有升发、向上、向外的特性，故属阳邪。其性开泄，指其易使腠理疏泄而开张。易袭阳位，指风邪侵袭，常伤及人体的上部(头面)、阳经和肌表，可使肌表腠理开泄，常可见头痛、汗出、恶风等症。

2)风性善行而数变：善行，指风邪致病具有病位游移，行无定处的特性。如游走性关节疼痛，痛无定处的"行痹"，即是风气偏盛的表现。数变，指风邪致病具有变幻无常和发病迅速的特性。如风疹块，即有皮肤瘙痒，发无定处，此起彼伏之特点。以风邪为先导的外感病，发病多急，传变亦较快。

3)风性主动：指风邪致病具有动摇不定的特征。

4)风为百病之长：风邪常为外邪致病的先导，凡寒、湿、燥、热等邪气多依附于风邪而侵犯人体。故有风为"百病之始""百病之长"的说法。

(2)寒邪：寒邪是指其致病具有寒冷、凝结、收引等特性的外邪。寒邪为病多发于冬季，亦可见于其他季节。

1)寒为阴邪，易伤阳气："阴胜则寒""阴胜则阳病"，感受寒邪，最易损伤人体阳气。阳气受损，失其正常温煦气化作用，则可出现功能减退的寒证，如寒邪侵袭肌表，卫阳被遏，失于温煦，可见恶寒；寒邪直中脾胃，脾阳受损，则可见脘腹冷痛，呕吐，腹泻；寒邪直中少阴，伤及心肾，心肾阳虚，则可见畏寒倦卧，手足厥冷，下利清谷，小便清长，精神委靡，脉微细等。

2）寒性凝滞：人体气血津液的运行，全赖一身阳气的温煦推动。阴寒邪盛，阳气受损，温煦推动失职，则经脉气血为寒邪所凝而阻滞不通，不通则痛，故寒邪伤人多见疼痛。

3）寒性收引："寒则气收"，寒邪侵袭人体，可使气机收敛，腠理、经络、筋脉收缩而挛急。如寒邪袭表，毛窍腠理闭塞，卫阳被郁不得宣泄，故见恶寒发热，无汗；寒客血脉，则气血凝滞，血脉挛缩，可见头身疼痛，脉紧；寒客经络关节，经脉拘急收引，则可见肢体屈伸不利，或厥冷不仁。

（3）湿邪：湿邪是指其致病具有重浊、黏滞、趋下等特性的外邪。多发病于长夏季节。

1）湿为阴邪，易阻遏气机，损伤阳气：湿邪侵及人体，留滞于脏腑经络，最易阻遏气机，使气机升降失常，阻滞不畅，常可出现胸闷脘痞、小便短涩、大便不爽等症状。此外，湿为阴邪，易损伤阳气。脾主运化水湿，其性喜燥而恶湿，故外感湿邪，留滞体内，常先困脾气，使脾阳不振，运化失职，水湿停聚，出现腹泻、尿少、水肿、腹水等病症。

2）湿性重浊："重"，即沉重或重着之意。是指感受湿邪，常可见头重如裹，周身困重，四肢酸楚沉重等症状。若湿邪留滞经络关节，则阳气输布受阻，故见肌肤不仁，关节疼痛重着等，又称"湿痹"或"着痹"。"浊"，即秽浊，多指分泌物秽浊不清而言。其临床症状，如面垢眵多、大便溏泻、下痢黏液脓血、小便浑浊、妇女白带过多、湿疹浸淫流水等，都是湿邪秽浊的临床表现。

3）湿性黏滞："黏"，即黏腻，"滞"，即停滞。湿邪黏腻停滞，主要表现在两个方面：一是指湿邪致病临床表现多黏滞不爽：如排出物及分泌物多滞涩而不畅；二是指湿邪为病多缠绵难愈，病程较长或反复发作。

4）湿性趋下，易伤阴位：湿邪伤人，其病多见于下部，如下肢水肿明显。此外，淋浊、带下、泄痢等病证，亦多由湿邪下注所致。

（4）燥邪：燥邪是指其致病具有干燥、收敛等特性的外邪。燥邪侵犯人体，出现一系列的干燥症状，成为燥病。燥邪致病多见于秋季，有凉燥和温燥之分。初秋时节，夏季之余热与秋季之燥邪相结合形成"温燥"；秋末时节，初冬之寒气与秋季之燥邪相结合则形成"凉燥"。

1）燥性干涩，易伤津液：干，干燥；涩，涩滞。燥为缺乏津液的表现，燥邪侵犯人体最易损伤机体的阴液，使皮肤、孔窍失于滋养而出现各种干燥、涩滞不畅的症状。

2）燥易伤肺：肺为娇脏，喜润而恶燥，肺主气司呼吸，与外界大气直接相通。肺又开窍于鼻，外合皮毛，故燥邪伤人，最易损伤肺津，影响肺的宣发肃降生理功能，从而出现干咳少痰，或痰液胶黏难咳，或痰中带血，以及喘息胸痛等症。肺与大肠相表里，燥邪自肺影响到大肠，则可出现大便干燥不畅等症。

（5）火（热）邪：自然界中具有火之炎热特性的外邪称为"热邪"。热邪为病成为外感热病。热邪致病多在夏季。

1）火热为阳邪，其性炎上：火热之性，燔灼焚焰，亦升腾上炎，故属于阳邪。因此，火热伤人，多见高热、恶寒、烦渴，汗出，脉洪数等症。火性炎上，故临床所见火热病症，亦多表现在人体的上部，如咽喉疼痛、牙龈红肿疼痛等。

阳热属火，与心相应，故火邪常可上炎而扰乱神明，出现心烦失眠，或狂躁妄动，或神昏谵语等症。

2）火易耗气伤津：火热之邪，最易迫津外泄，消灼阴液，使人体阴津耗伤。故火邪致病，除有热象外，往往伴有口渴喜饮，咽干舌燥，小便短赤，大便秘结等津伤液耗之症。

3）火易生风动血：火热之邪侵袭人体，往往燔灼肝经，劫耗阴液，使筋脉失其滋养濡润，而致肝风内动，称为"热极生风"，表现为高热，神昏谵语，四肢抽搐，目睛上视，颈项强直，角弓反张等。火热之邪可以加速血行，灼伤脉络，甚则迫血妄行，而致各种出血，如吐血、衄血、便血、尿血、皮肤发斑及妇女月经过多、崩漏等病证。

4）火易致肿疡：火热之邪入于血分，可壅迫集聚于局部，腐蚀血肉发为痈肿疮疡。临床证，即以疮疡局部红肿高突灼热者，为属阳属火。

（6）暑邪：凡夏至之后，立秋之前，致病具有炎热、升散特性的外邪，称为暑邪。暑乃夏季的主气。暑邪致病，有明显的季节性，主要发生于夏至以后，立秋之前。故《素问·热论》说："先夏至日者为病温，后夏至日者为病暑。"暑邪致病，有伤暑和中暑之别。起病缓，病情轻者为"伤暑"；发病急，病情重者，为"中暑"。

1）暑为阳邪，其性炎热：暑为夏月炎暑，盛夏之火气，具有酷热之性，火热属阳，故暑属阳邪。暑邪伤人多表现出一系列阳热症状，如高热、心烦、面赤、烦躁、脉象洪大等，称为伤暑（或暑热）。

2）暑性升散，扰神伤津耗气：升散，即上升发散之意。升，指暑邪易于上犯头目，内扰心神，因为暑邪易入心经：散，指暑邪为害，易于伤津耗气。暑为阳邪，阳性升发，故暑邪侵犯人体，可致腠理开泄而大汗出。汗多伤津，津液亏损，则可出现口渴喜饮，唇干舌燥，尿赤短少等。在大量汗出同时，往往气随津泄，而导致气虚，故伤于暑者，常可见到气短乏力，甚则突然昏倒，不省人事之中暑。中暑兼见四肢厥逆，称为暑厥。暑热引动肝风而兼见四肢抽搐，颈项强直，甚则角弓反张，称为暑风（暑痫）。暑热之邪，不仅耗气伤津，还可扰动心神，而引起心烦闷乱而不宁。

3）暑多挟湿：暑季不仅气候炎热，且常多雨而潮湿，热蒸湿动，湿热弥漫空间，人身之所及，呼吸之所受，均不离湿热之气。暑令湿胜必多兼感。其临床特征，除发热、烦渴等暑热症状外，常兼见四肢困倦、胸闷呕恶、大便溏泄不爽等湿阻症状。虽为暑湿并存，但仍以暑热为主，湿浊居次。暑为夏季主气，暑邪为患，有阴暑、阳暑之分。暑邪致病的基本特征为热盛、阴伤、耗气，又多挟湿。所以，临床上以壮热、阴亏、气虚、湿阻为特征。

（二）疫气

1. 疫气的概念

疫气，是一类具有强烈传染性的外感病邪。又称为"疬气""疫毒""戾气""毒气""异气""杂气""疫疬之气""时行疫气""乖戾之气"等。疫气可通过空气、接触等途径，经口鼻、皮肤侵入人体而致病，如饮食、血液、虫兽叮咬、皮肤接触、性传播等均可成为感染疫气的途径。由疫气引起的疾病称为"疫病""瘟病""瘟疫病"。疫气引起的疾病种类很多，如天花、鼠疫、霍乱、结核病、大头瘟、虾蟆瘟、疫痢、白喉、烂喉丹痧、黑热病、斑疹伤寒、回归热、性病、血吸虫病等等，实际上包括了现代医学的许多传染病。

2. 疫气的致病特点

（1）传染性强，易于流行：疫气致病的最显著特征，是具有强烈的传染性和流行性。疫气可通过空气、食物、接触等多种途径传播，处在疫气流行地区的人群，无论男女老少，体质强弱，只要接触疫气，都有可能发生疫病。当然疫气致病，既可大面积流行，也可散在发生。故《诸病源候论》说："人感乖戾之气而生病，则病气转相染易，乃至灭门。"

（2）发病急骤，病情危笃：疫气毒力颇强，致病作用强烈，潜伏期较短，常夹火热、湿毒、瘴气等秽浊之气侵犯人体，致病具有发病急骤，来势凶猛，变化多端，病情危笃的特点。疾病过程中容易内陷生变、扰神、生风、动血，损害心、肾、肝等重要脏腑，出现种种重笃症状。如救治不及时或不当，病情加重，易致死亡。如《瘟疫论·杂气论》所说："缓者朝发夕死，急者顷刻而亡。"

（3）一气一病，症状相似：疫气致病具有很强的特异性，一种疫气引起一种疫病，即所谓"一气一病"；而且，每一种疫病，患者的临床症状基本相似。例如痄腮，无论男女，都表现为耳下腮部肿胀。故《素问·刺法论》说："五疫之至，皆相染易，无问大小，病状相似。"

(4)致病具有选择性和特异性：疫气致病具有物种感受的特异性，《瘟疫论·论气所伤不同》说："牛病而羊不病，鸡病而鸭不病，人病而禽兽不病，究其所伤不同，因其气各异也。"指出不同的疫气，对人和动物的伤害不同，有的只在某种动物中传播，有的只在人类中传播。另外，不同的疫气对机体的不同部位具有特异的亲和力，作用于何脏何腑、发为何病，具有特异的定位特点，从而在不同的部位上产生相应的病证。如《温疫论·杂气论》所说："盖当其时，适有某气专入某脏腑经络，专发为某病。"此外，很多患者在得了某种疫病后，会对该种疫气产生一定的抵抗力，短时间或终生不发此病，明代医家据此采用"痘衣法"、"鼻苗法"等来预防疫病的流行，取得了一定的疗效，并通过中东而传入欧洲，成为19世纪初英国人琴纳发明牛痘接种法的基础。

二、内伤病因

内伤病因，泛指人的情志或行为不循常度，超过人体自身调节范围，导致脏腑功能失调或气血失调的致病因素，包括七情内伤、饮食失宜、劳逸过度等。

(一)七情内伤

1. 七情内伤的概念

七情是指人的喜、怒、忧、思、悲、惊、恐七种情志变化，又称为"五志"。在正常情况下，七情是人体对外界客观事物和现象所作出的正常情志反应，一般不会使人致病。只有突然强烈或长期持久的情志刺激，超过人体本身的正常生理活动范围，使人体气机紊乱，脏腑阴阳气血失调，才会导致疾病的发生。因此，作为病因，七情是指过于强烈、持久或突然的情志变化，导致脏腑气血阴阳失调而发生疾病的情志活动。七情还与机体本身的耐受、调节能力有关。七情致病不同于六淫，六淫主要从口鼻或皮毛侵入人体，而七情则直接影响有关脏腑而发病。七情不仅可以引起多种疾病的发生，而且对疾病的发展有重要影响，它可促进病情的好转与恶化。由于七情是造成内伤病的主要致病因素之一，故又称"内伤七情"。

2. 七情与脏腑气血的关系

(1)七情与脏腑的关系：人体的情志活动与脏腑有密切关系。其基本规律是：心主喜，过喜则伤心；肝主怒，过怒则伤肝；脾主思，过思则伤脾；肺主悲、忧，过悲过忧则伤肺；肾主惊、恐，过惊过恐则伤肾。这说明脏腑病变可出现相应的情绪反应，而情绪反应过度又可损相关之脏腑。七情生于五脏又伤五脏的理论在诊断和治疗中均有重要的指导意义。

(2)七情与气血的关系：气和血是构成机体和维持人体生命活动的两大基本物质。气对人体脏腑具有温煦推动作用，血对人体脏腑则具有濡养作用。气血是人体精神情志活动的物质基础，情志活动与气血有密切关系。脏腑气血的变化，也会影响情志的变化。故曰："血有余则怒，不足则恐。"脏腑的生理活动必须以气血为物质基础，而精神情志活动又是脏腑生理功能活动的表现，所以人体情志活动与人体脏腑气血关系密切。

3. 七情的致病特点

（1）与精神刺激有关：七情属于精神性致病因素，其发病必与明显的精神刺激有关。在整个病程中，情绪的改变可使病情发生明显的变化。如癫病多由情志所伤，忧郁伤肝，肝气郁结，损伤于脾，脾失健运，痰浊内生，痰气上逆，迷蒙心神，不能自主而成。狂病多由恼怒悲愤，伤及肝胆，不得宣泄，郁而化火，煎熬津液，结为痰火，痰火上扰，蒙蔽心窍，神志逆乱而发。可见精神因素对疾病的发生发展有着重要作用。

（2）直接伤及脏腑：七情过激可影响脏腑之活动而产生病理变化。不同的情志刺激可伤及不同的脏腑，产生不同的病理变化。如喜伤心，心伤则心跳神荡，精神涣散，思想不能集中，甚则精神失常等。七情过激虽可伤及五脏，但与心肝的关系尤为密切。心为五脏六腑之大主，一切生命活动都是五脏功能集中的表现，又必须接受心的统一主宰，心神受损必涉及其他脏腑。肝失疏泄，气机紊乱又是情志疾病发病机制的关键。

心主血而藏神；肝藏血而主疏泄；脾主运化而居中焦，为气机升降的枢纽、气血生化之源。故情志所伤为害，以心、肝、脾三脏和气血失调为多见。如过度惊喜损伤心脏，可导致心神不安而心悸、失眠、烦躁、惊慌不安、神志恍惚，甚至精神失常，出现哭笑无常、言语不休、狂躁妄动等症。郁怒不解则伤肝，影响肝的疏泄功能，出现胁肋胀痛、性情急躁、善太息，或咽中似有物梗阻，或因气滞血瘀而致妇女月经不调、痛经、闭经、癥瘕等。或因暴怒引起肝气上逆，损及血脉，血随气逆，发生大呕血或晕厥。若思虑过度，损伤于脾，使脾失健运，出现食欲不振、脘腹胀满等。七情所伤，心、肝、脾功能失调，可单独发病，也常相互影响，相兼为害，如思虑过度、劳伤心脾、郁怒不解、肝脾不调等等。

此外，喜、怒、忧、思、恐等情志活动失调，能够引起脏腑气机紊乱，郁而化火，出现烦躁、易怒、失眠、面赤、口苦，以及吐血、衄血等属于火的表现，称之为"五志化火"。情志失调又可导致"六郁"为病，即气郁而湿滞，湿滞而成热，热郁而生痰，痰滞而血不行，血滞而食不化。换言之，由气郁可致血郁、痰郁、湿郁、食郁为病。

（3）影响脏腑气机："百病皆生于气"。喜、怒、忧、思、悲、恐、惊，称为七气，即七情。七情之外，加之以寒热，称为九气。气贵冲和，运行不息，升降有常。气出入有序，升降有常，周流一身，循环无端，而无病。若七情变化，五志过极而发，则气机失调，或为气不周流而郁滞，或为升降失常而逆乱。

七情致郁，或为气不周流而郁滞，或为升降失常而逆乱。七情不舒，气机郁结，气滞而血瘀，气郁而聚湿生痰，化火伤阴。或在形躯，或在脏腑，变化多端。

七情损伤，使脏腑气机紊乱，血行失常，阴阳失调。不同的情志变化，其气机逆乱的表现也不尽相同。怒则气上，喜则气缓，悲则气消，思则气结，恐则气下，惊则气乱。

1）怒则气上：气上，气机上逆之意。怒为肝之志。凡遇事愤懑或事不遂意而产生一时性的激怒，一般不会致病。但如暴怒，则反伤肝，使肝气疏泄太过而上逆为病。肝气上逆，血随气升，可见头晕头痛、面赤耳鸣，甚者呕血或昏厥。肝气横逆，亦可犯脾而致腹胀、飧泄。飧泄又名水谷利，大便呈完谷不化样。若克胃则可出现呃逆、呕吐等。由于肝肾同源，怒不仅伤肝，还能伤肾。肾伤精衰，则现恐惧、健忘、腰脊软等症。肝为五脏之贼，故肝气疏泄失常可影响各脏腑的生理功能而导致多种病变。

2）喜则气缓：气缓，心气弛缓之意。喜为心之志。包括缓和紧张情绪和心气涣散两个方面。在正常情况下，喜能缓和紧张情绪，使心情舒畅，气血和缓，表现为健康的状态。但是喜乐无极，超过正常限度，就可导致心的病变。暴喜伤心，使心气涣散，神不守舍，出现乏力、懈怠、注意力不集中，乃至心悸、失神，甚至狂乱等。

3）悲则气消：气消，肺气消耗之意。悲忧为肺之志。悲，是伤感而哀痛的一种情志表现。悲哀太过，往往通过耗伤肺气而涉及到心、肝、脾等多脏的病变。如耗伤肺气，使气弱消减，意志消沉。可见气短胸闷、精神萎靡不振和懒惰等。

悲忧伤肝，肝伤则精神错乱，甚至筋脉挛急、胁肋不舒等。悲哀过度，还可使心气内伤，而致心悸、精神恍惚等。悲忧伤脾则三焦气机滞塞，运化无权，可现脘腹胀满、四肢痿弱等。

4）思则气结：气结，脾气郁结之意。思为脾之志，思考本是人的正常生理活动，若思虑太过，则可导致气结于中，脾气郁结，中焦气滞，水谷不化，而见胃纳呆滞、脘腹痞塞、腹胀便溏，甚至肌肉消瘦等。思发于脾而成于心，思虑太过，不但伤脾，也可伤心血，使心血虚弱，神失所养，而致心悸、怔忡、失眠、健忘、多梦等。

5）恐则气下：气下，精气下陷之意。恐为肾之志。恐，是一种胆怯、惧怕的心理作用。长期恐惧或突然意外惊恐，皆能导致肾气受损，所谓恐伤肾。过于恐怖，则肾气不固，气陷于下，可见二便失禁、精遗骨痿等症。恐惧伤肾，精气不能上承，则心肺失其濡养，水火升降不交，可见胸满腹胀、心神不安、夜不能寐等症。

6）惊则气乱：气乱是指心气紊乱。心主血，藏神，大惊则心气紊乱，气血失调，出现心悸、失眠、心烦、气短，甚则精神错乱等症状。

惊与恐不同，自知者为恐，不知者为惊。惊能动心，亦可损伤肝胆，使心胆乱，而致神志昏乱，或影响胎儿，造成先天性癫痫。

（4）情志波动，可致病情改变：异常情志波动，可使病情加重或迅速恶化，如眩晕患者，因阴虚阳亢，肝阳偏亢，若遇恼怒，可使肝阳暴张，气血并走于上，出现眩晕欲仆，甚则突然昏仆不语、半身不遂、口眼歪斜，发为中风。

总之，喜、怒、忧、思、悲、恐、惊七种情志，与内脏有着密切的关系。情志活动必须以五脏精气作为物质基础，而人的各种精神刺激只有通过有关脏腑的功能，才能反映情志的变化。故曰："人有五脏化五气，以生喜怒悲忧恐。"情志为病，内伤五脏，主要是使五脏气机失常、气血不和、阴阳失调而致病。至于所伤何脏，有常有变。七情生于五脏，又各伤对应之脏，如喜伤心、怒伤肝、恐伤肾，此其常。但有时一种情志变化也能伤及几脏，如悲可伤肺、伤肝等，几种情志又同伤一脏，如喜、惊均可伤心，此其变。临床应根据具体的表现，作具体分析，不能机械地对待。

（二）饮食失宜

饮食是健康的基本条件。正常饮食，是人体维持生命活动之气血阴阳的主要来源之一，但饮食失宜，常是导致许多疾病的原因。饮食物主要依靠脾胃消化吸收，如饮食失宜，首先可以损伤脾胃，导致脾胃的腐熟、运化功能失常，引起消化功能障碍；其次，还能生热、生痰、生湿，产生种种病变，成为疾病发生的一个重要原因。

饮食失宜包括饥饱无度、饮食不洁、饮食偏嗜等。饮食失宜能导致疾病的发生，为内伤病的主要致病因素之一。

1. 饮食不节

饮食贵在有节。进食定量、定时谓之饮食有节。

（1）饥饱失常：饮食应以适量为宜，过饥过饱均可发生疾病。明显低于本人的适度的饮食量，称为过饥；明显超过本人的适度的饮食量，称为过饱。过饥，则摄食不足，化源缺乏，终致气血衰少。气血不足，则形体消瘦，正气虚弱，抵抗力降低易于继发其他病症。反之，暴饮暴食，过饱，超过脾胃的消化、吸收功能，可导致饮食阻滞，出现脘腹胀满、嗳腐泛酸、厌食、吐泻等食伤脾胃之病。故有"饮食自倍，肠胃乃伤"之说。

（2）饮食无时：按固定时间，有规律地进食，可以保证消化、吸收功能有节奏地进行活动，脾胃则可协调配合，有张有弛，水谷精微化生有序，并有条不紊地输布全身。自古以来，就有一日三餐，"早饭宜好，午饭宜饱，晚饭宜少"之说。若饮食无时，亦可损伤脾胃，而变生他病。

2. 饮食偏嗜

饮食结构合理，五味调和，寒热适中，无所偏嗜，才能使人体获得各种需要的营养。若饮食偏嗜或膳食结构失宜，或饮食过寒过热，或饮食五味有所偏嗜，可导致阴阳失调，或某些营养缺乏而发生疾病。

（1）种类偏嗜：饮食种类合理搭配，膳食结构合理，才能获得充足的营养，以满足生命活动的需要。人的膳食结构应该谷、肉、果、菜齐全，且以谷类为主，肉类为副，蔬菜为充，水果为助，调配合理，根据需要，兼而取之，才有益于健康。若结构不适，调配不宜，有所偏嗜，则味有所偏，脏有偏胜，从而导致脏腑功能紊乱。如过嗜酵酿之品，则导致水饮积聚；过嗜瓜果乳酥，则水湿内生，发为肿满泻利。

（2）寒热偏嗜：饮食宜寒温适中，否则多食生冷寒凉，可损伤脾胃阳气，寒湿内生，发生腹痛泄泻等症。偏食辛温燥热，可使胃肠积热，出现口渴、腹满胀痛、便秘，或酿成痔疮。

（3）五味偏嗜：人的精神气血，都由五味资生。五味与五脏，各有其亲和性，如酸入肝，苦入心，甘入脾，辛入肺，咸入肾。如果长期嗜好某种食物，就会使该脏腑功能偏盛偏衰，久之可以按五脏间相克关系传变，损伤他脏而发生疾病。如多食咸味的食物，会使血脉凝滞，面色失去光泽；多食苦味的食物，会使皮肤干燥而毫毛脱落；多食辛味的食物，会使筋脉拘急而爪甲枯槁；多食酸味的食物，会使皮肉坚厚皱缩，口唇干薄而掀起；多食甘味的食物，则骨骼疼痛而头发脱落。此外，嗜好太过，可致营养不全，缺乏某些必要的营养，而殃及脏腑为病。例如，脚气病、夜盲症、瘿瘤等都是五味偏嗜的结果。所以，饮食五味应当适宜，平时饮食不要偏嗜，病时应注意饮食宜忌，食与病变相宜，能辅助治疗，促进疾病好转，反之，疾病就会加重。只有"谨和五味"才能"长有天命"。

3. 饮食不洁

进食不洁，会引起多种胃肠道疾病，出现腹痛、吐泻、痢疾等；或引起寄生虫病，如蛔虫、蛲虫、寸白虫等，临床表现为腹痛、嗜食异物、面黄肌瘦等症。若蛔虫窜进胆道，还可出现上腹部剧痛、时发时止，吐蛔，四肢厥冷的蛔厥证。若进食腐败变质有毒食物，可致食物中毒，常出现腹痛、吐泻，重者可出现昏迷或死亡。

（三）劳逸失度

劳动与休息的合理调节，也是保证人体健康的必要条件。如果劳逸失度，或长时间过于劳累，或过于安逸静养，都不利于健康，可导致脏腑经络及精气血津液的失常而引起疾病发生。因此，劳逸失度也是内伤病的主要致病因素之一。

1. 过劳

过劳，即过度劳累，也称劳倦所伤。包括劳力过度、劳神过度和房劳过度三个方面。

（1）劳力过度：劳力过度又称"形劳"，指较长时间的过度用力，劳伤形体而积劳成疾，或者是病后体虚，勉强劳作而致病。

劳力太过而致病，其病变特点主要表现在两个方面：一是过度劳力而耗气，损伤内脏的精气，导致脏气虚少，功能减退。由于肺为气之主，脾为生气之源，故劳力太过尤易耗伤脾肺之气。常见如少气懒言，体倦神疲，喘息汗出等。《素问·举痛论》说："劳则气耗。"二是过度劳力而致形体损伤，即劳伤筋骨。体力劳动，主要是筋骨、关节、肌肉的运动，如果长时间用力太过，则易致形体组织损伤，久而积劳成疾。如《素问·宣明五气》说："久立伤骨，久行伤筋。"

（2）劳神过度：劳神过度又称"心劳"，指长期用脑过度，思虑劳神而积劳成疾。由于心藏神，脾主思，血是神志活动的重要物质基础，故用神过度，长思久虑，则易耗伤心血，损伤脾气，以致心神失养，神志不宁而心悸、健忘、失眠、多梦和脾失健运而纳少、腹胀、便溏、消瘦等。

（3）房劳过度：房劳过度又称"肾劳"，指房事太过，或手淫恶习，或妇女早孕多育等，耗伤肾精、肾气而致病。由于肾藏精，为封藏之本，肾精不宜过度耗泄。若房事不节则肾精、肾气耗伤，根本动摇，常见如腰膝酸软、眩晕耳鸣、精神委靡、性功能减退等。房劳过度也是导致早衰的重要原因。

2. 过逸

过逸，即过度安逸。包括体力过逸和脑力过逸等。人体每天需要适当的活动，气血才能流畅，阳气才得以振奋。若较长时间少动安闲，或者卧床过久，或者长期用脑过少等，可使人体脏腑经络及精气血神的失调而导致病理变化。

过度安逸致病，其特点主要表现在三个方面：一是安逸少动，气机不畅。如果长期运动减少，则人体气机失于畅达，可以导致脾胃等脏腑的功能活动呆滞不振，出现食少、胸闷、腹胀、肢困、肌肉软弱或发胖臃肿等。久则进一步影响血液运行和津液代谢，形成气滞血瘀、水湿痰饮内生等病变。二是阳气不振，正气虚弱。过度安逸，或长期卧床，阳气失于振奋，以致脏腑组织功能减退，体质虚弱，正气不足，抵抗力下降等。故过逸致病，常见动则心悸、气喘汗出等，或抗邪无力，易感外邪致病。如《素问·宣明五气》说："久卧伤气，久坐伤肉。"三是长期用脑过少，加之阳气不振，可致神气衰弱，常见精神委靡、健忘、反应迟钝等。

三、病理产物

痰饮、瘀血等是疾病过程中所形成的病理产物。这些病理产物形成之后，又能作用于人体，干扰机体的正常功能，可加重病理变化，或引起新的病变发生。因其通常是继发于其他病理过程而产生的致病因素，故称"继发性病因"，或称"内生有形实邪"。

（一）痰饮

痰饮是人体水液代谢障碍所形成的病理产物。一般以较稠浊的称为痰，清稀的称为饮。痰可分为有形之痰和无形之痰。有形之痰，是指视之可见，闻之有声的痰液，如咳嗽吐痰、喉中痰鸣等，或指触之有形的痰核。无形之痰，是指只见其征象，不见其形质的痰病，如眩晕、癫狂等。因此，中医学对"痰"的认识，主要是以临床征象为依据来进行分析的。饮则流动性较大，可留积于人体脏器组织的间隙或疏松部位。因其所停留的部位不同而表现各异。如《金匮要略·痰饮咳嗽病脉证治》有"痰饮""悬饮""溢饮""支饮"等不同名称。

1. 痰饮的形成

痰饮的形成，多为外感六淫，或七情内伤，或饮食不节等，导致脏腑功能失调，气化不利，水液代谢障碍，水液停聚而形成。由于肺、脾、肾、肝及三焦等对水液代谢起着重要作用，故痰饮的形成，多与肺、脾、肾、肝及三焦的功能失常密切相关。如肺失宣降，津液不布，水道不利，则聚水而生痰饮；脾失健运，水湿内生，可以凝聚生痰；肾阳不足，水液不得蒸化，也可停而化生痰饮；肝失疏泄，气机郁滞，津液停积而为痰为饮；三焦水道不利，津液失布，亦能聚水生痰。同时，痰饮的形成，还与某些外感或内伤因素直接相关。如外感湿邪，留滞体内；火邪伤人，煎灼津液；恣食肥甘厚味，湿浊内生；七情内伤，气郁水停；血行瘀滞，水液不行；以及饮食不化等，也可导致痰饮的生成。就饮食因素而言，《景岳全书·杂证谟·痰饮》指出："盖痰涎之化，本由水谷，使脾强胃健，如少壮者流，则随食随化，皆成血气，焉得留而为痰。惟其不能尽化，而十留其一二，则一二为痰矣；十留三四，则三四为痰矣；甚至留其七八，则但见血气日削，而痰证日多矣。"因此，凡与津液代谢密切相关之脏腑的功能失调，以及对津液代谢有影响的致病因素，均可以导致痰饮形成。

2.痰饮的致病特点

痰饮一旦产生,可随气流窜全身,外而经络、肌肤、筋骨,内而脏腑,全身各处,无处不到,从而产生各种不同的病变。《杂病源流犀烛·痰饮源流》说:"其为物则流动不测,故其为害,上至巅顶,下至涌泉,随气升降,周身内外皆到,五脏六腑俱有。"概括而言,其致病特点有以下几个方面。

(1)阻滞气血运行:痰饮为有形之邪,可随气流行,或停滞于经脉,或留滞于脏腑,阻滞气机,妨碍血行。若痰饮流注于经络,则致经络气机阻滞,气血运行不畅,出现肢体麻木、屈伸不利,甚至半身不遂,或形成瘰疬痰核、阴疽流注等。若痰饮留滞于脏腑,则阻滞脏腑气机,使脏腑气机升降失常。如痰饮阻肺,肺气失于宣降,则见胸闷气喘、咳嗽吐痰等;痰饮停胃,胃气失于和降,则见恶心呕吐等;痰浊痹阻心脉,血气运行不畅,可见胸闷心痛等。

(2)影响水液代谢:痰饮本为水液代谢失常的病理产物,但是痰饮一旦形成之后,可作为一种继发性致病因素反过来作用于人体,进一步影响肺、脾、肾等脏腑的功能活动,影响水液代谢。如痰湿困脾,可致水湿不运;痰饮阻肺,可致宣降失职,水液不布;痰饮停滞下焦,可影响肾、膀胱的蒸化功能,以至水液停蓄。因此,痰饮致病能影响人体水液的输布与排泄,使水液进一步停留于体内,加重水液代谢障碍。

(3)易于蒙蔽心神:痰饮为浊物,而心神性清净。故痰浊为病,随气上逆,尤易蒙蔽清窍,扰乱心神,使心神活动失常,出现头晕目眩、精神不振等症,或者痰浊上犯,与风、火相合,蒙蔽心窍,扰乱神明,以至出现神昏谵妄,或引起癫、狂、痫等疾病。

(4)致病广泛,变幻多端:痰饮随气流行,内而五脏六腑,外而四肢百骸、肌肤腠理,可停滞而致多种疾病。由于其致病面广,发病部位不一,且又易于兼邪致病,因而在临床上形成的病证繁多,症状表现十分复杂,故有"百病多由痰作祟"之说。痰饮停滞于体内,其病变的发展,可伤阳化寒,可郁而化火,可挟风、挟热,可化燥伤阴,可上犯清窍,可下注足膝,且病势缠绵,病程较长。因此,痰饮为病,还具有变幻多端,病证错综复杂的特点。

(二)瘀血

瘀血是指体内血液停积而形成的病理产物。包括体内瘀积的离经之血,以及因血液运行不畅,停滞于经脉或脏腑组织内的血液。瘀血既是疾病过程中形成的病理产物,又是具有致病作用的"死血"。在中医文献中,瘀血又称"恶血""蓄血""败血""污血"等。"瘀血"与"血瘀"的概念不同。血瘀是指血液运行不畅或血液瘀滞不通的病理状态,属于病机学概念。而瘀血是能继发新病变的病理产物,属于病因学概念。

1. 瘀血的形成

血液的正常运行，主要与心、肺、肝、脾等脏的功能，气的推动与固摄作用，脉道的通利，以及寒热等内外环境因素密切相关。凡能影响血液正常运行，引起血液运行不畅，或致血离经脉而瘀积的内外因素，均可导致瘀血的形成。

（1）血出致瘀：各种外伤，如跌打损伤、金刃所伤、手术创伤等，致使脉管破损而出血，成为离经之血；或其他原因，如脾不统血、肝不藏血而致出血，以及妇女经行不畅流产等，如果所出之血未能排出体外或及时消散，留积于体内则成瘀血。

（2）气滞致瘀：气行则血行，气滞则血瘀。若情志郁结，气机不畅，或痰饮等积滞体内，阻遏脉络，都会造成血液运行不畅，进而导致血液在体内某些部位瘀积不行，形成瘀血。《血证论·吐血》说："气为血之帅，血随之而运行；血为气之守，气得之而静谧。气结则血凝，气虚则血脱，气迫则血走。"

（3）因虚致瘀：气分阴阳，是推动和调控血液运行的动力，气虚则运血无力，阳虚则脉道失于温通而滞涩，阴虚则脉道失于柔润而僵化。津血同源互化，津液亏虚，无以充血则血脉不利。因此，气与津液的亏损，亦能引起血液运行不畅，导致血液在体内某些部位停积而成瘀血。

（4）血寒致瘀：血得热则行，得寒则凝。若外感寒邪，入于血脉，或阴寒内盛，血脉挛缩，则血液凝涩而运行不畅，导致血液在体内某些部位瘀积不散，形成瘀血。如《医林改错·积块》说："血受寒则凝结成块。"

（5）血热致瘀：外感火热邪气，或体内阳盛化火，入舍于血，血热互结，煎灼血中津液，使血液黏稠而运行不畅；或热灼脉络，迫血妄行导致内出血，以致血液壅滞于体内某些部位而不散，变成瘀血。如《医林改错·积块》说："血受热则煎熬成块。"

2. 瘀血的致病特点

瘀血形成之后，停积体内不散，不仅失去血液的濡养作用，而且可导致新的病变发生。瘀血的致病特点主要表现在以下几个方面。

（1）易于阻滞气机：血为气之母，血能载气，因而瘀血一旦形成，必然影响和加重气机郁滞，所谓"血瘀必兼气滞"。而气为血之帅，气机郁滞，又可引起局部或全身的血液运行不畅。因而导致血瘀气滞、气滞血瘀的恶性循环。如外伤局部，破损血脉，血出致瘀，可致受伤部位气机郁滞，出现局部青紫、肿胀、疼痛等症。

（2）影响血脉运行：瘀血为血液运行失常的病理产物，但瘀血形成之后，无论其瘀滞于脉内，还是留积于脉外，均可影响心、肝、脉等脏腑的功能，导致局部或全身的血液运行失常，如瘀血阻滞于心，心脉痹阻，气血运行不畅，可致胸痹心痛；瘀血留滞于肝脏，可致肝脏脉络阻滞，气血运行障碍，故有"恶血归肝"之说；瘀血阻滞于脉道，损伤脉络，血逸脉外，可致出血色紫暗有块等；瘀血阻滞经脉，气血运行不利，形体官窍因脉络瘀阻，可见口唇、爪甲青紫，皮肤瘀斑，舌有瘀点、瘀斑，脉涩不畅等。

（3）影响新血生成：瘀血乃病理性产物，已失去对机体的濡养滋润作用。瘀血阻滞体内，尤其是瘀血日久不散，就会严重地影响气血的运行，脏腑失于濡养，功能失常，势必影响新血的生成。因而有"瘀血不去，新血不生"的说法。故久瘀之人，常可表现出肌肤甲错、毛发不荣等失濡失养的临床特征。《血证论·男女异同论》说："瘀血不行，则新血断无生理……盖瘀血去则新血易生，新血生而瘀血自去。"即在一定程度上揭示了瘀血阻滞与新血生成之间的辩证关系。

（4）病位固定，病证繁多：瘀血一旦停滞于某脏腑组织，多难于及时消散，故其致病又具有病位相对固定的特征，如局部刺痛、固定不移，或癥积肿块形成而久不消散等。而且，瘀血阻滞的部位不同，形成原因各异，兼邪不同，其病理表现也就不同。如瘀阻于心，血行不畅则胸闷心痛；瘀阻于肺，则宣降失调，或致脉络破损，可见胸痛、气促、咯血；瘀阻于肝，气机郁滞，血海不畅，经脉瘀滞，可见胁痛、癥积肿块；瘀阻胞宫，经行不畅，可见痛经、闭经、经色紫暗有块；瘀阻于肢体肌肤，可见肿痛青紫；瘀阻于脑，脑络不通，可致突然昏倒，不省人事，或留有严重的后遗症，如痴呆、语言謇涩等。此外，瘀血阻滞日久，也可化热。所以说瘀血致病，病证繁多。

3.瘀血致病的病症特点

瘀血致病，虽然症状错综繁多，但其主要病症特点可大致归纳如下：①疼痛：一般表现为刺痛，痛处固定不移，拒按，夜间痛势尤甚。②肿块：瘀血积于皮下或体内则可见肿块，肿块部位多固定不移。若在体表则可见局部青紫，肿胀隆起，所谓血肿；若在体腔内则扪之质硬，坚固难移，所谓癥积。③出血：部分瘀血为病者可见出血之象，通常出血量少而不畅，血色紫暗，或夹有瘀血块。④色紫暗：一是面色紫暗，口唇、爪甲青紫等；二是舌质紫暗，或舌有瘀斑、瘀点等。⑤可表现出肌肤甲错及脉象上的某些异常，如涩脉或结代脉等。

四、其他病因

除六淫、疠气、七情内伤、饮食失宜、劳逸失度、病理产物之外的致病因素，统称为其他病因，主要有外伤、诸虫、药邪等。

（一）外伤

外伤，主要指机械暴力等外力所致伤损，也包括烧烫、冷冻、虫兽蛇叮咬等意外因素所致形体组织的创伤。外伤的类型较多，如跌打损伤、持重努伤、挤轧伤、撞击伤、金刃伤、烧烫伤、冻伤、虫兽蛇咬伤等，广义的外伤还包括雷击、溺水、自缢等。

（二）诸虫

寄生虫是动物性寄生物的统称。人体常见的寄生虫有蛔虫、蛲虫、绦虫、钩虫、血吸虫等。这类寄生虫寄居于人体内，不仅消耗人体的营养物质，还可以造成各种损害，导致疾病发生。

（三）药邪

所谓"药邪"，是指因药物加工、使用不当而引起疾病发生的一类致病因素。药物本身是用于治疗疾病的，如果药物炮制加工不当，或者医生不熟悉药物的性味、用量、配伍禁忌而使用不当，或者患者不遵医生指导而乱服某些药物等，均可引起疾病发生。

第二节　病　机

基本病机，是指在疾病过程中病理变化的一般规律及其基本原理。中医学认为，疾病的发生、发展与变化，与机体的体质强弱和致病邪气的性质有密切关系。体质不同，病邪各异，可以产生全身或局部的多种多样的病理变化。

一、邪正盛衰

邪正盛衰，是指在疾病过程中，机体的抗病能力与致病邪气之间相互斗争中所发生的盛衰变化。邪正斗争，不仅关系着疾病的发生、发展和转归，而且也影响着病证的虚实变化。所以，邪正斗争是疾病病理变化的基本过程，疾病的过程也就是邪正斗争及其盛衰变化的过程。在疾病的发展变化过程中，正气和邪气的力量对比不是固定不变的，而是在正邪的斗争过程中，不断地发生着消长盛衰的变化。随着体内邪正的消长盛衰而形成了病机的虚实变化。

虚与实，体现了人体正气与病邪相互对抗消长运动形式的变化，"邪气盛则实，精气夺则虚"，致病因素作用于人体之后，在疾病的发展过程中，邪正是互为消长的，正盛则邪退，邪盛则正衰。随着邪正的消长，疾病就反映出两种不同的本质，即虚与实的变化。

（一）虚实的基本原理

虚与实是相对的而不是绝对的。

1. 实

所谓实，是指邪气盛而正气尚未虚衰，以邪气盛为主要矛盾的一种病理变化。实所表现的证候称为实证。发病后，邪气亢盛，正气不太虚，尚足以同邪气相抗衡，临床表现为亢盛有余的实证。实证必有外感六淫或痰饮、食积、瘀血等病邪滞留不解的特殊表现。一般多见于疾病的初期或中期，病程一般较短，如外感热病进入热盛期阶段，出现了以大热、大汗、大渴、脉洪大等"四大"症状，或潮热、谵语、狂躁、腹胀满坚硬而拒按、大便秘结、手足微汗出、舌苔黄燥、脉沉数有力等症状，前者称"阳明经证"，后者称"阳明腑证"。就邪正关系说来，它们皆属实，就疾病性质来说它们均属热，故称实热证。此时，邪气虽盛，但正气尚未大伤，还能奋起与邪气斗争，邪正激烈斗争的结局，以实热证的形式表现出来，或因痰、食、水、血等滞留于体内引起的痰涎壅盛、食积不化、水湿泛滥、瘀血内阻等病变，都属于实证。

2. 虚

所谓虚，是指正气不足，抗病能力减弱，以正气不足为主要矛盾的一种病理变化。虚所表现的证候，称为虚证。或体质素虚，或疾病后期，或大病久病之后，气血不足，伤阴损阳，导致正气虚弱，正气对病邪虽然还在抗争，但力量已经显示出严重不足，难以出现较剧烈的病理反应。所以，临床上出现一系列的虚损不足的证候。虚证必有脏腑功能衰退的特殊表现，一般多见于疾病的后期和慢性疾病过程中。如大病、久病，消耗精气，或大汗、吐、利、大出血等耗伤人体气血津液、阴阳，均会导致正气虚弱，出现阴阳气血虚损之证。如崩漏，由于大量出血，其症状除了出血之外，同时伴有面色苍白或萎黄、神疲乏力、心悸、气短、舌淡、脉细等，称作"脾不统血"。就邪正关系而言，心脾生理功能低下，既有脾虚之证，又有心血不足之候，属虚证。

(二)虚实错杂

虚实错杂包括虚中夹实和实中夹虚两种病理变化，在疾病过程中，邪正的消长盛衰，不仅可以产生单纯的虚或实的病理变化，而且由于疾病的失治或治疗不当，以致病邪久留，损伤了人体的正气；或因正气本虚，无力驱邪外出，而致水湿、痰饮、瘀血等病理产物的凝结阻滞，往往可以形成虚实同时存在的虚中夹实、实中夹虚等虚实错杂的病理变化。

1. 虚中夹实

虚中夹实是指以虚为主，又兼夹实候的病理变化。如脾阳不振之水肿即属于此。脾阳不振，运化无权，皆为虚候；水湿停聚，发为浮肿为实。上述病理变化以虚为主，实居其次。

2. 实中夹虚

实中夹虚是以实为主，兼见虚候的一种病理变化。如外感热病在发展过程中，常见实热伤津之象，因邪热炽盛而见高热、汗出、便秘、舌红、脉数之实象，又兼口渴、尿短赤等邪热伤津之征，病本为实为热，津伤源于实热，而属于虚，此为实中夹虚。分析虚实错杂的病机，应根据邪正之孰缓孰急，虚实之孰多孰少，来确定虚实之主次。

（三）虚实转化

疾病发生后，邪正双方力量的对比经常发生变化，因而疾病在一定条件下也常常发生实证转虚，因虚致实的病理变化。

1. 由实转虚

疾病在发展过程中，邪气盛，正气不衰，由于误治、失治，病情迁延，虽然邪气渐去，但是人体的正气、脏腑的生理功能已受到损伤，因而疾病的病理变化由实转虚。例如，外感性疾患，疾病初期多属于实，如表寒证或表热证等，由于治疗不及时或治疗不当，护理失宜，或年高体弱，抗病能力较差，从而病情迁延不愈，正气日损，可逐渐形成肌肉消瘦、纳呆食少、面色不华、气短乏力等肺脾功能衰减之虚象，这是由实转虚。

2. 因虚致实

所谓因虚致实，是由于正气本虚，脏腑生理功能低下，导致气、血、水等不能正常运行，产生了气滞、瘀血、痰饮、水湿等实邪停留体内之害。此时，虽然邪实，但正气不足，脏腑亦衰，谓之因虚致实。如肾阳虚衰，不能主水，而形成的阳虚水停之候，既有肾脏温化功能减退的虚象，又有水液停留于体内的一派邪实之象，这种水湿泛滥乃由肾阳不足，气化失常所致，故称之为因虚致实。实际上，因虚致实是正气不足，邪气亢盛的一种虚实错杂的病理变化。

（四）虚实真假

病机的或实或虚，在临床上均有一定的征象。但必须指出，临床上的征象，仅仅是疾病的现象，在一般情况下，即现象与本质相一致的情况下，可以反映病机的虚或实。但在特殊情况下，即现象与本质不完全一致的情况下，在临床上往往会出现与疾病本质不符的许多假象，因而有"至虚有盛候"的真虚假实和"大实有羸状"的真实假虚的病理变化。虽然假象也是由疾病的本质所决定的，是疾病本质的表现，但它并不如真象那样更直接地反映疾病的本质，往往会把疾病的本质掩盖起来。因此，我们要详细地收集临床资料，全面地分析疾病的现象，从而揭示病机的真正本质。

1. 真虚假实（至虚有盛候）

真虚假实之虚指病理变化的本质，而实则是表面现象，是假象。如正气虚弱的人，因脏腑虚衰，气血不足，运化无力，有时反出现类似"实"的表现。一方面可以见到纳呆食少、疲乏无力、舌胖嫩苔润、脉虚无力等正气虚弱的表现，同时又可见腹满、腹胀、腹痛等一些类似"实"的症状。但其腹虽满，却有时减轻，不似实证之腹满不减或减不足言；腹虽胀，但有时和缓，不若实证之常急不缓；腹虽痛，但喜按，与实证之腹痛拒按不同。所以，病机的本质为虚，实为假象，即真虚假实。

2. 真实假虚（大实有羸状）

真实假虚病机本质为实，而虚则是表面现象，为假象。如热结肠胃、痰食壅滞、湿热内蕴、大积大聚等，使经络阻滞，气血不能畅达，反而出现一些类似虚的假象。如热结肠胃，里热炽盛之患者，一方面见到大便秘结、腹满硬痛拒按、潮热谵语、舌苔黄燥等实证的表现，有时又可出现精神委靡、不欲多言，但语声高亢气粗，肢体倦怠，但稍动则舒适；大便下利，但得泄而反快。究其本质，是实而不是虚。总之，在疾病的发生和发展过程中，病机的虚和实，都只是相对的而不是绝对的。由实转虚、因虚致实和虚实夹杂，常常是疾病发展过程中的必然趋势。因此，在临床上不能以静止的、绝对的观点来对待虚和实的病机变化，而应以运动的、相对的观点来分析虚和实的病机。

二、阴阳失调

阴阳失调，是机体阴阳消长失去平衡的统称，是指机体在疾病过程中，由于致病因素的作用，导致机体的阴阳消长失去相对的平衡，所出现的阴不制阳、阳不制阴的病理变化。阴阳失调又是脏腑、经络、气血、营卫等相互关系失调，以及表里出入、上下升降等气机运动失常的概括。由于六淫、七情、饮食、劳倦等各种致病因素作用于人体，也必须通过机体内部的阴阳失调，才能形成疾病，所以，阴阳失调又是疾病发生、发展变化的内在根据。

阴阳失调的病理变化，其主要表现，不外阴阳盛衰、阴阳互损、阴阳格拒、阴阳转化以及阴阳亡失等几个方面，其中阴阳偏盛偏衰则是各种疾病最基本的病理变化，这种变化通过疾病性质的寒热而表现出来。

（一）阴阳盛衰

阴阳盛衰，是阴和阳的偏盛或偏衰，而表现为或寒或热、或实或虚的病理变化，其表现形式有阳盛、阴盛、阳虚、阴虚四种。

1. 阴阳偏盛

阴或阳的偏盛，主要是指"邪气盛则实"的病理变化。"阳盛则热，阴盛则寒"是阳偏盛和阴偏盛病机的特点。前者其病属热属实，后者其病属寒属实。

阳长则阴消，阴长则阳消，所以，"阳盛则阴病，阴盛则阳病"（《素问·阴阳应象大论》)是阳偏盛或阴偏盛等病理变化的必然发展趋势。

（1）阳盛则热：阳盛是指机体在疾病发展过程中，所出现的阳气偏亢，脏腑经络功能亢进，邪热过盛的病理变化。阳盛则热是由于感受温热阳邪，或感受阴邪而从阳化热，或七情内伤，五志过极而化火，或因气滞、血瘀、痰浊、食积等郁而化热化火所致。

阳盛则热的病机特点，多表现为阳盛而阴未虚的实热证。阳以热、动、燥为其特点，故阳气偏盛产生热性病变，以及燥、动之象，出现发热、烦躁、舌红苔黄、脉数等。故曰"阳盛则热"；由于阳的一方偏盛会导致阴的一方相对偏衰，所以除上述临床表现外，同时还会出现口渴、小便短少、大便干燥等阳盛伤阴，阴液不足的症状，故称"阳盛则阴病"，但矛盾的主要方面在于阳盛。

但需要指出，"阳盛则阴病，阳盛则阴虚"。在病机上，必须分清阴是相对不足还是绝对亏虚。邪客于阳而致阳盛，阳盛必损阴，但阴虽亏而尚未达到阴虚的程度，阴仅相对不足，其病机为阳盛而阴未虚。若阴由相对的不足转而成为绝对的虚损，阳盛与阴虚并存或只有阴虚而无阳盛，则病机便从实热转化为实热兼阴亏或阴虚内热。

（2）阴盛则寒：阴盛，是指机体在疾病过程中所出现的一种阴气偏盛，功能障碍或减退，阴寒过盛以及病理性代谢产物积聚的病理变化。阴盛则寒多由感受寒湿阴邪，或过食生冷，寒湿中阻，阳不制阴而致阴寒内盛之故。

一般地说，阴盛则寒的病机特点，多表现为阴盛而阳未虚的实寒证。阴以寒、静、湿为其特点，故阴偏盛产生的寒性病变以及湿、静之象，表现为形寒、肢冷、喜暖、口淡不渴、苔白、脉迟等。所以说"阴盛则寒"。由于阴的一方偏盛，常常耗伤阳气，会导致阳的一方偏衰，从而出现恶寒、腹痛、溲清便溏等。这种阳气偏衰的表现是由于阴盛所引起的，所以又称"阴盛则阳病"。

"阴盛则阳病"，阴盛则阳虚。从病机变化来说，阴盛则阳病虽然也可区分为阳的相对不足和绝对的虚损，但是，由于阳主动而易耗散，而且阴寒内盛多因素体阳虚，阳不制阴所致。所以，实际上在阴偏盛时，多同时伴有程度不同的阳气不足，难以明确区分为相对不足和绝对损伤。

2. 阴阳偏衰

阴阳偏衰，是人体阴精或阳气亏虚所引起的病理变化。阳气亏虚，阳不制阴，使阴相对偏亢，形成"阳虚则寒"的虚寒证。反之，阴精亏损，阴不制阳，使阳相对偏亢，从而形成"阴虚则热"的虚热证。

（1）阳虚则寒：阳虚，是指机体阳气虚损，失于温煦，功能减退或衰弱的病理变化。形成阳偏衰的主要原因，多由于先天禀赋不足，或后天饮食失养，或劳倦内伤，或久病损伤阳气所致。一般地说，其病机特点多表现为机体阳气不足，阳不制阴，阴相对亢盛的虚寒证：阳气不足，一般以脾肾之阳虚为主，其中尤以肾阳不足为最。因为肾阳为人身诸阳之本。所以，肾阳虚衰（命门之火不足）在阳偏衰的病机中占有极其重要的地位。由于阳气的虚衰，阳虚则不能制阴，阳气的温煦功能减弱，经络、脏腑等组织器官的某些功能活动也因之而减弱衰退，血和津液的运行迟缓，水液不化而阴寒内盛，这就是阳虚则寒的主要机制。阳虚则寒，虽也可见到面色㿠白、畏寒肢冷、舌淡、脉迟等寒象，但还有喜静蜷卧、小便清长、下利清谷等虚象。所以，阳虚则寒与阴盛则寒，不仅在病机上有所区别，而且在临床表现方面也有不同：前者是虚而有寒，后者是以寒为主，虚象不明显。

（2）阴虚则热：阴虚，是指机体精、血、津液等物质亏耗，以及阴不制阳，导致阳相对亢盛，功能虚性亢奋的病理变化。形成阴偏衰的主要原因，多由于阳邪伤阴，或因五志过极，化火伤阴，或因久病耗伤阴液所致。一般认为，其病机特点多表现为阴液不足及滋养、宁静功能减退，以及阳气相对偏盛的虚热证。

阴虚之证，五脏俱有，但一般以肝肾为主，其他三脏之阴虚，久延不愈，最终多累及肝肾。五者之间，亦多夹杂并见。临床上以肺肾阴虚、肝肾阴虚为多见。因为肾阴为诸阴之本，所以，肾阴不足在阴偏衰的病机中占有极其重要的地位。由于阴液不足，不能制约阳气，从而形成阴虚内热、阴虚火旺和阴虚阳亢等多种表现，如五心烦热、骨蒸潮热、面红升火、消瘦、盗汗、咽干口燥、舌红少苔、脉细数无力等，即是阴虚则热的表现。阴虚则热与阳盛则热的病机不同，其临床表现也有所区别：前者是虚而有热，后者是以热为主，虚象并不明显。

（二）阴阳互损

阴阳互损，是指在阴或阳任何一方虚损的前提下，病变发展影响到相对的一方，形成阴阳两虚的病理变化。在阴虚的基础上，继而导致阳虚，称为阴损及阳；在阳虚的基础上，继而导致阴虚，称为阳损及阴。由于肾藏精气，内寓真阴真阳，为全身阳气阴液之根本，所以，无论阴虚或阳虚，多在损及肾脏阴阳及肾本身阴阳失调的情况下，才易于发生阳损及阴或阴损及阳的阴阳互损的病理变化。

1. 阴损及阳

阴损及阳，系指由于阴液亏损，累及阳气，使阳气生化不足或无所依附而耗散，从而在阴虚的基础上又导致了阳虚，形成了以阴虚为主的阴阳两虚的病理变化。例如，临床常见的遗精、盗汗、失血等慢性消耗性病证，严重地耗伤了人体阴精，因而化生阳气的物质基础不足，发展到一定阶段就会出现自汗、畏冷、下利清谷等阳虚之候。这是由阴虚而导致阳虚，病理上称为"阴损及阳"。

2. 阳损及阴

阳损及阴，系指由于阳气虚损，无阳则阴无以生，累及阴液的生化不足，从而在阳虚的基础上又导致了阴虚，形成了以阳虚为主的阴阳两虚的病理变化。例如，临床上常见的水肿一病，其病机主要为阳气不足，气化失司，水液代谢障碍，津液停聚而水湿内生，溢于肌肤所致。但其病变发展则又可因阴无阳生使阴阳日益亏耗，而见形体消瘦、烦躁升火等阴虚症状，转化为阳损及阴的阴阳两虚证。这是由阳虚而导致阴虚，病理上称为"阳损及阴"。

实际上，由阴或阳的一方不足导致另一方虚损，终究会导致阴阳两虚，只是程度轻重不同而已，这在脏腑，气血病理变化中是屡见不鲜的。因为肾阴为全身阴液之本，肾阳为全身阳气之根，故阳损及阴、阴损及阳，最终又总是以肾阳、肾阴亏虚为主要病变。

（三）阴阳格拒

阴阳格拒，是阴盛至极或阳盛至极而壅遏于内，使阴气与阳气或阳气与阴气相互阻隔不通的病理变化。阴阳格拒是阴阳失调中比较特殊的一类病机，包括阴盛格阳和阳盛格阴两方面。阴阳相互格拒的机制，主要是由于某些原因引起阴或阳的一方偏盛至极，而壅遏于内，将另一方排斥于外，迫使阴阳之间不相维系所致。阴阳格拒表现为真寒假热或真热假寒等复杂的病理现象。

1. 阴盛格阳（真寒假热）

阴盛格阳，是指阴寒过盛，阳气被格拒于外，出现内真寒外假热的一种病理变化。如虚寒性疾病发展到严重阶段，其证除有阴寒过盛之四肢厥逆、下利清谷、脉微细欲绝等症状外，又见身反不恶寒（但欲盖衣被）、面颊泛红等假热之象。身反不恶寒、面颊泛红，似为热盛之证，但与四肢厥逆、下利清谷、脉微欲绝并见，知非真热，而是假热。

阴盛格阳，又有格阳和戴阳之分，格阳是内真寒而外假热，阴盛格阳于体表（身反不恶寒）。戴阳是下真寒而上假热，阴盛格阳于头面（面赤如妆）。格阳和戴阳均属真寒假热证，其病机同为阴阳格拒。实际上，疾病发展到阴阳格拒的严重阶段，格阳证和戴阳证常常同时出现。

2. 阳盛格阴（真热假寒）

阳盛格阴，是指阳盛已极，阻拒阴气于外，出现内真热外假寒的一种病理变化。阳盛格阴是由于热极邪气深伏于里，阳气被遏，闭郁于内，不能透达于外所致。其病机的本质属热，而临床症状有某些假寒之象，故又称真热假寒。如热性病发展到极期（阳明经证——白虎汤证、阳明腑证——承气汤证，及暑厥病等），即有阳热极盛之心胸烦热、胸腹扪之灼热、口干舌燥、舌红等症状，又有阳极似阴的四肢厥冷或微畏寒等：热势愈深，四肢厥冷愈甚，所以有热深厥亦深，热微厥亦微之说。四肢厥冷是假象，系阳盛于内，格阴于外所致。

（四）阴阳转化

在疾病发展过程中，阴阳失调还可表现为阴阳的相互转化。阴阳转化包括由阳转阴和由阴转阳。

1. 由阳转阴

疾病的本质本为阳气偏盛，但当阳气亢盛到一定程度时，就会向阴的方向转化。如某些急性外感性疾病，初期可以见到高热、口渴、胸痛、咳嗽、舌红、苔黄等一些热邪亢盛的表现，属于阳证。由于治疗不当或邪毒太盛等原因，可突然出现体温下降、四肢厥逆、冷汗淋漓、脉微欲绝等阴寒危象。此时，疾病的本质即由阳转化为阴，疾病的性质由热转化为寒，病理上称之为"重阳必阴"。"重阳必阴"与"阳证似阴"不同，前者的"阳"和"阴"皆为真，后者的"阳"为真，而其"阴"为假。

2. 由阴转阳

疾病的本质为阴气偏盛，但当阴气亢盛到一定程度，就会向阳的方向转化。如感冒初期，可以出现恶寒重发热轻、头身疼痛、骨节疼痛、鼻塞流涕、无汗、咳嗽、苔薄白、脉浮紧等风寒束表之象，属于阴证。如治疗失误，或因体质等因素，可以发展为高热、汗出、心烦、口渴、舌红、苔黄、脉数等阳热亢盛之候。此时，疾病的本质即由阴转化为阳，疾病的性质则由寒转化为热，病理上称之为"重阴必阳"。"重阴必阳"与"阴证似阳"有本质的区别。

（五）阴阳亡失

阴阳亡失，是指机体的阴液或阳气突然大量的亡失，导致生命垂危的一种病理变化，包括亡阴和亡阳。

1. 亡阳

亡阳，是指机体的阳气发生突然脱失，而致全身功能突然严重衰竭的一种病理变化。一般认为，亡阳多由于邪盛，正不敌邪，阳气突然脱失所致，也可由于素体阳虚，正气不足，疲劳过度等多种原因，或过用汗法，汗出过多，阳随阴泄，阳气外脱所致。慢性消耗性疾病的亡阳，多由于阳气的严重耗散，虚阳外越所致，其临床表现多见大汗淋漓、手足逆冷、精神疲惫、神情淡漠，甚则昏迷、脉微欲绝等一派阳气欲脱之象。

由于阳气和阴精具有依存互根的关系，亡阳则阴精无以化生而耗竭。所以，亡阳之后，继之往往出现阴竭之变，阳亡阴竭，生命即将终结。

2. 亡阴

亡阴，是指由于机体阴液发生突然性的大量消耗或丢失，而致全身功能严重衰竭的一种病理变化。一般认为，亡阴多由于热邪炽盛，或邪热久留，大量煎灼阴液所致，也可由于其他因素大量耗损阴液而致亡阴，其临床表现多见汗出不止、汗热而黏、四肢温和、渴喜冷饮、身体干瘪、皮肤皱折、眼眶深陷、精神烦躁或昏迷谵妄、脉细数疾无力，或洪大按之无力。同样，由于阴液与阳气的依存互根关系，阴液亡失，则阳气所依附而涣散不收，浮越于外，故亡阴可迅速导致亡阳，阴竭则阳脱，阴阳不相维系而衰竭，生命也随之终结。

亡阴和亡阳，在病机和临床征象等方面，虽然有所不同，但机体的阴和阳存在着互根互用的关系，阴亡，则阳无所依附而浮越；阳亡，则阴无以化生而耗竭。故亡阴可以迅速导致亡阳，亡阳也可继而出现亡阴，最终导致"阴阳离决、精气乃绝"，生命活动终止而死亡。

综上所述，阴阳失调的病机，是以阴阳的属性，阴和阳之间存在的相互制约、相互消长、互根互用和相互转化关系的理论，来阐释、分析、综合机体一切病理现象的机制。因此，在阴阳的偏盛和偏衰之间，亡阴和亡阳之间，都存在着密切的联系。也就是说，阴阳失调的各种病机，并不是固定不变的，而是随着病情的进退和邪正盛衰等情况的变化而变化的。

三、气血失调

气血是人体脏腑、经络等一切组织器官进行生理活动的物质基础，而气血的生成与运行又有赖于脏腑生理功能的正常。因此，在病理上，脏腑发病必然会影响到全身的气血，而气血的病变也必然影响到脏腑。气血的病理变化总是通过脏腑生理功能的异常而反映出来。由于气与血之间有着密切关系，所以在病理情况下，气病必及血，血病亦及气，其中尤以气病及血为多见。

气血失调的病机，同邪正盛衰，阴阳失调一样，不仅是脏腑、经络等各种病变机制的基础，而且也是分析研究各种疾病病机的基础。

（一）气失调

气的病变，包括气的生成不足或耗散太过，气的运行失常，以及气的生理功能减退等，具体表现为气虚、气陷、气滞、气逆、气闭、气脱等几个方面。

1. 气虚

气虚是指元气不足，全身或某些脏腑功能衰退的病理变化。气虚主要表现为元气不足，脏腑功能活动减退，以及机体抗病能力下降等方面，其形成的主要原因多是先天不足，或后天失养，或肺脾肾功能失调，也可因劳伤过度、久病耗伤、年老体弱所致。气虚多见于慢性疾患、老年患者、营养缺乏、疾病恢复期以及体质衰弱等病变。其临床表现以少气懒言、疲倦乏力、脉细软无力等症为重要特点。

各脏腑气虚的特点，多与其生理功能有关，如肺气虚的特点是"主气"的功能衰退；心气虚的特点是"主血脉"和"藏神"的功能衰退；脾胃气虚的特点是"腐熟水谷"和"运化精微"的功能衰退以及中气下陷等；肾气虚的特点是"藏精""生髓"和"气化""封藏"以及"纳气"等功能的衰退等。

因肺主一身之气，脾为后天之本、气血生化之源，脾肺气虚直接影响元气的生成，故临床上所谓气虚证，多是指脾气虚和肺气虚以及脾肺气虚。

气虚和阳虚，虽然都是脏腑组织功能活动的衰退和抗病能力的减弱，但气虚则是指单纯的功能减退，而阳虚则是在气虚进一步发展的基础上，出现了阳气虚少，所以气虚属于阳虚的范畴，气虚可发展为阳虚，但气虚则不一定阳虚。其区别在于：气虚是虚而无寒象，而阳虚则是虚而有寒象。

由于气与血、津液的关系极为密切，因而在气虚的情况下，必然会影响及血和津液，从而引起血和津液的多种病变。如气虚可导致血虚、血瘀和出血，也可引起津液的代谢障碍，如脾气虚不能运化水湿而形成痰饮、水肿等。

2. 升降失常

升降失常包括气陷、气脱、气滞、气逆和气闭等。

（1）气陷：气陷为气虚病机之一，是以气的升举无力，应升反降为主要特征的一种病理变化。气陷多因气虚进一步发展而来。脾宜升则健，脾气虚，易导致气陷，常称"中气下陷"。机体内脏位置的相对恒定，全赖于气的正常升降出入运动。所以，在气虚而升举力量减弱的情况下，就会引起某些内脏的下垂，如胃下垂、肾下垂、子宫脱垂、脱肛等，还可伴见腰腹胀满重坠、便意频频，以及短气乏力、语声低微、脉弱无力等症。

（2）气脱：气脱是指气虚之极而有脱失消亡之危的一种病理变化。由于体内气血津液严重损耗，以致脏腑生理功能极度衰退，真气外泄而陷于脱绝危亡之境。气脱有虚脱、暴脱之分：精气逐渐消耗，引起脏腑功能极度衰竭者，为虚脱；精气骤然消耗殆尽；引起阴竭阳亡者，为暴脱。如心气虚脱则心神浮越，脉微细欲绝；肝气虚脱则目视昏蒙，四肢微搐；脾气虚脱则肌肉大脱，泻利不止；肺气虚脱则呼吸息高，鼾声如雷；肾气虚脱则诸液滑遗，呼气困难。阴气暴脱则肤皱眶陷，烦躁昏谵；阳气暴脱则冷汗如珠，四肢厥逆等。

（3）气滞：气滞主要是由于情志内郁，或痰、湿、食、积、瘀血等阻滞，以及外伤侵袭、用力努伤、跌仆闪挫等因素，使气机阻滞而不畅，从而导致某些脏腑经络的功能失调或障碍所致，以闷胀、疼痛为其临床特点。由于人体气机升降多与肝主疏泄、肺主宣降、脾主升清、胃主降浊，以及肠主泌别传导功能有关，故气滞多与这些脏腑功能失调有关。

气行则血行，气滞则血瘀；气行水亦行，气滞则水停。所以气滞可以引起血瘀、水停，形成瘀血、痰饮、水肿等病理变化。

（4）气逆：气逆多由情志所伤，或因饮食寒温不适，或因痰浊壅阻等所致。气逆最常见于肺、胃和肝等脏腑。肺以清肃下降为顺，若肺气逆，则肺失肃降，发为咳逆上气；胃气宜降则和，若胃气逆，则胃失和降，发为恶心、呕吐、嗳气、呃逆；肝主升发，若肝气逆，则升发太过，发为头痛胀，面红目赤而易怒。由于肝为刚脏，主动主升，且又为藏血之脏，因此，在肝气上逆时，甚则可导致血随气逆，或为咯血、吐血，或壅遏清窍而致昏厥。

一般认为，气逆于上，以实为主，但也有因虚而气上逆者。如肺虚而失肃降或肾不纳气，都可导致肺气上逆；胃虚失降也能导致胃气上逆等，属因虚而气逆。

（5）气闭：气闭是脏腑经络气机闭塞不通的一种病理变化。气闭多是风寒湿热痰浊等邪毒深陷于脏腑或郁闭于经络，以致某一髓窍失其通顺所致。如心气内闭则谵语癫狂，神昏痉厥；胸肺气闭，则胸痹结胸，气喘声哑；膀胱气闭则小便不通；大肠气闭则大便秘结；经络气闭则关节疼痛等。其中以心闭神昏最为严重，一般所说的闭证，主要是指心气内闭而言。

（二）血失调

血的生理功能异常，主要表现为血液的生成不足或耗损太过，血液的运行失常，以及血液濡养功能减退等几个方面。血失调包括血虚、血瘀、血热和出血等。

1. 血虚

血虚是指血液不足，濡养功能减退的一种病理变化。其形成的原因：一是失血过多，如吐血、衄血、月经过多，外伤出血等使体内血液大量丧失，而新血又不能及时生成和补充；二是血液生化不足，脾胃为气血生化之源，脾胃虚弱，化源不足，导致生成血液的物质减少，或化生血液的功能减弱；三是久病不愈，慢性消耗等因素而致营血暗耗；四是瘀血阻滞，瘀血不去则新血不生等，最终导致全身血虚。

血是维持人体生命活动的重要物质之一，对人体具有营养作用。因此，血液虚亏不能营养脏腑组织，必然导致全身或局部失于营养，生理功能逐渐减退等病理变化。其临床表现以眩晕，面色不华，唇、舌、爪甲淡白无华为重要特征。

由于心主血，肝藏血，脾为气血生化之源，肾精能化血，所以血虚多与心、肝、脾、肾等脏功能失调关系密切。血虚与阴虚同属阴血不足，但血虚是虚而无热象，而阴虚是虚而有热象。两者在病机上既有联系又有区别。

2. 血瘀

血瘀是指瘀血内阻，血行不畅的一种病理变化。气滞而致血行受阻，或气虚而血运迟缓，或痰浊阻于脉络，或寒邪入血，血寒而凝，或邪热入血，煎熬血液等等，均足以形成血瘀，甚则血液瘀结而成瘀血。所以，瘀血是血瘀的病理产物，而在瘀血形成之后，又可阻于脉络，而成为血瘀的一种原因。

血瘀的病机主要是血行不畅。瘀血阻滞在脏腑、经络等某一局部时，则发为疼痛，痛有定处，得寒温而不减，甚则可形成肿块，称之为症。同时，可伴见面目黧黑、肌肤甲错、唇舌紫暗以及瘀斑等血行迟缓和血液瘀滞的现象。

血瘀反过来又可加剧气机的郁滞，从而形成气滞导致血瘀、血瘀导致气滞的恶性循环。由于血瘀与气虚、气滞、血寒、血热等病理上相互影响，所以血除有寒热之别外，常常出现血瘀兼气虚、血瘀兼气滞、血瘀兼血虚等病理改变。

3. 血热

血热是指血分有热，血行加速甚则瘀阻的一种病理变化。血热多由外感热邪侵袭机体，或外感寒邪入里化热，伤及血分以及情志郁结，郁久化火，火热内生，伤及血分所致。

由于血得温则行，故在血热的情况下，血液运行加速，甚则灼伤脉络，迫血妄行，邪热又可煎熬阴血和津液，所以，血热的病理变化，以既有热象，又有耗血、动血及伤阴为其特征。

4. 出血

出血是指血液溢于脉外的一种病理变化。其形成多由火气上逆，或热邪迫血妄行，或气虚不能摄血，或瘀血停滞，或因外伤损伤脉络等，使血液不能正常循行而溢于脉外所致。出血之候，随处可见，由于出血部位、原因以及出血量之多寡和血的颜色之不同，可表现出不同的病理现象。

出血过多，可以导致血虚气弱，发展成为气血双虚，从而使脏腑组织功能减退；若突然大量失血，还可致气随血脱，甚则发生阴阳离决而死亡。

此外，血的失常还包括血寒，血寒是血分有寒，血行迟缓的一种病理变化，多因寒邪侵袭或阳虚内寒所致，以肢体手足麻木冷痛，心腹怕冷，腹有块痛，得温则减，女子月经不调为其病变特征。

（三）气血关系失调

气和血的关系极为密切，生理上相互依存，相互为用，故病理上也相互影响而致气血同病。气对于血，具有推动、温煦、化生、统摄的作用，故气的虚衰和升降出入异常，必然影响及血。如气虚则血无以生化，血必因之而虚少；气虚则推动、温煦血液的功能减弱，血必因之而凝滞；气虚则统摄功能减弱，则血必因之外溢而出血。气滞则血必因之而瘀阻；气机逆乱血必随气上逆或下陷，甚则上为吐衄，下为便血、崩漏。另一方面，血对于气，则具有濡养和运载作用，在血液虚亏和血行失常时，也必然影响及气。如血虚则气亦随之而衰；血瘀，则气亦随之而郁滞；血脱，则气无所依而脱逸。气血关系失调，主要有气滞血瘀、气不摄血、气随血脱、气血两虚和气血不荣经脉等几方面。

1. 气滞血瘀

气滞血瘀是指气机郁滞，血行不畅而气滞与血瘀并存的一种病理变化。气滞和血瘀，常同时存在。由于气的运行不畅，导致血运的障碍，而形成气滞血瘀，也可因闪挫外伤等因素，而致气滞和血瘀同时形成。在一般情况下，肝主疏泄而藏血，肝的疏泄在气机调畅中起着关键性的作用。因此，气滞血瘀多与肝的生理功能异常密切相关；其次，由于心主血脉而行血，故在心的生理功能失调时，则多先发生血瘀而后导致气滞。气滞血瘀，在临床上多见胀满疼痛，瘀斑及积聚症瘕等症。

2. 气虚血瘀

气虚血瘀是指气虚而运血无力，血行瘀滞，气虚与血瘀并存的一种病理变化。气能行血，气虚则推动无力而致血瘀。轻者，气虚无力，但尚能推动，只不过血行迟缓，运行无力；重者，在人体某些部位，因气虚较甚，无力行血，血失濡养，则可见瘫软不用，甚至萎缩、肌肤干燥、瘙痒、欠温，甚则肌肤甲错等气血不荣经脉的具体表现。

3. 气不摄血

气不摄血，是指因气的不足，固摄血液的生理功能减弱，血不循经，溢出脉外，而导致咯血、吐血、衄血、发斑、便血、尿血、崩漏等各种出血的病理变化。其中因中气不足，气虚下陷而导致血从下溢，则可见崩漏、便血、尿血等病症。

4. 气随血脱

气随血脱，是指在大量出血的同时，气随着血液的流失而散脱，从而形成气血两虚或气血并脱的病理变化。常由外伤失血或妇女崩漏、产后大出血等因素所致。血为气之载体，血脱，则气失去依附，故气亦随之散脱而亡失。

5. 气血两虚

气血两虚，即气虚和血虚同时存在的病理变化，多因久病消耗、气血两伤所致，或先有失血，气随血耗；或先因气虚，血的生化无源而日渐衰少，从而形成肌肤干燥、肢体麻木等气血不足之证。

四、津液失常

津液的正常代谢，是维持体内津液的正常生成、输布和排泄之间相对衡定的基本条件。津液代谢失常，是津液的输布失常、津液的生成和排泄之间失去平衡，从而出现津液的生成不足，或是输布失常、排泄障碍，以致津液在体内的环流缓慢，形成水液潴留、停阻、泛滥等病理变化。

津液的代谢，是一个复杂的生理过程，由于多个脏腑的多种生理功能的相互协调，才能维持正常的代谢平衡，其中与肺脾肾的关系更为密切。所以，肺、脾、肾等脏腑中，任何一脏或任何一种生理功能的异常，均能导致津液的代谢失常，形成体内津液不足，或是津液在体内潴留，从而内生水湿或痰饮。

（一）津液不足

津液不足，是指津液在数量上的亏少，进而导致内则脏腑，外而孔窍、皮毛，失其濡润滋养作用，因之产生一系列干燥失润的病理变化。津液不足多由燥热之邪或五志之火，或高热、多汗、吐泻、多尿、失血，或过用辛燥之剂等引起津液耗伤所致。

津液不足的病理变化，由于津液亏损程度不同，而有伤津和伤阴之分。津和液，在性状、分布部位、生理功能等方面均有所不同，因而津液不足的病机及临床表现，也存在着一定的差异。津较清稀，流动性较大，内则充盈血脉，润泽脏腑，外则达于皮毛和孔窍，易于耗散，也易于补充。如炎夏而多汗，或因高热而口渴引饮；燥季节，常见口、鼻、皮肤干燥；大吐、大泻、多尿时所出现的目陷、干瘪等，均属于以伤津为主的临床表现。液较稠厚，流动性较小，是以濡养脏腑，充养骨髓、脑髓、脊髓，滑利关节为主，一般不易损耗，一旦亏损则亦不易迅速补充。

伤津和脱液，在病机和临床表现方面虽然有所区别，但津液本为一体，二者相互为用，病理上互相影响。一般说来，轻者为伤津，重者为伤阴。伤津并不一定兼有伤阴，但伤阴则必兼有伤津，所以说伤津乃伤阴之渐，伤阴乃津枯之甚。

由于津血同源，故津液亏乏或枯竭，必然导致阴血亏乏，出现血燥虚热内生或血燥生风等津枯血燥的病理改变。若津液耗损，使血液减少而血行郁滞不畅，从而发生血瘀之变，终致津亏血瘀。

气与津液相互依附、相互为用。津液的代谢，有赖于气的升降出入运动；气有固摄和气化作用，可以控制和调节津液的生成与排泄。气也要依附于津液而存在，如人体津液大量丢失，气失其依附而随之形成气随液脱的危重状态。

（二）水湿停聚

津液的输布和排泄，是津液代谢中的两个重要环节。津液的输布和排泄的功能障碍，虽然各有不同，但其结果都能导致津液在体内不正常的停滞，成为内生水湿、痰饮等病理产物的根本原因。

津液的输布障碍，是指津液得不到正常输布，导致津液在体内环流迟缓，或在体内某一局部发生潴留，因而津液不化，水湿内生，酿成痰饮的一种病理变化。导致津液输布障碍的原因很多，涉及到肺的宣发和肃降、脾的运化和散精、肝的疏泄条达和三焦的水道是否通利等各个方面，但其中最主要的是脾的运化功能障碍。

津液的排泄障碍，主要是指津液转化为汗液和尿液的功能减退，而致水液潴留，上下溢于肌肤而为水肿的一种病理变化。津液化为汗液，主要是肺的宣发功能；津液化为尿液，主要是肾的蒸腾气化功能。肺肾的功能减弱，虽然均可引起水液潴留，发为水肿，但是肾的蒸腾气化则起着主宰排泄的作用。

津液的输布障碍和排泄障碍，二者虽然有别，但亦常相互影响和互为因果，其结果则导致内生水湿，酿成痰饮，引起多种病变。

总之，水湿停聚，主要形成湿浊困阻、痰饮凝聚和水液潴留等病理变化。

1. 湿浊困阻

湿浊困阻虽为肺脾肾等相关为病，但以脾不运湿为要。湿之为病最多，"其为害最缓，最隐，而难觉察也。……在经多见是肿而冷，或腰背强，头重如裹，或肢作困，为疮为疡，湿性缠绵，或全身疼，浮肿、痹证，种种为病；入里则气机壅塞，为胀为痞，或温湿寒热、湿痰泄泻，为病不一"（《医原记略》）。

2. 痰饮凝聚

痰与饮都是脏腑功能失调，津液代谢障碍，以致水湿停聚而形成的病理产物，又是多种疾患的致病因素，导致复杂的病理变化。

3. 水液潴留

水液潴留多由肺脾肾等脏腑功能失调，水液代谢障碍，从而使水液潴留体内，而发为水肿。水液泛溢肌肤，则头面、眼睑、四肢浮肿，甚则全身水肿。若水邪潴留腹腔，则腹肿胀大，发为腹水。

气可以化水，水停则气阻。津液代谢障碍，水湿痰饮潴留，可导致气机阻滞的病理变化：水饮阻肺，肺气壅滞，宣降失职，可见胸满咳嗽、喘促不能平卧；水饮凌心，阻遏心气，心阳被抑，则可见心悸、心痛；水饮停滞中焦，阻遏脾胃气机，可致清气不升，浊气不降，而见头昏困倦、脘腹胀满、纳化呆滞；水饮停于四肢，则可使经脉阻滞，表现为肢体沉重胀痛等临床表现。

第七章　病因病机

（三）津液与气血的关系失调

津液与气血之间关系失调，其临床常见者，主要为水停气阻、气随液脱、津枯血燥及津亏血瘀等几方面。

1. 水停气阻

水停气阻是水液停储体内，导致气机阻滞的病理变化。津液的生成、输布和排泄，依赖于脏腑气机酌升降出入运动，气行则水行。津液的气化失常，则水液停聚而形成水湿痰饮，水湿痰饮阻碍气机运行，水停则气阻。如水饮阻肺，则肺气壅滞，失于肃降，可见胸满咳嗽、喘促不能平卧；水饮凌心，阻遏心气，致使心阳被抑，则可见心悸心痛；水饮停滞中焦，阻遏脾胃气机，则可致清气不升，浊气不降，而见头昏困倦、脘腹胀满、纳化呆滞、恶心呕吐等症；水饮停于四肢，则可阻滞经脉气血的流通，故除见浮肿外，尚可见肢体沉困或胀痛等症。

2. 气随液脱

气随液脱是由于津液大量丢失，气失其依附而随津液外泄，从而导致阳气暴脱亡失的气阴两脱的病理变化。气随液脱多由大汗伤津，或严重吐泻，耗伤津液所致。

3. 津枯血燥

津枯血燥是指津液亏乏，甚则枯竭，从而导致血燥虚热内生，或血燥生风的病理变化。津液是血液的重要组成部分，津血又同源于后天的水谷精微，若因高热伤津，或烧伤，而使津液大亏，或阴虚痨热，津液暗耗，均会导致津枯血燥，而见心烦、鼻咽干燥、口渴喜饮、肌肉消瘦、小便短少、舌红少津、脉细数等症。

4. 津亏血瘀

津亏血瘀指津液亏损，血液运行不畅的病理变化。津液充足是保持血脉充盈、血液运行通畅的重要条件。若因高热、烧伤，或吐泻、大汗出等因素，从而使津液大量消耗，则津液亏少而血亦亏虚，使血液循行滞涩不畅，即可发生血瘀之病变，临床表现即可在原有津液亏损不足基础上，出现舌质紫绛，或见瘀斑等症。

〔思考题〕

1. 疫气的概念及致病特点是什么？
2. 七情的致病特点是什么？
3. 瘀血的概念及形成原因是什么？
4. 气失调主要表现在哪些方面？
5. 津液失常的常见病机有哪些？

139

第八章 四 诊

〖本章学习目标〗

1. 掌握四诊的方法。
2. 熟悉四诊各部分症状、体征。

四诊即望、闻、问、切四种诊察疾病的方法，是搜集临床资料的主要方法。用四诊诊察疾病反映在各方面的症状、体征，可以帮助了解疾病的原因、性质、部位，为辨证论治提供依据。

望、闻、问、切在临床诊察搜集疾病反映的情况时，各有其独特作用，它们之间又是互相联系的，必须把望、闻、问、切有机地结合起来（即"四诊合参"）才能全面、系统地了解病情，作出正确判断。

第一节 望 诊

望诊是指医护人员对患者神、色、形态、五官、舌象等进行有目的的观察，借以了解健康状况，测知病情的方法。

望诊可分为全身望诊和局部望诊两大部分。

一、全身望诊

全身望诊是医生在诊察患者时，首先对患者的神色形态等整体表现进行扼要的观察，以了解整体情况的诊病方法。

（一）望神

中医认为神是机体生命活动的体现，形神兼备是一个正常人所具有的。望神以目光、面部表情和精神意识活动为重点，是判断生命活动及临床预后的重要环节。神一般可分为"有神""无神"和"假神"三种。

1. 有神

患者目光灵活、明亮有神，语言清晰，神志清楚，呼吸调均，肌肉润泽，大小便控制自如。说明患者脏腑功能不衰，即使有病也会预后良好。

2. 失神

患者目光迟钝、无光彩、瞳仁呆滞，面色晦暗，呼吸异常，肌肉消损，反应迟钝，甚至神志昏迷或突然昏倒。说明患者脏腑功能衰败，病情重，预后不良。

3. 假神

危重患者突然精神转好，颧红，两眼突然有光，但眼球呆滞不灵活，食欲增加。这是垂危患者将要死亡的表现。

（二）望面色

正常人的面色红润光泽，表现人体气血充盈、脏腑功能旺盛。患者的面色由于疾病的原因可使皮肤发生异常变化，称为"病色"，病色一般分为青、赤、黄、白、黑五种。

1. 青色

主寒证、痛证、瘀血证、小儿惊风和肝病。表明经脉瘀阻、气血不通。

2. 红赤色

主热证是血液充盈于皮肤脉络的表现。当人体热盛时，血液运行加快，面红赤。满面通红者属实热证，慢性病中出现两颧嫩红，常有低热、自己感觉发热则属虚热证。久病患者，面色苍白时红时消，属真寒假热危重证。

3. 黄色

主湿证、虚证。面色淡黄无光泽是脾胃气虚、气血不足所致。面色黄如桔皮，眼白发黄为湿证。面色黄而消瘦者，多见于胃病虚热；黄而色淡者属胃病虚寒。

4. 白色

主虚寒证、血虚证。虚寒证面色白而浮肿。血虚证面白而消瘦。这是由于气血不足不能濡养机体的表现。面色突然苍白、出汗量多、四肢冷是阳气虚脱，或失血过多的急症。面部白斑或白点常见于肠道寄生虫的患者。

5. 黑色

主肾虚证、寒证、痛证、瘀血证、水饮证。寒证、痛证、瘀血证由于肾阳虚衰，水饮不化，血行不畅，故面呈黑色。眼眶周围发黑为痰饮证。

（三）望形态

形是形体，态是姿态。通过望患者形体的强弱胖瘦，可知内脏气血阴阳的盛衰、疾病的程度及预后。

1. 望形体

（1）强：身体强壮，皮肤润泽、肌肉结实、身强力壮、胸廓宽厚、骨骼粗大等均为气血旺盛，抗病能力强，不易生病，病则易愈。

（2）弱：身体瘦弱，皮肤枯燥、肌肉瘦削、瘦弱无力、胸廓狭窄、骨胳细小等均为气血不足，抗病能力低，容易生病，病则难愈。

（3）胖：肥胖并非健壮。体型特点为头圆形、颈短粗、肩宽平、胸宽短圆、腹大、身体偏矮，多后仰。胖而能食，形盛有余；胖而食少，肌肉松弛，精神不振，多为脾胃虚。胖人形肥气虚，水湿难以循行，所以湿多，若郁滞生痰，则易患中风证。

（4）瘦：指消瘦，体形特点为头长颈细、肩窄、胸窄平坦、腹部瘦瘪、身体偏高、多前屈，由于消瘦者体瘦血少，阴虚则火亢易伤肺，瘦人多劳嗽。

2. 望姿态

望形体的动静姿态可判断疾病，从不同的动态可反映不同疾病。

（1）行走姿态：行走时身体前倾，以手护腹多为腹痛；以手护腰、弯腰曲背，多为腰腿病；行时身体摇摆不定是筋骨受损；行时突然止步不前，以手护心为心痛。

（2）坐姿：坐而仰首，为痰盛的肺实证；坐而俯首，气短懒言，多为肺虚或肾气不足，坐时常以手抱头为头痛。

（3）卧姿：卧时身重不能转侧，喜加衣被者，多为虚证、寒证。坐卧不安烦躁，多为腹满胀痛。

（4）站姿：站立不稳，多为眩晕，气血并走于上。不耐久站，属气血阴虚。站立时双手护心或腹，多为心、腹痛。

二、局部望诊

局部望诊可以进一步深入，细致地了解病情，补充全身望诊的不足，有利于诊察局部和全身的病变。

局部望诊的内容包括望头与发，舌，五官与咽喉，皮肤，络脉，排出物等。

（一）望头与发

望头是指通过对受检者头的形态、头发及囟门的观察，以诊断疾病的方法。

望头可诊察脏腑精气盛衰、血液盈亏，特别是肾与脑的病变。

1. 形态

小儿头形过大或过小，伴智力低下者，为先天不足，肾精亏虚。方颅畸形，多见于佝偻病，属肾精不足。头摇不能自主，多为肝风内动。年迈而头摇不已，见于血虚风动证。

2. 囟门

囟门望诊可以观察婴幼儿肾与脑的情况。小儿 1～1.5 岁时，囟门渐合。若囟门迟闭，骨缝不合，称为"解颅"，多为肾气不足；若囟门下陷者，称为"囟陷"，多为虚证，见于先天不足，发育不良，或吐泻伤津，或气血不足，或脾胃虚寒等；囟门高突，称为"囟填"，多属实热证，因外感实邪，火毒上攻所致。

3. 头发

应注意观察头发的疏密及色泽。头发色黑润泽浓密者，是肾气充盛，精血充足的表现。头发稀疏，色黄干枯者，是肾气亏虚，精血不足所致。青年白发，有家族史而无所苦者，一般不作病态。若伴见健忘、腰膝酸软者，属肾虚；伴心悸、失眠、健忘者，为劳神伤血；小儿发结如穗、形瘦腹大，多见于疳积，是脾胃虚损所致。

（二）望舌

望舌是通过察看舌质和舌态的形态、色泽、润燥等方面的变化测知病情变化的一种独具特色的诊法，在中医诊断中占有重要地位。正常舌象为淡红舌薄白苔，舌体柔软、活动自如、舌色淡红。

1. 望舌质

从舌质外观，测知脏腑病变。一般以舌尖诊心肺的病变，舌中诊脾胃的病变，舌的两边诊肝胆病变，舌根诊肾的病变。

2. 望舌色

主要分淡红、淡白、红绛、青紫四种。

淡红舌：舌质颜色淡红润泽白中透红。其形成是由于心血充足，阳气旺盛，为健康人之舌色。

淡白舌：舌色较淡红舌质浅，红色较少而白色偏多。一般为气血亏损。

红绛舌：舌质红。鲜红色者称为红舌；深红色者称为绛舌。多为热证。舌尖红者为心火太盛；舌边红者为肝胆火盛；舌中红者，为胃火太盛。

青紫舌：全舌呈均匀青色或紫色，或舌的局部见青紫色斑块、瘀点为青紫舌。一是热毒太盛，二是阴寒内盛，气血不畅。多为热证、寒证、瘀血证。舌绛紫而深，干枯少津液，多为热毒太盛。舌淡紫而润，多为阴寒内盛。舌色暗紫，舌青紫为血瘀较重；局部舌紫斑、瘀点为血瘀较轻。

3. 望舌形

舌形多指舌的形状。正常舌体大小适中。异常舌分为老舌、嫩舌、胖大舌、瘦薄舌、裂纹舌、芒刺舌、齿痕舌。

老舌：舌质纹理粗糙、为苍老舌，热盛主实证。

娇嫩舌：纹理细致，多为气血运行不畅，内有水湿，多为虚证。

胖大舌：舌体较正常舌大，舌肌松弛，称胖大舌。胖大舌是由于脾肾阳虚所致，主水肿、痰饮。

肿胀舌：舌体肿大，舌肌呈现胀大状，甚者不能闭口，不能缩回，称肿胀舌。多因心脾热盛，或酒毒上攻中毒，多为实证。鲜红肿胀，为心脾热盛，舌青紫而肿胀，为酒毒攻心。

瘦薄舌：舌体较正常舌小而瘦薄者，称瘦薄舌。多见阴血耗伤、脾虚精亏、舌肌萎缩、舌体瘦薄，主阴虚血亏虚证。

裂纹舌：舌面有明显的裂痕、可呈现人、一、川字等不同形状。由精血亏虚所致，主血虚证（先天裂纹舌者除外）。

芒刺舌：舌体上有红色颗粒突起像刺，摸时感觉刺手，主邪热太盛，舌边芒刺为肝胆热盛，舌中有芒刺主胃肠热盛。

齿痕舌：舌体边缘有压迫痕迹，为齿痕舌。舌体肿大，出现齿痕。主脾阳虚衰，水湿内停。

4. 望舌态

正常舌，舌体活动灵敏，伸缩自如。病理舌态有强硬、震颤、歪斜等重病的变化。

强硬舌：舌质红而强硬，多见于中风先兆，多因外感邪热、内伤痰湿、内阻心窍、肝风夹痰上扰神志。

震颤舌：舌体不停颤动。多为肝病，舌质淡白而颤动者为血虚，舌红绛而颤动者为热极生风。

歪斜舌：舌体不正，伸舌时偏斜于一侧。多为中风或中风先兆。

短缩舌：舌体紧缩不能伸长，甚则不能抵齿（天生舌短者除外）。舌红绛而短缩者，属热病，多为昏迷患者。

吐弄舌：舌体反复地伸出口外，其中伸出时间较长，慢慢收回的为吐舌，稍微伸出立即收回，上下左右舐弄者为弄舌。多为小儿智力发育不良。

5. 望舌苔

主要观察舌苔的薄厚、润燥、腐腻、剥落苔等的变化。

薄厚苔：透过舌苔能见舌体为薄苔。透过舌苔不见舌体为厚苔。薄苔为疾病初起，厚苔为病情较重。

润燥苔：舌苔湿润适度为正常苔，苔干、粗糙为燥苔。苔的润燥程度表示体内津液的盈亏情况。若舌红绛而苔润为热盛，舌红而苔燥为湿阻遏制阳气。

腐腻苔：苔质疏松，颗粒较大，舌边、舌中厚，刮之如豆腐渣样为腐苔。苔质细密颗粒细腻。观察苔的腐腻可知阳气与内湿的程度。腐苔多为食积胃肠或痰浊。腻苔因阳气被遏阻，多见于湿浊、或痰饮证。

剥落苔：舌面本有苔但部分剥落，胃气或胃阴受损。若舌苔骤然退去，光洁如镜者为光剥苔，是胃阴胃气俱损的危重现象。

6. 望苔色

苔的颜色分为白苔、黄苔、灰黑苔等的变化。

白苔：多主表证、寒证。苔薄白而干，舌尖红者为燥热肺火盛。厚白苔主痰湿。

黄苔：多为热证，从黄的程度辨别热的轻重。

灰黑苔：苔色为浅黑色是灰苔，深者为黑苔。灰黑苔多为里热重证，越黑病情越重。如苔灰黑而润为阳虚寒、痰湿内阻，苔色灰黑而干为里热证。

（三）望五官与咽喉

五官（目、耳、鼻、口、舌）与五脏气血盛衰有关，望五官神色形态变化，可直接诊察脏腑病变。

1. 望目

目为肝之窍，五脏六腑精气皆上注于目。目部的五脏相关部位称为五轮，故望目不仅可以望神，而且可诊察五脏病变。眼睛黑白分明，视物清晰，神采内含是有眼神，虽病易治；若白睛暗浊，黑睛色滞，浮光外露，失却神采，视物模糊为无眼神，病较难治。目眦赤为心火，淡白为血虚；白睛赤为肺热，黄为湿热内盛；珠肿为肝火；眼胞皮红而湿烂为脾火；全目红肿为风热；目胞上下鲜明为痰饮，目胞色暗为肾虚。目窠肿为水肿初起征象，目窠内陷为脏腑精气衰竭；眼球突起多为瘿病。若瞳仁变色，眼生翳膜，视物不清，为内障、外障等眼病。若见瞳仁扩大是肾精耗竭，见于濒死危象，或白内障及某些中毒症；若瞳仁缩小，多属肝胆火旺、虚火上扰或为中毒。眼睑下垂称睑废，为先天不足或脾肾两虚，也可因外伤所致。目翻上视、直视，病较严重，昏睡露睛，则常见于小儿脾虚或慢脾风。

2. 望耳

耳为肾之窍，又为手足三阳经分布结聚的部位。望耳主要观察耳郭色泽、形态及分泌物状况。

3. 望鼻

鼻为肺之窍，属脾经，与足阳明胃经有联系。鼻头色青为腹痛，色黄为湿热，色白为失血，色赤为肺脾有热，色微黑是有水气。鼻孔干燥多为阳明热证。鼻翼煽动，初则为风热壅肺，久则属肺气不足。此外，望鼻还对鼻息肉、麻风、梅毒等病的诊断有一定的意义。

4. 望口唇

脾开窍在口，其华在唇。唇色红润，说明气血调和、胃气充盛。若唇色淡白为血虚，淡红为虚寒，深红为实热，青黑主气滞血瘀等。口唇干裂为津液不足，口角流涎是脾虚或胃热。此外，望口唇对口糜、口疳、髻风、茧唇等病也有直接的临床意义。

5. 望齿龈

肾主骨，齿为骨之余。手足阳明经脉络于齿龈。所以，望齿、龈可测知肾与肠胃病。特别对温病辨证，更有重要的意义。正常人牙齿洁白润泽，齿根坚固，说明肾气充盛，津液充盈。如牙齿干燥为热盛伤津，光燥如石为阳明热盛，燥如枯骨为肾阴耗竭。牙齿松动稀疏，齿龈外露，多属肾虚。牙龈淡白为血虚，牙龈萎缩为胃阴不足或肾虚，牙龈红肿为胃火上炎。齿龈出血，痛而红肿者为胃热所致，不痛不红而微肿则多为肾虚或气虚所致。

6. 望咽喉

咽喉是呼吸、进食的要道，与肺、胃有关。正常人咽喉色泽淡红润滑，畅通无阻。若咽喉溃烂，周围红肿，多为实热证；扁桃体溃烂化脓为乳蛾，因肺胃热盛所致。若咽喉溃烂处上覆白腐，形如白膜，称为假膜。假膜坚韧而不易剥离的，多为白喉。

（四）望皮肤

观察皮肤的色泽形态，可了解病邪性质与脏腑气血盛衰状况。

1. 望皮肤色泽

一般认为，肤色润泽则脏腑精气尚盛，虽病亦易治；若肤色干枯晦暗而无光泽，则为脏腑精气虚衰，病情较重。通过肤色能有效诊断的疾病有丹毒、黄疸等。皮肤变红如染脂涂丹者为丹毒。若全身皮肤呈云片状红色，游行无定或浮肿疼痛，称为赤游丹毒，因风热外袭、心火偏旺或小儿胎毒所致。若发于局部则称流火，下肢红肿由湿热火毒下注所致，头面皮肤红赤肿痛则为风热毒邪上攻引起。若皮肤、面、目、爪甲发黄异常，为黄疸。其中，黄色鲜明如橘子色，属阳黄，为湿热内蕴所致；黄色晦暗如烟熏，为阴黄，由寒湿困脾引起；如皮肤黄中显黑，色黑晦暗，称为黑疸，因瘀血或肾虚所致。

2. 望皮肤形态

皮肤形态异常包括肿胀、斑疹、水疱等。头面、胸腹、腰背、四肢浮肿，皮肤紧绷，按之凹陷，抬手不起，称为肿，为水湿内停、外溢肌肤所致；若皮肤虚浮，按之凹陷，抬手即起，是气行不畅的征象。斑是显现于肌肤表面的片状斑块，摸不应手，分为阳斑与阴斑两种。阳斑又称发斑，斑大成片，色红或紫，甚而紫黑，常伴发热、烦躁、谵语、口渴、舌红绛、脉数等，可见于外感温热病，热入营血之证；阴斑大小不一，色淡红或暗紫，隐而不显，发无定处，出没无常，患者神清、肢冷、泄泻、舌淡、脉沉细，多因内伤气血不足而致。疹从皮肤血络发出，形似粟粒，红色而高起，摸之应手，可见于麻疹、风疹等病，其特征以点状丘疹为主。一般认为，斑疹形色以分布均匀而稀疏、色红润为顺证，病轻；若布点稠密或根部紧束、色深，则为逆证，病重。

（五）望脉络

望脉络是通过两手鱼际、食指、指甲络脉的形色变化诊察疾病的方法。

1. 望食指络脉

望食指络脉又称望小儿指纹，多用于 3 岁以内小儿，以其形状、色泽、粗细、长短等变化为主。小儿食指掌侧络脉的显现和分布，可分为风关、气关、命关三部。诊察时医生用右手拇指用力适中地从命关向气关、风关直推，反复数次，络脉渐显，便于观察。正常指纹色泽鲜红，红黄相兼，仅隐于风关之内，多呈斜形，单支状，粗细适中。其色深病重，色浅病轻；色淡多虚，色滞（推之不畅、按之不退）多实；色淡红多寒，色紫红多热；色紫黑属瘀血阻络、主病危，色青主风或疼痛。若浮露浅显，病在表；沉滞深隐，病在里。增粗为实证、热证，变细为虚证、寒证。日渐增长为病情加重，缩短为病情减轻。食指络脉见于风关，病邪在表，病情较轻；从风关透至气关，病邪由表入里，病情加重；见于命关，病邪深入脏腑，如直透指端称为透关射甲，病情危重。

2. 望指甲

指甲是筋之余，为肝胆之外候。肝藏血而主疏泄，望指甲可测知气血盛衰及其运行情况。指甲红润含蓄光泽，坚韧而呈弧形，是气血旺盛、运行流畅征象。若指甲深红色是气分有热；黄色是黄疸之征象，常伴面目、全身皮肤黄色；淡白色为血虚或气血两虚，苍白色为虚寒，紫黑色为瘀血，青色以寒证为多。如按压指甲变白，放开后血色恢复缓慢，是气滞血瘀；不复红者，多是血虚。指甲扁平而反凹称为反甲，多为肝血虚所致；指甲干枯多为肝热，或肝血虚、心阴虚。指甲菲薄脆裂，以气血亏、精血少为多，亦可见于疠风、甲癣、久痹等病。

3. 望鱼际络脉

鱼际为手掌大指本节后肌肉丰隆处，手太阴肺经循行于此，且与胃经气血盛衰有关。望鱼际络脉主要是望色，如青属寒、赤属热等。目前较少应用。

（六）望排出物

望排出物包括望呕吐物、痰、涎、涕、唾、二便、经带、脓液等的形、色、质、量。

1. 呕吐物

清稀无臭，以寒证为主；秽浊酸臭，以热证为主；见有不消化食物夹杂，并有酸臭味，多属食积；见有清水痰涎，伴口干不欲饮，舌苔腻，多属痰饮。呕吐黄绿苦水，为肝胆湿热；如呕吐鲜血或紫暗有块，夹杂食物残渣，为胃热、肝火引起，或有瘀血。

2. 痰

色黄黏稠、结而成块，属热痰；痰白清稀、多泡沫，属风痰；痰白清稀或有灰黑点，属寒痰；痰白滑、量多而易咳出，属湿痰；痰少而黏，难于咳出，为燥痰。痰中带血而色鲜红，多由阴虚火旺、热伤肺络所致。

3. 涕

鼻流浊涕是外感风热，流清涕是外感风寒，久留浊涕不止是鼻渊之征。

4. 唾涎

口角流涎不能自主，质清量多，以脾虚为主；如口流浊涎黏稠，则为脾胃湿热；小儿流涎可因虫积、胃热引起。吐出唾沫而量多，多因胃寒、食积或肾虚饮泛而致。

5. 二便

大便如酱为大肠积热，似鸭粪而稀为虚寒，稠黏为热盛津伤，干结为津亏，兼夹红白脓液为痢疾，兼夹不消化食物为食积或脾虚。小便深黄而混浊，或白如米泔水样，是湿热下注；色白而清长，为肾阳虚；色红而浊，为尿血。

6. 月经

月经量多，质稠或夹血块，色深红，多为血热；若量多，质稀，色淡红，多为气虚；月经色暗，兼夹血块，多为瘀血；月经量或多或少，色或深或淡，为肝气郁结所致。

7. 带下

妇女阴道可有少量白带分泌。若带下量多，或淋漓不断等，即为带下病。若带下色白为寒湿，色黄为湿热，赤白相兼为肝经湿热，各色相兼称为五色带，为妇科危重病证。若带下清稀为虚寒，稠黏为实热，呈涕唾状为脾虚夹湿，似脓液状为内痈等。

8. 脓液

为皮肉的液状腐败物，多见于外科疮疡。若脓色黄白质稠，色泽鲜明，为气血充盛而排邪外出；若脓色黄白质稀，色泽明净，为疮疡顺证，是正气胜邪的表现。脓黄浊质稠，色泽不净，为火热内盛；若脓色绿黑，质稀，为毒邪内陷，病情深重。

第二节　闻　诊

闻诊是运用听觉和嗅觉，通过对患者发出的声音和体内排泄物发出的各种气味的诊察来推断疾病的诊法。闻诊包括听声音和嗅气味两方面。

一、听声音

人正常的声音，应是发声自然，音调和畅，声音变异，多属病态。下面几种声音的变化，结合其他表现可诊断一些病证。

（一）语言

语声响亮，言谈多，属实证；烦躁或胡言乱语，多为实热证，可见于高热或狂躁型精神病患者；如沉静少言，或少气懒言，语音低沉、断续无力，则多属内伤虚证。

（二）呼吸

呼吸增快，声音较粗，发病急而气促的，多属实证、热证，可见于肺脏热盛；呼吸微弱、声低气短，发病缓，多属虚证、寒证，可见于肺肾气亏；呼吸音粗急，呼出之后感到舒服，多为实喘，可见于高热肺炎或痰多胸闷的痰饮证；如呼吸音低促，吸气后较舒适，则多为虚喘，可见于肾不纳气之证。

（三）咳嗽

咳声重浊，痰多清稀的，多为风寒犯肺；咳声不畅，痰黄浓浊，多是肺有痰热；咳呛咽干，干咳无痰，多是肺燥（秋季气候干燥，感冒咳嗽）；咳有痰声，喉头痰响，多是痰饮，可见于慢性支气管炎、支气管哮喘；小儿咳嗽，连声不断，咳时气急，弯腰伸舌，面红眼赤，甚至呕吐，咳有回声，则为顿咳（百日咳）；暴咳声哑，多是肺实（为风痰所致的声带麻痹）；久咳声嘶，多是肺损（为久咳伤肺，如肺结核、喉结核）。

（四）呃逆

呃逆连声，响亮有力，发作较频的，多为热证、实证；呃声轻微，不连续，发作不频的，多为寒证、虚证；久病、重病而呃逆不止的，常见于脾肾阳亏，多预后不良。

（五）呕吐

有物无声为吐，有声有物为呕吐，皆是胃气上犯所致。呕声高亢，声物同出的为胃热，可见于急性胃炎；干呕多为肝胆之热犯胃；伴有涌吐痰涎的多为呕声低浊，倾胃而出，其热较缓的，多属脾胃虚寒；吐如喷射，则多为胃气上犯，可见于脑病引起的呕吐。

（六）嗳气（打饱嗝）

为胃气上逆引起。嗳气无味，多为胃虚或寒气侵于胃中；嗳气不止，胸腹不舒，多属气郁胸腹；嗳气吞酸，是宿食不化。

二、嗅气味

闻诊过程中还应注意对患者的呼吸气息或排泄物进行闻嗅，以通过闻及的异常气味协助诊断有关病证。气味分为病体气味和病室气味，嗅气味以辨邪气性质为主。

（一）嗅口中气味

口臭是胃热，或有龋齿，咽喉、口腔溃疡，口腔不洁等。口气酸臭，多因宿食不化。口气腥臭、咳吐脓血是肺痈。

（二）嗅排泄物气味

痰、涕、大小便、月经、白带等气味酸腐秽臭，大多为实热或湿热。痰涕秽臭而黄稠，为肺中有热；大便酸臭为肠胃有热；小便臊臭混浊、白带色黄而臭，为湿热下注。凡排泄物气味微有腥臭，多属虚寒或寒湿。大便腥气而溏稀，为大肠虚寒；白带味腥而清稀，为寒湿下注。汗有腥膻气，为风湿热久蕴于皮肤，而津液蒸变所致。

（三）嗅病室气味

是由病体及其排泄物气味散发的，如瘟疫患者的病室充满霉腐臭气；疮疡溃烂，室内有腐烂的恶臭味。若室内有血腥气味，多为失血证；尿臊味，多见于水肿晚期患者。

第三节　问　诊

问诊是医生通过对患者或陪诊者进行有目的的询问，以了解病情的方法。

一、问诊的意义

问诊是了解病情，诊察疾病的重要方法，在四诊中占有重要的地位。因为疾病的发生、发展、变化的过程及治疗经过，患者的自觉症状、既往病史、生活史和家族史等，只有通过问诊才能获得。尤其是某些疾病早期，患者尚未出现客观体征，仅有自觉症状时，只有通过问诊才能抓住疾病的线索，作出诊断。

二、问诊的方法

医生询问患者，了解病情，需要一定的方法。医生能否通过询问，及时、准确、全面地获得有关疾病的临床资料，与询问的方法有着密切的关系。所以在临床上要运用好问诊，应注意下列事项：

（一）环境要安静适宜

问诊应在较安静适宜的环境中进行，以免受到干扰。尤其对某些病情不便当众表述者，应单独询问，以便使其能够无拘束地叙述病情。若因病重、意识不清等原因而不能自述者，可向知情人或陪诊者询问。但当患者能陈述时，要及时加以核实补充，使资料准确、可靠。

（二）态度要严肃和蔼

护士对患者疾苦要关心体贴，视患者如亲人。在问诊时，切忌审讯式的询问。对患者的态度，既要严肃认真，又要和蔼可亲，细心询问，耐心听取患者的陈述，使患者感到温暖亲切，愿意主动陈述病情。如遇病情较重，或较难治愈的患者，要鼓励患者树立战胜疾病的信心。切忌有悲观、惊讶的语言或表情，以免给患者带来不良的刺激，增加其思想负担，使病情加重。

（三）不用专业术语询问

询问病情，应使用通俗易懂的语言进行询问，以便使患者听懂，能够准确地叙述病情。

（四）避免资料片面失真

问诊时，既要重视主症，又要注意了解一般情况，全面地收集有关临床资料，以避免遗漏病情。如发现患者叙述病情不够清楚，可对患者进行必要的、有目的的询问或作某些提示，但决不可凭个人主观臆测去暗示、套问患者，以免所获临床资料片面或失真，影响诊断的正确性。

（五）重视主诉的询问

问诊时，应重视患者的主诉。因为主诉是患者最感痛苦的症状或体征，也往往是疾病的症结所在，所以要善于围绕主诉进行深入询问。对危急患者应扼要地询问，不必面面俱到，以便迅速抢救。待病情缓解后，再进行详细询问。

三、问诊的内容

问诊的主要内容有一般情况、主诉、现病史、既往史、个人生活史、家族史等。询问时应根据就诊对象及具体病情的不同，灵活而有主次地进行询问。

（一）一般问诊

一般问诊主要是询问患者的姓名、性别、年龄、民族、籍贯、婚否、职业、家庭住址、工作单位、工作性质、发病时间、治疗经过等一般情况。

通过一般问诊，可以了解与患者有关的资料，作为诊断疾病的参考和依据，如年龄、性别、职业等的不同，可有不同的多发病、常见病。小儿易患麻疹、水痘等病变，妇女多见经带胎产的疾病，中老年人又往往出现高血压、中风、冠心病等。长期从事水中作业者，易感湿邪；经常在高温环境下劳作者，容易中暑。还有矽肺、铅汞中毒等职业病，大多与工作性质有关；而疟疾、血吸虫病、大骨节病、瘿瘤等，又多属地方性、区域性的疾病。

（二）问主诉

主诉是指患者就诊时最痛苦的症状、体征及其持续时间。

主诉通常是患者就诊的主要原因，也是疾病的主要矛盾。医生在问诊时，应善于对患者零乱的陈述加以归纳，抓住其中几个主要症状，并将其部位、性质、程度、持续时间等逐一问清楚。主诉包括的症状不宜过多，一般是 1～3 个，如"咳嗽 3 天""发热、腹痛、泄泻 2 天"等。

（三）问现病史

现病史是指从疾病的发生到此次就诊时病情演变的全过程，以及对疾病诊治的经过。

问现病史，首先是询问发病情况，包括发病时的环境与时间，有无明显的发病原因或诱因，是突然发病还是缓慢发病，疾病最初的症状及其部位、性质、程度、持续时间等。其次要询问病情的演变过程。再次要询问病情演变过程中所作过的诊断和治疗情况。

（四）问既往史

既往史是指患者以往的患病情况或健康状况。由于不同的体质对某些病邪的感受性以及临床表现的证候类型不尽相同，疾病之间又可互相影响，互相传变。因此通过了解既往史对当前病症的诊断很有帮助，如素体肝阳上亢者易患中风病，患癫痫者，常因刺激而复发。

（五）问个人生活史

个人生活史是指患者的生活习惯、社会经历、饮食嗜好、劳逸起居、工作情况、药物过敏史及婚姻生育史等，这与某些疾病的发生及病理变化有一定的关系。如询问出生地、居住地及经历地，尤其应注意是否到过某些地方病高发区或传染病流行区域。日常生活习惯有无吸烟、饮酒、喝茶等嗜好，平时性情、精神状态如何，劳逸起居是否得当。从事何种职业、工作性质、工作环境、工作强度如何，特别要注意询问有何种毒物接触史。对成年男女，还应询问其婚姻生育和配偶的健康状况，对已婚妇女则还应询问其经、带、胎、产的情况。

（六）问家族史

家族史是指患者的直系亲属，如父母、兄弟姐妹、配偶、子女等的健康状况和患病情况，这对于了解患者有无可能发生传染性疾病和遗传性疾病具有重要意义。

（七）问现在症状

问现在症状，是指询问患者就诊时的全部症状。通过问诊掌握患者的现在症状，可以了解疾病目前的主要矛盾，并围绕主要矛盾进行辨证，从而揭示疾病的本质，对疾病作出确切的判断。现在症状的问诊主要有问寒热、问汗、问头身、问胸胁、问胃脘、问腰腹、问饮食、问睡眠、问情志、问二便，还包括妇女、小儿某些情况的询问。

1. 问寒热

问寒热是询问患者有无怕冷或发热的感觉。寒与热是临床常见的自觉症状，是医者辨别病邪性质和机体阴阳盛衰的重要依据，是问诊的重点内容。

寒热类型有寒热并见、寒热独见、寒热往来三型。

（1）寒热并见：寒热并见是指患者既有恶寒，又有发热，寒热并见者，见于外感表证。

（2）寒热独见：寒热独见是指患者只感发热或只感怕冷的情况。包括但寒不热和但热不寒两种情况：

1）但寒不热：但寒不热是指患者只感怕冷而无发热的症状，见于里寒证。

①新病恶寒：见于里实寒证，多因感受寒邪较重，使阳气郁遏，机体失于温煦所致。

②久病畏寒：见于里虚寒证，多因素体阳虚或久病伤阳，阳气虚衰，温煦失职所致。

2）但热不寒：但热不寒是指患者只感发热而无怕冷感觉者，见于里热证。

①壮热：指患者身发高热，持续不退，并伴有大汗，大渴，脉洪大等症者，属于里实热证，见于温病的气分阶段或伤寒的阳明阶段，多因风寒入里化热或风热内传，正盛邪实，邪正剧争，里热亢盛，蒸达于外所致。

②潮热：指患者定时发热，或定时热甚，如潮汐之有定时者，临床根据发热的特征和病机的不同，又有以下三种情况：

阳明潮热（日晡潮热）：热势较高，日晡（下午3~5点）尤甚，伴见谵语、腹满、便秘等症，属于里实热证，见于伤寒阳明腑实证，因胃肠燥屎内结所致。

湿温潮热：身热不扬（即肌肤初扪不觉热，扪之稍久，即感灼手者），午后尤甚，并伴见身重，脘痞，苔腻等症者。属湿热蕴结，见于湿温病。

阴虚潮热（骨蒸潮热）：午后或入夜的低热，有热自骨内向外蒸发的感觉，常伴见两颧潮红，消瘦，盗汗，舌红少苔等症，属于阴虚火旺。

③微热：指轻度发热，热势较低或仅仅是自觉发热者，主要有以下几种情况：

气虚发热：临床表现为长期微热或高热不退，常伴见有神疲乏力，少气懒言，自汗，遇劳则甚，脉虚等症者，属脾气虚损。

阴虚发热：见阴虚潮热。

气郁发热：多因情志不畅，肝气郁结化火而致，常伴见急躁易怒，胁痛，脉弦等症。

小儿夏季热：是指小儿在夏季气候炎热时长期发热不止，兼见烦躁口渴，无汗多尿等症，至秋凉时不治自愈。

（3）寒热往来：寒热往来是指恶寒和发热交替发作者，见于半表半里证。见于伤寒少阳病、疟疾病。

2. 问汗

问汗是指询问患者有无汗出异常的情况。

（1）无汗：无汗是指当出汗而不出者。

1）表证无汗：若患者无汗而伴见恶寒重，发热轻，头身痛，鼻塞，流清涕，脉浮紧等症，见于表寒证。

若患者无汗而伴见恶寒发热，头胀如裹，肢体沉重，骨节烦疼，舌苔白腻，脉浮紧或缓者，属寒湿束表证。

2）里证无汗：若患者新病无汗，伴见恶寒肢冷，脘腹冷痛，喜温拒按，恶心呕吐清水，脉沉迟有力为里实寒证。

外感温热病，患者高热不退，大汗后继则无汗，伴见烦躁不眠，口不甚渴，舌绛而干，脉细数者，为邪热入营，耗伤营阴，汗出无源所致。

若患者久病无汗，伴见面色㿠白，畏寒肢冷，神疲乏力，脘腹冷痛，喜温喜按，脉沉迟无力者属里虚寒证。

若患者久病少汗或无汗，皮肤干燥，毛发焦枯，五心烦热，舌淡或红干，脉细为阴血亏虚证。

（2）有汗：人体不因劳累、紧张、天热、着衣过暖或服用发散药物等因素而导致的汗出，皆属病理性汗出。

1）全身有汗

①表证有汗：汗出，伴见有发热重而恶寒轻，咽喉肿痛，鼻塞流浊涕，脉浮数等症为表热证。汗出，伴见恶风发热，脉浮缓者为外感表虚证。

②里证有汗：

自汗：日间汗出，动则尤甚，伴面白神疲，少气懒言，或有畏寒肢冷者称自汗，属气虚或阳虚。

盗汗：睡时汗出，醒则自止，伴见潮热，颧红者称盗汗，多因阴虚火旺所致。

大汗：是指汗出量多，津液大泄者，临床又有虚实之别：若患者蒸蒸发热，汗出不已，伴见壮热不退，大渴引饮，脉象洪大者属里实热证。因表邪入里内传，或风热内传，或脏腑热盛，致里热亢盛，蒸津外泄所致。

战汗：是指恶寒战慄而后汗出者，见于伤寒邪正剧争时，属于疾病的转折点。

2）局部有汗：指身体的某一局部出汗较多者。

①头汗：仅见头部或头项部汗出较多者，或因上焦热盛，或因中焦湿热蕴结，湿郁热蒸，或因阴寒内盛，虚阳上越，或因进食热食，热蒸于上。

②心胸汗：指心胸部易出汗或汗出过多，多见于虚证。

③手足心汗：指手足心易出汗。手足心微汗出属生理现象，若手足心汗出较多，一是与脾胃有关；一是与易紧张的性格有关。

④半身汗：指身体一半汗出，一半无汗，无汗部位多为病变部位，多因风痰、瘀血、风湿之邪阻闭患侧经络，使气血运行不周所致，常见于中风、痿证和截瘫的患者。

⑤阴部汗：指阴部出汗较多者。多因下焦湿热所致。

3. 问疼痛

疼痛是临床上最常见的自觉症状之一，可见于患病机体的不同部位。一般实证疼痛的机制多因感受外邪或气滞血瘀、痰食虫积阻滞，使气血运行不畅，"不通则痛"；而虚证疼痛则多因气血不足或阴精亏损，使脏腑经络失养，"不荣则痛"。

（1）问疼痛的性质

1）胀痛：指疼痛带有胀闷感觉者，为气滞。

2）刺痛：指疼痛如针刺一般，为瘀血。

3）窜痛：指疼痛部位游走不定者，为气滞或见于行痹。

4）固定疼痛：疼痛部位固定不移者为固定疼痛，是瘀血疼痛的特点之一，也见于着痹。

5）冷痛：疼痛带有寒冷的感觉。痛而喜暖者，是寒证疼痛的特点。

6）灼痛：疼痛带有灼热的感觉，痛而喜凉者，是热证疼痛的特点。

7）隐痛：痛势较缓，尚可忍耐，绵绵不休者称隐痛，是虚证疼痛的特点。

8）空痛：疼痛带有空虚的感觉，是虚证疼痛的特点之一。

9）重痛：疼痛带有沉重的感觉，多因湿邪困阻所致。如头重痛如裹见于湿邪犯头；关节重痛，固定不移见于湿痹。此外，亦可见于肝阳上亢，气血上壅之时。

10）绞痛：疼痛剧烈如刀绞一般，难于忍受者，是实证疼痛的特点之一。

11）掣痛：指抽掣牵引疼痛。即一个部位疼痛，牵掣到另一部位也疼痛，又称引痛、彻痛，多因经脉失养或经脉阻滞所致。

12）闷痛：疼痛带有胀闷感觉者，为痰阻之象。

（2）问疼痛的部位

1）头痛：巅顶头痛，痛连目系为厥阴经头痛；后脑头痛连项为太阳经头痛；两侧头痛，痛连太阳穴者属少阳经头痛；前额头痛，痛连眉棱骨者属阳明经头痛；头痛连齿者属少阴经头痛。

2）胸痛：多为心肺病变。

3）胁痛：多与肝胆病变有关。

4）脘痛：脘即胃脘，指上腹鸠尾（剑突）之下，是胃所在的部位。

5）腹痛：大腹疼痛属脾胃；小腹疼痛属肾、膀胱、胞宫或大小肠；少腹疼痛属肝，因厥阴肝经经过少腹。

6）背痛：脊痛不可俯仰者为督脉损伤所致；背痛连项多因寒邪客于太阳经脉所致；肩背疼痛多为风湿阻滞，经气不利所致。

7）腰痛：腰部两侧疼痛或有叩击痛者多属肾虚；若腰脊或腰骶疼痛者多属寒湿痹病。

8）四肢痛：四肢关节疼痛多因风寒湿三邪合并侵犯人体所致，见于痹病。

9）周身痛：新病周身痛多属实证，多因感受风寒湿邪所致；若久病卧床不起而周身痛多属虚证。

4. 问饮食与口味

包括询问口渴、饮水、进食、口味等几个方面。

（1）问口渴与饮水：询问患者口渴与饮水的情况，可以了解患者津液的盛衰和输布情况以及病证的寒热虚实。

1）口不渴：为津液未伤，见于寒证或无明显，热邪之证。

2）口渴：口渴总由津液不足或输布障碍所致。临床可见如下情况。

①口渴多饮：即患者口渴明显，饮水量多，是津液大伤的表现。多见于实热证、消渴病及汗吐下泻后。

②渴不多饮：即患者虽有口干或口渴感觉，但又不想喝水或饮水不多。是津液轻度损伤或津液输布障碍的表现。可见于阴虚、湿热、痰饮、瘀血等证。

（2）问食欲与食量：询问患者的食欲与食量，可以判断患者脾胃功能的强弱，疾病的轻重及预后。

1）食欲减退与厌食：

①食欲减退，患者不欲食，食量减少，多见于脾胃气虚、湿邪困脾等证。

②厌食，多因伤食而致。若妇女妊娠初期，厌食呕吐者，为妊娠恶阻。

③饥不欲食，可见于胃阴不足证。

2）多食易饥，又称为"消谷善饥"，临床多伴有身体逐渐消瘦等症状。可见于胃火亢盛、胃强脾弱等证。亦可见于消渴病。总由胃的腐熟太过而致。

3)偏嗜,是指嗜食某种食物或某种异物。其中偏嗜异物者,又称异嗜,若小儿异嗜,喜吃泥土、生米等异物,多属虫积。若妇女已婚停经而嗜食酸味,多为妊娠。

(3)口味:口味是指患者口中的异常味觉。口淡乏味,多因脾胃气虚而致。口甜,多见于脾胃湿热证。口黏腻,多属湿困脾胃。口中泛酸,可见于肝胆蕴热证。若口中酸腐,多见于伤食证。口苦,属热证的表现,可见于火邪为病或肝胆郁热之证。口咸,多属肾病及寒证。

5. 问二便

问二便,是询问患者大小便的性状、颜色、气味、多少、排便的时间、两次排便的间隔时间、排便时的感觉及排便时伴随症状等。

(1)问大便:健康人一般一日或两日大便一次,为黄色成形软便,排便顺利通畅。

1)便次异常:有便秘与泄泻之分。

①便秘:即大便秘结。指粪便在肠内滞留过久,排便间隔时间延长,便次减少,通常在4~7天以上排便一次,称为便秘。由大肠传导功能失常所致。可见于胃肠积热,气机郁滞、气血津亏、阴寒凝结等证。

②溏泻:又称便溏或泄泻,即大便稀软不成形,甚则呈水样,排便间隔时间缩短,便次增多,1日3~4次以上。由脾胃功能失调、水停肠道、大肠传导亢进所致。可见于脾虚、肾阳虚、肝郁乘脾、伤食、湿热蕴结大肠、感受外邪等证。

2)排便感觉异常:①肛门灼热:是指排便时肛门有烧灼感。由大肠湿热蕴结而致。可见于湿热泄泻、暑湿泄泻等证。②排便不爽:腹痛且排便不通畅爽快,有滞涩难尽之感。多由肠道气机不畅所致。可见于肝郁犯脾、伤食泄泻、湿热蕴结等证。③里急后重:即腹痛窘迫,时时欲泻,肛门重坠,便出不爽。紧急而不可耐,称里急;排便时,便量极少,肛门重坠,便出不爽,或欲便又无,称后重,二者合而称之里急后重。④滑泻失禁:大便不能控制,呈滑出之状,又称"滑泻"。多因久病体虚,脾肾阳衰,肛门失约而致。

(2)问小便:健康人在一般情况下,一昼夜排尿量约为1000~1800 mL,尿次白天3~5次,夜间0~1次。排尿次数、尿量,可受饮水、气温、出汗、年龄等因素的影响而略有不同。

1)尿量异常:①尿量增多:可见于虚寒证、肾阳虚证及消渴病。②尿量减少:可因机体津液亏乏,尿液化源不足,尿道阻滞,阳气虚衰,气化无权,水湿不能下入膀胱而泛溢于肌肤而致。

2)排尿次数异常:①排尿次数增多:称小便频数,由膀胱气化功能失职而致。多见于下焦湿热、下焦虚寒、肾气不固等证。②排尿次数减少：可见于癃闭，在排尿异常中介绍。

3）排尿异常：①小便涩痛伴有急迫灼热疼痛感，多为湿热流入膀胱，灼伤经脉，气机不畅而致。可见于淋证。②余沥不尽即小便后点滴不尽。多为肾气不固所致。③小便失禁、遗尿，为膀胱失于约束，可见于肾阴肾阳不足、脾虚气陷等证。

6.问睡眠

睡眠与人体卫气循行和阴阳盛衰有关。在正常情况下，卫气昼行于阳经，阳气盛，则人醒；夜行于阴经，阴气盛，则入睡。问睡眠，应了解患者有无失眠或嗜睡，睡眠时间的长短、入睡难易、有梦无梦等。临床常见的睡眠失常有失眠、嗜睡。

（1）失眠：失眠又称"不寐""不得眠"，是指经常不易入睡，或睡而易醒，不易再睡，或睡而不酣，易于惊醒，甚至彻夜不眠的表现。可见于心脾两虚、心肾不交、肝阳上亢、痰火扰心、食滞胃腑等证。

（2）嗜睡：又称多眠，是指神疲困倦，睡意很浓，经常不自主地入睡。轻者神志清楚，呼之可醒而应，精神极度疲惫，困倦易睡，或似睡而非睡的状态，称为"但欲寐"。重者日夜沉睡，呼应可醒，神识朦胧，偶可对答，称为"昏睡"。嗜睡为神气不足而致。湿邪困阻，清阳不升；脾气虚弱，中气不足，不能上荣，皆可使精明之府失于清阳之荣，出现嗜睡。

第四节　切　诊

切诊是中医四诊之一。包括脉诊和按诊，是医者运用手和指端的感觉，对患者体表某些部位进行触摸按压的检查方法。检查内容包括脉象的变化、胸腹的痞块、皮肤的肿胀、手足的温凉、疼痛的部位等。切脉是临床上不可缺少的基本方法。

一、脉诊

脉诊是医者以指腹按一定部位的脉搏诊察脉象。通过诊脉，体察患者不同的脉象，以了解病情，诊断疾病。它是中医学一种独特的诊断疾病的方法。

脉象的形成，与脏腑气血密切相关。

（一）诊脉的部位

诊脉的部位，有遍诊法、三部诊法和寸口诊法。

1. 遍诊法

见于《素问·三部九候论》，切脉的部位有头、手、足三部。

2. 三部诊法

见于汉代张仲景所著的《伤寒杂病论》。三部，即人迎，寸口，趺阳。

3. 寸口诊法

寸口又称脉口、气口，其位置在腕后挠动脉搏动处，诊脉独取寸口的理论依据是：寸口为手太阴肺经之动脉，为气血会聚之处，而五脏六腑十二经脉气血的运行皆起于肺而止于肺，故脏腑气血之病变可反映于寸口。另外，手太阴肺经起于中焦，与脾经同属太阴，与脾胃之气相通，而脾胃为后天之本，气血生化之源，故脏腑气血之盛衰都可反映于寸口，所以独取寸口可以诊察全身的病变。

寸口分寸、关、尺三部，以高骨（桡骨茎突）为标志，其稍内方的部位为关，关前（腕端）为寸，关后（肘端）为尺。两手各分寸、关、尺三部，共六部脉。寸、关、尺三部可分浮、中、沉三候，是寸口诊法的三部九候。

寸关尺分候脏腑，历代医家说法不一，目前多以下列为准：

左寸可候心与膻中，右寸可候肺与胸中；左关可候肝胆与膈，右关可候脾与胃；左尺可候肾与小腹，右尺可候命门（肾）。

（二）诊脉的方法和注意事项

1. 时间

先让患者休息片刻，使气血平静，医生也要平心静气，然后开始诊脉。诊室要保持安静。

2. 体位

要让患者取坐位或正卧位，手臂平放和心脏近于同一水平，直腕仰掌，并在腕关节背垫上小枕，这样可使气血运行无阻，反映机体的真正脉象。

3. 指法

医者和患者侧向坐，用左手按诊患者的右手，用右手按诊患者的左手。诊脉下指时，首先用中指按在掌后高骨内侧关脉位置，接着用食指按在关前的寸脉位置，无名指按在关后尺脉位置。位置放准之后，三指应呈弓形，指头平齐，以指腹接触脉体。布指的疏密要和患者的身长相适应，身高臂长者，布指宜疏，身矮臂短者，布指宜密，以适度为宜。三指平布同时用力按脉，称为总按；为了重点地体会某一部脉象，也可用一指单按其中一部脉象，如要重点体会寸脉时，微微提起中指和无名指，诊关脉则微提食指和无名指，诊尺脉则微提食指和中指。诊小儿脉可用"一指（拇指）定关法"，而不细分三部，因小儿寸口部短，不容三指定寸关尺。

4. 举按寻

用轻指力按在皮肤上叫举，又叫浮取或轻取；用重指力按在筋骨间，叫按，又称沉取或重取；指力不轻不重，还可亦轻亦重，以委曲求之叫寻。当三部脉有独异时，还必须逐渐挪移指位，内外推寻。

5. 平息

一呼一吸称一息，诊脉时，医者的呼吸要自然均匀，用一呼一吸的时间去计算患者脉搏的至数，如正常脉象及病理性脉象之迟、数、缓、疾等脉，均以息计。平是平调的意思，要求医者在诊脉时，思想集中，全神贯注。

（三）正常脉象

正常脉象古称平脉，是健康无病之人的脉象。

正常脉象有胃、神、根三个特点。有胃：有胃气的脉象。正常脉象不浮不沉，不快不慢，从容和缓，节律一致便是有胃气。有神：有神的脉象形态，即脉来柔和，如见弦实之脉，弦实之中仍带有柔和之象。有根：三部脉沉取有力，或尺脉沉取有力，就是有根的脉象形态。

由于受气候的影响，平脉有春弦，夏洪，秋浮，冬沉的变化。地理环境也能影响脉象，如南方地处低下，气候偏温，空气湿润，人体肌腠缓疏，故脉多细软或略数；北方地势高，空气干燥，气候偏寒，人体肌腠紧缩，故脉多表现沉实。妇女脉象较男子濡弱而略快，妇女婚后妊娠，脉常见滑数而冲和。年龄越小，脉搏越快，婴儿每分钟脉搏 120～140 次；五六岁的幼儿，每分钟脉搏 90～110 次；年龄渐长则脉象渐和缓。青年体壮脉搏有力；老人气血虚弱，精力渐衰，脉搏较弱。此外，有人脉不见于寸口，而从尺部斜向手背，称斜飞脉；若脉出现于寸口的背侧，则称反关脉，还有出现于腕部其他位置者，都是生理特异脉位，是桡动脉解剖位置的变异，不属病脉。

（四）病理性脉象

疾病反映于脉象的变化，叫做病脉。

1. 浮脉

【脉象】 轻取即得，重按稍减而不空，举之泛泛而有余，如水上漂木。

【主病】 表证、虚证。

2. 洪脉

【脉象】 洪脉极大，状若波涛汹涌，来盛去衰。

【主病】 里热证。

3. 濡脉

【脉象】 浮而细软，如帛在水中。

【主病】 虚证，湿证。

4. 沉脉

【脉象】　轻取不应，重按乃得，如石沉水底。

【主病】　里证，亦可见于无病之正常人。

5. 迟脉

【脉象】　脉来迟慢，一息不足四至(相当于每分钟脉搏 60 次以下)。

【主病】　寒证，迟而有力为寒痛冷积，迟而无力为虚寒。久经锻炼的运动员，脉迟而有力，则不属病脉。

6. 缓脉

【脉象】　一息四至，来去怠缓。

【主病】　湿证，脾胃虚弱。

7. 涩脉

【脉象】　迟细而短，往来艰涩，极不流利，如轻刀刮竹。

【主病】　精血亏少，气滞血瘀，挟痰，挟食。

8. 结脉

【脉象】　脉来缓，时而一止，止无定数。

【主病】　阴盛气结，寒痰血瘀，症瘕积聚。

9. 数脉

【脉象】　一息脉来五至以上。

【主病】　热证，有力为实热，无力为虚热。

10. 促脉

【脉象】　脉来数，时而一止，止无定数。

【主病】　阳热亢盛，气血痰食郁滞。

11. 虚脉

【脉象】　三部脉会之无力，按之空虚。

【主病】　虚证。

12. 细脉

【脉象】　脉细如线，但应指明显。

【主病】　气血两虚，诸虚劳损，湿证。

13. 代脉

【脉象】　脉来时见一止，止有定数，良久方来。

【主病】　脏气衰微，风证，痛证。

14. 实脉

【脉象】　三部脉举按均有力。

【主病】　实证。

15. 滑脉

【脉象】 往来流利，如珠走盘，应指圆滑。

【主病】 痰饮、食积、实热。

16. 弦脉

【脉象】 端直以长，如按琴弦。

【主病】 肝胆病，痰饮，痛证，疟疾。

17. 紧脉

【脉象】 脉来绷急，状若牵绳转索。

【主病】 寒证、痛证。

（五）相兼脉与主病

相兼脉是指数种脉象并见的脉象。徐灵胎称之为合脉，有二合脉、三合脉、四合脉之分。

相兼脉象的主病，往往等于各个脉所主病的总和，如浮为表，数为热，浮数主表热，以此类推。

二、按诊

按诊，就是医者用手直接触摸、按压患者体表某些部位，以了解局部的异常变化，从而推断疾病的部位、性质和病情的轻重等情况的一种诊病方法。

（一）按诊的方法

1. 体位

按诊时患者取坐位或仰卧位。一般按胸腹时，患者须采取仰卧位，全身放松，两腿伸直，两手放在身旁。医生站在患者右侧，右手或双手对患者进行切按。切按腹内肿块或腹肌紧张度时，可再令患者屈起双膝，使腹肌松弛，便于切按。

2. 手法

按诊的手法大致可分触、摸、推、按四类。触是以手指或手掌轻轻接触患者局部，如额部及四肢皮肤等，以了解凉热、润燥等情况。摸是以手抚摸局部，如肿胀部位等，以探明局部的感觉情况及肿物的形态、大小等。推是以手稍用力在患者局部作前后或左右移动，以探测肿物的移动度及局部同周围组织的关系等。按是以手按压局部，如胸腹或肿物部位，以了解深部有无压痛、肿块的形态、质地、肿胀的程度、性质等。在临床上，各种手法是综合运用的，常常是先触摸，后推按，由轻到重，由浅入深，逐层了解病变的情况。

（二）按诊的内容

按诊的应用范围较广。临床上以按肌肤、按手足、按胸腹、按腧穴等为常用，分述如下：

1. 按肌肤

按肌肤是为了探明全身肌表的寒热、润燥以及肿胀等情况。

凡身热初按甚热，久按热反转轻的，是热在表；若久按其热反甚，热自内向外蒸发者，为热在里。肌肤濡软而喜按者，为虚证；患处硬痛拒按者，为实证。轻按即痛者，病在表浅；重按方痛者，病在深部。按压肿胀，可以辨别水肿和气肿。按之凹陷，放手即留手印，不能即起的，为水肿；按之凹陷，举手即起的，为气肿。

可辨别病证属阴属阳和是否成脓。肿而硬不热者，属寒证；肿处烙手、压痛者，为热证。根盘平塌漫肿的属虚，根盘收束而高起的属实。患处坚硬，多属无脓，边硬顶软，内必成脓。至于肌肉深部的脓肿，则以"应手"或"不应手"来决定有脓无脓。方法是两手分放在肿物的两侧，一手时轻时重地加以压力，一手静候深处有无波动感，若有波动感应手，即为有脓。

2. 按手足

按手足主要在探明寒热，以判断病证性质属虚属实、在内在外及预后。凡疾病初起，手足俱冷的，是阳虚寒盛，属寒证。手足俱热的，多为阳盛热炽，属热证。

诊手足寒热还可以辨别外感病或内伤病。手足的背部较热的，为外感发热，手足心较热的，为内伤发热。此外，还有以手心热与额上热的互诊来辨别表热或里热的方法。额上热甚于手心热的，为表热；手心热甚于额上热的，为里热。

3. 按胸腹

胸腹各部位的划分如下：膈上为胸、膈下为腹。侧胸部从膈下至11、12肋骨的区域为胁。腹部剑突下方位置称为心下。胃脘相当于上腹部。大腹为脐上部位，小腹在脐下，少腹即小腹之两侧。

按胸腹就是根据病情的需要，有目的地对胸前区、胁肋部和腹部进行触摸、按压，必要时进行叩击，以了解其局部的病变情况。

胸腹按诊的内容，又可分为按虚里、按胸胁和按腹部三部分。

（1）按虚里：虚里位于左乳下心尖搏动处，为诸脉所宗。探索虚里搏动的情况，可以了解宗气的强弱，病之虚实，预后之吉凶。古人对此极为重视。

虚里按之应手，动而不紧，缓而不急，为健康之症。若动微弱无力，为不及，是宗气内虚。若动而应衣，为太过，是宗气外泄之象。若按之弹手，洪大而博，属于危重的证候。

（2）按胸胁：前胸高起，按之气喘者，为肺脏证。胸胁按之胀痛者，可能是痰热气结或水饮内停。

肝脏位于右胁内，上界在锁骨中线处平第 5 肋，下界与右肋弓下缘一致，故在肋下一般不能扪及。若扪及肿大之肝脏，或软或硬，多属气滞血瘀，若表面凹凸不平，则要警惕肝癌。

右肋胀痛，摸之热感，手不可按者，为肝痈。

（3）按腹部：按腹部主要了解凉热、软硬度，胀满、肿块、压痛等情况，以协助疾病的诊断与辨证。

1）辨凉热：腹壁冷，喜暖手按扶者，属虚寒证；腹壁灼热、喜冷物按放者，属实热证。

2）辨疼痛：凡腹痛，喜按者属虚，拒按者属实；按之局部灼热，痛不可忍者，为内痈。

3）辨腹胀：腹部胀满。按之有充实感觉，有压痛，叩之声音重浊的，为实满；腹部膨满。但按之不实，无压痛，叩之作空声的，为气胀，多属虚满。

腹部高度胀大，如鼓之状者，称为膨胀，是一种严重的病证，可分水臌与气臌。以手分置腹之两侧，一手轻拍，另一手可触到波动感，按之如囊裹水，且腹壁有凹痕者，为水臌；以手叩之如鼓，无波动感，按之亦无凹痕者，为气臌。

4）辨痞满：痞满是自觉心下或胃脘部痞塞不适和胀满的一种症状。按之柔软，无压痛者，属虚证；按之较硬，有压痛者，为实证。脘部按之有形而胀痛，推之漉漉有声者，为胃中有水饮。

5）辨肿块：肿块的按诊要注意其大小、形态、硬度、压痛等情况。

积聚是指腹内的结块，或胀或痛的一种病症。但积和聚不同。痛有定处，按之有形而不移的为积。

左小腹作痛，按之累累有硬块者，肠中有宿粪。右小腹作痛，按之疼痛，有包块应手者，为肠痈。

腹中虫块，按诊有三大特征：一是形如筋结。久按会转移；二是细心诊察，觉指下如蚯蚓蠢动；三是腹壁凹凸不平，按之起伏聚散，往来不定。

4. 按腧穴

按腧穴，是按压身体上某些特定穴位，通过这些穴位的变化与反应，来推断内脏的某些疾病。

腧穴的变化主要是出现结节或条索状物，或者出现压痛及敏感反应。据临床报道，肺病患者，有些可在肺俞穴摸到结节，有些在中府穴出现压痛。肝病患者可出现肝俞或期门穴压痛。胃病在胃俞和足三里有压痛。肠痈阑尾穴有压痛。

　　此外，还可以通过指压腧穴作试验性治疗，从而协助鉴别诊断。如胆道蛔虫腹痛，指压双侧胆俞则疼痛缓解，其他原因腹痛则无效，可资鉴别。

〔思考题〕

　　1. 望诊的分类，局部望诊的要点是什么？
　　2. 病理性脉象的类别和特点是什么？

第九章　辨　证

〖本章学习目标〗

1. 掌握各类辨证的概念、分类。
2. 熟悉各类辨证的临床表现。
3. 了解各类辨证的病因病机。

辨证施护是中医护理学的特色与精华，是中医护理在护理患者时当遵循的原则。无论疾病病种是否明确，辨证都能够根据个人的具体病情进行灵活处理，从而大大提高中医护理对疾病的处理能力。

第一节　八纲辨证

八纲，即阴、阳、表、里、寒、热、虚、实。是辨证论治的理论基础之一。八纲辨证是通过四诊，掌握了辨证资料之后，根据病位的深浅、病邪的性质、人体正气的强弱等多方面的情况，进行分析综合，归纳为八类不同的证候。

疾病的表现基本上都可以用八纲加以归纳。如疾病的类别，可分为阴证与阳证；病位的浅深可分为表证与里证；疾病的性质，可分为寒证与热证；邪正的盛衰，可分为实证与虚证。这样运用八纲辨证就将错综复杂的临床表现，归纳为表里、寒热、虚实、阴阳四对纲领性证候，从而找出疾病的关键，掌握其要领，确定其类型，预决其趋势，为治疗指出方向。其中，阴阳又可以概括其他六纲，即表、热、实证为阳；里、寒、虚证属阴，故阴阳是八纲中的总纲。

八纲辨证是分析疾病共性的辨证方法，是各种辨证的总纲。适应于临床各科的辨证。在八纲的基础上，结合脏腑病变的特点，分支为脏腑辨证；结合气血津液病变的特点，分支为气血津液辨证；结合温病的病变特点，分支出卫气营血辨证等等。任何一种辨证，都离不开八纲，八纲辨证是各种辨证的基础。

八纲辨证并不意味着把各种证候截然划分为八个区域，它们是相互联系而不可分割的。

如表里与寒热虚实相联系，寒热与虚实表里相联系，虚实又与寒热表里相联系。疾病的变化，经常会出现表里、寒热、虚实交织在一起的夹杂情况，如表里同病、寒热错杂、虚实夹杂等。在一定的条件下，疾病还可出现不同程度的转化，如表邪入里，里邪出表，寒证化热，热证转寒，实证转虚，因虚致实等。在疾病发展到一定阶段时，还可以出现一些与疾病性质相反的假象，如真寒假热，真热假寒，真虚假实，真实假虚等。阴证、阳证也是如此，阴中有阳，阳中有阴，疾病可以由阳入阴，由阴出阳，又可以从阴转阳，从阳转阴，因此，进行八纲辨证，不仅要熟练掌握各类证候的特点，还要注意它们之间的相兼、转化、夹杂、真假。

一、表里证候的辨证

表里是辨别疾病病位内外和病势深浅的一对纲领。它是一个相对的概念。就躯壳与内脏而言，躯壳为表，内脏为里；就经络与脏腑而言，经络为表，脏腑为里等等。从病势深浅论，外感病者，病邪入里一层，病深一层；出表一层，病轻一层。这种相对概念的认识，在六经辨证和卫气营血辨证中尤为重要。以上是广义之表里概念。狭义的表里，是指身体的皮毛、肌腠、经络为外，这些部位受邪，属于表证；脏腑、气血、骨髓为内，这些部位发病，统属里证。表里辨证，在外感病辨证中有重要的意义。可以察知病情的轻重，明确病变部位的深浅，预测病理变化的趋势。表证病浅而轻，里证病深而重。表邪入里为病进，里邪出表为病退。了解病的轻重进退，就能掌握疾病的演变规律，取得治疗上的主动权。

（一）表证

表证是指六淫疫疠邪气经皮毛、口鼻侵入时所产生的证候，多见于外感病的初期，一般起病急，病程短。

表证有两个明显的特点：一是外感时邪，由邪气入侵人体所引起；二是邪病轻。

表证的病位在皮毛肌腠，病轻易治。

【临床表现】 恶寒、发热、头身疼痛，舌苔薄白，脉浮，兼有鼻塞、流涕、咳嗽、喷嚏、咽喉痒痛等证。

【证候分析】 由于六淫邪气客于肌表，阻遏卫气的正常宣发，郁而发热。卫气受遏，失去温养肌表的功能，肌表得不到正常的温煦，故见恶寒。邪气郁滞经络，使气血流行不畅，致头身疼痛。肺主皮毛，鼻为肺窍，邪气从皮毛、口鼻而入肺，肺系皆受邪气，肺气失宣，故鼻塞、流涕、咳嗽。喷嚏、咽喉痒痛诸证常常并见。邪气在表，未伤及里，故舌苔可无变化，仍以薄白为主。正气奋起抗邪，脉气鼓动于外，故脉浮。

（二）里证

里证是疾病深在于里（脏腑、气血、骨髓）的一类证候。它与表证相对而言。多见于外感病的中、后期或内伤疾病。里证的成因，大致有三种情况：一是表邪内传入里，侵犯脏腑所致；二是外邪直接侵犯脏腑而成；三是七情刺激、饮食不节、劳逸过度等因素，损伤脏腑，引起功能失调，气血逆乱而致病。

里证的范围甚广，除了表证以外，其他疾病都可以说是里证。里证的特点也可归纳为二点：一是病位深；二是病情一般较重。

【临床表现】 里证病因复杂，病位广泛，症状繁多，常以或寒或热，或虚或实的形式出现，详细内容见各章辨证。现仅举几类常见症脉分析如下：

壮热恶热或微热潮热，烦躁神昏，口渴引饮，或畏寒肢冷，倦卧神疲，口淡多涎。大便秘结，小便短赤或大便溏泄，小便清长，腹痛呕恶，苔厚脉沉。

【证候分析】 以上所列仅是寒热虚实各里证中可能出现的一些常见症脉。就热型与寒象看，里证当是但热不寒或但寒不热，热可以是壮热恶热，微热潮热。壮热恶热是热邪入里，里热炽盛所致；微热潮热常见于内伤阴虚，虚火上炎。寒象表现为畏寒，得衣被可以缓解，此乃由于机体自身阳气不足或寒邪内侵，损伤阳气，阳虚生寒的结果。烦躁神昏是实热扰乱心神的表现。口渴引饮、小便短赤是实热耗伤津液。大便秘结由于热结肠道，津液枯竭，传导失司所致。阳气不足者，多见蜷卧神疲，虚寒者可见口淡多涎，脾虚不运者可见大便溏泄。

腹属阴为脏腑所居之处，该部出现腹痛呕吐，便秘溏泄，小便短赤或清长，均是里病的标志。苔厚脉沉均为疾病在内之征。

[附] 半表半里证

外邪由表内传，尚未入于里；或里邪透表，尚未至于表，邪正相搏于表里之间，称为半表半里证。其表现为寒热往来，胸胁苦满，心烦喜呕，默默不欲饮食，口苦，咽干，目眩，脉弦等。

（三）表证和里证的关系

人体的肌肤与脏腑，是通过经络的联系、沟通而表里相通的。疾病发展过程中，在一定的条件下，可以出现表里证错杂和相互转化，如表里同病，表邪入里，里邪出表等。

1. 表里同病

表证和里证在同一时期出现，称表里同病。这种情况的出现，除初病即见表证又见里证外，多因表证未罢，又及于里，或本病未愈，又加标病，如本有内伤，又加外感，或先有外感，又伤饮食之类。

表里同病的出现，往往与寒热、虚实互见。常见的表寒里热，表热里寒，表虚里实、表实里虚等，详见寒热虚实辨证。

2. 表里出入

（1）表邪入里：凡病表证，表邪不解，内传入里，称为表邪入里。多因机体抗邪能力降低，或邪气过盛，或护理不当，或误治、失治等因素所致。例如，凡病表证，本有恶寒发热，若恶寒自罢，不恶寒而反恶热，并见渴饮，舌红苔黄，尿赤等症，便是表邪入里的证候。

（2）里邪出表：某些里证，病邪从里透达于外，称为里邪出表。这是由于治疗与护理得当，机体抵抗力增强的结果。例如：内热烦躁，咳逆胸闷，继而发热汗出，或斑疹白㾦外透，这是病邪由里达表的证候。

表邪入里表示病势加重，里邪出表反映邪有去路，病势减轻，掌握表里出入的变化，对于推断疾病的发展转归，有重要意义。

（四）表证和里证的鉴别

辨别表证和里证，主要是审察其寒热、舌象、脉象等变化。一般认为，外感病中，发热恶寒同时并见的属表证；但热不寒，但寒不热的属里证；表证舌苔不变化，里证舌苔多有变化；脉浮主表证，脉沉主里证。

二、寒热证候的辨证

寒热是辨别疾病性质的两个纲领。寒证与热证反映机体阴阳的偏盛与偏衰。阴盛或阳虚表现为寒证；阳盛或阴虚表现为热证。寒热辨证在治疗上有重要意义。《素问·至真要大论》说"寒者热之""热者寒之"，两者治法正好相反。所以寒热辨证，必须确切无误。

（一）寒证

寒证，是疾病的本质属于寒性的证候。由感受寒邪或机体自身阳虚阴盛而致。

由于寒证的病因与病位不同，可分几种不同的证型。如感受寒邪，有侵犯肌表，有直中内脏，故有表寒、里寒之别。内寒的成因有寒邪入侵者，有自身阳虚者，故又有实寒、虚寒之分。这里分析寒证的共性。

【临床表现】　各类寒证的临床表现不尽一致，但常见的有：恶寒喜暖，面色㿠白，肢冷蜷卧，口淡不渴，痰涎、涕清稀，小便清长，大便稀溏，舌淡苔白润滑，脉迟或紧等。

【证候分析】　阳气不足或为外寒所伤，不能发挥其温煦形体的作用，故见形寒肢冷，蜷卧，面色㿠光。阴寒内盛，津液不伤，所以口淡不渴。阳虚不能温化水液，以致痰、涎、涕、尿等排出物皆为澄澈清冷。寒邪伤脾，或脾阳久虚，则运化失司而见大便稀溏。阳虚不化，寒湿内生，则舌淡苔白而润滑。阳气虚弱，鼓动血脉运行之力不足，故脉迟；寒主收引，受寒则脉道收缩而拘急，故见紧脉。

（二）热证

热证，是疾病的本质属于热性的证候。可以感受热邪而致，也可以机体自身阴虚阳亢而致。

根据热证的病因与病位的不同，可分几种不同的证型。如外感热邪或热邪入里，便有表热、里热之别。里热中，有实热之邪入侵或自身虚弱造成，则有实热和虚热之分。这里分析热证的共性。

【临床表现】　各类热证的证候表现也不尽一致，但常见的有：恶热喜冷，口渴喜冷饮，面红目赤，烦躁不宁，痰、涕黄稠，吐血衄血，小便短赤，大便干结，舌红苔黄而干燥，脉数等。

【证候分析】　阳热偏盛，则恶热喜冷。火热伤阴，津液被耗，故小便短赤，津伤则需引水自救，所以口渴喜冷饮。火性上炎，则见面红目赤。热扰心神，则烦躁不宁。津液被阳热煎熬，则痰涕等分泌物黄稠。火热之邪灼伤血络，迫血妄行，则吐血衄血。肠热津亏，传导失司，势必大便秘结。舌红苔黄为热证，舌干少津为伤阴，阳热亢盛，血行加速故见数脉。

（三）寒证和热证的鉴别

辨别寒证与热证，不能孤立地根据某一症状作判断，要对疾病的全部表现进行综合观察、分析，尤其是寒热的喜恶，口渴与不渴，面色的赤白，四肢的凉温，以及二便，舌象、脉象等方面更应细致观察。

（四）寒证和热证的关系

寒证和热证虽有本质的不同，但又相互联系，它们既可以在同一患者身上同时出现，表现为寒热错杂的证候，又可以在一定的条件下互相转化，出现寒证化热、热证化寒。在疾病发展过程中，特别是危重阶段，有时还会出现假寒或假热的现象。

1. 寒热错杂

在同一患者身上同时出现寒证和热证，呈现寒热交错的现象，称为寒热错杂。寒热错杂有上下寒热错杂和表里寒热错杂的不同。

（1）上下寒热错杂：患者身体上部与下部的寒热性质不同，称为上下寒热错杂。包括上寒下热和上热下寒两种情况。上下是一个相对的概念。如以膈为界，则胸为上，腹为下。上腹胃脘又为上，下腹膀胱、大小肠等又属下。

1）上寒下热：患者在同一时间内，上部表现为寒，下部表现为热的证候。例如，胃脘冷痛，呕吐清涎，同时又兼见尿频、尿痛、小便短赤，此为寒在胃而热在膀胱之证候。此即中焦有寒，下焦有热，就其相对位置而言，中焦在下焦之上。所以属上寒下热的证型。

2）上热下寒：患者在同一时间内，上部表现为热，下部表现为寒的证候。例如患者胸中有热，肠中有寒，既见胸中烦热咽痛口干的上热证，又见腹痛喜暖，大便稀溏的下寒证，就属上热下寒证。

（2）表里寒热错杂：患者表里同病而寒热性质不同，称为表里寒热错杂。包括表寒里热和表热里寒两种情况。

1）表寒里热：患者表里同病，寒在表热在里的一种证候。常见于本有内热，又外感风寒，或外邪传里化热而表寒未解的病证。例如恶寒发热，无汗头痛身痛，气喘、烦躁、口渴，脉浮紧即是寒在表而热在里的证候。

2）里寒表热：患者表里同病，表有热里有寒的一种证候。常见于素有里寒而复感风热；或表热证未解，误下以致脾胃阳气损伤的病证。如平素脾胃虚寒，又感风热，临床上既能见到发热，头痛、咳嗽、咽喉肿痛的表热证，又可见到大便溏泄，小便清长，四肢不温的里寒证。

寒热错杂的辨证，除了要辨别上下表里的部位之外，关键在于分清寒热的多少。寒多热少者，应以治寒为主，兼顾热证；热多寒少者，应以治热为主，兼顾寒证。

2.寒热转化

（1）寒证转化为热证：患者先有寒证，后来出现热证，热证出现后，寒证便渐渐消失，这就是寒证转化为热证。多因机体阳气偏盛，寒邪从阳化热所致，也可见于治疗不当，过服温燥药物的患者。例如感受寒邪，开始为表寒证，见恶寒发热，身病无汗，苔白，脉浮紧。病情进一步发展，寒邪入里热化，恶寒症状消退，而壮热，心烦口渴，苔黄，脉数等症状相继出现，这就表示其证候由表寒而转化为里热。

（2）热证转化为寒证：患者先有热证。后来出现寒证，寒证出现后，热证便渐渐消失，就是热证转化为寒证。多因邪盛或正虚，正不胜邪，功能衰败所致；也见于误治、失治，损伤阳气的患者。这种转化可缓可急。如热痢日久，阳气日耗，转化为虚寒痢，这是缓慢转化的过程。如高热患者，由于大汗不止，阳从汗泄，或吐泻过度，阳随津脱，出现体温骤降，四肢厥冷，面色苍白，脉微欲绝的虚寒证(亡阳)，这是急骤转化的过程。

3.寒热真假

当寒证或热证发展到极点时，有时会出现与疾病本质相反的一些假象如"寒极似热""热极似寒"，即所谓真寒假热，真热假寒。这些假象常见于病情危笃的严重关头，如不细察，往往容易贻误生命。

（1）真寒假热：是内有真寒，外见假热的证候。其产生机制是由于阴寒内盛格阳于外，阴阳寒热格拒而成，故又称"阴盛格阳"，阴盛于内，格阳于外，形成虚阳浮越阴极似阳的现象，其表现如：身热，面色浮红，口渴，脉大等似属热证，但患者身虽热却反欲盖衣被，渴欲热饮而饮不多，面红时隐时显，浮嫩如妆，不像实热之满面通红，脉大却按之无力。同时还可见到四肢厥冷，下利清谷，小便清长，舌淡苔白等症状。所以，热象是假，阳虚寒盛才是疾病的本质。

（2）真热假寒：是内有真热而外见假寒的证候。其产生机制是由于阳热内盛，阳气闭郁于内，不能布达于四肢末端而形成，或者阳盛于内，拒阴于外，故也称为"阳盛格阴"，根据其阳热闭郁而致手足厥冷的特点习惯上又把它叫"阳厥"或"热厥"，其内热愈盛则肢冷愈严重，即所谓"热深厥亦深"。其表现如：手足冷，脉沉等，似属寒证，但四肢冷而身热不恶寒反恶热，脉沉数而有力，更见烦渴喜冷饮，咽干、口臭、谵语、小便短赤，大便燥结或热痢下重，舌质红，苔黄而干等症。这种情况的手足厥冷，脉沉就是假寒的现象，而内热才是疾病的本质。

辨别寒热真假的要领，除了了解疾病的全过程外，还应从以下两个方面注意体察：

（1）假象的出现，多在四肢、皮肤和面色方面，而脏腑气血、津液等方面的内在表现则常常如实反映着疾病的本质，故辨证时应以里证、舌象、脉象等方面为主要依据。

（2）假象毕竟和真象不同，如假热之面赤，是面色㿠白而仅在颧颊上见浅红娇嫩之色，时隐时现，而真热的面红却是满面通红。假寒常表现为四肢厥冷，而胸腹部却是大热，按之灼手，或周身寒冷而反不欲近衣被，而真寒则是身蜷卧，欲得衣被。

（五）寒热与表里的关系

寒证、热证与表里相互联系。可形成多种证候，除上述表寒里热、表热里寒外，尚有表寒证，表热证，里寒证，里热证。

1. 表寒证

是寒邪侵袭肌表所致的一种病证。

【临床表现】 恶寒重，发热轻，头身疼痛，无汗，苔薄白润，脉浮紧。

【证候分析】 寒邪袭表，卫阳受伤，不能温煦肌表而恶寒，正与邪争，阳气被遏则发热，寒为阴邪，故恶寒重而发热轻。寒邪凝滞经脉，经气不利则头身疼痛。寒邪收敛，腠理闭塞故无汗，脉浮紧是寒邪束表之象。

2. 表热证

是热邪侵袭肌表所致的一种病证。

【临床表现】 发热,微恶风寒,头痛,口干,微渴,或有汗,舌边尖红赤,脉浮数。

【证候分析】 热邪犯表,卫气被郁,故发热恶寒。热为阳邪,故发热重而恶寒轻且伴口干微渴。热性升散,腠理疏松则汗出,热邪上扰则头痛。舌边尖红赤,脉浮数均为温热在表之症。

3. 里寒证

是寒邪内侵脏腑或阳气虚衰的病证。

【临床表现】 形寒肢冷,面色㿠白,口淡不渴,或渴喜热饮,静而少言,小便清长,大便稀溏,舌质淡,苔白润,脉沉迟。

【证候分析】 寒邪内侵脏腑损伤阳气,或脏腑机能减退,阳气虚衰,均不能温煦形体,故形寒肢冷,面色㿠白。阴寒内盛,津液不伤,故口淡不渴喜热饮。寒属阴主静,故静而少言。尿清便溏,舌淡苔白润,脉沉迟,均为里寒之症。

4. 里热证

是热邪内侵脏腑或阴液亏损致虚热内生的病证。

【临床表现】 面红身热,口渴,喜饮冷水,烦躁多言,小便短赤,大便干结,舌质红,黄苔,脉数。

【证候分析】 里热亢盛,蒸腾于外,故见面红身热,热伤津液,故口渴喜冷饮。热属阳,阳主动,故躁动不安而多言。热伤津液,故小便黄赤。肠热液亏,传导失司,故大便干结。舌红苔黄脉数,均为里热之症。

三、虚实证候的辨证

虚实是辨别邪正盛衰的两个纲领。虚指正气不足;实指邪气盛实。虚证反映人体正气虚弱而邪气也不太盛。实证反映邪气太盛,而正气尚未虚衰,邪正相争剧烈。虚实辨证,可以掌握病者邪正盛衰的情况,为治疗提供依据,实证宜攻,虚证宜补。只有辨证准确,才能攻补适宜。

(一)虚证

虚证是对人体正气虚弱各种临床表现的病理概括。虚证的形成,有先天不足,后天失养和疾病耗损等多种原因。

由于虚证的临床表现相当复杂。这里仅介绍一些共同的、有规律性的表现。

【临床表现】 各种虚证的表现极不一致,很难全面概括,常见有的:面色淡白或萎黄，精神委靡、身疲乏力，心悸气短，形寒肢冷，自汗，大便滑脱，小便失禁，舌淡胖嫩，脉虚沉迟，或为五心烦热，消瘦颧红，口咽干燥，盗汗潮热，舌红少苔，脉虚洪数。

【证候分析】 虚证病机主要表现在伤阴或伤阳两个方面。若伤阳者，以阳气虚的表现为主。由于阳失温运与固摄无权，所以见面色淡白，形寒肢冷，神疲乏力，心悸气短，大便滑脱，小便失禁等现象。若伤阴者，以阴精亏损的表现为主。由于阴不制阳，失去濡养、滋润的功能，故见手足心热，心烦心悸，面色萎黄或颧红，潮热盗汗现象。阳虚则阴寒盛，故舌胖嫩，脉虚沉迟；阴虚则阳偏亢，故舌红干少苔，脉细数。

（二）实证

实证是对人体感受外邪，或体内病理产物堆积而产生的各种临床表现的病理概括。实证的成因有两个方面：一是外邪侵入人体；一是脏腑功能失调以致痰饮、水湿、瘀血等病理产物停积于体内所致。随着外邪性质的差异，致病之病理产物的不同，而有各自不同的证候表现。

由于实证的表现也是多样的，所以也只介绍一些共同的、带一般性的问题。

【临床表现】 由于病因不同，实证的表现亦极不一致，而常见的表现为：发热，腹胀痛拒按，胸闷，烦躁，甚至神昏谵语，呼吸气粗，痰涎壅盛，大便秘结，或下利，里急后重，小便不利，淋沥涩痛，脉实有力，舌质苍老，舌苔厚腻。

【证候分析】 邪气过盛，正气与之抗争，阳热亢盛，故发热，实邪扰心，或蒙蔽心神，故烦躁甚则神昏谵语；邪阻于肺，则宣降失常而胸闷，喘息气粗。痰盛者尚可见痰声漉漉。

实邪积肠胃则腑气不通，大便秘结，腹胀满痛拒按。湿热下攻，可见下痢里急后重，水湿内停，气化不得，所以小便不利。湿热下注膀胱，致小便淋漓涩痛。邪正相争，搏击于血脉，故脉盛有力。湿热蒸腾则舌苔多见厚腻。

（三）虚证与实证的鉴别要点

从临床来看，一些症状可出现于实证，也可见于虚证。例如，腹痛，虚证实证均可发生。因此，要鉴别虚实，必须四诊合参，通过望形体，舌象，闻声息，问起病，按胸腹，脉象等多方面进行综合分析。一般认为，虚证必身体虚弱，实证多身体粗壮。虚证者声息低微，实证者声高息粗。久病多虚，暴病多实。舌质淡嫩，脉象无力为虚；舌质苍老，脉象有力为实。

（四）虚证和实证的关系

疾病是一个复杂的发展过程，由于体质、治疗、护理等诸因素的影响，虚证与实证常发生虚实错杂、虚实转化、虚实真假等证候表现。若不加以细察，容易误诊。

1.虚实错杂

凡虚证中夹有实证，实证中夹有虚证，以及虚实齐见的，都是虚实错杂证。例如表虚里实，表实里虚，上虚下实，上实下虚等。虚实错杂的证候，由于虚和实错杂互见，所以在治疗上便有攻补兼施法。但在攻补兼施中还要分别虚实的孰多孰少，因而用药就有轻重主次之分。虚实错杂中根据虚实的多少有实证夹虚，虚证夹实，虚实并重三种情况。

（1）实证夹虚：此证常常发生于实证过程中正气受损的患者，亦可见于原来体虚而新感外邪的患者。它的特点是以实邪为主，正虚为次。例如《伤寒论》的白虎汤加人参汤证，本来是阳明经热盛，症见壮热、口渴、汗出、脉洪大。由于热炽伤及气阴，又出现口燥渴，心烦，背微恶寒等气阴两伤的症状，这就是邪实夹虚。治疗以白虎汤攻邪为主，再加人参兼扶正气。

（2）虚证夹实：此证往往见于实证深重，拖延日久，正气大伤、余邪未尽的患者；亦可见于素体大虚，复感邪气的患者。其特点是以正虚为主，实邪为次。例如春温病的肾阴亏损证，出现在温病的晚期，是邪热动烁肝肾之阴而呈现邪少虚多的证候。症见低热不退，口干，舌质干绛，此时治法以滋阴养液，扶正为主，兼清余热。

（3）虚实并重：此证见于以下两种情况：一是原为严重的实证，迁延时日，正气大伤，而实邪未减者；二是原来正气甚弱，又感受较重邪气的患者。他们的特点是正虚与邪实均十分明显，病情比较沉重。例如小儿疳积，大便泄泻，贪食不厌，苔厚浊，脉细稍弦，病起于饮食积滞，损伤脾胃，虚实并见，治应消食化积与健脾同用。

2.虚实转化

疾病的发展过程往往是邪正斗争的过程，邪正斗争在证候上的反映，主要表现为虚实的变化。在疾病过程中，有些本来是实证，由于病邪久留，损伤正气，而转为虚证；有些由于正虚，脏腑功能失常，而致痰、食、血、水等凝结阻滞为患，成为因虚致实证。例如高热、口渴汗出、脉洪大之实热证，因治疗不当，日久不愈，可导致津气耗伤，而见肌肉消瘦，面色枯白，不欲饮食，虚羸少气，舌苔光剥，脉细无力等，证已由实转虚。又如病本心脾气虚，常见心悸，短气，久治未愈，突然心痛不止，这是气虚血滞引致心脉瘀阻之证，虚证已转变为实证，治当活血去瘀止痛。

3.虚实真假

虚证和实证有真假疑似之分，辨证时要从错杂的证候中，辨别真假，以去伪存真，才不致犯"虚虚实实"之戒。辨虚实之真假与虚实之错杂证绝不相同，应注意审察鉴别。

（1）真实假虚：指疾病本身属实证，但又出现一些似乎是虚的现象。如热结肠胃，痰食壅滞，大积大聚之实证，却见神情沉静，身寒肢冷，脉沉伏或迟涩等症脉。若仔细辨别则可以发现，神情虽沉静，但语出则声高气粗；脉虽沉伏或迟涩，但按之有力；虽然形寒肢冷，但胸腹久按灼手。导致这类似虚之症脉其原因并不是病体虚弱，而是实邪阻滞经络，气血不能外达之故，因此称这类症脉为假象，古称之为"大实有羸状"。此时治疗仍然应专力攻邪。

（2）真虚假实：指疾病本质属虚证，但又出现一些似乎是实的现象。如素体脾虚、运化无力，因而出现腹部胀满而痛，脉弦等症脉。仔细辨别，则腹部胀满，有时减轻，不似实证的常满不减；虽有腹痛，但喜按；脉虽弦，但重按则无力。导致这类似实之症脉的原因并不是实邪，而是身体虚弱的结果，故亦称之为假象，古人所谓"至虚有盛候"，就是指此而言。治疗应用补法。

虚实真假的鉴别，可概括为以下四点，作为辨别虚实真假的要点，指导临床辨证。

1）脉象的有力无力，有神无神，浮候如何，沉候如何。

2）舌质的胖嫩与苍老。

3）言语发声的亮亮与低怯。

4）患者体质的强弱，发病的原因，病的新久，以及治疗经过如何。

（五）虚实与表里寒热的关系

虚实常通过表里寒热几个方面反映出来，形成多种证候，临床常见的有表虚、表实、里虚、里实、虚热、实热、虚寒、实寒等类。

1. 表虚证

表虚证有两种：一是指感受风邪而致的表证，以恶风、自汗为特征，为外感表虚；二是肺脾气虚，卫气不能固秘，肌表疏松，经常自汗，易被外邪侵袭的表虚者，属内伤表虚。

【临床表现】 外感表虚：头痛、项强、发热、汗出、恶风、脉浮缓。

内伤表虚：平时常自汗出，容易感冒，兼有面色淡白、短气，动则气喘，怠倦乏力，纳少便溏，舌淡苔白，脉细弱等气虚表现。

【证候分析】 表证之表虚证，是感受风邪所致的一种表证，由于风邪外束于太阳经，所以头痛，项强；正气卫外，阳气浮盛而发热；肌腠疏，玄府不固，故汗出恶风；风邪在表，故脉浮缓。

里证之表虚证主要因肺脾气虚。肺主皮毛，脾主肌肉，其气虚则肌表疏松，卫气不固，而自汗出。卫外力差，故常常感冒。肺脾气虚，必见气虚的一般表现，如面色淡白，短气，动则气喘，怠倦乏力，纳少便溏，舌淡白，脉细弱等。

2. 表实证

表实证是寒邪侵袭肌表所致的一种证候。

【临床表现】 发热恶寒，头身疼痛，无汗，脉浮紧。

【证候分析】 感受外邪，阳气向上向外抗邪，便出现发热，邪客于肌表，阻遏卫气的正常宣发，肌表得不到正常的温煦而恶寒。邪阻经络，气血流行不畅而致头身疼痛。寒主收引，营气不能通于表，玄府不通，则无汗。脉象浮紧，是寒邪束表之征。

3. 里虚证

里虚证的内容也较多，各脏腑经络，阴阳气血亏损，都属里虚证的范围，将于以后各有关章节阐述。里虚证若按其寒热划分，则分为虚寒证、虚热证两类，详见于后述。

4. 里实证

里实证包括的内容也较多，不但有各脏腑经络之分，而且还有各种不同邪气之别。许多具体证型将在以后的各篇辨证中介绍，里实证若按寒热划分，亦可分为实寒证、实热证两大类。详见于后。

5. 虚寒证

虚寒证是由于体内阳气虚衰所致的一种证候。

【临床表现】 精神不振，面色淡白，畏寒肢冷，腹痛喜温喜按，大便溏薄，小便清长，少气乏力，舌质淡嫩，脉微沉迟无力。

【证候分析】 虚寒证的病机是阳气衰虚。阳气推动和气化功能不足，精神不振，面色淡白，少气乏力，舌质淡嫩，脉微或沉迟无力。阳气温煦不足，则畏寒肢冷，腹痛喜温，大便溏薄，小便清长。

6. 虚热证

虚热证是由于体内阴液亏虚所致的一种证候。

【临床表现】 两颧红赤，形体消瘦，潮热盗汗，五心烦热，咽干口燥，舌红少苔，脉细数。

【证候分析】 人体阴液耗损，故人渐消瘦；阴虚，则不能制阳，虚火内扰故心烦，手足心热，潮热盗汗。虚火上升，则见两颧红赤，咽干口燥，舌红少苔。阴血不足故脉细，内有虚热，故脉细兼数。

7. 寒实证

寒实证是寒邪（阴邪）侵袭人体所致的一种证候。

【临床表现】 畏寒喜暖，面色苍白，四肢欠温，腹痛拒按，肠鸣腹泻，或痰鸣喘嗽，口淡多涎，小便清长，舌苔白润，脉迟或紧。

【证候分析】 寒邪客于体内，阻遏阳气，故畏寒喜暖，四肢不温，阴寒凝聚，经脉不通，不通则痛，故见腹痛拒按，阳气不能上荣于面，则面色苍白，寒邪困扰中阳，运化失职，故肠鸣腹泻。若为寒邪客肺，则痰鸣喘嗽，口淡多涎，小便清长，舌苔白润，皆为阴寒之症。

脉迟或紧，是寒凝血行迟滞的现象。

8. 实热证

阳热之邪侵袭人体，由表入里所致的实证热证。

【临床表现】 壮热喜凉，口渴饮冷，面红目赤，烦躁或神错谵语，腹胀满痛拒按，大便秘结，小便短赤，舌红苔黄而干，脉洪滑数实。

【证候分析】 热邪内盛，故身见壮热喜凉；火热上炎，而面红目赤；热扰心神，轻者烦躁，重者神昏谵语；热结胃肠，则腹胀满痛拒按，大便秘结；热伤阴液，则小便短赤，口喜冷饮，引水自救；舌红苔黄为热邪之症，舌干说明津液受伤；热为阳邪，鼓动血脉，所以脉象洪滑数实。

四、阴阳证候的辨证

阴阳是八纲辨证的总纲。在诊断上，可根据临床上证候表现的病理性质，将一切疾病分为阴阳两个主要方面。它可概括其他六个方面的内容，即表、热、实属阳；里、寒、虚属阴。故有人称八纲为"二纲六要"。

在临床上，由于表里寒热虚实之间有时是相互联系交织在一起的，不能截然划分。因此，阴证和阳证之间有时也不是截然分开的，往往出现阴中有阳，阳中有阴的复杂证候。如上面几节所说的表里同病，寒热错杂，虚实夹杂等证型就属这类情况。

以阴阳命名的除了阴证、阳证以外，还有真阴不足，真阳不足及亡阴亡阳等证。

（一）阴证和阳证

1. 阴证

凡符合"阴"的一般属性的证候，称为阴证。如里证、寒证、虚证概属阴证范围。

【临床表现】 不同的疾病，所表现的阴性证候不尽相同，各有侧重，一般常见为：面色暗淡，精神委靡，身重蜷卧，形寒肢冷，倦怠无力，语声低怯，纳差，口淡不渴，大便稀溏，小便清长，舌淡胖嫩，脉沉迟，或弱或细涩。

【证候分析】 精神委靡，乏力，声低是虚证的表现。形寒肢冷，口淡不渴，大便溏，小便清长是里寒的表现。舌淡胖嫩，脉沉迟，弱细涩均为虚寒舌脉。

2. 阳证

凡符合"阳"的一般属性的证，称为阳证。如表证、热证、实证概属于阳证范围。

【临床表现】 不同的疾病表现的阳性证候也不尽相同。一般常见的有：面色红赤、恶寒发热，肌肤灼热，神烦，躁动不安，语声粗浊或骂詈无常，呼吸气粗，喘促痰鸣，口干渴饮，大便秘结，奇臭，小便涩痛，短赤，舌质红绛，苔黄黑生芒刺，脉象浮数、洪大、滑实。

【证候分析】 阳证是表证、热证、实证的归纳。恶寒发热并见表证的特征。面色红赤，神烦躁动，肌肤灼热，口干渴饮为热证的表现。语声粗浊，呼吸气粗，喘促痰鸣，大便秘结等，又是实证的表现。舌质红绛，苔黄黑起刺，脉洪大数滑实均为实热之征。

3. 阴证和阳证的鉴别

阴证和阳证的鉴别，按四诊对照如下：

（1）阴证

1）望诊：面色苍白或暗淡，身重蜷卧，倦怠无力，委靡不振，舌质淡而胖嫩，舌苔润滑。

2）闻诊：语声低微，静而少言，呼吸怯弱，气短。

3）问诊：大便气腥臭，饮食减少，口中无味，不烦不渴，或喜热饮，小便清长短少。

4）切诊：腹痛喜按，身寒足冷，脉象沉微细涩，弱迟无力。

（2）阳证

1）望诊：面色潮红或通红，喜凉，狂躁不安，口唇燥裂，舌质红绛，苔色黄或老黄，甚则燥裂，或黑而生芒刺。

2）闻诊：语声壮厉，烦而多言，呼吸气粗，喘促痰鸣，狂言叫骂。

3）问诊：大便或硬或秘，或有奇臭，恶食，口干，烦渴引饮，小便短赤。

4）切诊：腹痛拒按，身热足暖，脉象浮洪数大滑实而有力。

阴阳消长是相对的，阳盛则阴衰，阴盛则阳衰。如诊得脉象洪大，舌红苔燥，兼见口渴、壮热等，便可知阳盛阴衰。如诊得脉象沉迟，舌白苔润，兼见腹痛、下利等证，便可知其阴盛阳衰。此外，阴阳错综复杂的变化，具体表现于表里寒热虚实等六纲中，前面各节述及，不再重复。

（二）真阴不足与真阳不足

阴虚证也叫虚热证，阳虚证也叫虚寒证。肾为人体阴阳之根本，当阴阳虚日久，或久病，会耗伤肾阴肾阳而致肾阴不足或肾阳不足，即真阴不足、真阳不足。

1. 真阴不足

【临床表现】 虚火时炎，面白颧赤，唇若涂丹，口燥，咽干心烦，手足心热，头晕眼花，耳鸣，腰腿酸软无力，骨蒸盗汗，发梦遗精，大便秘结，小便短少，及脉细数无力，舌红干少苔。

【证候分析】 病程日久，损伤阴精，累及真阴，阴不制阳，致虚火上炎，出现阴虚之症，故见面白颧赤，唇红，口燥，五心烦热，盗汗便秘，尿少，舌红干少苔，脉细数无力。同时由于病已伤及肾阴，故出现肾功能异常的症状，如肾生髓、主骨的功能失常，见头晕、眼花、腰腿酸软无力，骨蒸；耳失肾阴濡养则耳鸣如蝉；肾主生殖，虚热内扰精室，故发梦遗精。

2. 真阳不足(肾阳不足)

【临床表现】 面色㿠白，形寒肢冷，唇舌色淡，口淡多涎，喘咳身肿，自汗，头眩，不欲食，腹大胫肿，大便溏薄或五更泄泻，阳痿早泄、精冷不育，或宫冷不孕，舌淡胖嫩，苔白滑，脉沉迟无力。

【证候分析】 病程日久，损伤阳气，累及真阳，阳不制阴，致阴寒内盛，出现阳虚之症，故见面色㿠白，形寒肢冷，唇舌色淡，口淡多涎，自汗，不欲食，舌淡胖嫩，苔白滑，脉沉迟无力。同时由于病已伤及肾中之阳，故出现肾功能异常的症状，如肾主纳气、主水的功能失常，则喘咳身肿，腹大胫肿；肾主生殖功能失常，则阳痿早泄，精冷不育，宫冷不孕；肾虚火衰，主二便的功能失常则五更泄泻。

(三)亡阴与亡阳

亡阴亡阳是疾病的危险证候，辨证一差，或救治稍迟，死亡立见，亡阴与亡阳是两个性质不同的病证，亡阴的根本原因是机体内脱失大量津液，从而导致亡阴。亡阳的主要病因是阳气亡脱。因为气可随液脱，可随血脱，所以亡阳也常见于汗、吐、下太过以及大出血之后，同时，许多疾病的危笃阶段也可出现亡阳。由于阴阳是依存互根的，所以亡阴可导致亡阳，亡阳也可使阴液耗损。宜分清亡阴、亡阳之主次，及时救治。

1. 亡阴

【临床表现】 身热肢暖，烦躁不安，口渴咽干，唇干舌燥，肌肤皱瘪，小便极少，舌红干，脉细数无力。通常还以大汗淋漓主亡阴的特征，其汗温、咸而稀(吐、下之亡阴，有时可无大汗出)。

【证候分析】 阴液耗竭，失去濡润之功，故口渴咽干，唇干舌燥，肌肤皱瘪。津液化原告竭，故小便极少。阴虚则内热，故身热肢暖。虚热上扰则烦躁不安。舌红干，脉细数无力为津枯虚热之象。大汗淋漓多发生于原来为热病之患者，热邪逼迫则汗液外泄。也可见于治疗不当，发汗太过的患者。此时，大汗出既是亡阴之因，又是亡阴之症。

2. 亡阳

【临术表现】　大汗出、汗冷、味淡微黏、身凉恶寒、四肝厥冷、蜷卧神疲，口淡不渴，或喜热饮，舌淡白润，脉微欲绝。

【证候分析】　亡阳发生在各种原因所致的阳气虚弱以致亡脱的阶段。阳虚固摄无权，故腠理开而汗大出，汗冷，味淡微黏此乃亡阳的必备症状。阳虚则寒，故身凉恶寒、四肢厥冷。人体功能活动低下，则见蜷卧神疲。口淡，舌淡白，脉微欲绝均为阳微虚寒之症。

第二节　气血津液辨证

气血津液辨证，是运用脏腑学说中气血津液理论，分析气、血、津液所反映的各科病证的一种辨证诊病方法。

由于气血津液都是脏腑功能活动的物质基础，而它们的生成及运行又有赖于脏腑的功能活动。因此，在病理上，脏腑发生病变，可以影响到气血津液的变化；而气血津液的病变，也必然要影响到脏腑的功能。所以，气血津液辨证应与脏腑辨证互相参照。

一、气血病辨证

气血病辨证就是根据患者所表现的症状、体征等，对照气血的生理、病理特点，分析、判断疾病中有无气血亏损或运行障碍的证候存在。

（一）气病辨证

气的病证很多，《素问·举痛论篇》说"百病生于气也"，指出了气病的广泛性。临床常见的气病证候，可概括为气虚、气陷、气滞、气逆四种。

1. 气虚证

气虚证是指脏腑组织功能减退所表现的证候。常由久病体虚，劳累过度，年老体弱等因素引起。

【临床表现】　少气懒言，神疲乏力，头晕目眩，自汗，活动时诸证加剧，舌淡苔白，脉虚无力。

【证候分析】　气虚证以全身功能活动低下的表现为辨证要点。人体脏腑组织功能活动的强弱与气的盛衰有密切关系，气盛则功能旺盛，气衰则功能活动减退。由于元气亏虚，脏腑组织功能减退，所以气少懒言，神疲乏力；气虚清阳不升，不能温养头目，则头晕目眩；气虚毛窍疏松，外卫不固则自汗；劳则耗气，故活动时诸症加剧；气虚无力鼓动血脉，血不上营于舌，而见舌淡苔白；

运血无力，故脉象按之无力。

2. 气陷证

气陷证是指气虚无力升举而反下陷的证候。多见于气虚证的进一步发展，或劳累用力过度，损伤某一脏器所致。

【临床表现】 头晕目花，少气倦怠，久痢久泄，腹部有坠胀感，脱肛或子宫脱垂等。舌淡苔白，脉弱。

【证候分析】 气陷证以内脏下垂为主要诊断依据。气虚功能衰退，故少气倦怠。清阳之气不能升举，所以头晕目花。脾气不健，清阳下隐，则久痢久泄。气陷于下，以致诸脏器失其升举之力，故见腹部坠胀、脱肛、子宫或胃等内脏下垂等证候。气虚血不足，则舌淡苔白，脉弱。

3. 气滞证

气滞证是指人体某一脏腑，某一部位气机阻滞，运行不畅所表现的证候。多由情志不舒，或邪气内阻，或阳气虚弱，温运无力等因素导致气机阻滞而成。

【临床表现】 胀闷，疼痛，攻窜阵发。

【证候分析】 气滞证以胀闷，疼痛为辨证要点。气机以畅顺为贵，一有郁滞，轻则胀闷，重则疼痛，而常攻窜发作，无论郁于脏腑经络肌肉关节，都能反映这一特点。同时由于引起气滞的原因不同，因而胀、痛出现的部位状态也各有不同。如食积滞阻则脘腹胀闷疼痛；若肝气郁滞则胁肋窜痛；当然，气滞于经络、肌肉，又必然与经络、肌肉部位有关。所以，辨气滞证候尚须与辨因辨位相结合。

4. 气逆证

气逆证是指气机升降失常，逆而向上所引起的证候。临床以肺胃之气上逆和肝气升发太过的病变为多见。

【临床表现】 肺气上逆，则见咳嗽喘息；胃气上逆，则见呃逆，嗳气、恶心、呕吐；肝气上逆，则见头痛，眩晕，昏厥，呕血等。

【证候分析】 气逆证症状表现以气逆向上为辨证要点。肺气上逆，多因感受外邪或痰浊壅滞，使肺气不得宣发肃降，上逆而发喘咳。胃气上逆，可由寒饮、痰浊、食积等停留于胃，阻滞气机，或外邪犯胃，使胃失和降，上逆而为呃逆、嗳气、恶心、呕吐。肝气上逆，多因郁怒伤肝，肝气升发太过，气火上逆而见头痛、眩晕、昏厥；血随气逆而上涌，可致呕血。

（二）血病辨证

血的病证表现很多，因病因不同而有寒热虚实之别，其临床表现可概括为血虚、血瘀、血热、血寒四种证候。

1. 血虚证

血虚证是指血液亏虚，脏腑百脉失养，表现全身虚弱的证候。血虚证的形成，有禀赋不足；或脾胃虚弱，生化乏源；或各种急慢性出血；或久病不愈；或思虑过度，暗耗阴血；或瘀血阻络新血不生；或因患肠寄生虫病而致。

【临床表现】　面白无华或萎黄，唇色淡白，爪甲苍白，头晕眼花，心悸失眠，手足发麻，妇女经血量少色淡，经期错后或闭经，舌淡苔白，脉细无力。

【证候分析】　血虚证以面色、口唇、爪甲失其血色及全身虚弱为辨证要点。人体脏腑组织，赖血液之濡养，血盛则肌肤红润，体壮身强，血虚则肌肤失养，面唇爪甲舌体皆呈淡白色。

血虚脑髓失养，睛目失滋，所以头晕眼花。心主血脉而藏神，血虚心失所养则心悸，神失滋养而失眠。经络失滋致手足发麻，脉道失充则脉细无力。女子以血为用，血液充盈，月经按期而至，血液不足，经血乏源，故经量减少，经色变淡，经期迁延，甚则闭经。

2. 血瘀证

血瘀证是指因瘀血内阻所引起的一些证候。形成血瘀证原因有：寒邪凝滞，以致血液瘀阻，或由气滞而引起血瘀；或因气虚推动无力，血液瘀滞；或因外伤及其他原因造成血液流溢脉外，不能及时排出和消散所形成。

【临床表现】　疼痛和针刺刀割，痛有定处，拒按，常在夜间加剧。肿块在体表者，色呈青紫；在腹内者，紧硬按之不移，称为癥积。出血反复不止。色泽紫暗，中夹血块，或大便色黑如柏油。面色黧黑，肌肤甲错，口唇爪甲紫暗，或皮下紫斑，或肤表丝状如缕，或腹部青筋外露，或下肢筋青胀痛等。妇女常见经闭。舌质紫暗，或见瘀斑瘀点，脉象细涩。

【证候分析】　血瘀证以痛如针刺，痛有定处，拒按，肿块，唇舌爪甲紫暗，脉涩等为辨证要点。由于瘀血阻塞经脉，不通则痛，故疼痛是瘀血证候中最突出的一个症状。瘀血为有形之邪，阻碍气机运行，故疼痛剧烈如针刺，部位固定不移。由于夜间血行较缓，瘀阻加重，故夜间痛甚。积瘀不散而凝结，则可形成肿块，故外见肿块色青紫内部肿块触之坚硬不消。

出血是由于瘀血阻塞络脉，阻碍气血运行，致血涌络破，不循经而外溢，由于所出之血停聚不得，故色呈紫暗，或已凝结而为血块。瘀血内阻，气血运行不利，肌肤失养，则见面色黧黑，肌肤甲错，口唇、舌体、指甲青紫色暗等体征。瘀血内阻，冲任不通，则为经闭。丝状红缕、青筋显露、脉细涩等，皆为瘀阻脉络，血行受阻之象。舌体紫暗，脉象细涩，则为瘀血之症。

3. 血热证

血热证是指脏腑火热炽盛，热迫血分所表现的证候。本证多因烦劳，嗜酒，恼怒伤肝，房事过度等因素引起。

【临床表现】 咳血、吐血、尿血、衄血、便血、妇女月经先期、量多、血热、心烦、口渴、舌红绛，脉滑数。

【证候分析】 血热证以出血和全身热象为辨证要点。血热逼血妄行，血络受伤，故表现为各种出血及妇女月经过多等。火热炽盛，灼伤津液，故身热、口渴。火热扰心神则心烦。热迫血行，壅于脉络则舌红绛，脉滑数。血分火热炽盛，有内伤外感之别。此处所指血热主要为内伤杂病。在外感热病辨证中，有热入血分的"血分证"亦是指血热。但于此处所指的血热在概念上完全不同。外感热病之血热，详见"卫气营血辨证"。

4.血寒证

血寒证是指局部脉络寒凝气滞，血行不畅所表现的证候。常由感受寒邪引起。

【临床表现】 手足或少腹冷痛，肤色紫暗发凉，喜暖恶寒，得温痛减，妇女月经后期，痛经，经色紫暗，夹有血块，舌紫暗，苔白，脉沉迟涩。

【证候分析】 血寒证以手足局部疼痛，肤色紫暗为辨证要点。寒为阴邪，其性凝敛，寒邪客于血脉，则使气机凝滞。血行不畅，故见手足或少腹冷痛。血得温则行，得寒则凝，所以喜暖怕冷，得温痛减。寒凝胞宫，经血受阻，故妇女经期推迟，色暗有块。舌紫暗，脉沉迟涩，皆为寒邪阻滞血脉，气血运行不畅之症。

（三）气血同病辨证

气血同病辨证，是用于既有气的病证，同时又兼见血的病证的一种辨证方法。气和血具有相互依存，相互资生，相互为用的密切关系，因而在发生病变时，气血常可相互影响，既见气病，又见血病，即气血同病。气血同病常见的证候，有气滞血瘀、气虚血瘀、气血两虚、气不摄血、气随血脱等。

1.气滞血瘀证

气滞血瘀证是指由于气滞不行以致血运障碍，而出现既有气滞又有血瘀的证候。多由情志不遂，或外邪侵袭，导致肝气久郁不解所引起。

【临床表现】 胸胁胀满走窜疼痛，性情急躁，并兼见痞块刺痛拒按，妇女经闭或痛经，经色紫暗夹有血块，乳房痛胀等症，舌质紫暗或有紫斑，脉弦涩。

【证候分析】 气滞血瘀证以病程较长和肝脏经脉部位疼痛痞块为辨证要点。肝主疏泄而藏血，具有条达气机，调节情志的功能。情志不遂，则肝气郁滞，疏泄失职，故见性情急躁，胸胁胀满走窜疼痛。气为血帅，气滞则血凝，故见痞块疼痛拒按，以及妇女闭经痛经，经色紫暗有块，乳房胀痛等症。脉弦涩，为气滞血瘀之症。

2. 气虚血瘀证

气虚血瘀证是指既有气虚之象，同时又兼有血瘀的证候。多因久病气虚，运血无力而逐渐形成瘀血内停所致。

【临床表现】　面色淡白或晦滞，身倦乏力，少气懒言，疼痛如刺，常见于胸胁，痛处不移，拒按，舌淡暗或有紫斑，脉沉涩。

【证候分析】　气虚血瘀证虚中夹实，以气虚和血瘀的证候表现为辨证要点。面色淡白，身倦乏力，少气懒言，为气虚之症。气虚运血无力，血行缓慢，终致瘀阻络脉，故面色晦滞。血行瘀阻，不通则痛，故疼痛如刺，拒按不移。临床以心肝病变为多见，故疼痛出现在胸胁部位。

气虚舌淡，血瘀紫暗，沉脉主里，涩脉主瘀，是为气虚血瘀证的常见舌脉。

3. 气血两虚证

气血两虚证是指气虚与血虚同时存在的证候。多由久病不愈，气虚不能生血，或血虚无以化气所致。

【临床表现】　头晕目眩，少气懒言，乏力自汗，面色淡白或萎黄，心悸失眠，舌淡而嫩，脉细弱等。

【证候分析】　气血两虚证以气虚与血虚的证候共见为辨证要点。少气懒言，乏力自汗，为脾肺气虚之象；心悸失眠，为血不养心所致。血虚不能充盈脉络，见唇甲淡白，脉细弱。气血两虚不得上荣于面、舌，则见面色淡白或萎黄，舌淡嫩。

4. 气不摄血证

气不摄血证又称气虚失血证，是指因气虚而不能统血，气虚与失血并见的证候。多因久病气虚，失其摄血之功所致。

【临床表现】　吐血，便血，皮下瘀斑，崩漏，气短，倦怠乏力，面色白而无华，舌淡，脉细弱等。

【证候分析】　气不摄血证以出血和气虚证共见为辨证要点。气虚则统摄无权，以致血液离经外溢，溢于胃肠，便为吐血、便血；溢于肌肤，则见皮下瘀斑。脾虚统摄无权，冲任不固，渐成月经过多或崩漏。气虚则气短，倦怠乏力，血虚则面白无华。舌淡，脉细弱，皆为气血不足之症。

5. 气随血脱证

气随血脱证是指大出血时所引起阳气虚脱的证候。多由肝、胃、肺等脏器本有宿疾而脉道突然破裂，或外伤，或妇女崩中，分娩等引起。

【临床表现】　大出血时突然面色苍白，四肢厥冷，大汗淋漓，甚至晕厥。舌淡，脉微细欲绝，或浮大而散。

【证候分析】　气随血脱证以大量出血时，随即出现气脱之症为辨证要点。

气脱阳亡，不能上荣于面，则面色苍白；不能温煦四肢，则手足厥冷；不能温固肌表，则大汗淋漓；神随气散，神无所主，则为晕厥；血失气脱，正气大伤，舌体失养，则色淡，脉道先充而微细欲绝，阳气浮越外亡，脉见浮大而散，病情更为险恶。

二、津液病辨证

津液病辨证是分析津液病证的辨证方法。津液病证，一般可概括为津液不足和水液停聚两个方面。

（一）津液不足证

津液不足证是指由于律液亏少，失去其濡润滋养作用所出现的以燥化为特征的证候。多由燥热灼伤津液，或因汗、吐、下及失血等所致。

【临床表现】 口渴咽干，唇燥而裂，皮肤干枯无泽，小便短少，大便干结，舌红少津，脉细数。

【证候分析】 津液不足证以皮肤口唇舌咽干燥及尿少便干为辨证要点。由于津亏则使皮肤口唇咽干失去濡润滋养，故呈干燥不荣之象。津伤则尿液化源不足，故小便短少；大肠失其濡润，故见大便秘结；舌红少津，脉细数皆为津亏内热之象。

（二）水液停聚证

水液停聚证是指水液输布，排泄失常所引起的痰饮水肿等病证。凡外感六淫，内伤脏腑皆可导致本证发生。

1. 水肿

水肿是指体内水液停聚，泛滥肌肤所引起的面目、四肢、胸腹甚至全身浮肿的病证。

临床将水肿分为阳水、阴水两大类。

（1）阳水：发病较急，水肿性质属实者，称为阳水。多为外感风邪，或水湿浸淫等因素引起。

【临床表现】 眼睑先肿，继而头面，甚至遍及全身，小便短少，来势迅速。皮肤薄而光亮。并兼有恶寒发热，无汗，舌苔薄白，脉象浮紧。或兼见咽喉肿痛，舌红，脉象浮数。或全身水肿，来势较缓，按之没指，肢体沉重而困倦，小便短少，脘闷纳呆，呕恶欲吐，舌苔白腻，脉沉。

【证候分析】 本证以发病急，来势猛，先见眼睑头面，上半身肿甚者为辨证要点。风邪侵袭，肺卫受病，宣降失常，通调失职，以致风遏水阻，风水相搏，泛溢于肌肤而成水肿。

风为阳邪，上先受之，风水相搏，故水肿起于眼睑头面，继而遍及肢体。

若伴见恶寒，发热，无汗，苔薄白，脉浮紧，为风水偏寒之症；如兼有咽喉肿痛，舌红，脉浮数，是风水偏热之象。若由水湿浸渍，脾阳受困，运化失常，水泛肌肤，塞阻不行，则渐致全身水肿。水湿内停，三焦决渎失常，膀胱气化失司，故见小便短少。水湿日甚而无出路，泛溢肌肤，所以肿势日增，按之没指，诸如身重困倦，脘闷纳呆，泛恶欲呕，舌苔白腻，脉象沉缓等，皆为湿盛困脾之象。

（2）阴水：发病较缓，水肿性质属虚者，称为阴水。多因劳倦内伤、脾肾阳衰，正气虚弱等因素引起。

【临床表现】 身肿，腰以下为甚，按之凹陷不易恢复，脘闷腹胀，纳呆食少，大便溏稀，面色㿠白，神疲肢倦，小便短少，舌淡，苔白滑，脉沉缓。或水肿日益加剧，小便不利，腰膝冷痛，四肢不温，畏寒神疲，面色白，舌淡胖，苔白滑，脉沉迟无力。

【证候分析】 本证以发病较缓，足部先肿，腰以下肿甚，按之凹陷不起为辨证要点。由于脾主运化水湿，肾主水，所以脾虚或肾虚，均能导致水液代谢障碍，下焦水湿泛滥而为阴水。阴盛于下，故水肿起于足部，并以腰以下为甚，按之凹陷不起，脾虚及胃，中焦运化无力，故见脘闷纳呆，腹胀便溏，脾主四肢，脾虚水湿内渍，则神疲肢困。腰为肾之府，肾虚水气内盛，故腰膝冷痛。肾阳不足，命门火衰，不能温养肢体，故四肢厥冷，畏寒神疲。阳虚不能温煦于上，故见面色㿠白。舌淡胖，苔白滑，脉沉迟无力，为脾肾阳虚，寒水内盛之象。

2. 痰饮

痰和饮是由于脏腑功能失调以致水液停滞所产生的病证。

（1）痰证：痰证是指水液凝结，质地稠厚，停聚于脏腑、经络、组织之间而引起的病证。常由外感六淫、内伤七情导致脏腑功能失调而产生。

【临床表现】 咳嗽咳痰，痰质黏稠，胸脘满闷，纳呆呕恶，头晕目眩，或神昏癫狂，喉中痰鸣，或肢体麻木，见瘰疬、瘿瘤、乳癖、痰核等，舌苔白腻，脉滑。

【证候分析】 痰证临床表现多端，所以古人有"诸般怪证皆属于痰"之说。在辨证上除掌握不同病变部位反应的特有症状外，一般可结合下列表现作为判断依据：吐痰或呕吐痰涎，或神昏时喉中痰鸣，或肢体麻木，或见痰核，苔腻，脉滑等。

痰阻于肺，宣降失常，肺气上逆，则咳嗽咳痰。痰湿中阻，气机不畅，则见脘闷，纳呆呕恶等。痰浊蒙蔽清窍，清阳不升，则头晕目眩。痰迷心神，则见神昏，甚或发为癫狂，痰停经络，气血运行不利，可见肢体麻木。停聚于局部，则可见瘰疬、瘿瘤、乳癖、痰核等。苔白腻,脉滑皆痰湿之症。

(2)饮证:饮证是指水饮质地清稀,停滞于脏腑组织之间所表现的病证。多由脏腑功能衰退等原因引起。

【临床表现】 咳嗽气喘,痰多而稀,胸闷心悸,甚或倚息不能半卧,或脘腹痞胀,水声漉漉,泛吐清水,或头晕目眩,小便不利,肢体浮肿,沉重酸困,苔白滑,脉弦。

【证候分析】 饮证主要以饮停心肺、胃肠、胸胁、四肢的病变为主。饮停于肺,肺气上逆则见咳嗽气喘,胸闷或倚息,不能半卧。水饮凌心,心阳受阻则见心悸。饮停胃肠,气机不畅,则脘腹痞胀,水声漉漉。胃气上逆,则泛吐清水。水饮留滞于四肢肌肤,则肢体浮肿,沉重酸困,小便不利。饮阻清阳,则头晕目眩,饮为阴邪,故苔见白滑,饮阻气机,则脉弦。

第三节　脏腑辨证

脏腑辨证是根据脏腑的生理功能,病理表现,对疾病证候进行归纳,借以推究病机,判断病变的部位、性质、正邪盛衰情况的一种辨证方法,是临床各科的诊断基础,是辨证体系中的重要组成部分。

脏腑辨证,包括脏病辨证、腑病辨证及脏腑兼病辨证。其中脏病辨证是脏腑辨证的主要内容。由于临床上单纯的腑病较为少见,多与一定的脏病有关,故将腑病编入相关病中进行讨论。脏腑的病变复杂,证候多种多样,本节仅介绍临床常见的一些证候。

一、心与小肠病辨证

心病有虚实。虚证多由久病伤正,禀赋不足,思虑伤心等因素,导致心气心阳受损,心血心阴亏耗;实证多由痰阻、火扰、寒凝、瘀滞、气郁等引起。

心的病变主要表现为血脉运行失常及精神意识思维改变等方面。如心悸、心痛、失眠、神昏、精神错乱、脉结代或促等症常是心的病变。小肠的病变主要反映在清浊不分,转输障碍等方面,如小便失常、大便溏泄等。

(一)心气虚、心阳虚与心阳暴脱证

心气虚证是指心脏功能减退所表现的证候。凡禀赋不足、年老体衰、久病或劳心过度均可引起此证。

心阳虚证是指心脏阳气虚衰所表现的证候。凡心气虚甚,寒邪伤阳,汗下太过等均可引起此证。

心阳暴脱证是指心阳衰竭、阳气暴脱所表现的证候。危症险症均可出现此证。

【临床表现】　心悸怔忡，胸闷气短，活动后加重，面色淡白或㿠白，或有自汗，舌淡苔白，脉虚，为心气虚；若兼见畏寒肢冷，心痛，舌淡胖，苔白滑，脉微细，为心阳虚；若突然冷汗淋漓，四肢厥冷，呼吸微弱，面色苍白，口唇青紫，神志模糊或昏迷，则是心阳暴脱的危象。

【证候分析】　心气虚证，以心脏及全身功能活动衰弱为辨证要点；心阳虚证，以在心气虚证的基础上出现虚寒症状为辨证要点；心阳暴脱证，以在心阳虚的基础上出现虚脱亡阳症状为辨证要点。心气虚衰，心中空虚惕惕而动则心悸怔忡。心气不足，胸中宗气运转无力则胸闷气短。劳累耗气，故稍事活动后症状加重。气虚卫外不固则自汗。气虚血运无力不能上荣则面色淡白或㿠白，舌淡苔白；血行失其鼓动则脉虚无力。若病情进一步发展，气虚及阳，阳虚不能温煦肢体，故兼见畏寒肢冷；心阳不振，胸中阳气痹阻，故见心痛；舌淡胖苔白滑，是阳虚寒盛之症；阳虚无力推动血行，脉道失充，则脉象微细。若心阳衰败而暴脱，阳气衰亡不能卫外则冷汗淋漓；不能温煦肢体故四肢厥冷。心阳衰，宗气骤泄，故呼吸微弱。阳气外亡，无力推动血行致络脉瘀滞，血液不能外荣肌肤，所以面色苍白，口唇青紫。心神失养涣散，则致神志模糊，甚则昏迷。

心气虚、心阳虚、心阳暴脱三证的鉴别：

（1）相同点：心悸怔忡，胸闷气短，活动后加重，自汗。

（2）不同点：①心气虚：面色淡白或㿠白，舌淡苔白，脉虚。②心阳虚：畏寒肢冷，心痛，面色㿠白或晦暗，舌淡胖苔白滑，脉微细。③心阳暴脱：突然冷汗淋漓，四肢厥冷，呼吸微弱。面色苍白，口唇青紫。神志模糊，或昏迷。

（二）心血虚与心阴虚证

心血虚证是指心血不足，不能濡养心脏所表现的证候。心阴虚证，是指心阴不足，不能濡养心脏所表现的证候。二者常由久病耗损阴血，或失血过多，或阴血生成不足，或情志不遂，气火内郁，暗耗阴血等因素引起。

【临床表现】　心悸怔忡，失眠多梦，为心血虚与心阴虚的共有症。若兼见眩晕，健忘，面色淡白无华，或萎黄，口唇色淡，舌色淡白，脉象细弱等症，为心血虚。若见五心烦热，潮热，盗汗，两颧发红，舌红少津，脉细数，为心阴虚。

【证候分析】　心血虚证以心的常见症状与血虚证共见为辨证要点。心阴虚证以心的常见症状与阴虚证共见为辨证要点。血属阴，心阴心血不足，则心失所养，致心动不安，出现心悸怔忡；神失濡养，致心神不宁，出现失眠多梦。血与阴又同中有异，故血虚则不能濡养脑髓，而见眩晕健忘；不能上荣则见面白无华，唇舌色淡，不能充盈脉道则脉象细弱。阴虚则阳亢，虚热内生，故五心烦热，午后潮热；寐则阳气入阴，营液受蒸则外流而为盗汗；虚热上炎则两颧发红，舌红少津；脉细主阴虚，数主有热，为阴虚内热的脉象。

（三）心火亢盛证

心火亢盛证是指心火炽盛所表现的证候。凡五志，六淫化火，或因劳倦，或进食辛辣厚味，均能引起此证。

【临床表现】　心中烦怒，夜寐不安，面赤口渴，溲黄便干，舌尖红绛，或生舌疮脉数有力。甚则狂躁谵语，或见吐血衄血，或见肌肤疮疡，红肿热痛。

【证候分析】　心火亢盛证以心及舌、脉等有关组织出现实火内炽的症状为辨证要点。心火内炽，心神被扰，则心中烦热，夜寐不安，甚则狂躁谵语。面赤口渴，溲黄便干，脉数有力，均为里热证象。心开窍于舌，心火亢盛，循经上炎故舌尖红绛或生舌疮。心火炽盛血热妄行，见吐血衄血。火毒壅滞脉络，局部气血不畅则见肌肤疮疡，红肿热痛。

（四）心脉痹阻证

心脉痹阻证是指心脏脉络在各种致病因素作用下导致痹阻不通所反映的证候。常由年高体弱或病久正虚以致瘀阻、痰凝、寒滞、气郁而发作。

【临床表现】　心悸怔忡，心胸憋闷疼痛，痛引肩背内臂，时发时止。若痛如针刺，并见舌紫暗有紫斑、紫点，脉细涩或结代，为瘀阻心脉。若为闷痛，并见体胖痰多，身重困倦，舌苔白腻，脉沉滑，为痰阻心脉。若剧痛暴作，并见畏寒肢冷，得温痛缓，舌淡苔白，脉沉迟或沉紧，为寒凝之象。若疼痛而胀，且发作时与情志有关，舌淡红，苔薄白，脉弦，为气滞之证。

【证候分析】　心脉痹阻证一般以胸部憋闷疼痛；痛引肩背内臂，时发时止为辨证要点。本证多因正气先虚，阳气不足，心失温养故见心悸怔忡。由于阳气不足，血液运行无力，容易继发瘀血内阻，痰浊停聚，阴寒凝滞，气机阻滞等病理变化以致心脉痹阻，气血不得畅通而发生心胸憋闷疼痛，手少阴心经循臂内，出腋下，故疼痛牵引肩背内臂，时发时止。

心脉痹阻的证型鉴别如下：

共同症状：心悸怔忡，心胸憋闷疼痛，痛引肩背内臂，时发时止。

不同症状：

1）淤血内阻：

疼痛特点：痛如针刺。

症状：舌紫暗有紫斑、紫点，脉细涩。

2）痰浊停聚：

疼痛特点：闷痛特甚。

症状：体胖痰多，身重困倦，舌苔腻，脉沉滑。

3）阴寒凝滞：

疼痛特点：突发剧痛，得温痛减。

症状：畏寒肢冷，舌淡苔白，脉沉迟或沉紧。

4）气机郁滞：

疼痛特点：胀痛，发作与精神因素有关。

症状：舌淡红，苔薄白，脉弦。

（五）痰迷心窍证

痰迷心窍证是指痰浊蒙闭心窍表现的证候。多因湿浊酿痰或情志不遂或气郁生痰引起。

【临床表现】　面色晦滞，脘闷作恶，意识模糊，语言不清，喉有痰声，甚则昏不知人，舌苔白腻，脉滑。或精神抑郁，表情淡漠，神志痴呆，喃喃自语，举止失常。或突然仆地，不省人事，口吐痰涎，喉中痰鸣，两目上视，手足抽搐，口中如作猪羊叫声。

【证候分析】　痰迷心窍证以神志不清，喉有痰声，舌苔白腻为辨证要点。外感湿浊之邪，湿浊郁遏中焦，清阳不升，浊气上泛，故见面色晦滞，胃失和降，胃气上逆则脘闷作恶；湿邪留恋不化，酝酿成痰，痰随气升则喉中痰鸣；上迷心窍，神识受蒙则意识模糊，语言不清，甚则人事不省。舌苔白腻，脉滑是痰浊内盛之象。精神抑郁，表情淡漠，神志痴呆，喃喃自语，举止失常多由肝气郁结，气郁生痰，痰浊上蒙心窍所致，属于癫证。突然仆地，不省人事，口吐痰涎，喉中痰鸣，两目上视，手足抽搐，口中如作猪羊叫声，为脏腑功能失调，痰浊内伏心经，时或痰涎上涌而致，属于痫证。

（六）痰火扰心证

痰火扰心证是指痰火扰乱心神所出现的证候。多因五志化火，灼液成痰，痰火内盛或外感邪热，挟痰内陷心包所致。

【临床表现】　发热气粗，面红目赤，痰黄稠，喉间痰鸣，躁狂谵语，舌红苔黄腻，脉滑数，或见失眠心烦，痰多胸闷，头晕目眩，或见语言错乱，哭笑无常，不避亲疏，狂躁妄动，打人毁物，力逾常人。

【证候分析】　痰火扰心证外感内伤皆可见到，其中外感热病以高热，痰盛，神志不清为辨证要点；内伤杂病中，轻者以失眠心烦，重者以神志狂乱成为辨证要点。外感热病中，邪热蒸腾充斥肌肤故见高热；火势上炎，则面红目赤，呼吸气粗；邪热灼津为痰，故痰黄稠，喉间痰鸣；痰火扰心，心神昏乱，故躁狂谵语；舌红苔黄腻，脉滑数均为痰火内盛之象。内伤病中，因痰火扰心而见失眠心烦；痰阻气道则见胸闷痰多，清阳被遏故见头晕目眩。若神志狂乱，气机逆乱，则发为狂证，出现语言错乱，哭笑无常，不避亲疏，狂躁妄动，打人毁物，力逾常人等症状。

(七)小肠实热证

小肠实热证是指小肠里热炽盛所表现的证候。多由心热下移所致。

【临床表现】 心烦口渴，口舌生疮，小便赤涩，尿道灼痛，尿血，舌红苔黄，脉数。

【证候分析】 小肠实热证以心火热炽及小便赤涩灼痛为辨证要点。心与小肠相表里，小肠有分清泌浊的功能，使水液入于膀胱。心热下移小肠，故小便赤涩，尿道灼痛；热甚灼伤阴络则可见尿血；心火内炽，热扰心神，则心烦；津为热灼则口渴；心火上炎则口舌生疮；舌红苔黄，脉数为里热之症。

小肠的常见病证除小肠实热证外，尚有小肠虚寒和小肠气痛，分别归属于"脾阳虚"和"寒滞肝脉"中讨论。

二、肺与大肠病辨证

肺的病证有虚实之分，虚证多见气虚和阴虚，实证多见风寒燥热等邪气侵袭或痰湿阻肺所致。大肠病证有湿热内侵，津液不足以及阳气亏虚等。

肺的病变，主要为气失宣降，肺气上逆，或腠理不固及水液代谢方面的障碍，临床上往往出现咳嗽、气喘、胸痛、咯血等症状。大肠的病变主要是传导功能失常，主要表现为便秘与泄泻。

(一)肺气虚证

肺气虚证是指肺气不足和卫表不固所表现的证候。多由久病咳喘，或气的生化不足所致。

【临床表现】 咳喘无力，气少不足以息，动则益甚，体倦懒言，声音低怯，痰多清稀，面色㿠白，或自汗畏风，易于感冒，舌淡苔白，脉虚弱。

【证候分析】 肺气虚证一般以咳喘无力，气少不足以息和全身功能活动减弱为辨证要点。肺主气，司呼吸，肺气不足则咳喘气短，气少不足以息，且动则耗气，所以喘息益甚。肺气虚则体倦懒言，且动则耗气，所以喘息益甚。肺气虚则体倦懒言，声音低怯。肺气虚不能输布津液，聚而成痰，故痰多清稀。面色㿠白为气虚常见症状。肺气虚不能宣发卫气于肌表，腠理不固，故自汗畏风，易于感冒。舌淡苔白，脉虚弱为气虚之症。

(二)肺阴虚证

肺阴虚证是指肺阴不足，虚热内生所表现的证候。多由久咳伤阴，痨虫袭肺，或热病后期阴津损伤所致。

【临床表现】 干咳无痰，或痰少而黏，口燥咽干，形体消瘦，午后潮热、五心烦热，盗汗，颧红，甚则痰中带血，声音嘶哑，舌红少津，脉细数。

【证候分析】　肺阴虚证以肺病常见症状和阴虚内热证共见为辨证要点，肺阴不足，虚火内生，灼液成痰，胶固难出，故干咳无痰，或痰少而黏。阴液不足，上不能滋润咽喉则口燥咽干，外不能濡养肌肉则形体消瘦。虚热内炽则午后潮热，五心烦热。热扰营阴为盗汗，虚热上炎则颧红，肺络受灼，络伤血溢则痰中带血；喉失津润，则声音嘶哑。舌红少津，脉象细数，皆为阴虚内热之象。

（三）风寒犯肺证

风寒犯肺证是指风寒外袭，肺卫失宣所表现的证候。

【临床表现】　咳嗽痰稀薄色白，鼻塞流清涕，微微恶寒，轻度发热，无汗，苔白，脉浮紧。

【证候分析】　风寒犯肺证以咳嗽兼见风寒表证为辨证要点。感受风寒，肺气被束不得宣发，逆而为咳；寒属阴，故痰液稀薄色白。肺气失宣，鼻窍通气不畅致鼻塞流清涕。邪客肺卫，卫气郁遏则恶寒，正气抗邪则发热，毛窍郁闭则无汗。舌苔白，脉浮紧为感受风寒之征。

（四）风热犯肺证

风热犯肺证是指风热侵犯肺系，肺卫受病所表现的证候。

【临床表现】　咳嗽痰稠色黄，鼻塞流黄浊涕，身热，微恶风寒，口干咽痛，舌尖红苔薄黄，脉浮数。

【证候分析】　风热犯肺证以咳嗽与风热表证共见为辨证要点。风热袭肺，肺失清肃则咳嗽。热邪煎灼津液，故痰稠色黄。肺气失宣，鼻窍津液为风热所熏，故鼻塞不通，流黄浊涕。肺卫受邪，卫气抗邪则发热，卫气郁遏故恶风寒，风热上扰，津液被耗则口干咽痛。舌尖候上焦病变，肺为风热侵袭，所以舌尖发红；苔薄黄，脉浮数皆为风进之症。

（五）燥邪犯肺证

燥邪犯肺证是指秋令燥邪犯肺耗伤津液，侵犯肺卫所表现的证候。

【临床表现】　干咳无痰，或痰少而黏，不易咳出。唇、舌、咽、鼻干燥欠润，或身热恶寒，或胸痛咯血。舌红苔白或黄，脉数。

【证候分析】　燥邪犯肺证以肺系症状表现干燥少津为辨证要点。燥邪犯肺，津液被伤，肺不得滋润而失清肃，故干咳无痰，或痰少而黏，不易咳出。伤津化燥，气道失其濡润，所以唇、舌、咽、鼻都见干燥而欠润。肺为燥邪所袭，肺卫失宣，则见血热恶寒。若燥邪化火，灼伤肺络，可见胸痛咯血。燥邪伤津则舌红，邪偏肺卫，苔多白，燥邪袭肺，苔多黄。脉数为燥热之象。

风热犯肺证、燥邪犯肺证的鉴别见表9-1。

表9-1　风热犯肺证、燥邪犯肺证的鉴别

证型 内容	风热犯肺证	燥邪犯肺证
发病季节	冬春季节多见	秋季多见
主症	咳嗽痰稠色黄	干咳痰少质黏，唇、舌、咽、鼻干燥
兼症	鼻塞流黄浊涕，身热恶风，口干咽痛	恶寒发热
舌苔	舌尖红苔薄黄	舌红苔白或黄
脉象	脉浮数	数

(六)痰湿阻肺证

痰湿阻肺证是指痰湿阻滞肺系所表现的证候。多由脾气亏虚，或久咳伤肺，或感受寒湿等病邪引起。

【临床表现】　咳嗽痰多质黏、色白、易咳，胸闷，甚则气喘痰鸣，舌淡苔白腻，脉滑。

【证候分析】　痰湿阻肺证以咳嗽痰多质黏、色白、易咳为辨证要点。脾气亏虚，输布失常，水湿凝聚为痰，上渍于肺；或寒湿外袭肺脏使宣降失常，肺不布津，水液停聚而为痰湿，阻于肺间，肺气上逆，故咳嗽多痰，痰液黏腻、色白、易于咳出。痰湿阻滞气道，肺气不利，则为胸痛，甚则气喘痰鸣。舌淡苔白腻，脉滑，是为痰湿内阻之症。

风寒犯肺证、痰湿阻肺证的鉴别，见表9-2。

表9-2　风寒犯肺证、痰湿阻肺证的鉴别

证型 内容	风寒犯肺证	痰湿阻肺证
性质	实证	外感急性发作属实，慢性发作为本虚表实证
主症	咳嗽痰液稀白	咳嗽痰多，质黏，色白，易咳
兼症	鼻塞流清涕，恶寒发热无汗	胸闷，甚则气喘痰鸣
舌苔	白苔	舌淡苔白腻
脉象	浮紧	滑

(七)大肠湿热证

大肠湿热证是指湿热侵袭大肠所表现的证候。多因感受湿热外邪，或饮食不节等因素引起。

【临床表现】 腹痛，下痢脓血，里急后重，或暴注下泻，色黄而臭，伴见肛门灼热，小便短赤，身热口渴。舌红苔黄腻，脉滑数或濡数。

【证候分析】 大肠湿热证以腹痛，排便次数增多，或下痢脓血，或下黄色稀水为辨证要点。湿热在肠，阻滞气机，故腹痛，里急后重。湿热蕴结大肠，伤及气血腐化为脓血，故下痢脓血。

湿热之气下迫，故见暴注下泻，肛门灼热。热邪内积，湿痢伤津，故身热口渴，小便短赤。

舌红苔黄腻为湿热之象。湿热为病，有湿重、热重之分，湿重于热，脉象多见濡数，热重于湿，脉象多见滑数。

(八)大肠液亏证

大肠液亏证是指津液不足，不能濡润大肠所表现的证候。多由素体阴亏，或久病伤阴，或热病后津伤未复，或妇女产后出血过多等因素所致。

【临床表现】 大便秘结干燥，难以排出，常数日一行，口干咽燥，或伴见口臭，头晕等症，舌红少津，脉细涩。

【证候分析】 大肠液亏证以大便干燥难于排出为辨证要点。大肠液亏，肠道失其濡润而传导不利，故大便秘结干燥，难以排出，甚或数日一行。阴伤于内，口咽失润，故口干咽燥。大便日久不解，浊气不得下泄而上逆，致口臭头晕。阴伤则阳亢，故舌红少津。津亏脉道失充，故脉来细涩。

(九)肠虚滑泄证

肠虚滑泄证是指大肠阳气虚衰不能固摄所表现的证候。多由泻、痢久延不愈所致。

【临床表现】 利下无度，或大便失禁，甚则脱肛，腹痛隐隐，喜按喜温，舌淡苔白滑，脉弱。

【证候分析】 肠虚滑泄证以大便失禁为辨证要点。下利伤阳，久泻久痢，阳气虚衰，大肠失其固摄之用，因而下利无度，甚则大便失禁或脱肛。大肠阳气虚衰，阳虚则阴盛，寒从内生，寒凝气滞，故腹痛隐隐，喜按喜温。舌淡苔白滑，脉弱均为阳虚阴盛之象。

大肠病三证鉴别见表9-3。

三、脾与胃病辨证

脾胃病证皆有寒热虚实之不同。脾的病变主要反映在运化功能的失常和统摄血液功能的障碍，以及水湿潴留，清阳不升等方面；胃的病变主要反映在食不消化，胃失和降，胃气上逆等方面。

表 9-3　　　　大肠病三证鉴别

证型 内容	大肠湿热证	大肠液亏证	肠虚滑泄证
主症	下痢脓血或黄色稀水	大便秘结难解，数日一行	便泄无度或失禁脱肛
兼症	腹痛，里急后重，肛门灼热，身热口渴，小便短赤	口干咽燥，或口臭，头晕	腹痛隐隐，喜按喜温
舌苔	舌红苔黄腻	舌红少津	舌淡苔白滑
脉象	滑数或濡数	细涩	弱

脾病常见腹胀腹痛，泄泻便溏，浮肿，出血等症。胃病常见脘痛，呕吐，嗳气，呃逆等症。

（一）脾气虚证

脾气虚证是指脾气不足，运化失健所表现的证候。多因饮食失调，劳累过度，以及其他急慢性疾患耗伤脾气所致。

【临床表现】　纳少腹胀，饭后尤甚，大便溏薄，肢体倦怠，少气懒言，面色萎黄或㿠白，形体消瘦或浮肿，舌淡苔白，脉缓弱。

【证候分析】　脾气虚证以运化功能减退和气虚证共见为辨证要点。脾气虚弱，运化无能，故纳少，水谷内停则腹胀，食入则脾气益困，故腹胀尤甚。水湿不化，流往肠中，则大便溏薄。

脾气不足，久延不愈，可致营血亏虚，而成气血两虚之证，则形体逐渐消瘦，面色萎黄。舌淡苔白，脉缓弱，是脾气虚弱之症。

（二）脾阳虚证

脾阳虚证是指脾阳虚衰，阴寒内盛所表现的证候。多由脾气虚发展而来，或过食生冷，或肾阳虚，火不生土所致。

【临床表现】　腹胀纳少，腹痛喜温喜按，畏寒肢冷，大便溏薄清稀，或肢体困重，或周身浮肿，小便不利，或白带量多质稀，舌淡胖，苔白滑，脉沉迟无力。

【证候分析】　脾阳虚证以脾运失健和寒象表现为辨证要点。脾阳虚衰，运化失健，则腹胀纳少。中阳不足，寒凝气滞，故腹痛喜温喜热。阳虚无以温煦，所以畏寒而四肢不温。水湿不化流注肠中，故大便溏薄较脾气虚更为清稀，甚则完谷不化。中阳不振，水湿内停，膀胱气化失司，则小便不利；流溢肌肤，则肢体困重，甚则全身浮肿；妇女带脉不固，水湿下渗，可见白带清稀量多。舌淡胖苔白滑，脉沉迟无力，皆为阳虚湿盛之症。

（三）中气下陷证

中气下陷证是指脾气亏虚，升举无力而反下陷所表现的证候。多由脾气虚进一步发展，或久泄久痢，或劳累过度所致。

【临床表现】 脘腹重坠作胀，食后尤甚，或便意频数，肛门坠重；或久痢不止，甚或脱肛；或子宫下垂；或小便浑浊如米泔。伴见气少乏力，肢体倦怠，声低懒言，头晕目眩。舌淡苔白，脉弱。

【证候分析】 中气下陷证以脾气虚证和内脏下垂为辨证要点。脾气上升，能升发清阳和升举内脏，气虚升举无力，内脏无托，故脘腹重坠作胀食入气陷更甚，脘腹更觉不舒。由于中气下陷，故时有便意，肛门坠重，或下利不止，肛门外脱。脾气升举无力，可见子宫下垂。脾主散精，脾虚气陷致精微不能正常输布而反下流膀胱，故小便浑浊如米泔。中气不足，全身功能活动减退，所以少气乏力，肢体倦怠，声低懒言。清阳不升则头晕目眩。舌淡苔白，脉弱皆为脾气虚弱的表现。

（四）脾不统血证

脾不统血证是指脾气亏虚不能统摄血液所表现的证候。多由久病脾虚，或劳倦伤脾等引起。

【临床表现】 便血，尿血，肌衄，齿衄，或妇女月经过多，崩漏等。常伴见食少便溏，神疲乏力，少气懒言，面色无华，舌淡苔白，脉细弱等症。

【证候分析】 脾不统血证以脾气虚证和出血共见为辨证要点。脾有统摄血液的功能，脾气亏虚，统血无权，则血溢脉外。溢于肠胃，则为便血；渗于膀胱，则见尿血；血渗毛孔而出，则为肌衄；由齿龈而出，则为齿衄。脾虚统血无权，冲任不固，则妇女月经过多，甚或崩漏。食少便溏，神疲乏力，少气懒言，面色无华，舌淡苔白，脉细弱等，皆为脾气虚弱之症。

脾病虚证鉴别如下：

（1）相同症状：腹胀纳少，食后尤甚，便溏肢倦，少气懒言，面色萎黄。

（2）不同症状：

1）脾气虚：形体或浮肿或消瘦。

舌苔：舌淡苔白。

脉象：缓弱。

2）脾阳虚：腹痛喜温喜按，肢冷尿少，或肢体困重，或浮肿，或带下清稀。

舌苔：舌淡胖，苔白滑。

脉象：沉迟无力。

3）中气下陷：脘腹坠胀，或便意频数，肛门坠重；或久痢脱肛，或子宫下垂，或小便浑浊如米泔。

舌苔：舌淡苔白。

脉象：弱。

4)脾不统血：便血，尿血，肌衄，齿衄，或妇女月经过多，崩漏等。

舌苔：舌淡苔白。

脉象：细弱。

（五）寒湿困脾证

寒湿困脾证是指寒湿内盛、中阳受困表现的证候。多由饮食不节，过食生冷，淋雨涉水，居处潮湿，以及内湿素盛等因素引起。

【临床表现】 脘腹痞闷胀痛食少便溏，泛恶欲吐，口淡不渴，头身困重，面色晦黄，或肌肤面目发黄，黄色晦暗如烟熏，或肢体浮肿，小便短少。舌淡胖苔白腻，脉濡缓。

【证候分析】 寒湿困脾证以脾的运化功能发生障碍和寒湿中遏的表现为辨证要点。寒湿内侵，中阳受困，脾气被遏，运化失司，故脘腹痞闷胀痛，食欲减退。湿注肠中，则大便溏薄。胃失和降，故泛恶欲吐。寒湿属阴邪，阴不耗液，故口淡不渴。寒湿滞于经脉，故见头身困重。

湿阻气滞，气血不能外荣，故见面色黄晦。脾为寒湿所困，阳气不宣，胆汁随之外泄，故肌肤面目发黄，黄色晦暗如烟熏。湿泛肌肤可见肢体浮肿；膀胱气化失司，则小便短少。舌淡胖苔白腻，脉濡缓，皆为寒湿内盛的表现。

（六）湿热蕴脾证

湿热蕴脾证是指湿热内蕴中焦所表现的证候。常因受湿热外邪，或过食肥甘酒酪酿湿生热所致。

【临床表现】 脘腹痞闷，纳呆呕恶，便溏尿黄，肢体困重，或面目肌肤发黄，色泽鲜明如橘子，皮肤发痒，或身热起伏，汗出热不解。舌红苔黄腻，脉濡数。

【证候分析】 湿热蕴脾证以脾的运化功能障碍和湿热内阻的症状为辨证要点。湿热蕴结脾胃，受纳运化失职，升降失常，故脘腹痞闷，纳呆呕恶。脾为湿困，则肢体困重。湿热蕴脾，交阻下迫，致大便溏泄，小便短赤。湿热内蕴，熏蒸肝胆，致胆汁不循常道，外溢肌肤，故皮肤发痒，面目肌肤发黄，其色鲜明如橘子。湿遏热伏，热处湿中，湿热郁蒸，故身热起伏，汗出而热不解，舌红苔黄腻，脉濡数，均为湿热内盛之象。

（七）胃阴虚证

胃阴虚证是指胃阴不足所表现的证候。多由胃病久延不愈，或热病后期阴液未复，或平素嗜食辛辣，或情志不遂，气郁化火使胃阴耗伤而致。

【临床表现】 胃脘隐痛，饥不欲食，口燥咽干，大便干结，或脘痞不舒，或干呕见逆，舌红少津，脉细数。

【证候分析】　胃阴虚证以胃病的常见症状和阴虚证共见为辨证要点。胃阴不足，则胃阳偏亢，虚热内生，热郁胃中，胃气不和，致脘部隐痛，饥不欲食。胃阴亏虚，上不能滋润咽喉，则口燥咽干；下不能濡润大肠，致大便干结。胃失阴液滋润，胃气不和，可见脘痞不舒，阴虚热扰，胃气上逆，可见干呕呃逆。舌红少津，脉象细数，是阴虚内热的征象。

（八）食滞胃脘证

食滞胃脘证是指食物停滞胃脘不能腐熟所表现的证候。多由饮食不节，暴饮暴食，或脾胃素弱，运化失健等因素引起。

【临床表现】　胃脘胀闷疼痛，嗳气吞酸或呕吐酸腐食物，吐后胀痛得减，或矢气便溏，泻下物酸腐臭秽，舌苔厚腻，脉滑。

【证候分析】　食滞胃脘证以胃脘胀闷疼痛，嗳腐吞酸为辨证要点。胃气以降为顺，食停胃脘胃气郁滞，则脘部胀闷疼痛。胃炎和降而上逆，故见嗳气吞酸或呕吐酸腐食物。吐后实邪得消，胃气通畅，故胀痛得减。食浊下移，积于肠道，可致矢气频频，臭如败卵，泻下物酸腐臭秽，舌苔厚腻，脉滑为食浊内积之症。

（九）胃寒证

胃寒证是指阴寒凝滞胃腑所表现的证候。多由腹部受凉，过食生冷，过劳倦伤中，复感寒邪所致。

【临床表现】　胃脘冷痛，轻则绵绵不已，重则拘急剧痛，遇寒加剧，得温则减，口淡不渴，口泛清水，或恶心呕吐，或伴见胃中水声漉漉，舌苔白滑，脉弦或迟。

【证候分析】　胃寒证以胃脘疼痛和寒象共凶为辨证要点。寒邪在胃，胃阳被困，故胃脘冷痛。寒则邪更盛，温则寒气散，故遇寒痛增而得温则减。胃气虚寒，不能温化精微，致水液内停而为水饮，饮停于胃，振之可闻胃部漉漉水声，水饮不化随胃气上逆，可见口淡不渴，口泛清水，或恶心呕吐，舌苔白滑，脉弦或迟是内有寒饮的表现。

（十）胃热证

胃热证是指胃火内炽所表现的证候。多因平素嗜食辛辣肥腻，化热生火，或情志不遂，气郁化火，或热邪内犯所致。

【临床表现】　胃脘灼痛，吞酸嘈杂，或食入即吐，或渴喜冷饮，消谷善饥，或牙龈肿痛齿衄口臭，大便秘结，小便短赤，舌红苔黄，脉滑数。

【证候分析】　胃热证以胃病常见症状和热象共见为辨证要点。热炽胃中，胃气不畅，故胃脘灼痛。肝经郁火横逆犯胃，则吞酸嘈杂，呕吐，或食入即吐。

胃热炽盛，耗津灼液，则渴喜冷饮；功能亢进，则消谷善饥。胃络于龈，胃火循经上熏，气血壅滞，故见牙龈肿痛，口臭。血络受伤，血热妄行，可见齿衄。热盛伤津耗液，故见大便秘结，小便短赤。舌红苔黄，脉滑数为胃热内盛之象。

胃病寒热虚实证的鉴别，见表9－4。

表9－4 胃病寒热虚实证的鉴别

证型 内容	胃寒证	胃热证	胃阴虚证	食滞胃脘证
疼痛性质	冷痛	灼痛	隐痛	胀痛
呕吐	清水	清水	干呕	酸腐食物
口味与口渴	口淡不渴	渴喜冷饮	口咽干燥	口中腐酸
大便	便溏	秘结	干结	酸臭
舌象	舌淡苔白滑	舌红苔黄	舌红少苔	舌厚腻
脉象	沉迟	滑数	细数	滑

四、肝胆病辨证

肝的病证有虚实之分，虚证多见肝血、肝阴不足。实证多见于风阳妄动、肝火炽盛、湿热寒邪犯扰等。

肝的病变主要表现在疏泄失常，血不归藏，筋脉不利等方面。肝开窍于目，故多种目疾都与肝有关。肝的病变较为广泛和复杂，如胸胁少腹胀痛、窜痛，情志活动异常，头晕胀痛，手足抽搐，肢体震颤，目疾，月经不调，睾丸胀痛等，常与肝有关。胆病常见口苦发黄、失眠、胆怯易惊等异常。

（一）肝气郁结证

肝气郁结证是指肝失疏泄，气机郁滞而表现的证候。多因情志抑郁，或突然的精神刺激以及其他病邪的侵扰而发病。

【临床表现】 胸胁或少腹胀闷窜痛，胸闷喜太息，情志抑郁易怒，或咽部梅核气，或颈部瘿瘤，或症块。妇女可见乳房作胀疼痛，月经不调，甚则闭经。

【证候分析】 肝气郁结证一般以情志抑郁，肝经所过部位发生胀闷疼痛，以及妇女月经不调等。作为辨证要点。肝气郁结，经气不利，故胸胁乳房、少腹胀闷疼痛或窜动作痛。肝主疏泄，具有调节情志的功能，气机郁结，不得条达疏泄，则情志抑郁；久郁不解，失其柔顺舒畅之性，故情绪急躁易怒。气郁生痰，痰随气逆，循经上行，搏结于咽则见梅核气；积聚于颈项则为瘿瘤。气

病及血，气滞血瘀，冲任不调，故月经不调或经行腹痛，气聚血结，可酿成
癥瘕。

(二)肝火上炎证

肝火上炎证是指肝脏之火上逆所表现的证候。多因情志不遂，肝郁化火，或热邪内犯等引起。

【临床表现】 头晕胀痛，面红目赤，口苦口干，急躁易怒，不眠或恶梦纷纭，胁肋灼痛，便秘尿黄，耳鸣如潮，吐血衄血，舌红苔黄，脉弦数。

【证候分析】 肝火上炎证一般以肝脉循行部位的头、目、耳胁表现的实火炽盛症状作为辨证要点。肝火循经上攻头目，气血涌盛络脉，故头晕胀痛，面红目赤；如挟胆气上逆，则口苦口干；肝失条达柔顺之性，所以急躁易怒；火热内扰，神魂不安，以致失眠，恶梦纷纭，肝火内炽，气血壅滞肝部灼热疼痛，热盛耗津，故便秘尿黄，足少阳胆经入耳中，肝热移胆，循经上冲，则耳鸣如潮；火伤络脉，血热妄行，可见吐血衄血。舌红苔黄，脉弦数，为肝经实火炽盛之症。

(三)肝血虚证

肝血虚证是指肝脏血液亏虚所表现的证候。多因脾肾亏虚，生化之源不足，或慢性病耗伤肝血，或失血过多所致。

【临床表现】 眩晕耳鸣，面白无华，爪甲不荣，夜寐多梦，视力减退或雀目。或见肢体麻木，关节拘急不利，手足震颤，肌肉跳动，妇女常见月经量少、色淡，甚则经闭。舌淡苔白脉弦细。

【证候分析】 肝血虚证一般以筋脉、爪甲、两目、肌肤等失血濡养以及全身血虚的病理现象为辨证要点。肝血不足，不能上荣头面，故眩晕耳鸣，面白无华；爪甲失养，则干枯不荣；血不足以安魂定志，故夜寐多梦；目失所养，所以视力减退，甚至成为雀盲。肝主筋，血虚筋脉失养，则见肢体麻木，关节拘急不利，手足震颤，肌肉跳动等虚风内动之象。妇女肝血不足，不能充盈冲任之脉，所以月经量少色淡，甚至闭经。舌淡舌白脉弦细，为血虚常见之症。

(四)肝阴虚证

肝阴虚证是指肝脏阴液亏虚所表现的证候。多由情志不遂，气郁化火，或慢性疾病、温热病等耗伤肝阴引起。

【临床表现】 头晕耳鸣，两目干涩，面部烘热，胁肋灼痛，五心烦热，潮热盗汗，口咽干燥，或见手足蠕动。舌红少津，脉弦细数。

【证候分析】 肝阴虚证一般以肝病症状和阴虚证共见为辨证要点。肝阴不足，不能上滋头目，则头晕耳鸣，两目干涩；虚火上炎，则面部烘热；虚火内灼，则见胁肋灼痛，五心烦热，潮热盗汗；阴液亏虚不能上润，则见口咽干燥；筋脉失养则手足蠕动。舌红少津脉弦细数均为阴虚内热之象。

病及血，气滞血瘀，冲任不调，故月经不调或经行腹痛，气聚血结，可酿成癥瘕。

(二)肝火上炎证

肝火上炎证是指肝脏之火上逆所表现的证候。多因情志不遂，肝郁化火，或热邪内犯等引起。

【临床表现】 头晕胀痛，面红目赤，口苦口干，急躁易怒，不眠或恶梦纷纭，胁肋灼痛，便秘尿黄，耳鸣如潮，吐血衄血，舌红苔黄，脉弦数。

【证候分析】 肝火上炎证一般以肝脉循行部位的头、目、耳胁表现的实火炽盛症状作为辨证要点。肝火循经上攻头目，气血涌盛络脉，故头晕胀痛，面红目赤；如挟胆气上逆，则口苦口干；肝失条达柔顺之性，所以急躁易怒；火热内扰，神魂不安，以致失眠，恶梦纷纭，肝火内炽，气血壅滞肝部灼热疼痛，热盛耗津，故便秘尿黄，足少阳胆经入耳中，肝热移胆，循经上冲，则耳鸣如潮；火伤络脉，血热妄行，可见吐血衄血。舌红苔黄，脉弦数，为肝经实火炽盛之症。

(三)肝血虚证

肝血虚证是指肝脏血液亏虚所表现的证候。多因脾肾亏虚，生化之源不足，或慢性病耗伤肝血，或失血过多所致。

【临床表现】 眩晕耳鸣，面白无华，爪甲不荣，夜寐多梦，视力减退或雀目。或见肢体麻木，关节拘急不利，手足震颤，肌肉跳动，妇女常见月经量少、色淡，甚则经闭。舌淡苔白脉弦细。

【证候分析】 肝血虚证一般以筋脉、爪甲、两目、肌肤等失血濡养以及全身血虚的病理现象为辨证要点。肝血不足，不能上荣头面，故眩晕耳鸣，面白无华；爪甲失养，则干枯不荣；血不足以安魂定志，故夜寐多梦；目失所养，所以视力减退，甚至成为雀盲。肝主筋，血虚筋脉失养，则见肢体麻木，关节拘急不利，手足震颤，肌肉跳动等虚风内动之象。妇女肝血不足，不能充盈冲任之脉，所以月经量少色淡，甚至闭经。舌淡舌白脉弦细，为血虚常见之症。

(四)肝阴虚证

肝阴虚证是指肝脏阴液亏虚所表现的证候。多由情志不遂，气郁化火，或慢性疾病、温热病等耗伤肝阴引起。

【临床表现】 头晕耳鸣，两目干涩，面部烘热，胁肋灼痛，五心烦热，潮热盗汗，口咽干燥，或见手足蠕动。舌红少津，脉弦细数。

【证候分析】 肝阴虚证一般以肝病症状和阴虚证共见为辨证要点。肝阴不足，不能上滋头目，则头晕耳鸣，两目干涩；虚火上炎，则面部烘热；虚火内灼，则见胁肋灼痛，五心烦热，潮热盗汗；阴液亏虚不能上润，则见口咽干燥；筋脉失养则手足蠕动。舌红少津脉弦细数均为阴虚内热之象。

第九章 辨 证

201

（五）肝阳上亢证

肝阳上亢证是指肝肾阴虚，不能制阳，致使肝阳偏亢所表现的证候。多因情志过极或肝肾阴虚，致使阴不制阳，水不涵木而发病。

【临床表现】 眩晕耳鸣，头目胀痛，面红目赤，急躁易怒，心悸健忘，失眠多梦，腰膝酸软，头重脚轻，舌红少苔，脉弦有力。

【证候分析】 肝阳上亢证一般以肝阳亢于上，肾阴亏于下的证候表现作为辨证要点。肝肾之阴不足，肝阳亢逆无制，气血上冲，则眩晕耳鸣头目胀痛，面红目赤；肝失柔顺，故急躁易怒；阴虚心失所养，神不得安，则见心悸健忘，失眠多梦；肝肾阴虚，经脉失养，故腰膝酸软；阳亢于上，阴亏于下，上盛下虚，故头重脚轻；舌红少苔、脉弦有力，为肝肾阴虚，肝阳亢盛之象。

肝气郁结，肝火上炎，肝阴不足，肝阳上亢四证的病机，常可互相转化，如肝气久郁，可以化火；肝火上炎，火热炽盛，可以灼烁肝阴；肝阴不足，可致肝阳上亢；而肝阳亢盛又可化火伤阴。所以在辨证上既要掌握其各自特征，又要分析其内在联系，才能作出准确判断。

肝气郁结、肝火上炎、肝阴不足、肝阳上亢四证的鉴别，见表9-5。

表9-5 肝气郁结证、肝火上炎证、肝阴不足证、肝阳上亢证的鉴别

内容 ＼ 证型	肝气郁结证	肝火上炎证	肝阴不足证	肝阳上亢证
性质	实证	热证	虚证	本虚表实
症状	胸胁或少腹胀闷窜痛，胸闷喜太息，易怒，妇女月经不调	头晕胀痛，耳鸣如潮，面红目赤，口苦口干，急躁易怒，不眠多梦，胁肋灼痛，便秘尿黄，吐血衄血	眩晕耳鸣，胁痛目涩，面部烘热，五心烦热，潮热盗汗，口咽干燥，手足蠕动	眩晕耳鸣，头目胀痛，面红目赤，急躁易怒，心悸健忘，失眠多梦，腰膝酸软，头重脚轻
舌象	苔薄白	舌红苔黄	舌红少津	舌红少苔
脉象	弦	弦数	弦细数	弦而有力

（六）肝风内动证

肝风内动证，是指患者出现眩晕欲仆，震颤，抽搐等动摇不定症状为主要表现的证候。

临床上常见肝阳化风、热极生风、阴虚动风、血虚生风四种。

1. 肝阳化风证

肝阳化风证是指肝阳亢逆无制而表现动风的证候。多因肝肾之阴久亏，肝阳失潜而暴发。

【临床表现】 眩晕欲仆，头摇而痛，项强肢颤，语言謇涩，手足麻木，步履不正，或卒然昏倒，不省人事，口眼㖞斜，半身不遂，舌强不语，喉中痰鸣，舌红苔白或腻，脉弦有力。

【证候分析】 肝阳化风证一般根据患者平素具有肝阳上亢的现象结合突然出现肝风内动的症状为辨证要点。肝阳化风，肝风内旋，上扰头目，则眩晕欲仆，或头摇不能自制；气血随风阳上逆，壅滞络脉，故头痛不止；风动筋挛，则项强肢颤；肝脉络舌本，风阳扰络，则语言謇涩；肝肾阴虚，筋脉失养，故手足麻木；风动于上，阴亏于下，上盛下虚，所以步履不正，阳亢则灼液为痰，风阳挟痰上扰，清窍被蒙，则见突然昏倒，不省人事；风痰流窜脉络，经气不利，可见口眼㖞斜，半身不遂；痰阻舌根，则舌体僵硬，不能语言；痰随风升，故喉中痰鸣。舌红为阴虚之象，白苔示邪尚未化火，腻苔为挟痰之症，脉弦有力，是风阳扰动的病机反应。

2. 热极生风证

热极生风证，是指热邪亢盛引动肝风所表现的证候。多由邪热亢盛，燔灼肝经，热闭心神而发病。

【临床表现】 高热神昏，躁热如狂，手足抽搐，颈项强直，甚则角弓反张，两目上视，牙关紧闭。舌红或绛，脉弦数。

【证候分析】 热极生风证以高热与肝风共见为辨证要点。热邪蒸腾，充斥三焦，故高热。热入心包，心神昏愦，则神昏，躁犹如狂；热灼肝经，津液受烁，引动肝风，而见手足抽搐、颈项强直、角弓反张、两目上视、牙关紧闭等筋脉挛急的表现。热邪内扰营血，则舌色红绛，脉象弦数，为肝经火热之症。

3. 阴虚动风证

阴虚动风证是指阴液亏虚引动肝风表现的证候。多因外感热病后期阴液耗损，或内伤久病，阴液亏虚而发病。

本证的临证表现，证候分析属外感热病所致者，详见"卫气营血辨证"；属内伤病所致者，详见"肝阴虚证"。

4. 血虚生风证

血虚生风证是指血虚筋脉失养所表现的动风证候。多由急慢性出血过多，或久病血虚所引起。

血虚生风证的临床表现、证候分析详见"肝血虚证"。

肝风四证鉴别见表9-6。

表9-6　肝风四证鉴别

内容＼证型	肝阳化风证	热极生风证	阴虚动风证	血虚生风证
性质	上实下虚证	热证	虚证	虚证
主症	眩晕欲仆，头摇肢颤语言謇涩，或舌强不语，或卒然倒地，不省人事，半身不遂	手足抽搐，颈项强直，角弓反张，两目上视，牙关紧闭	手足蠕动	手足震颤，肌肉跳动，关节拘急不利，肢体麻木
兼症	头痛项强，手足麻木，步履不正	高热神昏，躁热如狂	午后潮热，五心烦热，口咽干燥，形体消瘦	眩晕耳鸣，面白无华，爪甲不荣
舌象	舌红苔白或腻	舌红绛	舌红少津	舌淡苔白
脉象	弦而有力	弦数有力	弦细数	细

（七）寒凝肝脉证

寒凝肝脉证是指寒邪凝滞肝脉所表现的证候。多因感受寒邪而发病。

【临床表现】　少腹牵引睾丸坠胀冷痛，或阴囊收缩引痛，受寒则甚，得热则缓，舌苔白滑，脉沉弦或迟。

【证候分析】　寒凝肝脉证以少腹牵引阴部坠胀冷痛为辨证要点。肝脉绕阴器，抵少腹，寒凝经脉，气血凝滞，故见少腹牵引睾丸冷痛。寒为阴邪，性主收引，筋脉拘急，可致阴囊收缩引痛。寒则气血凝涩，热则气血通利，故疼痛遇寒加剧，得热则减。阴寒内盛，则苔见白滑，脉沉主里，弦主肝病，迟为阴寒，是为寒滞肝脉之证。

（八）肝胆湿热证

肝胆湿热证是指湿热蕴结肝胆所表现的证候。多由感受湿热之邪，或偏嗜肥甘厚腻，酿湿生热，或脾胃失健，湿邪内生，郁而化热所致。

【临床表现】　胁肋胀痛，或有痞块，口苦，腹胀，纳少呕恶，大便不调，小便短赤，舌红苔黄腻，脉弦数。或寒热往来，或身目发黄，或阴囊湿疹，或睾丸肿胀热痛，或带浊阴痒等。

【证候分析】　肝胆湿热证以右胁肋部胀痛，纳呆，尿黄，舌红苔黄腻为辨证要点。湿热蕴结肝胆，肝气失于疏泄，气滞血瘀，故胁肋痛，或见痞块。肝木横逆侮土，脾运失健，胃失和降，故纳少，呕恶，腹胀。胆气上溢，可见口苦，湿热蕴内，湿重于热则大便偏溏，热重于湿则大便不爽。膀胱气化失司则小便短赤。邪居少阴，气机不利，则寒热往来。胆汁不循常道而外溢肌肤，则身目发黄。肝脉绕阴器，湿热随经下注，则见阴部湿疹或睾丸肿胀热痛，在妇女则见带浊阴痒。舌红苔黄腻，脉弦数，均为湿热内蕴肝胆之症。

（九）胆郁痰扰证

胆郁痰扰证是指胆失疏泄，痰热内扰所表现的证候。多由情志不遂，疏泄失职，生痰化火而引起。

【临床表现】　头晕目眩耳鸣，惊悸不宁，烦躁不寐，口苦呕恶，胸闷太息，舌苔黄腻，脉弦滑。

【证候分析】　胆郁痰扰证一般以眩晕耳鸣或惊悸失眠，舌苔黄腻为辨证要点。胆脉络头目入耳，痰浊上扰故头晕目眩、耳鸣。胆为清静之腑，痰热内扰，则胆气不宁，故见惊悸不宁，烦躁不寐。胆气郁滞，则见胸闷善太息。热蒸胆气上溢口苦，胆热犯胃，胃失和降，则泛恶呕吐。

舌苔黄腻，脉象弦滑，为痰热内蕴之症。

五、肾与膀胱病辨证

肾藏元阴元阳为人体生长发育之根，脏腑功能活动之本，一有耗伤，则诸脏皆病，故肾多虚证。膀胱多见湿热证。

肾的病变主要反映在生长发育、生殖功能、水液代谢的异常方面，临床常见症状有腰膝酸软而痛，耳鸣耳聋，发白早脱，齿牙动摇，阳痿遗精，精少不育，女子经少经闭，以及水肿、二便异常等。膀胱的病变主要反映为小便异常及尿液的改变，临床常见尿频、尿急、尿痛、尿闭、遗尿、小便失禁等症。

（一）肾阳虚证

肾阳虚证是指肾脏阳气虚衰表现的证候。多由素体阳虚，或年高肾亏，或久病伤肾，以及房劳过度等因素引起。

【临床表现】　腰膝酸软而痛，畏寒肢冷，尤以下肢为甚，精神委靡，面色㿠白或黧黑，舌淡胖苔白，脉沉弱。或男子阳痿，女子宫寒不孕；或大便久泄不止，完谷不化，五更泄泻；或浮肿，腰以下为甚，按之没指，甚则腹部胀满，全身肿胀，心悸咳喘。

【证候分析】　肾阳虚证一般以全身功能低下伴见寒象为辨证要点。腰为肾之府，肾主骨，肾阳虚衰，不能温养腰府及骨骼，则腰膝酸软疼痛；不能温煦肌肤，故畏寒肢冷。阳气不足，阴寒盛于下，故下肢尤甚。阳虚不能温煦体形，振奋精神，故精神委靡，面色㿠白。肾阳极虚，浊阴弥漫肌肤，则面色黧黑。舌淡胖苔白，脉沉弱，均为肾阳虚衰之象。肾主生殖，肾阳不足，命门火衰，生殖功能减退，男子则阳痿，女子则宫寒不孕。命门火衰，火不生土，脾失健运，故久泄不止，完谷不化或五更泄泻。肾阳不足，膀胱气化功能障碍，水液内停，溢于肌肤而为水肿；水湿下趋，肾处下焦，故腰以下肿甚，按之没指；水势泛滥，阻滞气机，则腹部胀满，水气上逆凌心射肺，故见心悸咳喘。

（二）肾阴虚证

肾阴虚证是指肾脏阴液不足表现的证候，多由久病伤肾或禀赋不足或房事过度或过服温燥劫阴之品所致。

【临床表现】 腰膝酸痛，眩晕耳鸣，失眠多梦，男子遗精早泄，女子经少经闭，或见崩漏，形体消瘦，潮热盗汗，五心烦热，咽干颧红，溲黄便干，舌红少津，脉细数。

【证候分析】 肾阴虚证以肾病主要症状和阴虚内热证共见为辨证要点。肾阴不足，髓海亏虚，骨骼失养，故腰膝酸痛，眩晕耳鸣。肾水亏虚，水火失济则心火偏亢，致心神不宁，而见失眠多梦。阴虚相火妄动，扰动精室，故遗精早泄。女子以血为用，阴亏则经血来源不足，所以经量减少，甚至闭经。阴虚则阳亢，虚热迫血可致崩漏。肾阴亏虚，虚热内生，故见形体消瘦，潮热盗汗，五心烦热，咽干颧红，溲黄便干，舌红少津，脉细数等症。

（三）肾精不足证

肾精不足证是指肾精亏损表现的证候。多因禀赋不足，先天发育不良，或后天调养失宜，或房劳过度，或久病伤肾所致。

【临床表现】 男子精少不育，女子经闭不孕，性机能减退。小儿发育迟缓，身材矮小，智力和动作迟钝，囟门迟闭，骨骼痿软。成人早衰，发脱齿摇，耳鸣耳聋，健忘恍惚，动作迟缓，足痿无力，精神呆钝等。

【证候分析】 肾精不足证以生长发育迟缓，生殖功能减退，以及成人早衰表现为辨证要点。肾精主生殖，肾精亏，则性功能低下，男子见精少不育，女子见经闭不孕。肾为先天之本，精不足则无以化气生血，充肌长骨，故小儿发育迟缓，身材矮小；无以充髓实脑，致智力迟钝，动作缓慢，精亏髓少，骨骼失养，则囟门迟闭，骨骼痿软，成人早衰。肾之华在发，精不足，则发不长，易脱发；齿为骨之余，失精气之充养，故齿牙动摇，耳为肾窍，脑为髓海，精少髓亏，脑少空虚，故见耳鸣耳聋，健忘恍惚。精损则筋骨疲惫，故动作迟缓，足痿无力。肾衰精，脑失充，则灵机失运，可见精神呆钝。

（四）肾气不固证

肾气不固证是指肾气亏虚固摄无权所表现的证候。多因年高肾气亏虚，或年幼肾气未充，或房事过度，或久病伤肾所致。

【临床表现】 神疲耳鸣，腰膝酸软，小便频数而清，或尿后余沥不尽，或遗尿失禁，或夜尿频多。男子滑精早泄，女子白带清稀，胎动易滑，舌淡苔白，脉沉弱。

【证候分析】　肾气不固证一般以肾气膀胱不能固摄表现的症状为辨证要点。肾气亏虚则功能活动减退，气血不能充耳，故神疲耳鸣。骨骼失之温养，故腰膝酸软。肾气虚膀胱失约，故小便频数而清长，或夜尿频多，甚则遗尿失禁；排尿功能无力，尿液不能全部排出，可致尿后余沥不尽。肾气不足，则精关不固，精易外泄，故滑精早泄。肾虚而冲任亏损，下元不固，则见带下清稀。胎元不固，每易造成滑胎。舌淡苔白，脉沉弱，为肾气虚衰之象。

（五）肾不纳气证

肾不纳气证，是指肾气虚衰，气不归元所表现的证候。多由久病咳喘，肺虚及肾，或劳伤肾气所致。

【临床表现】　久病咳喘，呼多吸少，气不得续，动则喘息益甚，自汗神疲。声音低怯，腰膝酸软，舌淡苔白，脉沉弱。或喘息加剧，冷汗淋漓，肢冷面青，脉浮大无根；或气短息促，面赤心烦，咽干口燥，舌红，脉细数。

【证候分析】　肾不纳气证一般以久病咳喘，呼多吸少，气不得续，动则益甚和肺肾气虚表现为辨证要点。肾虚则摄纳无权，气不归元，故呼多吸少，气不得续，动则喘息益甚。骨骼失养，故腰膝酸软。肺气虚，卫外不固则自汗，功能活动减退，故神疲声音低怯。舌淡苔白，脉沉弱，为气虚之症。若阳气虚衰欲脱，则喘息加剧，冷汗淋漓，肢冷面青。虚阳外浮，脉见浮大无根。肾虚不能纳气，则气短息促。肾气不足，久延伤阴，阴虚生内热，虚火上炎，故面赤心烦，咽干口燥。舌红，脉细数为阴虚内热之象。

肾病五证的鉴别如下：

（1）相同点：均为虚证，均见腰膝酸软，神倦无力。

（2）不同点：

1）肾阳虚症：

①生殖：阳痿，女子宫寒不孕。

②二便：五更泄泻。

③其他症状：形寒肢冷，浮肿。

④舌：舌淡胖苔白。

⑤脉：沉细。

2）肾阴虚症：

①生殖：遗精早泄，经少经闭。

②二便：溲黄，便干。

③其他症状：失眠多梦，潮热盗汗，咽干颧红。

④舌：舌红少津

⑤脉：细数。

3）肾精不足症：

①生殖：精少不育，经闭不孕。

②其他症状：痿软，发脱齿摇，健忘耳聋，动作迟缓，足痿无力，精神呆钝。

③舌：舌淡红苔白。

④脉：沉细。

4）肾气不固症：

①生殖：滑精，早泄，带多，滑胎。

②二便：小便频数而清，余沥不尽，遗尿失禁，夜间尿频。

③其他症状：神疲耳鸣。

④舌：舌淡苔白。

⑤脉：沉弱。

5）肾不纳气症：

①生殖：经少，早泄，早产。

②二便：遗溺。

③其他症状：咳喘呼多吸少，气不得续，动则喘息益甚，自汗神疲。声音低怯。

④舌：舌红苔白。

⑤脉：细数。

（六）膀胱湿热证

膀胱湿热证是湿热蕴结膀胱所表现的证候。多由感受湿热，或饮食不节，湿热内生，下注膀胱所致。

【临床表现】 尿频尿急，排尿艰涩，尿道灼痛，尿黄赤浑浊或尿血，或有砂石，小腹痛胀急迫，或伴见发热，腰酸胀痛，舌红苔黄腻，脉滑数。

【证候分析】 膀胱湿热证以尿频、尿急、尿痛、尿黄为辨证要点。湿热蕴结膀胱，热迫尿道，故尿频尿急，排尿艰涩，尿道灼痛。湿热内蕴，膀胱气化失司，故尿液黄赤混浊，小腹痛胀迫急。湿热伤及阴络则尿血。湿热久郁不解，煎熬尿中杂质而成砂石，则尿中可见砂石。湿蕴郁蒸，热淫肌表，可见发热，波及肾脏，则见腰痛。舌红苔黄腻，脉滑数为湿热内蕴之象。

第四节　体质辨证

人是形与神的统一体。人类既有脏腑经络、形体官窍、精气血津液等相同的形质和功能活动，也有神、魂、魄、意、志，以及喜、怒、悲、思、恐等相同的心理活动，这是人体的生理共性。但正常人体是有差异的，不同的个体在形质、功能、心理上又存在着各自的特殊性，这种个体在生理上的身心特性便称为体质。体质影响着人对自然、社会环境的适应能力和对疾病的抵抗能力，以及发病过程中对某些致病因素的易感性和病理过程中疾病发展的倾向性等，进而还影响着某些疾病的证候类型和个体对治疗措施的反应性，从而使人体的生、老、病、死等生命过程，带有明显的个体特异性。因此，重视对于体质问题的研究，不但有助于从整体上把握个体的生命特征，而且有助于分析疾病的发生、发展和演变规律，对诊断、治疗、预防疾病及养生康复均有重要意义。

体质学说是以中医理论为指导，研究正常人体体质的概念、形成、特征、类型、差异规律，及其对疾病发生、发展、演变过程的影响，并以此指导对疾病进行诊断和防治的理论知识，融生物学、医学、社会学和心理学于一体，既作为研究人体生命、健康和疾病问题的医学科学的一个重要组成部分，又是基础医学、临床医学中研究人类体质与疾病、健康关系的新的分支学科。

一、体质的概念

(一)体质的基本概念

体质是指人类个体在生命过程中，由遗传性和获得性因素所决定的表现在形态结构、生理功能和心理活动方面综合的相对稳定的特性。换言之，体质是人群及人群中的个体，禀受于先天，受后天影响，在其生长、发育和衰老过程中所形成的与自然、社会环境相适应的相对稳定的人体个性特征。它通过人体形态、功能和心理活动的差异性表现出来。在生理上表现为功能、代谢以及对外界刺激反应等方面的个体差异，在病理上表现为对某些病因和疾病的易感性或易罹性，以及产生病变的类型与疾病传变转归中的某种倾向性。每个人都有自己的体质特点，人的体质特点或隐或显地体现于健康或疾病过程中。因此，体质实际上就是人群在生理共性的基础上，不同个体所具有的生理特殊性。

(二)体质的构成

人体的正常生命活动是形与神的协调统一，"形神合一"或"形与神俱"是生命存在和健康的基本特征。健康，就是人体在形态结构、生理功能和精神心理方面的完好状态，正如张介宾《类经·藏象类》说："形神俱备，乃为全体。"神由形而生，依附于形而存在，形是神活动的物质基础和所舍之处；反过来，神是形的功能表现和主宰，神作用于形，对人体生命具有主导作用，能协调人体脏腑的生理功能。因此，形壮则神旺，形衰则神衰。中医学这种形神合一的人体观、生命观和医学观决定了体质概念之"体"，是具有生命活力的形体，是形神之体的简称。故体质概念包括了形、神两方面的内容，一定的形态结构必然产生出相应的生理功能和心理特征，而良好的生理功能和心理特征是正常形态结构的反映，二者相互依存，相互影响，在体质的固有特征中综合地体现出来。可见，体质由形态结构、生理功能和心理状态三个方面的差异性构成。

1. 形态结构的差异性

人体形态结构上的差异性是个体体质特征的重要组成部分，包括外部形态结构和内部形态结构(脏腑、经络、气血津液等)。根据中医学"司外揣内"的认识方法，外部形态结构是体质的外在表现，内部形态结构是体质的内在基础。而体表形态最为直观，故备受古今中外体质研究者重视，故人的体质特征首先表现为体表形态的差异。

体表形态是个体外观形态的特征，包括体格、体型、体重、性征、体姿、面色、毛发、舌象、脉象等。体格是反映人体生长发育水平、营养状况和锻炼程度的状态。一般通过观察和测量身体各部分的大小、形状、匀称程度，以及体重、胸围、肩宽、骨盆宽度和皮肤与皮下软组织情况来判断，是反映体质的标志之一。体型是指身体各部位大小比例的形态特征，又称身体类型，是衡量体格的重要指标。中医观察体型，主要观察形体之肥瘦长短，皮肉之厚薄坚松，肤色之黑白苍嫩的差异等。其中尤以肥瘦最有代表性，如《灵枢》即从体型将人分为肥人与瘦人，肥胖体质又以其形态特征等划分为膏型、脂型和肉型。元朝朱丹溪则进一步将体型与发病相联系，提出了"肥人湿多，瘦人火多"的著名观点。

2. 生理功能的差异性

形态结构是产生生理功能的基础，个体不同的形态结构特点决定着机体生理功能及对刺激反应的差异，而机体生理功能的个性特征，又会影响其形态结构，引起一系列相应的改变。因此，生理功能上的差异也是个体体质特征的组成部分。

人体的生理功能是其内部形态结构完整性、协调性的反映，是脏腑经络及精气血津液功能的体现。因此，人体生理功能的差异，反映了脏腑功能的盛衰偏颇，如心率、心律、面色、唇色、脉象、舌象、呼吸状况、语言的高低、食欲、口味、体温、对寒热的喜恶、二便情况、性功能、生殖功能、女子月经情况、形体的动态及活动能力、睡眠状况、视听觉、触嗅觉、耐痛的程度、皮肤肌肉的弹性、须发的多少和光泽等，均是脏腑经络及精气血津液生理功能的反映，是了解体质状况的重要内容。

3. 心理特征的差异性

心理是指客观事物在大脑中的反映，是感觉、知觉、情感、记忆、思维、性格、能力等的总称，属于中医学神的范畴。形与神是统一的整体，某种特定的形态结构总是表现为某种特定的心理倾向，如《灵枢·阴阳二十五人》言具有"圆面、大头、美肩背、大腹、美股胫、小手足、多肉、上下相称"等形态特征的土型之人，多表现为"安心、好利人、不喜权势、善附人"等心理特征；不同脏腑的功能活动，总是表现为某种特定的情感、情绪反应与认知活动，如《素问·阴阳应象大论》说："人有五脏化五气，以生喜怒悲忧恐。"由于人体脏腑精气及其功能各有所别，故个体所表现的情志活动也有差异，如有的人善怒，有的人善悲，有的人胆怯等。人的心理特征不仅与形态、功能有关，而且与不同个体的生活经历以及所处的社会文化环境有着密切的联系，所以即便为同种形态结构和生理功能者，也可以表现为不同的心理特征，如《灵枢·阴阳二十五人》中，每一种类型的形态功能有五种不同的心理倾向，木、火、土、金、水五种类型形态特征的人共有二十五种心理类型。因此，一定的形态结构与生理功能，是心理特征产生的基础，使个体容易表现出某种心理特征，而心理特征在长期的显现中，又影响着形态结构与生理功能，并表现出相应的行为特征。可见，在体质构成因素中，心理因素是体质概念中不可缺少的内容。心理特征的差异性，主要表现为人格、气质、性格等的差异。

（三）体质的标志

体质的标志，通过体质的构成内容来体现。因此，当评价一个人的体质状况时，应从形态结构、生理功能及心理特征方面进行综合考虑。

1. 体质的评价指标

（1）身体的形态结构状况，包括体表形态、体格、体型、内部的结构和功能的完整性、协调性。

（2）身体的功能水平，包括机体的新陈代谢和各器官、系统的功能，特别是心血管、呼吸系统的功能。

（3）身体的素质及运动能力水平，包括速度、力量、耐力、灵敏性、协调性及走、跳、跑、投、攀越等身体的基本活动能力。

（4）心理的发育水平，包括智力、情感、行为、感知觉、个性、性格、意志等方面。

（5）适应能力，包括对自然环境、社会环境和各种精神心理环境的适应能力及对病因、疾病损害的抵抗、调控能力、修复能力。

2. 理想健康体质的标志

理想体质是指人体在充分发挥遗传潜力的基础上，经过后天的积极培育，使机体的形态结构、生理功能、心理状态以及对环境的适应能力等各方面得到全面发展，处于相对良好的状态，即形神统一的状态。形神统一是健康的标志，因此，中医学常常将理想体质的标志融于健康的标志之中，理想体质的标志也反映了健康的标志。其具体标志主要是：

(1)身体发育良好，体格健壮，体型匀称，体重适当。

(2)面色红润，双目有神，须发润泽，肌肉皮肤有弹性。

(3)声音洪亮有力，牙齿清洁坚固，双耳聪敏，脉象和缓均匀，睡眠良好，二便正常。

(4)动作灵活，有较强的运动与劳动等身体活动能力。

(5)精力充沛，情绪乐观，感觉灵敏，意志坚强。

(6)处事态度积极、镇定、有主见，富有理性和创造性。

(7)应变能力强，能适应各种环境，有较强的抗干扰、抗不良刺激和抗病的能力。

(四)体质的特点

1. 体质是人体身心特性的概括

体质反映着个体在形态结构、生理功能和心理活动中的基本特征，体现了内在脏腑气血阴阳之偏倾和功能活动之差异，是对个体身体素质和心理素质的概括。

2. 体质具有普遍性、全面性和复杂性

体质普遍地存在于每个个体中，每个人作为一个形神的统一体，必然会显现出自己的身心特性。这些特性全面地体现在人体形态和功能的各个方面的差异性上。这种差异，由于它的全面性而在不同个体之间表现为复杂的多样性，这种多样性并非没有规律可循。体质学说的任务就是揭示其规律，并就体质作出合理的分类。

3. 体质具有稳定性和可变性

体质禀承于先天，得养于后天。先天禀赋决定着个体体质的相对稳定性和个体体质的特异性，后天各种环境因素、营养状况、饮食习惯、精神因素、年龄变化、疾病损害、针药治疗等，又使得机体体质具有可变性。但体质是一个随个体发育的不同阶段而演变的生命过程，在生命过程中的某阶段，体质状态具有相对稳定性。

4. 体质具有连续性和可预测性

体质的连续性体现在不同个体体质的存在和演变时间的不间断性，体质的特征伴随着生命自始至终的全过程，或表现为生理状态下的生理反应性，或表现为病理状态下的发病倾向性。偏于某种体质类型者，在初显端倪之后，多具有循着这类体质固有的发展演变规律缓慢演化的趋势，体质的这种可预测性，为治未病提供了可能。

（五）体质与脏腑经络及精气血津液的关系

人体脏腑、经络、形体、官窍通过经络的联络、功能的配合与隶属关系，以五脏为中心构成五大生理系统，以精气血津液为重要物质，通过五脏系统的功能活动，调节着体内外环境的协调平衡，故脏腑经络及精气血津液是体质形成的生理学基础。

脏腑盛衰偏颇的不同决定体质的差异。脏腑是构成人体，维持正常生命活动的中心，人体的各项生理活动均离不开脏腑，所以，个体体质的差异必然以脏腑为中心，反映出构成身体诸要素的某些或全部的素质特征。脏腑的形态和功能特点是构成并决定体质差异的最根本的因素。在个体先天遗传性与后天环境因素相互作用下，不同个体常表现出某一脏象系统的相对优势或劣势化的倾向。如《灵枢·本藏》说："五脏者，固有小大、高下、坚脆、端正、偏颇者；六腑亦有小大、长短、厚薄、结直、缓急。"凡此不同，造成了个体体质的差异。脏腑之大小坚脆及功能之盛衰可以根据外部征象推知，如"黄色小理者脾小，粗理者脾大""脾小则脏安，难伤于邪也""脾脆则善病消瘅易伤"（《灵枢·本藏》）等，提示了脏腑的形态和功能特点影响着体质。可见，脏腑形态和功能活动的差异是产生不同体质的重要基础。

体质不仅取决于内脏功能活动的强弱，还有赖于各脏腑功能活动的协调，经络正是这种联系沟通以协调脏腑功能的结构基础。体质主要通过外部形态特征表现出来，不同的个体，脏腑精气阴阳的盛衰及经络气血的多少不同，表现于外的形体也就有了差异性。《灵枢·阴阳二十五人》从人体的眉毛、胡须、腋毛、阴毛、胫毛等的多少来判断其体质类型，就是根据手足三阳经脉气血的多少。

精气血津液是决定体质特征的重要物质基础。脏腑精气的盛衰，经络气血的多寡，决定着体质的强弱，并影响着体质的类型，如津液之亏耗者，易表现为"瘦削燥红质"；体内水液滞留或代谢迟缓者，又多表现为"形胖腻滞质"。精之盈亏，则多与年龄有关，老年体质的共性即为精之不足。

总之，脏腑、经络的结构变化和功能盛衰，以及精气血津液的盈亏都是决定人体体质的重要因素。体质将脏腑精气阴阳之偏倾通过形态、功能、心理的差异性表现出来，实际上就是脏腑经络、形体官窍固有素质的总体体现，是因脏腑经络、精气血津液的盛衰偏颇而形成个体特征。研究体质，实质上就是从差异性方面研究藏象。

（六）影响体质的因素

体质特征取决于脏腑经络气血的强弱盛衰，因此，凡能影响脏腑经络、精气血津液功能活动的因素，均可影响体质。

1. 先天禀赋

先天禀赋，是指子代出生以前在母体内所禀受的一切，包括父母生殖之精的质量，父母血缘关系所赋予的遗传性，父母生育的年龄，以及在体内孕育过程中母亲是否注意养胎和妊娠期疾病所给予的一切影响。先天禀赋是体质形成的基础，是人体体质强弱的前提条件。父母生殖之精的盈亏盛衰和体质特征决定着子代禀赋的厚薄强弱，影响其体质，先天之精充盈，则禀赋足而周全，出生之后体质强壮而少偏颇；先天之精不足，禀赋虚弱或偏颇，可使小儿生长发育障碍，影响身体素质和心理素质的健康发展。可见，在体质的形成过程中，先天因素起着关键性作用，是它确定了体质的"基调"。但体质的发育和定型，还受后天各种因素的影响。

2. 年龄因素

体质是一个随着个体发育的不同阶段而不断演变的生命过程，某个阶段的体质特点与另一个阶段的体质特点是不同的。在生长、发育、壮盛以至衰老、死亡的过程中，脏腑精气由弱到强，又由盛至衰，一直影响着人体的生理活动和心理变化，决定着人体体质的演变。

随着年龄的变化，男女体质的形成和演变，大致可划分为五个阶段：①从出生到青春期，是体质渐趋成熟、定型的阶段，体质基本定型于青春期之末。②青春期到35岁左右，女性的体质常会发生较明显的变化，且多半是转向病理性体质，出现一些病态。相对而言，男性这一时期的变化不很显著。③35岁至更年期以前的男女，均处于壮年阶段，体质变化大多数较为平缓。④50岁上下的妇女和55～60岁左右的男子进入了更年期，因天癸渐竭，精血衰减，体质也发生显著变化。⑤更年期以后的老年阶段，男女体质日渐虚性化，常以虚为主，兼夹痰瘀。

小儿生机旺盛，精气阴阳蓬勃生长，故称之为"纯阳之体"。但其精气阴阳均未充分成熟，故又称为"稚阴稚阳"。小儿的体质特点前人概括为：脏腑娇嫩，形气未充，易虚易实，易寒易热。成年人一般精气血津液充盛，脏腑功能强健，体质类型已基本定型，一般而言比较稳定。老年人由于内脏功能活动的生理性衰退，体质常表现出精气神渐衰、阴阳失调、脏腑功能减退、代谢减缓、气血郁滞等特点。

3. 性别差异

就体质学说而论，人类最基本的体质类型可分为男性体质与女性体质两大类。由于男女在遗传性征、身体形态、脏腑结构等方面的差别，相应的生理功能、心理特征也就有异，因而体质上存在着性别差异。男为阳，女为阴。男性多禀阳刚之气，脏腑功能较强，体魄健壮魁梧，能胜任繁重的体力和脑力劳动，性格多外向，粗犷，心胸开阔；女性多禀阴柔之气，脏腑功能较弱，体形小巧苗条，性格多内向，喜静，细腻，多愁善感。男子以肾为先天，以精、气为本；女子以肝为先天，以血为本。男子多用气，故气常不足；女子多用血，故血常不足。男子病多在气分，女子病多在血分。男子之病，多由伤精耗气，女子之病，多由伤血。此外，女子由于经、带、胎、产、乳等特殊生理过程，还有月经期、妊娠期和产褥期的体质改变。当月经来潮后，体内产生了明显的周期性变化，故中医学有经期感冒热入血室等专论；妊娠期由于胎儿生长发育的需要，产褥期由于产育、哺育的影响，母体各系统产生一系列适应性反应，故有"孕妇宜凉，产后宜温"之说。男性在体质上也有不足，男性往往较女性对于病邪更为敏感，更易患疾病。

4. 饮食因素

饮食结构和营养状况对体质有明显的影响。饮食物各有不同的成分或性味特点，而人之五脏六腑，各有所好。脏腑之精气阴阳，需五味阴阳和合而生。长期的饮食习惯和固定的膳食品种质量，日久可因体内某些成分的增减等变化而影响体质。如饮食不足，影响精气血津液的化生，可使体质虚弱；饮食偏嗜，使体内某种物质缺乏或过多，可引起人体脏气偏盛或偏衰，形成有偏倾趋向的体质，甚则成为导致某些疾病的原因。如嗜食肥甘厚味可助湿生痰，形成痰湿体质；嗜食辛辣则易化火灼津，形成阴虚火旺体质；过食咸则胜血伤心，形成心气虚弱体质；过食生冷寒凉会损伤脾胃，产生脾气虚弱体质；饮食无度，久则损伤脾胃，可形成形盛气虚体质；贪恋醇酒佳酿，湿热在中，易伤肝脾。

5. 劳逸所伤

过度的劳动和安逸是影响体质的又一重要因素。适度的劳作或体育锻炼，可使筋骨强壮，关节通利，气机通畅，气血调和，脏腑功能旺盛；适当的休息，有利于消除疲劳，恢复体力和脑力，维持人体正常的功能活动。劳逸结合，有利于人体的身心健康，保持良好的体质。但过度的劳作，则易于损伤筋骨，消耗气血，致脏腑精气不足，功能减弱，形成虚性体质。而过度安逸，长期养尊处优，四体不勤，则可使气血流行不畅，筋肉松弛，脾胃功能减退，而形成痰瘀型体质。

6. 情志因素

七情的变化，可以通过影响脏腑精气的变化，而影响人体的体质。所以，精神情志，贵在和调。情志和调，则气血调畅，脏腑功能协调，体质强壮。反之，长期强烈的情志刺激，持久不懈的情志活动，超过了人体的生理调节能力，可致脏腑精气不足或紊乱，给体质造成不良影响。常见的气郁性体质多由此起。气郁化火，伤阴灼血，又能导致阳热体质或阴虚体质。气滞不畅还可形成血瘀型体质。情志变化导致的体质改变，还与某些疾病的发生有特定的关系，如郁怒不解，情绪急躁的"木火质"，易患眩晕、中风等病证；忧愁日久，郁闷寡欢的"肝郁质"，易诱发癌症。因此，保持良好的精神状态，对体质健康十分有益。

7. 地理因素

不同地区或地域具有不同的地理特征，这些特征影响着不同地域人群的饮食结构、居住条件、生活方式、社会民俗等，从而制约着不同地域生存的不同人群的形态结构、生理功能和心理行为特征的形成和发展。同时，人类具有能动的适应性，由于自然环境条件不同，人类各自形成了与其生存环境条件相协调的自我调节机制和适应方式，从而产生并形成了不同自然条件下的体质特征。一般而言，北方人形体多壮实，腠理致密；东南之人多体型瘦弱，腠理偏疏松；滨海临湖之人，多湿多痰。居住环境的寒冷潮湿，易形成阴盛体质或湿盛体质。

8. 疾病针药及其他因素

疾病是促使体质改变的一个重要因素。一般认为，疾病改变体质多是向不利方面变化，如大病、久病之后，常使体质虚弱；某些慢性疾病（如慢性肾炎、肺结核等）迁延日久，患者的体质易表现出一定的特异性。但感染邪气，罹患某些疾病（如麻疹、痄腮）之后，还会使机体具有相应的免疫力，使患者终生不再罹患此病。此外，疾病损害而形成的体质改变，其体质类型还与疾病变化有一定关系，如慢性肝炎早期多为气滞型体质，随着病变的发展可转为瘀血型、阴虚型等不同类型的体质。可见，体质与疾病因素常互为因果。

药物具有不同的性味特点，针灸也具相应的补泻效果，能够调整脏腑精气阴阳之盛衰及经络气血之偏颇，用之得当，将会收到补偏救弊的功效，使病理体质恢复正常；用之不当，或针药误施，将会加重体质损害，使体质由壮变衰，由强变弱。

总之，体质禀赋于先天，受制于后天。先天、后天多种因素构成影响体质的内外环境，在诸多因素的共同作用下，形成个体不同的体质特征。

二、体质类型

为了把握个体的体质差异规律及体质特征，有效地指导临床实践，就必须对纷繁的体质现象进行广泛的比较分析，然后予以甄别分类。

（一）体质的分类方法

体质的分类方法是认识和掌握体质差异性的重要手段。中医学体质的分类，是以整体观念为指导思想，以阴阳五行学说为思维方法，以藏象及精气血津液神理论为理论基础而进行的。古今医家从不同角度对体质作了不同的分类。《内经》曾提出过阴阳含量划分法、五行归属划分法、形态与功能特征分类法、心理特征分类法(包括刚柔分类法、勇怯分类法、形态苦乐分类法)等，张介宾等采用藏象阴阳分类法，叶天士等以阴阳属性分类，章虚谷则以阴阳虚实分类。现代医家多从临床角度根据发病群体中的体质变化、表现特征进行分类，但由于观察角度、分类方法不同，对体质划分的类型、命名方法也有所不同，有四分法、五分法、六分法、七分法、九分法、十二分法等，每一分类下又常有不同划分方法，但其分类的基础，是脏腑经络及精气血津液的结构与功能的差异。

体质的生理学基础是脏腑经络及精气血津液的盛衰偏颇，实际上是脏腑精气阴阳及其功能的差异和经络气血之偏倾。所以，在正常生理条件下，个体之间存在着一定的脏腑精气阴阳和经络气血的盛衰偏颇，导致了个体之间在生命活动表现形式上的某种倾向性和属性上偏阴偏阳的差异性，从而决定了人类体质现象的多样性和体质类型的出现。因此，着眼于整体生理功能的高低强弱，运用阴阳的分类方法对体质进行分类是体质分类的基本方法。正如章楠《医门棒喝·人体阴阳体用论》所说："治病之要，首当察人体质之阴阳强弱。"

（二）常用体质分类及其特征

理想的体质应是阴阳平和之质。《素问·调经论》说："阴阳匀平……命曰平人。"《素问·生气通天论》说："阴平阳秘，精神乃治。"但是，机体的精气阴阳在正常生理状态下，总是处于动态的消长变化之中，使正常体质出现偏阴或偏阳的状态。机体的精气阴阳，包括精为阴而气为阳和气自身所分之阴阳两个层次。体质类型的阴阳，主要是指以对立制约为主而多表现为寒热、动静偏倾的阴阳二气。人体正常体质大致可分为阴阳平和质、偏阳质和偏阴质三种类型。

1. 阴阳平和质

阴阳平和质是功能较为协调的体质类型。体质特征为：身体强壮，胖瘦适度；面色与肤色虽有五色之偏，但都明润含蓄；目光有神，性格开朗、随和；食量适中，二便通调；舌红润，脉象缓匀有神；夜眠安和，精力充沛，反应灵活，思维敏捷，工作潜力大；自身调节和对外适应能力强。

具有这种体质特征的人，不易感受外邪，很少生病。即使患病，多为表证、实证，且易于治愈，康复亦快，有时会不药而愈。如果后天调养得宜，无暴力外伤、慢性疾患及不良生活习惯，其体质不易改变，易获长寿。

2. 偏阳质

偏阳质是指具有亢奋、偏热、多动等特性的体质类型。体质特征为：形体适中或偏瘦，但较结实；面色多略偏红或微苍黑，或呈油性皮肤；性格外向，喜动好强，易急躁，自制力较差；食量较大，消化吸收功能健旺；大便易干燥，小便易黄赤；平时畏热喜冷，或体温略偏高，动则易出汗，喜饮水；唇、舌偏红，苔薄易黄，脉多偏阳；精力旺盛，动作敏捷，反应灵敏，性欲较强。

具有这种体质特征的人，对风、暑、热等阳邪的易感性较强，受邪发病后多表现为热证、实证，并易化燥伤阴；皮肤易生疔疮；内伤杂病多见火旺、阳亢或兼阴虚之证；容易发生眩晕、头痛、心悸、失眠及出血等病证。

由于此类体质的人阳气偏亢，多动少静，故日久必有耗阴之势。若调养不当，操劳过度，思虑不节，纵欲失精，嗜食烟酒、辛辣，则必将加速阴伤，发展演化为临床常见的阳亢、阴虚、痰火等病理性体质。

3. 偏阴质

偏阴质是指具有抑制、偏寒、多静等特征的体质类型。体质特征为：形体适中或偏胖，但较弱，容易疲劳。面色偏白而欠华；性格内向，喜静少动，或胆小易惊；食量较小，消化吸收功能一般；平时畏寒喜热，或体温偏低；精力偏弱，动作迟缓，反应较慢，性欲偏弱。

具有这种体质特征的人，对寒、湿等阴邪的易感性较强，受邪发病后多表现为寒证、虚证；表证易传里或直中内脏；冬天易生冻疮；内伤杂病多见阴盛、阳虚之证；容易发生湿滞、水肿、痰饮、瘀血等病证。

由于本类体质者阳气偏弱，长期发展，易致阳气虚弱，脏腑功能偏衰，水湿内生，从而形成临床常见的阳虚、痰湿、水饮等病理性体质。

应当指出，在体质分类上所使用的阴虚、阳虚、阳亢以及痰饮、瘀血等名词，与辨证论治中所使用的证候名称是不同的概念。证候是对疾病某一阶段或某一类型的病变本质的分析和概括，而体质反映的是一种在非疾病状态下就已存在的个体特异性。诚然，体质是疾病的基础，许多疾病，特别是慢性病，体质类型对其证候类型具有内在的规定性，这时，证候名称和原来的体质类型名称就可能一致，这说明体质与证候关系密切。

〔思考题〕

1. 何谓八纲辨证？
2. 简述气虚证的临床表现和病因病机？

第十章 中 药

1. 掌握中药性能的基本含义、作用和临床意义；掌握方剂的基本组成、常用中药的基本分类。
2. 熟悉常用中药与方剂的功效。
3. 了解常用方剂的剂型和特点。

中药是在中医理论指导下，用于预防、治疗、诊断疾病并具有康复与保健作用的物质。中药的应用，在我国有着悠久的历史。随着人类回归自然的呼声日益高涨，中药对保护人类健康、促进人类的生存繁衍起到了越来越重要的作用。

中药主要来源于天然药及其加工品，包括植物药、动物药、矿物药及部分化学药、生物制品类药物。由于中药以植物药居多，因此自古以来人们习惯把中药称为本草，把记载中药的典籍称为本草学，传统本草学近代始称中药学。中药学是专门研究中药基本理论和中药来源、产地、采集、炮制、性能、功效及临床应用规律等知识的一门学科。

第一节 中药的性能

中药的性能包括中药的性质和功能。它是运用中医基本理论对中药功用特点的高度概括，是中药基本理论的核心内容，也是在中医药理论指导下认识和使用中药的重要依据。中药性能理论的主要内容包括四气(性)、五味、升降浮沉、归经和毒性。

一、四气五味

（一）四气

1. 含义

四气指药物所具有的寒、热、温、凉四种不同药性，又称四性。寒、热、温、凉四种药性中，凉次于寒，温次于热，温热属阳，寒凉属阴。此外，尚有部分药物对人体的寒热病理变化无明显的影响，古人称其为平性。一般认为，平性仍有略偏凉或温的特点，但现在仍习称四气。

2. 确定依据

四气的确定，是从药物作用于机体所发生的效应中概括出来的，它与所治疾病的寒热性质相对。即能够减轻或消除热证的药物，为寒凉之性。如石膏能治疗高热、汗出、口渴、脉洪大等气分热证，此药属于寒性。反之，能够减轻或消除寒证的药物，为温热之性。如麻黄能治疗恶寒、无汗、头身疼痛的风寒表证，此药属于温性。

3. 作用

一般来说，寒凉药多具有清热泻火、凉血解毒等作用，主要用治阳证或热证。如黄连性寒，能清心、胃火，治心火上炎之心烦尿赤，胃火上炎之呕吐吞酸；玄参性寒，能清热凉血、滋阴解毒，治疗温病营血分证及热毒诸证。温热药多具有温里散寒、补火助阳、温经通络、回阳救逆等作用，主要用治阴证或寒证。如肉桂性热，能补火助阳，治下元虚冷；桂枝性温，能散表寒，治风寒表证。

4. 临床意义

分清疾病的寒热性质以采取针对性的药物治疗是临床辨证用药的一大特色。只有掌握了药性的寒热，才能在临床实践中做到有的放矢。

(1)祛除病邪：针对导致人体产生寒证、热证的阴邪(如寒邪)、阳邪(如火邪、暑邪)，可针对性的选择温热药以祛寒、寒凉药清热或解暑，从而消除病因，治疗寒热证候。

(2)消除症状：在寒热病证中出现的寒热症状如畏寒、怕冷及发热、烦渴等，可利用相应的温热药或寒凉药消除这些寒热症状。

(3)调整阴阳：人体脏腑阴阳失调亦可导致机体出现偏寒或偏热的病理变化，寒凉药能扶阴抑阳以制热，温热药能扶阳消阴以除寒。

另外，寒热药物合并使用可治疗寒热错杂之证；或防止药性过寒或过热，纠正偏性，增强疗效；或利用反佐，防止格拒。

(二)五味

1. 含义

五味是指药物所具有的辛、甘、苦、酸、咸五种不同的味道。为与五行学说相结合，前人将淡附于甘，将涩附于酸，仍习称五味。随着药性理论的发展，药味已不单指药物的实际滋味或气味，更多地反映了药物功效在补、泄、散、敛等多方面的作用特性。其中辛、甘、淡属阳，苦、酸、涩、咸属阴。

2. 确定依据

早期的五味理论是以药物的滋味来表示相关的作用特点。随着药物品种的增多和药物功用的拓展，人们发现有的药物具有某种滋味，却无相应的作用特点；而另一些药物具有某种作用特点，又没有相应的滋味。因此人们根据药物的作用特点新增了相应的"味"。可见，对于五味的确定，一是根据药物的实际滋味，二是根据药物作用反推。

3. 作用

（1）辛：能散、能行。即辛味药物具有发散、行气、活血等方面的作用。一般来讲，解表药、行气药、活血药多具有辛味。如薄荷味辛，能发散风热；陈皮味辛，能消除气滞；川芎味辛，能活血祛瘀。一些气味芳香辛辣的药物，如化湿药、开窍药、温里药及若干祛风湿药，也具有或"行"或"散"的作用特点，一般也标有辛味。

（2）甘：能补、能缓、能和。即甘味药物有补虚、缓急止痛、缓和药性或调和药味等方面的作用。一般来讲，滋养补虚、调和药性及制止疼痛的药物多具有甘味。如党参味甘，能补中益气；甘草味甘，能缓急止痛和调和药性等。此外，对于消食和中的麦芽、山楂等药，也常标以甘味。

（3）苦：能泄、能燥。即苦味药物具有清泄火热、降泄气逆、通泄大便、燥湿等作用。一般来讲，清热泻火、下气平喘、降逆止呕、通利大便、清热燥湿、苦温燥湿、泻火存阴的药物多具有苦味。如黄芩味苦，能清泻肺火；杏仁味苦，能止咳平喘；大黄味苦，能泻下通便；龙胆草、黄连味苦，能清热燥湿。

（4）酸：能收、能涩。即酸味药物具有收敛固涩作用，用治滑脱病证。一般固表止汗、敛肺止咳、涩肠止泻、固精缩尿、固崩止带的药物多具有酸味。如五味子味酸，治肺虚久咳；乌梅味酸，治久泻久痢。

（5）咸：能软、能下。即咸味药物具有软坚散结、泻下通便的作用。一般来说，软化坚硬、消散结块及泻下或润下通便的药物多具有咸味。用治大便燥结、痰核、瘿瘤、癥瘕痞块等证。如芒硝味咸能泻热通便，海藻、牡蛎味咸能消瘤散瘿，鳖甲味咸能软坚消癥等。

4. 临床意义

首先，作为性状的五味，是中药性状鉴定及质量优劣的重要内容。如有无苦味，是鉴别苦杏仁与甜杏仁的主要依据。其次，作为性能的五味，可增强临床用药的准确性。如同样是治疗"咳逆上气"的药物，根据五味理论则可知辛味药宣肺平喘，苦味药降逆止咳，甘味药补肺平喘，酸味药敛肺止咳。

二、升降浮沉

1. 含义

升降浮沉是指药物作用于人体的四种不同趋向。升趋上，降趋下，浮趋外，沉趋内。升与降，浮与沉，相对而言。升与浮，降与沉，又是分别相互联系，难以截然分开。升与浮，沉与降，常相提并论，升浮属阳，沉降属阴。

2. 确定依据

升降浮沉药性理论，是古代哲学思想和中医学升降出入理论在中药学中的具体应用。应用升降出入理论，可以分辨各种证候不同的病势趋向。如麻疹疹出不畅，病势趋内；内脏下垂，病势趋下；喘咳、呕吐为肺、胃气逆，病势趋上；表虚自汗，气虚失血，其病势趋外。能够改变上述病势趋向，治疗这些病证的药物，便分别具有相应的升降浮沉的作用趋向。故药物作用的升降浮沉趋向，是与疾病的病势趋向相对而言的。

3. 影响因素

（1）炮制：前人认为药物炮制时添加不同辅料可影响或改变药物升降浮沉药性。如酒制则升，姜炒则散，醋炒收敛，盐炒下行，炒炭沉降等。如大黄，属于沉降药，峻下热结、泻热通便，经酒炒后，大黄则可清上焦火热，可治目赤头痛。

（2）配伍：少量升浮的药物与较多沉降的药物配伍，其升浮之性会受到制约，而表现为沉降药性；反之，少量沉降的药物与较多升浮的药物配伍，其沉降之性会受到抑制，则表现为升浮药性。如牛膝引血下行为沉降药，与桃仁、红花及桔梗、柴胡、枳壳等升达清阳开胸行气药同用，也随之上升，主治胸中瘀血证。

另外，在历代本草中，还将药材质地的轻重、气味厚薄、药物的四气、五味、作用部位视为影响药物升降浮沉的因素，但实际上，上述因素与药物所用趋向并无必然一致性。

4. 临床意义

（1）顺应天人相应的自然规律：人体脏腑气机的升降出入，与自然界四时的寒热变化、阴阳消长的规律性变化息息相关，具有春升、夏浮、秋收、冬藏的固有特点。因此，用药防病治病时可利用药物的升降浮沉药性顺应脏腑的生理特点，顺应自然界气机生长收藏的节律变化而提高疗效。

（2）纠正机体的气机失调：人体的各种病证，常常表现出向上、向下、向外、向内的病势趋向。利用药物的升降浮沉性质，逆其病势趋向，使之尽快恢复正常。如呕吐一证可辨其寒热之后选用干姜、竹茹等药，逆其病势，以复胃气和降之常。

（3）因势利导，祛邪外出：人体的各种病证的上、下、内、外的病势趋向有的则是为了祛邪外出的保护性反应。此时应顺其病势趋向，使用具有升降浮沉不同药性的药物以因势利导，祛邪外出。如因饮食过多，胃腑拒纳而作呕者，应顺其上逆，因势利导，使用涌吐药物，迅速吐出宿食，祛除邪气，以避免脾胃受伤。

三、归经

1. 含义

归经是指药物作用对人体病变部位的选择性。即某药对某些脏腑经络有特殊的亲和作用，因而对这些部位的病变起着主要或特殊的治疗作用。药物的归经不同，其治疗作用也不同。归经指明了药物治病的适用范围，说明了药效所在，是药物作用的定位概念。

2. 确定依据

中药的归经是以中医脏象学说和经络学说为理论基础，以药物所治病证为实践依据而确定的，与中医对病证的定位完全一致。

（1）用脏腑辨证理论确定药物归经：药物的治疗作用，主要是通过对脏腑的生理功能与病理变化的影响而为人们所认识。如脏象学说认为心主神志，神昏、失眠、健忘等精神、意识、思维异常的证候，按照脏腑辨证均为心的病变。主治这类证候的药物，如麝香能开窍醒神以治闭证神昏，酸枣仁能宁心安神以治失眠，人参能增智以治健忘等，皆为归心经之药。

（2）用经络辨证理论确定药物归经：经络既是辨认疾病部位的所在，也是药物作用的归宿。如足阳明胃经起于鼻翼旁，沿鼻上行，并入齿中，循行至额前。白芷祛风止痛，长于治疗前额疼痛和牙龈肿痛；又能通鼻窍而治鼻塞流涕。按经络辨证，上述病变均为阳明胃经之证，故称白芷归胃经。此外，历代本草根据奇经八脉辨证、六经辨证和气血辨证或温病卫气营血辨证理论，还记载有入冲、任、督、带诸经、六经、气分、血分的药物。在现代中药学中，一般的归经内容都是以脏腑为主，以经络、气血定位只是作为必要的补充。

3. 临床意义

归经理论的系统总结和全面应用，使中药性能理论更加完善，实用性更强，临床可根据药物归经选择合适药物以提高疗效。如同为甘寒的补阴药，玉竹归肺胃经，石斛归肺肾经，龟甲归肝肾心经，必须准确选用，用于相应脏腑的阴虚证。同为治头痛的药物，太阳经头痛宜用羌活，阳明经头痛宜用白芷，少阴经头痛宜用细辛，厥阴经头痛宜用吴茱萸等等。

另一方面，由于脏腑经络在生理上的相互联系和在病理上的相互影响，在临床用药时往往并不单纯使用某一经的药物。如临床上治疗肝阳上亢之证，除选择归肝经的平肝潜阳药外，还配以归肾经的滋补肾阴药，以滋水涵木，使阳亢得平。又如咳喘与肺脾肾虚相关，重点在肺，但单独拘泥于治肺，则疗效不佳。配伍健脾益气或补肾之药与归肺经的补肺、止咳平喘药同用，能明显提高疗效。

四、毒性

1. 含义

毒性亦称有毒无毒。广义的毒性是指药物的偏性，狭义的毒性是指药物对机体所产生的严重不良影响及损害性。如明·张景岳《类经·五脏病气法时》云："药以治病，因毒为能，所谓毒者，以气味之有偏也。"上述所指即为广义的毒性。《素问·五常政大论》云："大毒治病，十去其六；常毒治病，十去其七；小毒治病，十去其八；无毒治病，十去其九；谷肉果菜食养尽之，无使过之，伤其正也。"此处即指狭义的毒性，将其作为药物毒副作用大小的标志。随着科学的发展，医学的进步，人们对毒性的认识逐步加深。现代药物毒性的概念一般系指药物对机体所产生的不良影响及损害性。《中华人民共和国药典》采用大毒、有毒、小毒三类分类方法将中药毒性分级。

2. 影响因素

（1）药物方面：与药物的品种、质量、炮制等有关。

（2）使用方面：与药物剂量、剂型、制备工艺、用药途径、配伍用药和用药方法等有关。

（3）患者方面：与患者的年龄、体质、病情轻重等有关。

3. 作用

传统中药之所以能够治疗疾病在于以偏纠偏，临床可根据病性有针对性地选用具有某种偏性的中药进行治疗。同时，通过对毒性和毒药现代含义的理解，在临床工作中便于合理使用中药，确保中药的使用安全。

4. 临床意义

（1）确保毒性中药的使用安全：对标注有毒的中药，应严格根据病情和患者个体状况合理使用，确保用药安全。对于未标注有毒的中药，也不能盲目加大用量，忽视安全，以免引起中毒反应。

（2）合理应用降低中药毒性的措施：在不影响临床疗效的基础上可采用炮制、配伍或延长煎煮时间来降低毒性。如附子煎煮时间越长其毒性越低。

（3）发掘药物的特殊作用：有些有毒中药具有较强或特殊的医疗作用，对于一些临床上的疑难杂症,可试图从有毒中药中寻找新的治疗药物。如砒霜治疗白血病即是成功的例子。

总之,对于中药的毒性的认识,一方面要正确对待,另一方面要在借鉴前人的经验基础上利用现代科学技术手段进行深入研究。同时要建立中药不良反应监测报告制度,注意中药的毒性和不良反应,制定中药的毒性标准和中毒检测标准及解救措施,保证中药的合理应用和用药安全。

第二节 中药用药法

一、配伍

(一)配伍关系与作用

1. 配伍关系

根据病情的需要和药物的药性特点,按照一定的法则将两味以上的药物配合起来使用的用药形式,称为配伍。《神农本草经·序例》将各种药物的配伍关系归纳为"有单行者,有相须者,有相使者,有相畏者,有相恶者,有相反者,有相杀者,凡此七情,合和视之"。这"七情"之中除单行者外,都是谈药物配伍关系,分述如下:

(1)单行:指单用一味药来治疗某种病情单一的疾病。对病情单纯的病证,往往选择一种针对性较强的药物即可达到治疗目的。如古方独参汤,即单用一味人参,治疗大失血所引起元气虚脱的危重病证;清金散,即单用一味黄芩,治疗肺热出血的病证。

(2)相须:指两种功效类似的药物配合应用,可以增强原有药物的功效。如麻黄配桂枝,能增强发汗解表,祛风散寒的作用;全蝎、蜈蚣同用能明显增强平肝息风,止痉定搐的作用。

(3)相使:指以一种药物为主,另一种药物为辅,两药合用,辅药可以提高主药的功效。如黄芪配茯苓治脾虚水肿,黄芪为健脾益气,利尿消肿的主药,茯苓淡渗利湿作为辅药,可增强黄芪益气利尿的作用;黄连配木香治湿热泻痢,腹痛里急,黄连为清热燥湿,解毒止痢的主药,木香作为辅药调中宣滞,行气止痛,可增强黄连清热燥湿,行气化滞的功效。

(4)相畏:指一种药物的毒副作用能被另一种药物所抑制。如半夏畏生姜,即生姜可以抑制半夏的毒副作用。生半夏可"戟人咽喉"令人咽痛音哑;用生姜炮制后成姜半夏,其毒副作用大为缓和;甘遂畏大枣,大枣可抑制甘遂峻下逐水,减伤正气的毒副作用等。

（5）相杀：指一种药物能够消除另一种药物的毒副作用。如羊血杀钩吻毒；金钱草杀雷公藤毒等。从上面所述可见，相畏和相杀没有质的区别，是从自身的毒副作用受到对方的抑制和自身能消除对方毒副作的不同角度提出来的配伍方法，即同一配伍关系的两种不同提法。

（6）相恶：指一种药物能破坏另一种药物的功效。如人参恶莱菔子，莱菔子能削弱人参的补气作用；生姜恶黄芩，黄芩能削弱生姜的温胃止呕的作用。

（7）相反：指两种药物同用能产生剧烈的毒副作用。如甘草反甘遂；贝母反乌头等，详见用药禁忌"十八反"、"十九畏"中若干药物。

2. 作用

（1）增强药物疗效：单味药的力量有限，对于病情严重、复杂多变者，常常将药物配伍使用增强力量、扩大药物治疗疾病的范围。如气分实热所致高热、汗出、口渴，将石膏与知母配伍使用以增强清热泻火作用。风寒感冒兼有咳嗽者，用能发散风寒的桂枝与能下气平喘的厚朴配伍治疗。

（2）减少不良反应：部分中药具有毒性和副作用，单用不安全，可与能降低毒副作用的药物一起应用以降低毒性。如大戟泻下力峻而且有毒，可配合能缓和药性的大枣同用。

（二）配伍原则

在配伍关系中，相须、相使能使药物的疗效提高，符合临床用药的目的，是临床应当充分使用的配伍关系；相畏、相杀可使药物的毒性减轻或消除，使临床用药更安全，是临床应用有毒中药和炮制有毒中药时应充分利用的配伍关系；相恶会使药物疗效降低，相反会使药物毒性增强，两者属于临床用药时应尽量避免的配伍关系。

二、用药禁忌

中药的用药禁忌包括配伍禁忌、妊娠禁忌、病证禁忌和饮食禁忌四个方面。它对保证临床用药安全和药物疗效的正常发挥至关重要。

1. 配伍禁忌

配伍禁忌指某些药物合用会产生剧烈的毒副作用或降低和破坏药效，因而应该避免配合应用，也即《神农本草经》所谓："勿用相恶、相反者。"金元时期将反药概括为"十八反""十九畏"，累计37种反药，并编成歌诀，便于诵读。

"十八反"歌诀："本草明言十八反，半蒌贝蔹芨攻乌，藻戟遂芫俱战草，诸参辛芍叛藜芦。"共载相反中药18种，即：乌头反贝母、瓜蒌、半夏、白芨、白蔹；甘草反甘遂、大戟、海藻、芫花；藜芦反人参、丹参、玄参、沙参、细辛、芍药。

"十九畏"歌诀："硫黄原是火中精,朴硝一见便相争,水银莫与砒霜见,狼毒最怕密陀僧,巴豆性烈最为上,偏与牵牛不顺情,丁香莫与郁金见,牙硝难合京三棱,川乌、草乌不顺犀,人参最怕五灵脂,官桂善能调冷气,若逢石脂便相欺,大凡修合看顺逆,炮爁炙煿莫相依。"指出了共 19 个相畏(反)的药物:硫黄畏朴硝,水银畏砒霜,狼毒畏密陀僧,巴豆畏牵牛,丁香畏郁金,牙硝畏三棱,川乌、草乌畏犀角,人参畏五灵脂,官桂畏赤石脂。

2. 妊娠禁忌

妊娠禁忌指妇女妊娠期治疗用药的禁忌。某些药物具有损害胎元以致堕胎的副作用,所以应作为妊娠禁忌的药物。根据药物对于胎元损害程度的不同,一般可分为慎用与禁用二大类。慎用的药物包括通经祛瘀,行气破滞及辛热滑利之品,如桃仁、红花、牛膝、大黄、枳实、附子、肉桂、干姜、木通、冬葵子、瞿麦等;而禁用的药物是指毒性较强或药性猛烈的药物,如巴豆、牵牛、大戟、商陆、麝香、三棱、莪术、水蛭、斑蝥、雄黄、砒霜等。

3. 病证禁忌

病证禁忌指某种病证应当避免使用某类药物。药物皆有偏性,或寒或热,或升或降,或补或泻,或走或守,用之得当,可以以偏纠偏;若使用不当,其偏性又会反助病势,加重病情或造成新的病理偏向。如麻黄性味辛温,功能发汗解表、散风寒,又能宣肺平喘利尿,故只适宜于外感风寒表实无汗或肺气不宣的喘咳,而对表虚自汗及阴虚盗汗、肺肾虚喘则应禁止使用。除了药性极为平和者无须禁忌外,一般药物都有证候用药禁忌,其内容详见各论中每味药物的"使用注意"部分。

4. 饮食禁忌

饮食禁忌指服药期间不宜进食某种或某些食物,俗称忌口。饮食禁忌的一般原则:一是忌食可能妨碍脾胃消化吸收功能,影响药物吸收的食物。如生冷、油腻、腥膻及有刺激性的食物。二是忌食对某种病证不利的食物。如脾胃虚寒证应忌生冷食物;热证应忌辛热食物;水肿应少食盐等等。三是忌食与所服药物之间存在类似相恶或相反配伍关系的食物。如服人参与使君子忌茶,服鳖甲忌苋菜,服巴豆忌饮热粥或热开水等等。

三、剂量

1. 含义

中药剂量指为达到一定的治疗目的,所应用的单味药的一日用量或一次用量。由于中药大多是组成复方,并制成一定剂型来应用,因此,中药的用量实际包括单味药用于治疗的常用有效量和药物间的相对用量。

(1)单味药的常用有效量：本教材中各药用量项下所标用量，除特别注明者外，都是指干燥饮片在汤剂中成人一日内服的常用有效量。鲜品入药及药物入丸、散剂时的用量则另加注明。中药用量根据药物来源、产地、质量、炮制、剂型和个人用药经验而有不同。

(2)药物间的相对用量：在中药复方中，药物间用量的确定必须考虑药物间配伍后产生共同效应的需要量并根据方剂君臣佐使的组成原则而使药物间的用量符合一定的比例，以适应病情的需要。如古方中的六一散，方中滑石和甘草的比例为六比一配伍；当归补血汤中，黄芪和当归的比例为五比一。

(3)计量单位：中药的计量单位有重量如市制：斤、两、钱、分、厘；公制：千克、克、毫克；数量片、条、枚、支、角、只等。自明清以来，我国普遍采用16进位制的"市制"计量方法，即1市斤＝16两＝160钱。自1979年起我国对中药计量统一采用公制，即1公斤＝1000克＝1000000毫克。为了处方和调剂计算方便，按规定以如下的近似值进行换算：1市两(16进位制)＝30克；1钱＝3克；1分＝0.3克；1厘＝0.03克。

2. 确定依据

(1)药物因素：剧毒药或作用峻烈的药物，应严格控制剂量，开始时用量宜轻，逐渐加量，一旦病情好转后，应当立即减量或停服，防止过量或蓄积中毒。此外，花叶皮枝等量轻质松及性味浓厚、作用较强的药物用量宜小；矿物介壳质重沉坠及性味淡薄、作用温和的药物用量宜大；鲜品药材含水分较多用量宜大(一般为干品的4倍)；干品药材用量当小；过于苦寒的药物也不要久服过量，免伤脾胃；再如羚羊角、麝香、牛黄、猴枣、鹿茸、珍珠等贵重药材，在保证药效的前提下应尽量减少用量。除了剧毒药、峻烈药、精制药及某些贵重药外，一般中药常用内服剂量约5~10克；部分常用量较大剂量为15~30克；新鲜药物常用量30~60克。

(2)应用因素：确定药物的具体用量时，还应考虑配伍应用形式及用药目的等因素。一般药物单味应用时，其用量较大；在复方中，作主药时其用量往往较之作辅药时大。多数药物作汤剂时，因其有效成分一般不能完全溶出，故用量一般较之作丸、散剂时量大。中药一物有多项作用，临床用药目的不同，其用量也可能不同。如槟榔，用于消积、行气、利水，常用量仅为3~10 g；而用以驱姜片虫、绦虫时，则需用到30~60 g。

(3)患者因素：由于年龄、体质的不同，对药物耐受程度不同，则药物用量也有一定差别。一般老年、小儿、妇女产后及体质虚弱的患者，都要减少用量。成人及平素体质壮实的患者则用量宜重。一般5岁以下的小儿用成人药量的1/4，5岁以上的儿童按成人用量减半服用。妇女在月经期、妊娠期，用活血化瘀通经药时用量不宜过大。病情轻重，病势缓急，病程长短与药物剂量也有密切关系。一般病情轻、病势缓、病程长者用量宜小；病情重、病势急、病程短者用量宜大。

（4）环境因素：因地、因时制宜。夏季发汗解表药、辛温大热药不宜多用，苦寒降火药用量宜重；冬季苦寒降火药则不宜多用，发汗解表药及辛热大热药可重用；我国南方气候炎热，湿气较重，使用清热、祛湿药时用量可重；北方气候寒冷、干燥，使用解表药、润燥药时用量宜重。

第三节　方剂的组成与剂型

一、方剂的组成及变化

（一）方剂的配伍目的
（1）增强药力。
（2）产生协同作用。
（3）控制多功用单味中药的发挥方向。
（4）扩大治疗范围，适应复杂病情。
（5）控制药物的毒副作用。
（二）方剂的基本结构
在组织不同作用和地位的药物时，还应符合严密的方剂组方基本结构，即"君、臣、佐、使"的组方形式。分析归纳如下：

1. 君药
即针对主病或主证起主要治疗作用的药物。

2. 臣药
有两种意义。
（1）辅助君药加强治疗主病或主证作用的药物；
（2）针对重要的兼病或兼证起主要治疗作用的药物。

3. 佐药
有三种意义。
（1）佐助药，即配合君、臣药以加强治疗作用，或直接治疗次要兼证的药物；
（2）佐制药，即用以消除或减弱君、臣药的毒性，或能制约君、臣药峻烈之性的药物；
（3）反佐药，即病重邪甚，可能拒药时，配用与君药性味相反而又能在治疗中起相成作用的药物，以防止药病格拒。

4. 使药

有两种意义。

（1）引经药，即能引领方中诸药至特定病所的药物；

（2）调和药，即具有调和方中诸药作用的药物。

为进一步说明君、臣、佐、使理论的具体运用，以麻黄汤为例分析如下：

麻黄汤出自《伤寒论》，主治外感风寒表实证，症见恶寒发热、头痛身疼、无汗而喘、舌苔薄白、脉象浮紧等症状。其病机为外感风寒，卫阳被遏，营阴郁滞，肺气不宣。治法为辛温发汗，宣肺平喘。其方义分析如下：

君药——麻黄：辛温，发汗解表以散风寒；宣发肺气以平喘逆。

臣药——桂枝：辛甘温，解肌发表，助麻黄发汗散寒；温通经脉，解头身之疼痛。

佐药——杏仁：苦平，降肺气助麻黄平喘（佐助药）。

使药——炙甘草：甘温，调和诸药。

通过对麻黄汤的分析，可知中药组方时既要针对病机考虑配伍用药的合理性，又要按照组成的基本结构要求将方药组合成为一个主次分明、全面兼顾的有机整体，使之更好地发挥整体效果。

由此可见，一个方剂中药物的君、臣、佐、使，主要是以药物在方中所起作用的主次地位为依据。在遣药组方时并没有固定的模式，既不是每一种意义的臣、佐、使药都必须具备，也不是每味药只任一职。但是，任何方剂组成中，君药不可缺少。一般来说，君药的药味较少，而且不论何药在作为君药时其用量比作为臣、佐、使药应用时要大。这是一般情况下对组方基本结构的要求。

（三）方剂的变化形式

1. 药味加减的变化

指在主病、主证、基本病机以及君药不变的前提下，改变方中的次要药物，以适应变化了的病情需要，即我们常说的"随证加减"。

2. 药量增减的变化

药物的用量直接决定药力的大小。某些方剂中用量比例的变化还会改变方剂的配伍关系，从而可能改变该方功用和主治证候的主要方面。

3. 剂型更换的变化

中药制剂种类较多，各有特点。由于剂型不同，在作用上也有区别。如理中丸是用治脾胃虚寒的方剂，若改为汤剂内服，则作用快而力峻，适用于证情较急重者。

上述药味、药量、剂型等的变化形式，可以单独应用，也可以相互结合使用，以达到预期的治疗目的。

二、方剂的剂型

方剂组成以后，还要根据病情与药物的特点制成一定的形态，称为剂型。现将常用剂型的主要特点及制备方法简要介绍如下：

（一）汤剂

古称汤液。是将药物饮片加水或酒浸泡后，再煎煮一定时间，去渣取汁，制成的液体剂型。特点是吸收快、药效发挥迅速。如麻黄汤。

（二）散剂

是将药物粉碎，混合均匀，制成粉末状制剂。分为内服和外用两类。特点是制作简便，吸收较快，节省药材，便于服用及携带。如七厘散、冰硼散。

（三）丸剂

是将药物研成细粉或药材提取物，加适宜的粘合剂制成球形的固体剂型。特点是药效持久，节省药材，便于服用与携带。如六味地黄丸。常用的丸剂有蜜丸、水丸、糊丸、浓缩丸等。

（四）膏剂

是将药物用水或植物油煎熬去渣而制成的剂型。有内服和外用两种。内服膏剂有流浸膏、浸膏、煎膏三种；外用膏剂分软膏、硬膏两种。如鹿胎膏、狗皮膏等。

（五）酒剂

又称药酒。是将药物用白酒或黄酒浸泡，或加温隔水炖煮，去渣取液，供内服或外用。常在祛风通络和补益剂中使用。如风湿药酒。

（六）丹剂

有内服和外用两种。外用丹剂亦称丹药，是以某些矿物类药经高温烧炼制成的不同结晶形状的制品。常治疗疮疡痈疽。

（七）茶剂

是将药物经粉碎加工而制成的粗末状制品，或加入适宜粘合剂制成的方块状制剂。多用于治疗感冒、食积、腹泻，如刺五加茶、减肥茶。

（八）露剂

亦称药露。多用新鲜含有挥发性成分的药物，用蒸馏法制成的芳香气味的澄明水溶液。如金银花露。

（九）锭剂

是将药物研成细粉，或加适当的粘合剂制成规定形状的固体剂型。有纺锤形、圆柱形、条形等，可供外用与内服。如紫金锭。

（十）条剂

亦称药捻。是将药物细粉用桑皮纸粘药后搓捻成细条，或将桑皮纸捻成细条再粘着药粉而成。用时插入疮口或瘘管内，能化腐拔毒、生肌收口，如红升丹药条。

（十一）线剂

亦称药线。是将丝线或棉线置药液中浸煮，经干燥制成的外用制剂。用于治疗瘘管、痔疮或赘生物。

（十二）栓剂

古称坐药或塞药。是将药物细粉与基质混合制成一定形状的固体制剂。用于腔道并在其间融化或溶解而释放药物，有杀虫止痒、润滑、收敛等作用。如消痔栓。

（十三）冲剂

是将药材提取物加适量赋形剂或部分药物细粉制成的干燥颗粒状或块状制剂。用时以开水冲服。特点是作用迅速、味道可口、体积较小、服用方便。如感冒退热冲剂。

（十四）片剂

是将药物细粉或药材提取物与辅料混合压制而成的片状制剂。特点是用量准确，体积小。

（十五）糖浆剂

是将药物煎煮、去渣取汁、浓缩后，加入适量蔗糖溶解制成的浓蔗糖水溶液。特点是味甜量小、服用方便、吸收较快。如止咳糖浆。

（十六）口服液

是将药物用水或其他溶剂提取，经精制而成的内服液体制剂。特点是剂量较少、吸收较快、服用方便、口感适宜。如人参蜂王浆口服液。

（十七）注射液

亦称针剂。是将药物经过提取、精制、配制等制成的灭菌溶液、无菌混悬液或供配制成液体的无菌粉末，供皮下、肌肉、静脉等注射的一种制剂。特点是剂量准确、药效迅速、不受消化系统影响。如清开灵注射液。

以上诸种剂型，各有特点，临证应根据病情与方剂特点酌情选用。

第四节　常用中药

常用中药按作用分为以下几类。

一、解表药

凡以发散表邪，解除表证为主要功效的药物，称为解表药。

解表药多具有辛味，主要具有发汗解表，祛除表邪的功效，适用于恶寒、发热、头痛、身痛、无汗或有汗、鼻塞、流涕、脉浮等表证。部分药物还可用于麻疹不透、咳喘、水肿或其他病证兼有表证者。

根据解表药药性的不同，一般分为辛温解表药和辛凉解表药两类。

（一）辛温解表药

辛温解表药性多辛温，以发散风寒为主要功效，一般发汗作用较强。适用于外感风寒表证，症见恶寒、发热、无汗、头痛、身痛、舌苔薄白、脉浮紧等。有些辛温解表药还具有温经通脉、祛风除湿、透疹止痒等功效，可用治风寒湿痹及风疹、麻疹等病证，常用的药物有麻黄、桂枝、防风、荆芥、羌活、细辛、柴胡、薄荷、葛根、菊花、桑叶、白芷、紫苏、苍耳子、辛夷、生姜等。

1. 桂枝

为樟科植物肉桂的嫩枝。春、夏季采集。切片或切段使用。

【性味归经】 辛、甘，温。归心、脾、膀胱经。

【功效】 发汗解肌，温通经脉，助阳化气。

【应用】 风寒表实无汗证，风寒表虚有汗证，风寒湿痹，月经不调、痛经、经闭，胸痹心痛，痰饮眩晕，水肿，小便不利等。

【用法用量】 煎服，3～9克。

【使用注意】 温热病、阴虚火旺、肝阳上亢、血热妄行者忌用。

【不良反应】 本品用量过大易致头晕目胀、眼干涩、咳嗽、口渴、尿少及尿道灼热等相似于肉桂的不良反应。

2. 荆芥

为唇形科植物荆芥的地上茎叶或花穗。夏、秋季开花后割取全草。茎叶切段，或单用穗。生用或炒炭用。

【性味归经】 辛，微温。归肺、肝经。

【功效】 祛风解表，透疹，止血。

【应用】 风寒表证，风热表证，麻疹透发不畅，风疹瘙痒，便血、尿血、崩漏等多种出血。

【用法用量】 煎服，4.5～9克。止血炒炭用。

3. 防风

为伞形科植物防风的根。春、秋季采挖。切片生用或炒用。

【性味归经】 辛、甘，微温。归膀胱、肝、脾经。

【功效】 祛风解表，胜湿止痛，止痉。

【应用】 风寒表证，风热表证，风寒湿痹，破伤风。

【用法用量】 煎服，4.5～9克。

【使用注意】 阴血亏虚、热病动风者不宜使用。

【不良反应】 服用本品出现过敏反应者，其表现为：用药1小时内出现上腹部不适、恶心、心烦、皮肤瘙痒、灼热、红斑等。对此过敏者，当忌用。

4. 麻黄

为多年生草本植物草麻黄或木贼麻黄的茎枝，主产于河北、山西、陕西、甘肃等地。切段生用或蜜炙用。

【性味归经】 辛、微苦、温。归肺、膀胱经。

【功效】 发汗解表，宣肺平喘，利水消肿。

【主治】 外感风寒，恶寒发热，头身疼痛，鼻塞、无汗、脉浮紧等表实证；风寒外束，肺气壅遏所致的咳喘证；及水肿而兼有表证者。

【用量用法】 1.5～10克。宜先煎。解表生用，平喘炙用或生用。

【使用注意】 本品发汗力强，故表虚自汗及阴虚盗汗，喘咳由肾不纳气者忌用。

(二)辛凉解表药

辛凉解表药性味多辛凉，以发散风热为主要功效，发汗力一般较弱。适用于外感风热或温病初起，症见发热、微恶风寒、咽干口渴、舌苔薄黄，脉浮数等。部分药物兼有清头目，利咽喉的作用，可用治风热咳嗽、肝热目赤、咽喉肿痛等病证。常用的药物有薄荷、葛根、菊花、桑叶、柴胡、升麻、蔓荆子等。

1. 薄荷

薄荷为唇形科多年生草本植物薄荷的茎叶，我国南北各地均产。切段生用。

【性味归经】 辛、凉。归肺、肝经。

【功效】 疏散风热，清利头目，透疹。

【主治】 外感风热及温病初起，头痛、发热、微恶寒、头痛、目赤、咽喉肿痛；麻疹初起，或风热外束外束肌表而疹发不畅等。

【用量用法】 3～6克。入煎剂宜后下。

【使用注意】 本品芳香辛散，发汗耗气，故体弱多汗者，不宜使用。

2. 桑叶

为桑科植物桑的叶。深秋霜后采收。生用或炙用。

【性味归经】 辛、甘、寒。归肝、肺经。

【功效】 疏散风热，清肝明目。

【应用】　风热表证或温病初起，风热或肝火上攻，目赤肿痛、头晕等。

【用法用量】　煎服，5~9克。外用煎水洗眼。

3. 柴胡

为伞形科植物柴胡和狭叶柴胡的根。春秋两季采挖。切段生用或酒炒、醋炒用。

【性味归经】　苦、辛，微寒。归肝、胆经。

【功效】　解表退热，疏肝解郁，升阳举陷。

【应用】　外感表证(治少阳证之要药)，肝气郁结、胸胁胀痛、月经不调，中气下陷、短气、倦怠、脏器下垂等。

【用法用量】　煎服，3~9克。退热宜生用，疏肝宜醋炙。

【使用注意】　气机上逆及阴虚火旺者慎用或忌用。

二、清热药

凡以清解里热为主要作用的药物，称为清热药。

清热药具有清热泻火、燥湿、凉血、解毒及清虚热等功效。

里热证有气分实热、湿热、血热、热毒和虚热等不同证型。根据清热药各自的主要性能，一般分为以下五种：清热泻火药、清热燥湿药、清热凉血药、清热解毒药、清虚热药。

本类药物性多寒凉，易伤脾胃，凡脾胃虚寒、食少便清者慎用；热病易伤津液，苦寒药物又易伤阴化燥，故阴虚患者应慎用；对阴盛格阳，真寒假热之证，尤须辨明，不可妄投寒凉之品。

（一）清热泻火药

清热泻火是本类药物主要功效，能清气分热，用于热病邪在气分，壮热、口渴、面赤、烦躁、汗出、舌苔黄燥、脉洪实有力等里热炽盛的证候。常用的药物有石膏、知母、栀子、天花粉、竹叶、夏枯草、鸭跖草、青葙子等。

1. 石膏

为硫酸盐类矿物石膏，全年可采。打碎生用或煅用。

【性味归经】　辛、甘，大寒。归肺、胃经。

【功效】　清热泻火，敛疮生肌。

【应用】　温热病气分热证，肺热喘咳，胃火亢盛、口渴、牙龈肿痛、口舌生疮等；外用治疗疮疡溃不收口，水火烫伤等。

【用法用量】　先煎，15~60克。外用适量。

【使用注意】　脾胃虚寒及阴虚内热者忌用。

2. 知母

为百合科植物知母的根茎。秋季采挖。切片生用或盐水炒用。

【性味归经】 苦、甘，寒。归肺、胃、肾经。

【功效】 清热泻火，生津滋阴。

【应用】 热病烦渴、高热汗出，肺热咳嗽、燥咳，胃热烦渴或消渴证，阴虚发热、骨蒸潮热。

【用法用量】 煎服，6~12克。清热泻火宜生用，滋阴降火盐水炒。

【使用注意】 脾虚便溏者禁用。

（二）清热燥湿药

本类药物性味多苦寒，能清热，燥湿，适用于湿热为患，如湿热黄疸、湿热泻痢、淋证、带下及痈肿疮疡等。常用的药物有黄芩、黄连、黄柏、龙胆草、苦参等。

1. 黄芩

为唇形科植物黄芩的根。春秋季采挖。切片生用、酒炒或炒炭用。

【性味归经】 苦，寒。归肺、心、胆、胃、大肠经。

【功效】 清热燥湿，泻火解毒，安胎，止血。

【应用】 湿热所致的泻痢、黄疸、湿温、痈肿疮毒，肺热咳喘，高热烦渴，胎热胎动不安，血热出血。

【用法用量】 煎服，3~9克。清热宜生用，安胎宜炒用，止血炒炭用，清上焦热酒炙用。

【使用注意】 脾胃虚寒者不宜用。

2. 黄连

为毛茛科植物黄连、三角叶黄连或云连的根茎。秋季采挖。生用或酒炒、姜汁炒、吴茱萸水炒用。

【性味归经】 苦，寒。归心、肝、胆、胃、大肠经。

【功效】 清热燥湿，泻火解毒。

【应用】 湿热泻痢，热病心经热盛，胃火牙痛、口疮，热毒疮疡，血热出血。

【用法用量】 煎服，2~5克。清热宜生用，姜汁炒泻胃火，吴茱萸水炒清肝胆实火，酒炒清上焦之火。

【使用注意】 脾胃虚寒者忌用，阴虚津伤者慎用。

3. 黄柏

为芸香科黄皮树的树皮。清明前后采收。切片或切丝生用，或盐炒用。

【性味归经】 苦，寒。归肾、膀胱、大肠经。

【功效】 清热燥湿，泻火解毒，退虚热。

【应用】 湿热泻痢、湿热带下、阴痒阴肿、湿热痹痛，阴虚发热、骨蒸潮热、梦遗滑精。

【用法用量】 煎服，3～12克。生用泻实火，盐水炒退虚热。

【使用注意】 脾胃虚寒者忌用。

(三)清热凉血药

本类药物能清解营分、血分热邪，用于热入营血所致的斑疹隐隐或出血、烦躁、不寐、神昏谵语，舌绛及其他血热证。常用的药物有犀角、生地黄、玄参、牡丹皮、赤芍、紫草等。

1. 玄参

为玄参科植物玄参的根。春秋季采挖。切片生用。

【性味归经】 甘、苦、咸，寒。归肺、胃、肾经。

【功效】 清热凉血，滋阴，解毒。

【应用】 温热病热入营血，阴虚内热，肺燥咳嗽，咽喉肿痛，痈肿疮毒，瘰疬痰核。

【用法用量】 煎服，9～15克。

【使用注意】 脾胃虚寒，食少便溏者忌用。反藜芦。

2. 牡丹皮

为毛茛科植物牡丹的根皮。秋季采挖。生用、酒炒用。

【性味归经】 苦、辛，微寒。归心、肝、肾经。

【功效】 清热凉血，活血祛瘀。

【应用】 温热病热入营血，血热妄行出血证，血瘀经闭、痛经或跌仆损伤，血瘀肿痛。

【用法用量】 煎服，6～12克。清热凉血宜生用，活血祛瘀宜酒炒。

【使用注意】 血虚有寒，月经过多及孕妇不宜用。

(四)清热解毒药

本类药物性味多为苦甘寒，能清热解毒，适用于各种火热毒邪所致病证，如瘟疫、毒痢以及痈肿疮疡等。常用的药物有金银花、连翘、板蓝根、蒲公英、大青叶、半边莲、垂盆草、鱼腥草、马齿苋、红藤、白花蛇舌草、绿豆等。

1. 金银花

为忍冬科植物忍冬的花蕾。夏秋季采摘。生用。

【性味归经】 甘，寒。归肺、胃、大肠经。

【功效】 清热解毒，疏散风热，凉血止痢。

【应用】 疔毒疮痈、红热肿痛，风热表证，温热病，热毒血痢。

【用法用量】 煎服，6～15克。止痢炒炭用。

2. 连翘

为木犀科植物连翘的果实。秋季采摘。生用。

【性味归经】 苦，微寒。归肺、心经。

【功效】 清热解毒，消肿散结，疏散风热。

【应用】 痈肿疮毒、痰核瘰疬，风热表证或温病初起。

【用法用量】 煎服，6～15克。

3. 板蓝根

为十字花科植物菘蓝的根。秋季采挖。切片生用。

【性味归经】 苦，寒。归心、胃经。

【功效】 清热解毒，凉血，利咽。

【应用】 温毒发斑，丹毒，痈肿疮毒，风热表证，温病初起，咽喉肿痛。

【用法用量】 煎服，9～15克。

【使用注意】 脾胃虚寒者忌用。

4. 鱼腥草

为三白草科植物蕺菜的全草。夏秋采挖。切段生用。

【性味归经】 辛，微寒。归肺经。

【功效】 清热解毒，排脓。

【应用】 肺痈、咳吐脓血，肺热咳嗽、咳痰黄稠；单用捣敷疗疮痈疔疖。

【用法用量】 煎服，15～25克。

（五）清虚热药

本类药物性味多为苦甘寒，能清虚热，退骨蒸，适用于午后潮热、低热不退等证。常用的药物有青蒿、地骨皮、白薇、银柴胡、胡黄连等。

1. 青蒿

青蒿为菊科一年生或二年生草本植物青蒿或黄花蒿的茎叶，全国各地均产。切碎生用。

【性味归经】 苦、辛、寒。归肝、胆、肾经。

【功效】 退虚热、凉血、解暑、截疟。

【主治】 温热病后期低热不退；阴虚发热，骨蒸劳瘵、手足心热；暑热外感，发热无汗或有汗、头昏、头痛、脉洪数；疟疾寒热往来，兼外感暑邪者尤为适用。

【用量用法】 3～10克，煎服或鲜用绞计。

【使用注意】 不宜久煎。

2. 地骨皮

为茄科植物枸杞或宁夏枸杞的根皮。春秋季采挖。切段生用。

【性味归经】 甘,寒。归肝、胆经。

【功效】 清退虚热,清肺泻火。

【应用】 阴虚潮热,肺热咳嗽,血热出血。

【用法用量】 煎服,9～15克。

【使用注意】 外感风寒发热及脾虚便溏者不宜用。

三、泻下药

凡能引起腹泻或滑利大肠使大便排出的药物,称泻下药。本类药物主要适用于大便不通,胃肠积滞,或实热内盛诸证,以及水饮停蓄等里实证。

根据其特点及使用范围不同,可分攻下药、润下药和峻下逐水药。

（一）攻下药

本类药物具有较强的泻下作用,主要适用于实热积滞、燥屎坚结、大便秘结等病证。常用的药物有大黄、芒硝、番泻叶、芦荟等。

1. 大黄

生用,或酒制、蒸熟用。

【性味归经】 苦,寒。归脾、胃、大肠、肝、心包经。

【功效】 泻下攻积,泻火解毒,活血祛瘀。

【应用】 肠道积滞、大便秘结,湿热泻痢,湿热黄疸,热毒火盛,口舌生疮、牙龈肿痛、目赤肿痛、痈疮肿疡,血瘀经闭、癥瘕积聚、跌打损伤。

【用法用量】 煎服,3～12克。生用泻下力较强,入汤剂应后下,炒炭止血,酒制活血作用较好。

【使用注意】 妇女怀孕、月经期、哺乳期应慎用或忌用。

（二）峻下药

本类药物性味大多苦寒,均有毒,泻下作用峻猛,能引起剧烈的腹泻,适用于水肿、胸腹积水及痰饮喘满等病证。常用的药物有甘遂、巴豆、大戟、芫花、商陆等。

甘遂

甘遂为大戟科多年生草本植物甘遂的根,主产于陕西、山西、河南等地。生用或醋炒用。

【性味归经】 苦、甘、寒,有毒。归肺、胃、大肠经。

【功效】 泻水逐饮,消肿散结。

【主治】 身面浮肿,大腹水肿及胸胁积液等证。

【用量用法】 本品有效成分不溶于水，宜入丸散，每次 0.5~1 克。醋制可减低毒性，生甘遂只供外用。

【使用注意】 虚弱者及孕妇忌用。反甘草。

(三)润下药

本类药物能润燥滑肠，使大便软化，易于排出，适用于年老、体弱、久病、产后所引起的阴虚、血虚等便秘病证。常用的药物有火麻仁、郁李仁、蜂蜜等。

火麻仁

火麻仁为大麻科一年生草本植物大麻果实的种仁，主产于黑龙江、吉林、四川、云南等地。去壳捣碎生用。

【性味归经】 甘、平。归脾、大肠经。

【功效】 润肠通便。

【主治】 老人、产妇及体弱者由于津枯血少所致的肠燥便秘；邪热伤阴或素体火旺、胃肠燥结、胃热脾约便秘之证(脾约证)，以及痔疮便秘、习惯性便秘等证。

【用量用法】 3~30 克，打碎煎服。或入丸散。

【使用注意】 脾虚肠滑者忌服。

四、祛风湿药

凡以祛除风湿，解除痹痛为主要作用的药物，称为祛风湿药。

本类药物有祛肌肉、经络、筋骨之间的风寒湿邪及活血通络，舒筋止痛之作用；部分药物又有疏风清热，通络止痛之功。常用的药物有独活、威灵仙、防己、秦艽、木瓜、桑寄生、五加皮、白花蛇等。

痹证多属慢性疾患，宜久服缓图，为服用方便，可做酒剂或丸、散常服，因酒性辛温通利，故制成酒剂还可加强祛风湿的功能。

1. 独活

为伞形科植物重齿毛当归的根茎。春秋季采挖。切片生用或炒用。

【性味归经】 辛、苦、温。归肝、肾、膀胱经。

【功效】 祛风湿，止痛，解表。

【应用】 风寒湿痹痛(尤偏于下半身)，风寒夹湿表证。

【用法用量】 煎服，3~9 克。

【使用注意】 阴虚血燥者慎用。

2. 木瓜

为蔷薇科植物贴梗海棠近成熟的果实。秋季果实绿黄时采收。切片生用。

【性味归经】 酸，温。归肝、脾经。

【功效】 舒筋活络，化湿和胃。

【应用】 风湿痹痛，筋脉拘挛，脚气肿痛，吐泻转筋。

【用法用量】 煎服，6～9克。

五、芳香化湿药

凡是气味芳香，具有化湿运脾作用的药物，称为芳香化湿药。

本类药物有醒脾和胃，燥湿化浊，疏畅气机，消胀除病功效。可用治湿温、暑温初起，湿热内蕴等病证。常用的药物有苍术、藿香、厚朴、佩兰、砂仁、白豆蔻、草豆蔻、草果等。

本类药物多辛香温燥，易于耗气伤阴，对阴虚津亏及气虚者慎用。又因芳香气烈，多含挥发油，故不宜久煎，以免有效成分挥发。

1. 苍术

苍术为菊科多年生草本植物茅苍术或北苍术的根茎。主产于江苏、浙江、安徽、江西等地。

【性味归经】 辛、苦、温。归脾、胃经。

【功效】 燥湿健脾，祛风湿。

【主治】 湿阻中焦、脘腹胀满、食少便溏、呕吐吞酸、苔白厚腻；风寒湿痹、脚膝肿痛、痿软无力等。

【用量用法】 5～10克，水煎服。

【使用注意】 本品苦温燥烈，故阴虚内热，气虚多汗者忌用。

2. 藿香

为唇形科植物广藿香的地上部分。夏秋季采收。切段生用或鲜用。

【性味归经】 辛，微温。归脾、胃经。

【功效】 芳香化湿，和胃止呕，发表解暑。

【应用】 湿阻中焦，脘腹胀满、恶心呕吐（脾胃湿浊引起的呕吐最为适宜），暑湿外感。

【用法用量】 煎服，3～9克。鲜品可用至30克。

【使用注意】 阴虚血燥者不宜用。

六、利水渗湿药

凡以通利水道、渗泄水湿为主要功效的药物，叫利水渗湿药。

本类药物有通利小便，渗利水湿的功效，部分药物有清利湿热，利尿通淋和利胆退黄等作用。可用治小便不利、水肿、淋证、痰饮、湿温、黄疸、湿疮等水湿病证。常用药物有茯苓、猪苓、泽泻、薏苡仁、滑石、茵陈蒿、木通、车前子、通草、海金沙等。

1. 茯苓

为多孔菌科真菌茯苓的菌核。7~9月采挖。切片生用。

【性味归经】 甘、淡，平。归心、脾、肾经。

【功效】 利水渗湿，健脾和中，宁心安神。

【应用】 水肿、小便不利、痰饮内停，脾虚湿盛、食少、便溏，心悸、失眠。

【用法用量】 煎服，9~15克。

2. 车前子

为车前科植物车前或平车前的种子。夏秋季采收。生用、炒用或盐水炒用。

【性味归经】 甘，微寒。归肺、小肠、肾、肝经。

【功效】 利尿通淋，清肝明目，清肺化痰。

【应用】 淋证、水肿、小便不利，肝热目赤肿痛，肝肾不足、眼目昏花，肺热咳喘痰多。

【用法用量】 煎服，9~15克。布包入煎剂。

3. 茵陈蒿

为菊科植物茵陈蒿或滨蒿的地上部分。春季采收。生用。

【性味归经】 苦，微寒。归脾、胃、肝、胆经。

【功效】 清利湿热，利胆退黄。

【应用】 湿热黄疸、寒湿黄疸，湿疮瘙痒。

【用法用量】 煎服，6~15克。

七、温里药

以温里祛寒，消除里寒证为主要作用的药物，称为温里药，或叫祛寒药。

温里药能温暖中焦，健运脾胃，散寒止痛；有的药物并有助阳、回阳作用，可用治里寒证。常用的药物有肉桂、附子、干姜、川乌、草乌、吴茱萸、丁香、小茴香等。

1. 附子

为毛茛科植物乌头子根的加工品。夏至后采挖。切片加工成盐附子、黑附片、白附片等。

【性味归经】 辛、甘，大热，有毒。归心、肾、脾经。

【功效】 回阳救逆，补火助阳，散寒止痛。

【应用】 亡阳证厥逆、脉微欲绝，肾阳虚衰、腰酸肢冷、尿频、阳痿，脾阳不足，泄泻腹痛，心阳亏虚、心悸胸痹，脘腹冷痛，风湿痹痛。

【用法用量】 煎服，3~15克。入汤剂宜先煎30~60分钟以减轻毒性。

【使用注意】 热证、阴虚内热之证和孕妇均禁用。反半夏、瓜蒌、贝母、白蔹、白及。

2. 肉桂

为樟科植物肉桂的树皮。立秋后取皮。切片或研末生用。

【性味归经】 辛、甘，大热。归肝、肾、脾经。

【功效】 温补肾阳，散寒止痛，温通经脉。

【应用】 肾阳虚衰、腰痛、阳痿、宫寒不孕，脾肾阳虚、腹痛腹泻，血寒经闭、痛经等，阴疽及气血虚寒、痈肿脓成不溃，或溃久不愈。

【用法用量】 煎服，2~5克。入汤剂应后下。研末冲服，每次1~2克。

【使用注意】 阴虚阳亢、失血者及孕妇忌用。

3. 吴茱萸

为芸香科植物吴茱萸近成熟的果实。9~10月采摘果实。盐水炒用，或甘草水炒用。

【性味归经】 辛、苦，热，有小毒。归肝、脾、胃、肾经。

【功效】 散寒止痛，降逆止呕，助阳止泻。

【应用】 肝寒气滞诸痛证（如厥阴头痛、寒疝腹痛、虚寒痛经），胃脘冷痛，胃寒呕吐，肝火犯胃、呕吐吞酸，脾肾阳虚、五更泄泻。

【用法用量】 煎服，1.5~4.5克。

【使用注意】 阴虚有热者忌用。

八、理气药

凡能调理气分，疏畅气机，消除气滞或气逆的药物，称为理气药，又称行气药。

本类药物大多具有行气止痛，消胀除痞，疏肝解郁，顺气宽胸，破气散结，降逆止呕，止呃、平喘等作用。可用治气机不畅所致的气滞、气逆等病证。常用的药物有橘皮、枳实、陈皮、青皮、木香、香附、延胡索、乌药、川楝子、佛手等。本类药辛燥者居多，易于耗气伤阴，故气虚及阴亏者慎用。

1. 陈皮

为芸香科植物橘及其栽培变种的成熟果皮。秋季果实成熟后采收，以陈久者为佳。切丝生用。

【性味归经】 辛、苦，温。归脾、肺经。

【功效】 理气健脾，燥湿化痰。

【应用】 脾胃气滞、脘腹胀痛、恶心呕吐，湿痰咳嗽。

【用法用量】 煎服，3~9克。

2. 枳实

为芸香科植物酸橙及其栽培变种或甜橙的未成熟果实。7~8月采收。切片生用或麸炒用。

【性味归经】 苦、辛、酸，微寒。归脾、胃、大肠经。

【功效】 破气消积，化痰除痞。

【应用】 胃肠积滞、热结便秘、腹满胀痛，饮食积滞、脘腹痞满胀痛，湿热泻痢、里急后重，胸阳不振、痰阻胸痹、胸中满闷疼痛。

【用法用量】 煎服，3~9克。炒后性较平和。

【使用注意】 体虚和孕妇宜慎用。

3. 木香

为菊科植物木香的根。秋、冬二季采挖。切片生用或煨用。

【性味归经】 辛、苦，温。归脾、胃、大肠、胆经。

【功效】 行气止痛，健脾消食。

【应用】 脾胃气滞、脘腹胀痛，湿热泻痢、腹痛、里急后重，脾虚食少、便溏。

【用法用量】 煎服，3~9克。行气宜生用，止泻宜煨用。

【使用注意】 阴虚、津亏、火旺者慎服。

九、止血药

止血药是以制止体内外出血为主要作用的药物。

由于药性不同止血药分别具有凉血止血、收涩止血、化瘀止血、温经止血等作用。可用治各种出血病证，如咯血、衄血、吐血、尿血、便血、崩漏、紫癜及创伤出血。使用止血药，始终应注意有无瘀血。若有瘀血未尽，应配伍活血化瘀药。常用的药物有仙鹤草、白芨、侧柏叶、大蓟、小蓟、地榆、白茅根、槐花、三七、茜草等。

1. 地榆

为蔷薇科植物地榆、长叶地榆的根。秋季采挖。切片生用或炒炭用。

【性味归经】 苦、酸，微寒。归肝、胃、大肠经。

【功效】 凉血止血，解毒敛疮。

【应用】 湿热蕴结大肠之便血、血痢，血热出血，水火烫伤，痈肿疮疡。

【用法用量】 煎服，9~15克。外用适量。炒炭止血，生用凉血解毒。

【使用注意】 便血、泻痢属虚寒者应慎用；大面积烧伤，不宜使用地榆外涂，以防其所含鞣质被大量吸收而引起中毒性肝炎。

2. 三七

为五加科植物三七的根。秋末冬初时采挖。生用。

【性味归经】 甘、微苦，温。归肝、胃经。

【功效】 化瘀止血、活血止痛。

【应用】 各种内外出血（以出血兼有瘀滞者尤为适宜），跌打损伤，瘀血肿痛。

【用法用量】 煎服，3~9克。研末冲服，每次1~2克。

【使用注意】 孕妇忌用。

【不良反应】 个别患者服用本品出现恶心、频繁呕吐、出血倾向，一般可在继续服药过程中减轻或消失；大剂量可影响心脏传导系统；少数人服用三七粉、三七片可引起过敏性药疹。

3. 茜草

为茜草科植物茜草的根。春秋季采挖。切段生用或炒炭用。

【性味归经】 苦，寒。归肝经。

【功效】 凉血化瘀止血，通经。

【应用】 各种血热或血瘀出血，血瘀经闭，跌打损伤，风湿痹痛。

【用法用量】 煎服，6~9克。

【使用注意】 脾胃虚寒及无瘀滞者慎用。

十、活血化瘀药

以通利血脉、促进血行、消散瘀血为主要作用的药物，称为活血化瘀药。其中活血祛瘀血作用较强者，又称破血药。

本类药物具有行血、散瘀、调经、下乳、利痹、消中、止痛等作用。可用治血行失畅、瘀血阻滞引起的各种血瘀证，如血瘀经闭、产后瘀阻、跌打损伤等病证。常用药物川芎、桃仁、红花、牛膝、穿山甲、乳香、郁金、莪术、丹参、益母草、鸡血藤、五灵脂等。

活血药大多能活血通经，应用不慎，轻则动胎，重则堕胎。故孕妇、月经过多患者均应慎用或禁用。

1. 川芎

为伞形科植物川芎的根茎。夏季采收。切片生用或酒炒用。

【性味归经】 辛，温。归肝、胆、心包经。

【功效】 活血行气，祛风止痛。

【应用】 血瘀气滞的月经不调、经闭、痛经，以及产后瘀滞腹痛，肝郁气滞而致胁痛，疮疡肿痛，跌打损伤，瘀血肿痛，感受风邪引起的头痛、身痛及风湿痹痛等症。

【用法用量】 煎服，3～9克。

【使用注意】 阴虚火旺、肝阳上亢者不宜用。

【不良反应】 有报道，川芎煎剂及川芎嗪注射液可引起过敏性皮炎及唇炎。

2. 益母草

为唇形科植物益母草的全草。夏季采收。切段生用或熬膏用。

【性味归经】 辛、苦，微寒。归肝、心、膀胱经。

【功效】 活血调经，利水消肿。

【应用】 血瘀经闭、痛经、经行不畅，产后瘀滞腹痛、恶露不尽，水肿、小便不利。

【用法用量】 煎服，10～30克。

【使用注意】 阴虚血少者忌服。

3. 桃仁

为蔷薇科植物桃或山桃的种仁。秋季采收。除去种仁外皮，生用或捣碎用。

【性味归经】 辛、苦，平。归肝、肺、大肠经。

【功效】 活血祛瘀，润肠通便。

【应用】 血瘀经闭、痛经，癥瘕，产后瘀滞腹痛，跌打损伤，瘀血肿痛，肠痈、肺痈，肠燥便秘等。

【用法用量】 煎服，4.5～9克。

【使用注意】 孕妇忌服。

4. 红花

为菊科植物红花的筒状花冠。夏季采收。生用。

【性味归经】 辛，微温。归心、肝经。

【功效】 活血祛瘀，通经止痛。

【应用】 血滞经闭、痛经、产后瘀阻腹痛，癥瘕积聚，跌打损伤，瘀滞肿痛等。

【用法用量】 煎服，3～9克。

【使用注意】 孕妇忌服。

【不良反应】 部分患者出现过敏反应，轻者出现皮疹作痒，重者可见浮肿、腹痛、呼吸不畅、吞咽困难。

5. 丹参

为唇形科植物丹参的根。秋季采挖。切片生用或酒炒用。

【性味归经】 苦，微寒。归心、肝经。

【功效】 活血祛瘀，凉血消痈，养血安神。

【应用】 血滞经闭、痛经、月经不调，产后恶露不尽，血瘀气滞心腹、胃脘疼痛，疮痈肿痛，热入营血之心烦不寐。

【用法用量】 煎服，9~15克。

【使用注意】 孕妇慎用，反藜芦。

十一、化痰止咳平喘药

凡以祛痰或消痰为主要作用的药物，称为化痰药；凡以缓和减轻或制止咳嗽和喘息为主要作用的药物，称为止咳平喘药。由于化痰药多兼能止咳，而止咳平喘药也多兼有化痰作用，故将化痰药与止咳平喘合为一起介绍。

本类药物主要用于痰多咳嗽气喘等证。化痰药主要用于痰多咳嗽、咳痰不爽、痰饮眩悸，以及病机上与痰有关的癫痫惊厥、瘿瘤、瘰疬、阴疽流注、中风痰迷等症。止咳平喘药主要用于外感内伤，肺失宣降所引起的多种气喘咳嗽、呼吸困难的病证。分为温化寒痰药、清化热痰药及止咳平喘药三类。

咳嗽兼咯血者，不宜用强烈而有刺激性的化痰药，否则有促进出血之虞；对于麻疹初起的咳嗽，一般以清宣肺气为主，不宜止咳，尤不宜用温性或带有收敛性质的化痰止咳药，以免助热或影响麻疹的透发。

（一）温化寒痰药

本类药物性味多苦寒，具有温化寒痰功效，可用治寒饮、痰湿犯肺所致的咳嗽痰多、痰白清稀等病证。常用的药物有：半夏、天南星、白前等。

半夏

为天南星科植物半夏的地下块茎。夏秋季采挖。生用或用生姜、明矾等制后用。

【性味归经】 辛，温，有毒。归肺、脾、胃经。

【功效】 燥湿化痰，降逆止呕，消痞散结，外用消肿散结。

【应用】 湿痰咳嗽，痰饮眩晕，各种呕吐（胃寒呕吐、胃热呕吐、胃阴虚呕吐、胃气虚呕吐），痰湿内阻、寒热互结而致胸脘痞闷，瘿瘤瘰疬，痈肿疮疖，毒蛇咬伤。

【用法用量】 煎服，3~9克。外用适量。内服宜制用，外用宜生用。

【使用注意】 反乌头。阴虚燥咳，血证应慎用。

【不良反应】 中毒表现：口干舌麻，胃部不适，口腔、咽喉及舌部烧灼疼痛肿胀，流涎，恶心及胸前压迫感，音嘶或失音，呼吸困难，痉挛甚至窒息，最终因呼吸肌麻痹而死。

（二）清化热痰药

本类药物性味多苦甘寒，具有清热化痰功效，可用治热痰壅肺所致的咳嗽气喘、咯吐黄痰等病证。常用的药物有桔梗、贝母、前胡、瓜蒌、枇杷叶等。

1. 瓜蒌

为葫芦科植物栝楼和双边栝楼的成熟果实。秋季采摘。生用。全果名全瓜蒌，种子名瓜蒌仁，果皮为瓜蒌皮，瓜蒌仁碾细去油名瓜蒌霜，瓜蒌根名天花粉。

【性味归经】 甘，寒。归肺、胃、大肠经。

【功效】 清热化痰，宽胸散结，润肠通便。

【应用】 肺热或痰热咳嗽，胸痹胸痛，结胸证，肠燥便秘。

【用法用量】 煎服，9～15克。瓜蒌皮重在清热化痰，宽胸理气；瓜蒌仁重在润燥化痰，润肠通便；全瓜蒌兼有瓜蒌皮、仁之功效。

【使用注意】 反乌头。脾胃虚寒及有湿痰者慎用。

2. 桔梗

为桔梗科植物桔梗的根。春秋季采挖。切片生用。

【性味归经】 苦、辛，平。归肺经。

【功效】 宣肺祛痰，利咽，排脓。

【应用】 风寒、风热咳嗽，热毒炽盛、咽喉肿痛，外邪犯肺、咽痛失音，肺痈、咳吐脓血。

【用法用量】 煎服，3～9克。

【使用注意】 呕吐、咯血、呛咳、眩晕、阴虚火旺等不宜用。因桔梗皂苷有溶血作用，不宜作注射给药。

【不良反应】 用量过大易致恶心呕吐。

（三）止咳平喘药

本类药物性味多苦甘温，具有宣肺祛痰、润肺止咳、下气平喘功效，可用治外感、内伤所致的咳嗽气喘、胸膈痞闷等病证。常用的药物有杏仁、款冬花、紫菀、苏子、百部、桑白皮、葶苈子等。

1. 百部

为百部科植物直立百部、蔓生百部或对叶百部的块根。春、秋二季采挖。切厚片生用或蜜炙用。

【性味归经】 甘、苦，微温。归肺经。

【功效】 润肺止咳，杀虫灭虱。

【应用】 新久咳嗽、百日咳、肺痨咳嗽，蛲虫、阴道滴虫、头虱及疥癣。

【用法用量】 煎服，5～15克。外用适量。久咳虚嗽宜蜜炙用。

【不良反应】 本品抑制呼吸中枢，降低呼吸中枢兴奋性，过量可引起胸闷灼热感，口鼻咽发干，头晕，胸闷气急，中毒症状为恶心、呕吐、头痛、面色苍白，呼吸困难，严重者可致呼吸中枢麻痹而死。

2. 桑白皮

为桑科植物桑的根皮。冬季采挖。去黄色栓皮，切丝生用或蜜炙。

【性味归经】 甘，寒。归肺经。

【功效】 泻肺平喘，利水消肿。

【应用】 肺热咳喘、虚热咳喘，水肿、小便不利。

【用法用量】 煎服，6～12克。泻肺利水宜生用，肺虚咳嗽宜蜜炙用。

【使用注意】 肺虚无火，小便多，风寒咳嗽无实邪壅遏者慎用。

十二、平肝息风药

凡具有平息肝风或潜阳镇静作用的药物，称为平肝息风药。

本类药以动物类药为主，具有平肝潜阳、息风止痉功效，可用治肝阳上亢所致头晕目眩及肝风内动所致抽搐惊痫等病证。常用的药物有羚羊角、天麻、钩藤、全蝎、石决明、牡蛎、代赭石、白蒺藜、地龙、白僵蚕等。

1. 天麻

为兰科植物天麻的块茎。冬春季采挖。切片生用。

【性味归经】 甘，平。归肝经。

【功效】 息风止痉，平肝潜阳，祛风通络。

【应用】 肝风内动、惊痫抽搐，小儿惊风，肝阳上亢、眩晕头痛，风湿痹证、肢体麻木、手足不遂。

【用法用量】 煎服，3～9克。研末吞服，每次1～1.5克。

【不良反应】 临床有部分患者用天麻或含天麻制剂出现不良反应，表现为过敏性休克、过敏致急性肾衰竭、过敏性紫癜、荨麻疹药疹、眩晕等。可能与患者特异过敏体质有关。

2. 钩藤

为茜草科植物钩藤及其同属多种植物的带钩茎枝。春秋季采收。切段生用。

【性味归经】 甘，微寒。归肝、心经。

【功效】 息风止痉，清热平肝。

【应用】 肝风内动、惊挛抽搐，肝阳上亢或肝火上攻之头痛、眩晕。

【用法用量】 煎服，3~12克。宜后下。

3. 石决明

为鲍科动物杂色鲍、盘大鲍等的贝壳。春秋季采收。打碎生用或煅用。

【性味归经】 咸，微寒。归肝经。

【功效】 平肝潜阳，清肝明目。

【应用】 肝肾阴虚、肝阳上亢、头晕目眩，肝火上炎、目赤肿痛，肝虚血少、视物模糊。

【用法用量】 先煎，15~30克。

【使用注意】 脾胃虚寒，食少便溏者忌用。

十三、补益药

凡能补充人体物质，增强机能，提高抗病能力，消除虚弱证候的药物，称为补益药，亦称补虚药或补养药。

补益药根据其作用和应用范围的不同分为补气药、补阳药、补血药、补阴药。临床上应根据虚证的不同，有针对性地选用恰当的补益药。但人体的气、血、阴、阳是相互依存的，在虚损不足的情况下，常相互影响。

（一）补气药

本类药物具有补气功效，可用治气虚引起神倦乏力、脱肛等病证。常用的药物有人参、黄芪、白术、扁豆、山药、甘草、饴糖、大枣等。

1. 人参

为五加科植物人参的根。春秋季采挖。切片或研粉用。

【性味归经】 甘、微苦，微温。归心、脾、肺经。

【功效】 大补元气，补脾益肺，生津止渴，宁神益智。

【应用】 气虚欲脱证，肺气虚弱证，脾气亏虚证，消渴，热病气阴两伤，心气虚证。

【用法用量】 煎服，3~9克。用于急重证，15~30克，宜文火另煎兑服。研末吞服，每次1.5~2克。

【使用注意】 反藜芦，畏五灵脂。

【不良反应】 长期服用人参（1个月至2年），可发生人参滥用综合征（10%），主要表现为血压升高、咽喉刺激感、欣快感、烦躁、体温升高、皮疹、出血、晨泻、水肿，少数患者表现为性情抑郁。

2. 黄芪

为豆科植物膜荚黄芪及蒙古黄芪的根。春秋季采挖。切片生用或蜜炙用。

【性味归经】 甘，微温。归脾、肺经。

【功效】　补气升阳，益卫固表，托毒生肌，利水消肿。

【应用】　脾肺气虚、中气下陷，表虚自汗，气虚外感，气虚疮痈内陷、脓成不溃，气虚水肿、小便不利。

【用法用量】　煎服，9～15克。补气升阳宜炙用，其他宜生用。

【使用注意】　凡表实邪盛，内有积滞，阴虚阳亢，疮疡阳证实证等，均不宜用。

【不良反应】　黄芪过量，引起头晕、胸闷、失眠等症，或引起皮疹、瘙痒等过敏反应，重者出现过敏性休克。

3. 白术

为菊科植物白术的根茎。冬季采挖。切片生用或麸炒、土炒用。

【性味归经】　苦、甘，温。归脾、胃经。

【功效】　补气健脾，燥湿利水，固表止汗，安胎。

【应用】　脾胃虚弱，脾虚湿盛之水肿、痰饮，表虚自汗，脾虚胎动不安。

【用法用量】　煎服，6～12克。燥湿利水宜生用，补气健脾宜炒用，健脾止泻宜炒焦用。

【使用注意】　阴虚烦渴者慎用，气滞胀闷者忌用。

4. 甘草

为豆科植物甘草的根和根茎。春秋采挖。切片生用或蜜炙用。

【性味归经】　甘，平。归心、肺、脾、胃经。

【功效】　益气补脾，祛痰止咳，清热解毒，缓急止痛，调和药性。

【应用】　心气虚证，脾胃虚弱，咳嗽气喘，疮疡肿毒，咽喉肿痛，脘腹及四肢挛急疼痛，缓和药物毒性及烈性。

【用法用量】　煎服，1.5～9克。清热解毒宜生用，补中缓急宜炙用。

【使用注意】　湿盛胀满、浮肿者不宜用。反大戟、芫花、甘遂、海藻。

【不良反应】　长期较大剂量服用生甘草，可引起浮肿、钠潴留、血压升高、痉挛麻木、头晕、头痛等不良反应。

（二）补阳药

本类药物能补益人体的阳气，可用治疗阳虚引起的畏寒肢冷、腰膝酸软、阳痿早泄、宫冷不孕等病证。常用的药物有鹿茸、补骨脂、杜仲、肉苁蓉、仙茅、续断、狗脊、骨碎补、益智仁、补骨脂、冬虫夏草、蛤蚧、紫河车、菟丝子、锁阳等。

1. 鹿茸

为鹿科梅花鹿或马鹿等雄鹿头上未骨化而带茸毛的幼角。夏秋二季锯取。切片生用或研细粉用。

【性味归经】 甘、咸，温。归肾、肝经。

【功效】 补肾阳，益精血，强筋骨，调冲任，托疮毒。

【应用】 肾阳虚衰，精血不足，小儿发育不良，冲任虚寒、崩漏带下，阴疽疮疡内陷不起，或疮疡久溃不敛者。

【用法用量】 研末吞服，或入丸、散剂，1～2克。亦可泡酒服。

【使用注意】 凡阴虚阳亢，血分有热，胃火盛、肺有痰热以及外感热病者均忌服。

【不良反应】 临床有注射鹿茸精注射液引起过敏反应的报道，用之当慎。

2. 杜仲

为杜仲科植物杜仲的树皮。春夏季采取。切片生用或盐水炙用。

【性味归经】 甘，温。归肝、肾经。

【功效】 补肝肾，强筋骨，安胎。

【应用】 肝肾不足、腰痛较弱、阳痿早泄，肾虚胎动不安。

【用法用量】 煎服，6～9克。

【使用注意】 阴虚火旺者慎用。

(三)补血药

本类药物能补血，可用治疗血虚引起的面色萎黄、头晕眼花、心慌心悸、唇甲苍白及妇女月经后期、量少、色淡等病证。常用的药物当归、阿胶、熟地黄、何首乌、白芍、龙眼肉等。

1. 当归

为伞形科植物当归的根。秋末采挖。切片生用或酒炒用。

【性味归经】 甘、辛，温。归心、肝、脾经。

【功效】 补血，活血，调经止痛，润肠通便。

【应用】 血虚证，血瘀痛经、闭经，跌打损伤，虚寒腹痛，风湿痹痛，痈疽溃后难敛，血虚肠燥便秘。

【用法用量】 煎服，6～12克。活血通经宜酒炒。

【使用注意】 湿热或湿阻中焦及大便溏泄者慎服。

2. 白芍

为毛茛科植物芍药的根。夏秋季采挖。切片生用、炒用或酒炒用。

【性味归经】 苦、酸，微寒。归肝、脾经。

【功效】 养血调经，柔肝止痛，敛阴止汗。

【应用】 血虚月经不调、崩漏，肝脾不和、胸胁脘腹疼痛、四肢拘挛疼痛，阴虚盗汗，表虚自汗。

【用法用量】 煎服，6～15克。养血调经宜炒用或酒炒用。

【使用注意】 阳衰虚寒之证不宜单独应用；麻疹初起兼有表证，或疹透发不畅者不宜用。反藜芦。

3. 熟地黄

为玄参科植物地黄的块根经反复蒸晒而成。秋季采挖。切片用。

【性味归经】 甘，微温。归心、肝、肾经。

【功效】 补血滋阴，益精填髓。

【应用】 血虚证，肾阴不足、精血亏虚。

【用法用量】 煎服，9～15克。

【使用注意】 脾虚食少、中满痰盛、腹满便溏者慎用。

4. 阿胶

为马科动物驴的皮去毛后熬制成的胶块。捣成碎块或用蛤粉炒成珠用。

【性味归经】 甘，平。归肝、肺、肾经。

【功效】 补血，止血，滋阴润燥。

【应用】 血虚证，血虚出血证，阴虚燥咳，热病伤阴，虚烦不眠。

【用法用量】 入汤剂宜烊化冲服，5～15克。止血常用阿胶珠。

【使用注意】 脾胃虚弱，食少便溏者慎用。

（四）补阴药

本类药物性味大多甘微寒，具有滋养阴液、生津润燥功效，可用治阴虚引起的干咳少痰、胃中嘈杂、手足心热、心烦失眠、潮热盗汗等病证。常用的药物有：沙参、麦门冬、石斛、玉竹、黄精、百合、枸杞子、桑葚、墨旱莲、女贞子、龟板、鳖甲等。

1. 沙参

有南北沙参两种。南沙参为桔梗科植物轮叶沙参、杏叶沙参、阔叶沙参的根；北沙参为伞形科植物珊瑚菜的根。春夏季采挖。切片生用。

【性味归经】 甘，微寒。归肺、胃经。

【功效】 养阴清肺，益胃生津。

【应用】 肺虚燥咳，久咳音哑，热病伤津、口渴咽干。

【用法用量】 煎服，4.5～9克。南北沙参功用相似，南沙参力较弱。

【使用注意】 风寒咳嗽、寒饮喘咳及脾胃虚寒者宜慎用。反藜芦。

2. 麦冬

为百合科植物麦冬的块根。夏秋季采挖。生用。

【性味归经】 甘、微苦，微寒。归心、肺、胃经。

【功效】 养阴润肺，益胃生津，清心除烦。

【应用】 阴虚肺燥，热病伤津口渴，肠燥便秘，心阴不足、心烦失眠。

【用法用量】 煎服，6~12克。

【不良反应】 有报道，有服用麦冬过敏者，与体质因素有关。表现为恶心呕吐、心慌、全身红斑，甚至出现谵语、两目直视、昏仆等症。

3. 鳖甲

为鳖科动物鳖的背甲。全年均可捕杀。生用或砂炒后醋淬用。

【性味归经】 咸，寒。归肝经。

【功效】 滋阴潜阳，软坚散结。

【应用】 阴虚发热，阴虚阳亢、头晕目眩，热病伤阴、虚风内动，癥瘕积聚，久疟，疟母。

【用法用量】 先煎，9~24克。滋阴潜阳生用，软坚散结醋淬用。

【使用注意】 脾胃虚寒或内有寒湿者慎用。

【不良反应】 有少数患者服用鳖甲引起过敏反应，表现为服药后1小时左右感胸闷不适，烦躁不安，全身皮肤发红，瘙痒起风团块。

第五节 常用方剂

本节介绍几类有代表性的方剂。

一、解表剂

解表剂通常分为辛温解表、辛凉解表、扶正解表三大类。

(一)辛温解表剂

凡以辛温解表药为主组成，具有辛温发汗，疏风散寒作用，用以治疗风寒表证的方剂，称为辛温解表剂。常用有麻黄汤、桂枝汤、加味羌活汤、加味香苏散、小青龙汤等。

1. 麻黄汤(《伤寒论》)

【组成】 麻黄9克 桂枝6克 杏仁6克 甘草(炙)3克

【用法】 水煎服，温覆取微汗。

【功效】 发汗解表，宣肺平喘。

【主治】 外感风寒表实证。恶寒发热，头身疼痛，无汗而喘，舌苔薄白，脉浮紧。

【现代应用】 感冒、流行性感冒、急性支气管炎、支气管哮喘等属风寒表实证者。

【使用注意】 本方为辛温发汗之峻剂，凡体虚外感、表虚自汗、新产妇人、失血患者均不宜使用。高血压、心脏病患者慎用。麻黄汤发汗力强，不宜过服，否则易伤人正气。

2. 桂枝汤(《伤寒论》)

【组成】 桂枝9克 芍药9克 甘草(炙)9克 生姜9克 大枣3枚

【用法】 水煎服，温覆取微汗。

【功效】 解肌发表，调和营卫。

【主治】 外感风寒表虚证。恶风发热，汗出头痛，鼻鸣干呕，苔白不渴，脉浮缓或浮弱。

【现代应用】 感冒、流行性感冒、过敏性鼻炎、病毒性心肌炎、妊娠呕吐、冬季皮炎、冻疮、皮肤瘙痒、荨麻疹等属营卫不和者。

（二）辛凉解表剂

凡以辛凉解表药为主组成，具有辛凉宣透，疏风散热作用，用以治疗外感风热或温病初起的方剂，称为辛凉解表剂。常用有银翘散、桑菊饮、麻杏石甘汤、升麻葛根汤等。

1. 银翘散(《温病条辨》)

【组成】 连翘30克 银花30克 苦桔梗18克 薄荷18克 竹叶12克 生甘草15克 芥穗12克 淡豆豉15克 牛蒡子18克

【用法】 作汤剂，水煎服，用量按原方比例酌减。

【功效】 辛凉透表，清热解毒。

【主治】 温病初起。发热，微恶风寒，无汗或有汗不畅，头痛口渴，咳嗽咽痛，舌尖红，苔薄白或薄黄，脉浮数。

【使用注意】 凡外感风寒及湿热病初起者禁用。因方中药物多为芳香轻宣之品，不宜久煎。

【现代应用】 感冒、流行性感冒、急性扁桃体炎、上呼吸道感染、肺炎、麻疹、流行性脑脊髓膜炎、乙型脑炎、腮腺炎、风疹、荨麻疹、疮痈疖肿等辨证属温病初起，邪郁肺卫者。

2. 麻杏石甘汤(《伤寒论》)

【组成】 麻黄9克 杏仁9克 甘草(炙)6克 石膏18克

【用法】 水煎温服。

【功效】 辛凉疏表，清肺平喘。

【主治】 外感风邪，邪热壅肺证。身热不解，咳逆气急，甚则鼻煽，口渴，有汗或无汗，舌苔薄白或黄，脉浮而数者。

【现代应用】 感冒、上呼吸道感染、急性气管炎、支气管炎、支气管肺炎、大叶性肺炎、支气管哮喘、麻疹合并肺炎等属表证未尽，热邪壅肺者。

【使用注意】 风寒咳喘，痰热壅盛者，非本方所宜。

（三）扶正解表剂

凡以解表药物为主，配以补益药物组成，具有扶助正气，解散表邪作用，用以治疗身体虚弱又感外邪之表证的方剂，称为扶正解表剂。由于外感有风寒、风热之不同，体虚又有气、血、阴、阳虚损之分，故临床见症不一，组方用药各异。常用有人参败毒散、荆防败毒散、参苏饮、再造散、葱白七味饮等。

人参败毒散（《小儿药证直诀》）

【组成】　人参 30 克　柴胡 30 克　前胡 30 克　川芎 30 克　枳壳 30 克　羌活 30 克　独活 30 克　茯苓 30 克　桔梗 30 克　甘草 15 克

【用法】　上药共为末，每服 6 克，入生姜、薄荷水煎冲服。现代多作汤剂，按原方酌定用量，加生姜三片，薄荷少许，水煎服。

【功效】　益气解表，散风除湿。

【主治】　正气不足，外感风寒湿邪。症见恶寒发热无汗，头项强痛，肢体酸痛，鼻塞声重，咳嗽有痰，胸膈痞闷，舌苔白腻，脉浮濡或浮数而重取无力。现代多用于治疗感冒、流感、外科感染及痢疾初起等属正气不足、外感风寒湿邪者。

【使用注意】　本方为辛温发汗剂，药性偏于辛温香燥，暑湿、湿热蒸迫肠中而成痢疾，或非外感风寒湿邪，寒热无汗者，均不宜服。

二、泻下剂

泻下剂在具体用法上又有峻下与缓下之分，有攻补之先后或攻补兼施的不同。

（一）寒下剂

常用有大承气汤、小承气汤、复方大承气汤、大陷胸汤等。

大承气汤（《伤寒论》）

【组成】　大黄（酒洗）12 克　厚朴（炙）24 克　枳实 12 克　芒硝 9 克

【用法】　水煎，先煎厚朴、枳实，后下大黄，芒硝溶化后服。

【功效】　峻下热结。

【主治】

（1）阳明腑实证。大便不通，频转矢气，脘腹痞满，腹痛拒按，按之则硬，甚或潮热谵语，手足濈然汗出，舌苔黄燥起刺，或焦黑燥裂，脉沉实。

（2）热结旁流证。下利清水，色纯青，其气臭秽，脐腹疼痛，按之坚硬有块，口舌干燥，脉滑实。

（3）里热实证之热厥、痉病或发狂等。

【现代应用】　急性单纯性肠梗阻、粘连性肠梗阻、蛔虫性肠梗阻、急性胆囊炎、急性胰腺炎、急性阑尾炎、幽门梗阻、急性菌痢，以及某些热性病过程中出现高热、神昏谵语、惊厥、发狂而见大便不通、苔黄脉实者。

【使用注意】 本方为泻下峻剂，凡气虚阴亏、燥结不甚者，以及年老、体弱等均应慎用；孕妇禁用；注意中病即止，以免耗损正气。

（二）温下剂

常用有温脾汤、大黄附子汤、三物备急丸等。

温脾汤（《备急千金要方》）

【组成】 大黄12克 人参9克 甘草6克 干姜6克 附子9克

【用法】 水煎服，大黄后下。

【功用】 温补脾阳，泻下寒积。

【主治】 脾阳不足之寒积便秘，腹满痛，手足不温，或久痢赤白，舌苔白滑根部厚，脉沉弦。现代常用以治疗脑梗死，幽门梗阻，胆道蛔虫症，消化性溃疡，慢性痢疾等属脾阳虚而有积滞。

（三）润下剂

常用有麻子仁丸、润肠丸、济川煎等。

麻子仁丸（《伤寒论》）

【组成】 麻子仁500克 芍药250克 枳实250克 大黄500克 厚朴（炙）250克 杏仁250克

【用法】 上药为末，炼蜜为丸，每次9克，每日1~2次，温开水送服。亦可按原方用量比例酌减，改汤剂煎服。

【功效】 润肠泄热，行气通便。

【主治】 胃肠燥热，脾约便秘证。大便干结，小便频数。

【现代应用】 虚人及老人肠燥便秘、习惯性便秘、产后便秘、痔疮术后便秘等属胃肠燥热者。

【使用注意】 年老体虚，津亏血少者，不宜常服；孕妇慎用。

（四）逐水剂

常用有十枣汤、舟车丸、疏凿饮子。

十枣汤（《伤寒论》）

【组成】 大枣十枚、甘遂、大戟、芫花各等分。

【用法】 芫花、甘遂、大戟三药为末，或装入胶囊，每服0.5~1克，每日一次，清晨空腹，大枣煎汤送服。得快下利后，糜粥自养。

【功用】 攻逐水饮。

【主治】 悬饮，胁下有水气。症见咳唾胸胁引痛，心下痞硬，干呕短气，头痛目眩，或胸背掣痛不得息，舌苔滑，脉沉弦。或水肿，腹胀，形气俱实者。

现代常用于治疗渗出性胸膜炎，慢性肾炎，水肿，肝硬化，血吸虫病腹水等属水饮壅盛于里，邪正俱实者。

【使用注意】　本方药性峻猛，用时宜从小量开始，逐渐加量，中病即止。又方中三药均有毒，宜醋制成散服，以减少易引起呕吐的不良反应；本方力量峻猛，易伤正气，如患者体虚邪实，又非攻不可者，用时可与补益剂交替使用。若积水祛除，病情好转，宜调养正气，注意饮食，以防复发。

三、和解剂

常用和解剂可分为和解少阳剂，调和肝脾剂，调和肠胃剂三类。

（一）和解少阳剂

常用有小柴胡汤、柴胡达原饮、蒿芩清胆汤等。

小柴胡汤（《伤寒论》）

【组成】　柴胡24克　黄芩9克　人参9克　甘草（炙）9克　半夏9克　生姜9克　大枣4枚

【用法】　水煎服。

【功效】　和解少阳。

【主治】

（1）伤寒少阳证。往来寒热，胸胁苦满，默默不欲饮食，心烦喜呕，口苦，咽干，目眩，舌苔薄白，脉弦者。

（2）热入血室证。妇人伤寒，经水适断，寒热发作有时。

（3）黄疸、疟疾以及内伤杂病而见少阳证者。

【现代应用】　感冒、流行性感冒、疟疾、慢性肝炎、肝硬化、急慢性胆囊炎、胆结石、急性胰腺炎、胸膜炎、中耳炎、产褥热、急性乳腺炎、睾丸炎、慢性胃炎、胆汁反流性胃炎、胃溃疡等属少阳证者。

【使用注意】　阴虚血少者慎用。

（二）调和肝脾剂

常用有逍遥散、四逆散、痛泻要方、柴胡疏肝散等。

逍遥散（《太平惠民和剂局方》）

【组成】　柴胡30克　当归30克　茯苓30克　白芍药30克　白术30克　甘草（炙）15克

【用法】　共为散，每服6~9克，加煨姜、薄荷少许，共煎汤，温服，1日3次。亦可作汤剂，水煎服，用量按原方比例酌情增减。亦用丸剂，每服6~9克，日服2次。

【功效】　疏肝解郁，健脾和营。

【主治】 肝郁血虚脾弱证。两胁作痛，头痛目眩，口燥咽干，神疲食少，或寒热往来，或月经不调，乳房胀痛，舌淡，脉弦而虚。

【现代应用】 慢性肝炎、肝硬化、胃十二指肠溃疡、慢性胃炎、胃肠神经官能症、经前期紧张症、乳房小叶增生、更年期综合征，也可用于胆石症、盆腔炎、子宫肌瘤、精神分裂症、视神经萎缩、视神经炎、老年性白内障、黄褐斑等属于肝郁血虚脾弱者。

【使用注意】 阴虚阳亢者慎用。

（三）调和肠胃剂

常用有半夏泻心汤、黄连汤等。

半夏泻心汤(《伤寒论》)

【组成】 半夏12克 黄芩9克 干姜9克 人参9克 黄连3克 大枣4枚 甘草(炙)9克

【用法】 水煎服。

【功效】 平调寒热，消痞散结。

【主治】 寒热错杂之痞证。心下痞，但满而不痛，或呕吐，肠鸣下利，舌苔腻而微黄。

【现代应用】 急慢性胃肠炎、慢性结肠炎、慢性肝炎、早期肝硬化等属中气虚弱，寒热互结者。

【使用注意】 气滞、食积、痰浊内结所致的心下痞满者不宜使用。

四、清热剂

可分为清气分热盛剂，清热凉血剂，清热解毒剂，清脏腑热剂和清虚热剂五类。

（一）清气分热盛剂

常用有白虎汤、竹叶石膏汤等。

白虎汤(《伤寒论》)

【组成】 石膏50克 知母18克 甘草(炙)6克 粳米9克

【用法】 上四味，以水一斗，煮米熟汤成，去滓，温服一升，1日3服。

【功效】 清热生津。

【主治】 气分热盛证。壮热面赤，烦渴引饮，汗出恶热，脉洪大有力。

【现代应用】 感染性疾病，如大叶性肺炎、流行性乙型脑炎、流行性出血热、牙龈炎以及小儿夏季热、糖尿病、风湿性关节炎等属气分热盛者。

【使用注意】 表证未解的无汗发热，口不渴者；血虚发热或气虚发热，渴喜热饮，脉洪不胜重按者；真寒假热的阴盛格阳证等均不可误用。

(二)清热凉血剂

常用有清营汤、犀角地黄汤。

清营汤

【组成】 犀角(水牛角代)30克 生地黄15克 元参9克 竹叶心3克 麦冬9克 丹参6克 黄连5克 银花9克 连翘6克

【用法】 作汤剂,水牛角镑片先煎,后下余药。

【功效】 清热解毒,透热养阴。

【主治】 热入营分证。身热夜甚,神烦少寐,时有谵语,目常喜开或喜闭,口渴或不渴,斑疹隐隐,脉细数,舌绛而干。

【现代应用】 流行性乙型脑炎、流行性脑脊髓膜炎、败血症、肠伤寒或其他热性病证属热入营分者。

【使用注意】 舌白滑者,为湿重,忌用本方。

(三)清热解毒剂

常用有仙方活命饮、黄连解毒汤、凉膈散、普济消毒饮等。

1. 黄连解毒汤(《外台秘要》)

【组成】 黄连9克 黄芩6克 黄柏6克 栀子9克

【用法】 水煎服。

【功效】 泻火解毒。

【主治】 三焦火毒证。大热烦躁,口燥咽干,错语不眠;或热病吐血、衄血;或热甚发斑,或身热下利,或湿热黄疸;或外科痈疡疔毒,小便黄赤,舌红苔黄,脉数有力。

【现代应用】 败血症、脓毒血症、急性细菌性痢疾、肺炎、急性泌尿系感染、流行性脑脊髓膜炎、流行性乙型脑炎以及感染性炎症等属热毒为患者。

【使用注意】 本方为大苦大寒之剂,久服或过量易伤脾胃,非火热炽盛,或津液损伤者不宜使用。

2. 仙方活命饮(《校注妇人良方》)

【组成】 白芷3克 贝母6克 防风6克 赤芍药6克 当归尾6克 甘草6克 皂角刺(炒)6克 穿山甲(炙)6克 天花粉6克 乳香6克 没药6克 金银花9克 陈皮9克

【用法】 水煎服,或水酒各半煎服。

【功效】 清热解毒,消肿溃坚,活血止痛。

【主治】 阳证痈疡肿毒初起。红肿焮痛,或身热微恶寒,苔薄白或黄,脉数有力。

【现代应用】 化脓性炎症,如蜂窝织炎、化脓性扁桃体炎、急性乳腺炎、脓疱疮、疖肿、阑尾脓肿、深部脓肿等属阳证、实证者。

【使用注意】 本方只可用于痈肿未溃之前,痈肿已溃不可再服;本方性偏寒凉,阴证疮疡忌用;脾胃虚弱,气血不足者均应慎用。

(四)清脏腑热剂

常用有龙胆泻肝汤、白头翁汤、导赤散、左金丸、泻白散、清胃散、芍药汤等。

1. 龙胆泻肝汤

【组成】 龙胆草(酒炒)6克 黄芩(炒)9克 栀子(酒炒)9克 泽泻12克 木通6克 当归(酒炒)3克 生地黄(酒炒)9克 柴胡6克 生甘草6克 车前子9克

【用法】 水煎服,亦可制成丸剂,每服6~9克,1日2次,温开水送下。

【功效】 清泻肝胆实火,清利肝经湿热。

【主治】

(1)肝胆实火上炎证。头痛目赤,胁痛,口苦,耳聋,耳肿,舌红苔黄,脉弦数有力。

(2)肝经湿热下注证。阴肿,阴痒,筋痿,阴汗,小便淋浊,或妇女带下黄臭等,舌红苔黄腻,脉弦数有力。

【现代应用】 顽固性偏头痛、高血压、急性黄疸型肝炎、急性胆囊炎、急性肾盂肾炎、急性膀胱炎、尿道炎、外阴炎、睾丸炎、腹股沟淋巴腺炎、急性盆腔炎、带状疱疹、头部湿疹、急性结膜炎、虹膜睫状体炎、外耳道疖肿、鼻炎等病属肝经实火、湿热者。

【使用注意】 本方易伤脾胃,故对脾胃虚寒和阴虚阳亢之证,皆非所宜;中病即止,不宜多服、久服。

2. 泻白散(《小儿药证直诀》)

【组成】 地骨皮30克 桑白皮(炒)30克 甘草(炙)3克

【用法】 上药锉散,入粳米一撮,水煎,食前服。

【功效】 清泻肺热,止咳平喘。

【主治】 肺热喘咳证。气喘咳嗽,皮肤蒸热,日晡尤甚,舌红苔黄,脉细数。

【现代应用】 支气管炎、肺炎、百日咳、小儿麻疹初期等属肺中伏火郁热者。

【使用注意】 风寒咳嗽或肺虚寒喘咳者不宜使用。

(五)清虚热剂

常用有青蒿鳖甲汤、秦艽鳖甲散、清骨散等。

青蒿鳖甲汤（《温病条辨》）

【组成】 青蒿6克 鳖甲15克 细生地12克 知母6克 丹皮9克

【用法】 水煎服。

【功效】 养阴透热。

【主治】 温病后期，邪伏阴分证。夜热早凉，热退无汗，舌红苔少，脉细数。

【现代应用】 原因不明的发热、小儿夏季热、肺结核、各种传染病恢复期低热、慢性肾盂肾炎、肾结核等属阴虚发热者。

【使用注意】 阴虚欲作抽搐者不宜使用。

五、温里剂

本类方剂分为温中祛寒，回阳救逆、温经散寒三大类。

（一）温中祛寒剂

常用有理中丸、吴茱萸汤、小建中汤、大建中汤。

1. 理中丸（《伤寒论》）

【组成】 人参90克 干姜90克 甘草（炙）90克 白术90克

【用法】 上药共研细末，炼蜜为丸，重9克，每次1丸，温开水送服，每日2～3次。或作汤剂，水煎服，用量按原方比例酌减。

【功效】 温中祛寒，补气健脾。

【主治】

（1）脾胃虚寒证。脘腹绵绵作痛，喜温喜按，呕吐，大便稀溏，脘痞食少，畏寒肢冷，口不渴，舌淡苔白润，脉沉细或沉迟无力。

（2）阳虚失血证。便血、吐血、衄血或崩漏等，血色暗淡，质清稀。

（3）脾胃虚寒所致的胸痹；或病后多涎唾；或小儿慢惊等。

【现代应用】 急慢性胃肠炎、胃及十二指肠溃疡、胃痉挛、胃下垂、胃扩张、慢性结肠炎等属脾胃虚寒者。

【使用注意】 湿热内蕴中焦或脾胃阴虚者禁用。

2. 小建中汤（《伤寒论》）

【组成】 桂枝9克 甘草（炙）6克 大枣6枚 芍药18克 生姜9克 胶饴30克

【用法】 水煎取汁，兑入饴糖，文火加热溶化，分两次温服。

【功效】 温中补虚，和里缓急。

【主治】 中焦虚寒，肝脾不和证。腹中拘急疼痛，喜温喜按，神疲乏力，虚怯少气；或心中悸动，虚烦不宁，面色无华；或伴四肢酸楚，手足烦热，咽干口燥。舌淡苔白,脉细弦。

【现代应用】 胃及十二指肠溃疡、慢性肝炎、慢性胃炎、神经衰弱、再生障碍性贫血、功能性发热等属中焦虚寒,肝脾不和者。

【使用注意】 脾虚湿停的中满者不宜使用;阴虚有热的胃脘疼痛忌用。

（二）回阳救逆剂

常用有四逆汤、回阳救急汤等。

四逆汤(《伤寒论》)

【组成】 附子 15 克 干姜 6 克 甘草(炙)6 克

【用法】 水煎服。

【功效】 回阳救逆。

【主治】 心肾阳衰寒厥证。四肢厥逆,恶寒蜷卧,神衰欲寐,面色苍白,腹痛下利,呕吐不渴,舌苔白滑,脉微细。

【现代应用】 心肌梗死、心力衰竭、急性胃肠炎吐泻过多、或某些急证大汗而见休克属阳衰阴盛者。

【使用注意】 若服药后出现呕吐拒药者,可将药液置凉后服用;本方纯用辛热之品,不可久服;真热假寒者忌用。

（三）温经散寒剂

常用有当归四逆汤、黄芪桂枝五物汤。

当归四逆汤(《伤寒论》)

【组成】 当归 9 克 桂枝 12 克 芍药 9 克 细辛 6 克 炙甘草 6 克 通草(即木通)6 克 大枣 5 枚

【用法】 水煎服。

【功效】 温经散寒,养血通脉。

【主治】

（1）阳虚血亏寒厥证。症见手足厥冷,舌淡苔白,脉沉细,甚或细而欲绝。

（2）寒入经脉,腰、股、腿、足疼痛之痹证。现代本方用治血栓闭塞性脉管炎,关节炎,风湿性心肌炎,胃及十二指肠溃疡,慢性荨麻疹,冻疮等属阳虚血亏寒邪内侵者。

【使用注意】 真热假寒或亡阳暴脱之四肢厥逆忌用。

六、补益剂

根据主要作用,分补气剂、补血剂、气血双补剂、补阳剂、补阴剂五类。

（一）补气剂

常用有四君子汤、补中益气汤、参苓白术散、生脉散等。

1. 四君子汤(《圣济总录》)

【组成】 人参9克 白术9克 茯苓9克 甘草(炙)6克

【用法】 水煎服。

【功效】 益气健脾。

【主治】 脾胃气虚证。面色萎白，语声低微，气短乏力，食少便溏，舌淡苔白，脉虚弱。

【现代应用】 慢性胃炎、胃及十二指肠溃疡等属脾气虚者。

2. 参苓白术散(《太平惠民和剂局》)

【组成】 莲子肉500克 薏苡仁500克 缩砂仁500克 桔梗(炒)500克 白扁豆(炒)750克 白茯苓1000克 人参1000克 甘草(炒)1000克 白术1000克 山药1000克

【用法】 上药研为细末。每服6克，枣汤调下。或作汤剂，用量按原方比例酌减，水煎服。

【功效】 益气健脾，渗湿止泻。

【主治】 脾虚湿盛证。饮食不化，胸脘痞闷，肠鸣泄泻，四肢乏力，形体消瘦，面色萎黄，舌淡苔白腻，脉虚缓。

【现代应用】 慢性胃肠炎、贫血、肺结核、慢性支气管炎、慢性肾炎以及妇女带下病等属脾虚湿盛者。

3. 补中益气汤(《内外伤辨惑论》)

【组成】 黄芪18克 甘草(炙)9克 人参6克 当归身(酒洗)6克 橘皮6克 升麻6克 柴胡6克 白术6克

【用法】 水煎服。或作丸剂，每服10～15克，1日2～3次，温开水或姜汤送下。

【功效】 补中益气，升阳举陷。

【主治】

(1)脾虚气陷证。饮食减少，体倦肢软，少气懒言，面色萎黄，大便稀溏，舌淡脉虚；以及脱肛，子宫脱垂，久泻久痢，崩漏等。

(2)气虚发热证。身热自汗，渴喜热饮，气短乏力，舌淡，脉虚大无力。

【现代应用】 内脏下垂、久泻、久痢、脱肛、重症肌无力、乳糜尿、慢性肝炎、原发性低血压、神经衰弱、原因不明的低热，及子宫脱垂、妊娠及产后癃闭、胎动不安、月经过多、眼睑下垂、麻痹性斜视、视网膜病变、慢性咽炎等属脾胃气虚或中气下陷者。

【使用注意】 阴虚发热及内热炽盛者忌用。

（二）补血剂

常用有四物汤、归脾汤、当归补血汤。

1. 四物汤（《仙授理伤续断秘方》）

【组成】 当归（酒炒）9 克　川芎 6 克　白芍 9 克　熟地黄（酒蒸）12 克

【用法】 水煎服。

【功效】 补血和血。

【主治】 营血虚滞证。头晕目眩，心悸失眠，面色无华，妇人月经不调，量少或经闭不行，脐腹作痛，甚或瘕块硬结，舌淡，口唇、爪甲色淡，脉细弦或细涩。

【现代应用】 妇女月经不调、胎产疾病、荨麻疹以及过敏性紫癜等属营血虚滞者。

【使用注意】 对于阴虚发热，以及血崩气脱之证，则非所宜；湿盛中满，大便溏泄者忌用。

2. 归脾汤（《正体类要》）

【组成】 白术 3 克　当归 3 克　白茯苓 3 克　黄芪（炒）3 克　远志 3 克　龙眼肉 3 克　酸枣仁（炒）3 克　人参 6 克　木香 1.5 克　甘草（炙）1 克

【用法】 加生姜、大枣，水煎服。

【功效】 益气补血，健脾养心。

【主治】

（1）心脾气血两虚证。心悸怔忡，健忘失眠，盗汗，体倦食少，面色萎黄，舌淡，苔薄白，脉细弱。

（2）脾不统血证。便血，皮下紫癜，妇女崩漏，月经超前，量多色淡，或淋漓不止，舌淡，脉细弱。

【现代应用】 胃及十二指肠溃疡出血、功能性子宫出血、再生障碍性贫血、血小板减少性紫癜、神经衰弱、心脏病等属心脾气血两虚及脾不统血者。

【使用注意】 阴虚血热的出血不宜使用。

（三）气血双补剂

常用有八珍汤、炙甘草汤、十全大补汤等。

八珍汤（《正体类要》）

【组成】 当归 10 克　川芎 5 克　白芍 8 克　熟地黄 15 克　人参 3 克　白术 10 克　茯苓 8 克　甘草 5 克

【用法】 加生姜 3 片，大枣 2 枚，水煎饭前服。

【功效】 益气补血。

【主治】 气血两虚证。症见面色㿠白或萎黄，心悸怔忡，食欲不振，气短懒言，四肢倦怠，头晕目眩，舌淡苔白，脉细弱或虚大无力。现代常用以治疗贫血，病后虚弱，营养不良，神经衰弱，慢性肝炎，妇女月经不调，胎产崩漏及疮疡溃后久不收口等属气血两虚者。

（四）补阳剂

常用有肾气丸、右归丸。

1. 肾气丸（《金匮要略》）

【组成】 干地黄 240 克 山茱萸肉 120 克 山药 120 克 泽泻 90 克 茯苓 90 克 丹皮 90 克 肉桂 30 克 炮附子 30 克

【用法】 为末，炼蜜为丸，每服 6～9 克，日服 2 次，空腹，白开水送下。亦可用汤剂，用量酌定，水煎服。

【功效】 温补肾阳。

【主治】 肾阳不足。症见腰疼脚软，下半身常有冷感，少腹拘急，小便不利或小便反多，舌质淡而胖，脉虚弱尺部沉微，及喘咳，消渴，脚气，水肿，男子阳痿，女子宫寒不孕等。现代本方常用治慢性肾炎，神经衰弱，糖尿病，尿崩症，更年期综合征等属肾阳不足者。

【使用注意】 肾阴不足，虚火上炎者慎用。

2. 右归丸（《景岳全书》）

【组成】 熟地黄 240 克 山药（炒）120 克 山茱萸（炒）90 克 枸杞（炒）120 克 鹿角胶（炒珠）120 克 菟丝子（制）120 克 杜仲（炒）120 克 当归 90 克 肉桂 60～120 克 制附子 60～180 克

【用法】 先将熟地蒸烂杵膏，加炼蜜为丸，如梧桐子大。每服 6～9 克，食前用滚汤或淡盐汤送下。亦可水煎服，用量按原方比例酌减。

【功效】 温补肾阳，填精益髓。

【主治】 肾阳不足，命门火衰证。年老或久病气衰神疲，畏寒肢冷，腰膝软弱，阳痿遗精，或阳衰无子，或饮食减少，大便不实，或小便自遗，舌淡苔白，脉沉而迟。

【现代应用】 肾病综合征、老年骨质疏松症、精少不育症、贫血、白细胞减少症等属于肾阳不足者。

【使用注意】 内有湿浊见舌苔浊腻者不宜服用。

（五）补阴剂

常用有六味地黄丸、左归丸、大补阴丸、虎潜丸、一贯煎等。

六味地黄丸

【组成】 熟地黄 24 克 山萸肉 20 克 干山药 20 克 泽泻 9 克 牡丹皮 9 克 茯苓 9 克

【用法】 上为末，炼蜜为丸，如梧桐子大。每服 6～9 克，空心温水化下。亦可水煎服。

【功效】 滋补肝肾。

【主治】 肝肾阴虚证。腰膝酸软，头晕目眩，耳鸣耳聋，盗汗，遗精，消渴，骨蒸潮热，手足心热，口燥咽干，牙齿动摇，足跟作痛，小便淋沥，以及小儿囟门不合，舌红少苔，脉沉细数。

【现代应用】 慢性肾炎、高血压病、糖尿病、肺结核、肾结核、甲状腺功能亢进、视神经炎、白内障、中心性视网膜炎及无排卵性功能性子宫出血、更年期综合征、前列腺炎等属肾阴虚弱为主者。

【使用注意】 脾虚泄泻者慎用。

七、理气剂

分为行气剂和降气剂两类。

（一）行气剂

常用有半夏厚朴汤、越鞠丸、橘核丸、枳实薤白桂枝汤。

1. 越鞠丸(《丹溪心法》)

【组成】 香附 6～10 克　川芎 6～10 克　苍术 6～10 克　栀子 6～10 克　神曲 6～10 克

【用法】 上药为末，水泛为丸，如绿豆大，每服 6～9 克，温开水送服。亦可按参考用量比例作汤剂煎服。

【功效】 行气解郁。

【主治】 六郁证。胸膈痞闷，脘腹胀痛，嗳腐吞酸，恶心呕吐，饮食不消。

【现代应用】 胃神经官能症、胃及十二指肠溃疡、慢性胃炎、胆石症、胆囊炎、肝炎、肋间神经痛、痛经、月经不调等辨证属"六郁"者。

【使用注意】 阴虚不足者慎用。

2. 半夏厚朴汤(《金匮要略》)

【组成】 半夏 12 克　厚朴 9 克　茯苓 12 克　生姜 15 克　苏叶 6 克

【用法】 水煎服。

【功效】 行气散结，降逆化痰。

【主治】 梅核气。咽中如有物阻，咯吐不出，吞咽不下，胸膈满闷，或咳或呕，舌苔白润或白滑，脉弦缓或弦滑。

【现代应用】 癔病、胃神经官能症、慢性咽炎、慢性支气管炎、慢性胃炎、食管痉挛等属气滞痰阻者。

【使用注意】 方中多辛温苦燥之品，仅适宜于痰气互结而无热者。若见口苦、舌红少苔属于气郁化火，阴伤津少者，不宜使用本方。

（二）降气剂

常用有苏子降气汤、定喘汤、四磨汤、旋复代赭汤等。

苏子降气汤（《备急千金要方》）

【组成】 紫苏子 75 克　半夏 75 克　川当归 45 克　甘草（炙）60 克　前胡 30 克　厚朴（制）30 克　肉桂 45 克（一方有陈皮 45 克）

【用法】 加生姜 2 片，枣子 1 个，苏叶 2 克，水煎服，用量按原方比例酌定。

【功效】 降气平喘，祛痰止咳。

【主治】 上实下虚喘咳证。痰涎壅盛，胸膈满闷，喘咳短气，呼多吸少，或腰疼脚弱，肢体倦怠，或肢体浮肿，舌苔白滑或白腻，脉弦滑。

【现代应用】 慢性支气管炎、肺气肿、支气管哮喘等属上实下虚者。

【使用注意】 本方药性偏温燥，以降气祛痰为主，对于肺肾阴虚的喘咳以及肺热痰喘之证，均不宜使用。

八、理血剂

可分为活血祛瘀剂和止血剂两类。

（一）活血祛瘀剂

常用有血府逐瘀汤、补阳还五汤、复元活血汤、七厘散、补阳还五汤、丹参饮、生化汤、桂枝茯苓丸。本类方剂性多破泄，易于动血，坠胎，故妇女月经过多或孕妇当慎用。

1. 血府逐瘀汤（《医林改错》）

【组成】 桃仁 12 克　红花 9 克　当归 9 克　生地黄 9 克　川芎 4.5 克赤芍 6 克　牛膝 9 克　桔梗 4.5 克　柴胡 3 克　枳壳 6 克　甘草 6 克

【用法】 水煎服。

【功效】 活血化瘀，行气止痛。

【主治】 胸中血瘀证。胸痛，头痛，日久不愈，痛如针刺而有定处，或呃逆日久不止，或饮水即呛，干呕，或内热瞀闷，或心悸怔忡，失眠多梦，急躁易怒，入暮潮热，唇暗或两目暗黑，舌质暗红，或舌有瘀斑、瘀点，脉涩或弦紧。

【现代应用】 冠心病心绞痛、风湿性心脏病、胸部挫伤及肋软骨炎之胸痛、脑血栓形成、高血压病、高脂血症、血栓闭塞性脉管炎、三叉神经痛、神经官能症、脑震荡后遗症之头痛、头晕等属血瘀气滞者。

【使用注意】 方中活血祛瘀药较多，故孕妇忌用。

2. 补阳还五汤(《医林改错》)

【组成】 黄芪120克　当归尾6克　赤芍5克　地龙3克　川芎3克　红花3克　桃仁3克

【用法】 水煎服。

【功效】 补气，活血，通络。

【主治】 气虚血瘀之中风证。半身不遂，口眼歪斜，语言謇涩，口角流涎，小便频数或遗尿失禁，舌暗淡，苔白，脉缓无力。

【现代应用】 脑血管意外后遗症、脑动脉硬化症、冠心病、小儿麻痹后遗症、坐骨神经痛、下肢静脉曲张，以及其他原因引起的偏瘫、截瘫、或单侧上肢、或下肢痿软等属气虚血瘀者。

【使用注意】 本方需久服才能有效，愈后还应继续服用，以巩固疗效，防止复发；若中风后半身不遂属阴虚阳亢，痰阻血瘀，见舌红苔黄、脉洪大有力者，非本方所宜。

（二）止血剂

常用有十灰散、槐花散、小蓟饮子、黄土汤等。

十灰散(《十药神书》)

【组成】 大蓟9克　小蓟9克　荷叶9克　侧柏叶9克　白茅根9克　茜根9克　山栀9克　大黄9克　牡丹皮9克　棕榈皮9克

【用法】 各药烧炭存性，为末，藕汁或萝卜汁磨京墨适量，调服9～15克；亦可作汤剂，水煎服，用量按原方比例酌定。

【功效】 凉血止血。

【主治】 血热妄行之上部出血证。呕血、吐血、咯血、衄血等，血色鲜红，来势急暴，舌红，脉数。

【现代应用】 上消化道出血、支气管扩张、肺结核咯血等属血热妄行者。

【使用注意】 本方重在治标，不可久服。虚寒性出血则不宜使用。

九、治风剂

凡是以辛散疏风或滋潜熄风药物为主组成，具有疏散外风及平熄内风的作用，以治疗风病的方剂，称为治风剂，分为疏散外风和平熄内风两类。

（一）疏散外风剂

常用有川芎茶调散、大秦艽汤、牵正散、小活络丹等。

川芎茶调散(《太平惠民和剂局方》)

【组成】 薄荷叶240克　川芎120克　荆芥叶120克　细辛30克　防风45克　白芷60克　羌活60克　甘草(炙)60克

【用法】 共为细末，每次6克，每日2次，饭后清茶调服；亦可作汤剂，用量按原方比例酌减。

【功效】 疏风止痛。

【主治】 外感风邪头痛。偏正头痛，或巅顶作痛，目眩鼻塞，或恶风发热，舌苔薄白，脉浮。

【现代应用】 感冒头痛、偏头痛、血管神经性头痛、慢性鼻炎、鼻窦炎头痛等属于风邪所致者。

【使用注意】 对于气虚、血虚、或肝肾阴虚、肝阳上亢、肝风内动等引起的头痛，本方均不宜使用。

(二)平熄内风剂

常用有镇肝熄风汤、天麻钩藤饮、地黄饮子、羚角钩藤汤等。

镇肝息风汤(《医学衷中参西录》)

【组成】 怀牛膝30克 生赭石30克 生龙骨15克 生牡蛎15克 生龟板15克 生杭芍15克 玄参15克 天冬15克 川楝子6克 生麦芽6克 茵陈6克 甘草4.5克

【用法】 水煎服。

【功效】 镇肝熄风，滋阴潜阳。

【主治】 肝阳上亢，气血上逆之类中风。头目眩晕，目胀耳鸣，脑部热痛，面色如醉，心中烦热，或时常噫气，或肢体渐觉不利，口眼渐形歪斜；甚或眩晕颠仆，昏不知人，移时始醒，或醒后不能复原，脉弦长有力。

【现代应用】 高血压、脑血栓形成、脑血管意外、血管神经性头痛等属于阴虚阳亢者。

【使用注意】 若属气虚血瘀之风，则不宜使用本方。

十、治燥剂

凡以苦辛温润或甘凉滋润的药物为主组成，具有轻宣燥邪和滋养润燥等作用，以治疗燥证的方剂，统称为治燥剂。

(一)轻宣润燥剂

常用有杏苏散、桑杏汤、沙参麦冬汤等。

1. 杏苏散(《温病条辨》)

【组成】 苏叶9克 半夏9克 茯苓9克 前胡9克 苦桔梗6克 枳壳6克 甘草3克 大枣3枚 杏仁9克 橘皮6克

【用法】 水煎温服。

【功效】 轻宣凉燥，理肺化痰。

【主治】　外感凉燥证。恶寒无汗，头微痛，咳嗽痰稀，鼻塞咽干，苔白脉弦。

【现代应用】　上呼吸道感染、慢性支气管炎、肺气肿等证属外感凉燥，或外感风寒轻证，肺失宣降，痰湿内阻者。

【使用注意】　外感温燥者不宜用。

2. 桑杏汤(《温病条辨》)

【组成】　桑叶3克　杏仁4.5克　沙参6克　象贝3克　香豉3克　栀皮3克　梨皮3克

【用法】　水煎服。

【功效】　清宣温燥，润肺止咳。

【主治】　外感温燥证。身热不甚，口渴，咽干鼻燥，干咳无痰或痰少而黏，舌红，苔薄白而干，脉浮数而右脉大者。

【现代应用】　上呼吸道感染、急慢性支气管炎、支气管扩张咯血、百日咳等证属外感温燥，邪犯肺卫者。

【使用注意】　本方不宜久煎。

(二)滋阴润燥剂

常用有百合固金汤、养阴清肺汤、麦门冬汤、增液汤、玉液汤等。

百合固金汤(《医方集解》)

【组成】　生地6克　熟地9克　麦冬5克　贝母3克　百合3克　当归3克　芍药3克　甘草3克　玄参3克　桔梗3克

【用法】　水煎服。

【功效】　养阴清热，润肺化痰。

【主治】　肺肾阴虚，症见咽喉燥痛，咳嗽少痰，或痰中带血，手足烦热，骨蒸潮热，盗汗，舌红少苔，脉细数。现代常用于治疗肺结核，慢性支气管炎，支气管扩张等属肺肾阴亏，虚火上炎者。

【使用注意】　本方用药多甘凉滋腻，若脾虚便溏，或素体湿盛者慎用。

十一、祛湿剂

祛湿剂分为燥湿和胃、清热祛湿、利水渗湿、温化水湿、祛风胜湿五类。

(一)燥湿和胃剂

常用有平胃散、藿香正气散等。

1. 平胃散(《太平惠民和剂局方》)

【组成】　苍术(炒)120克　厚朴(炙)90克　陈皮60克　甘草(炙)30克

【用法】　共为细末，每服4~6克，姜枣煎汤送下；或作汤剂，水煎服，用量按原方比例酌减。

【功效】 燥湿运脾，行气和胃。

【主治】 湿滞脾胃证。脘腹胀满，不思饮食，口淡无味，恶心呕吐，嗳气吞酸，肢体沉重，怠惰嗜卧，常多自利，舌苔白腻而厚，脉缓。

【现代应用】 慢性胃炎、消化功能紊乱、胃及十二指肠溃疡等属湿滞脾胃者。

【使用注意】 本方辛苦温燥，阴虚气滞，脾胃虚弱者不宜使用。

2. 藿香正气散(《太平惠民和剂局方》)

【组成】 大腹皮30克　白芷30克　紫苏30克　茯苓30克　半夏曲60克　白术60克　陈皮60克　厚朴(炙)60克　苦桔梗60克　藿香90克　甘草(炙)75克

【用法】 上为细末，每服9克，生姜、大枣煎汤送服；或作汤剂，加生姜、大枣，水煎服，用量按原方比例酌定。

【功效】 解表化湿，理气和中。

【主治】 外感风寒，内伤湿滞证。恶寒发热，头痛，胸膈满闷，脘腹疼痛，恶心呕吐，肠鸣泄泻，舌苔白腻，以及山岚瘴疟等。

【现代应用】 四时感冒、胃肠性感冒、急性胃肠炎、消化不良等属湿滞脾胃，外感风寒者。

【使用注意】 湿热霍乱之吐泻，伤食之吐泻不宜。

(二)利水渗湿剂

常用有五苓散、猪苓汤、五皮散、四苓散等。

五苓散(《伤寒论》)

【组成】 猪苓9克　泽泻15克　白术9克　茯苓9克　桂枝6克

【用法】 捣为散，每服6～10克；或作汤剂，水煎服。

【功效】 利水渗湿，温阳化气。

【主治】 膀胱气化不利之蓄水证。小便不利，头痛微热，烦渴欲饮，甚则水入即吐；或脐下动悸，吐涎沫而头目眩晕；或短气而咳；或水肿、泄泻。舌苔白，脉浮或浮数。

【现代应用】 急慢性肾炎、水肿、肝硬化腹水、心源性水肿、急性肠炎、尿潴留、脑积水等属水湿内停者。

(三)清热祛湿剂

常用有八正散、二妙散、茵陈蒿汤、三仁汤等。

1. 八正散(《太平惠民和剂局方》)

【组成】 车前子500克　瞿麦500克　萹蓄500克　滑石500克　山栀子

仁500克　甘草(炙)500克　木通500克　大黄(面裹煨)500克

【用法】　上为散，每服6~10克，灯心煎汤送服；汤剂，加灯心，水煎服，用量根据病情酌定。

【功效】　清热泻火，利水通淋。

【主治】　湿热淋证。尿频尿急，溺时涩痛，淋沥不畅，尿色浑赤，甚则癃闭不通，小腹急满，口燥咽干，舌苔黄腻，脉滑。

【现代应用】　膀胱炎、尿道炎、急性前列腺炎、泌尿系结石、肾盂肾炎、术后或产后尿潴留等属湿热下注者。

【使用注意】　孕妇慎用。

2. 二妙散(《丹溪心法》)

【组成】　黄柏(炒)15克　苍术(米泔浸炒)15克

【用法】　为散剂，每次服3~5克；或为丸剂；亦可作汤剂，水煎服。

【功效】　清热燥湿。

【主治】　湿热下注证。筋骨疼痛，或两足痿软，或足膝红肿疼痛，或湿热带下，或下部湿疮、湿疹，小便短赤，舌苔黄腻者

【现代应用】　风湿性关节炎、阴囊湿疹、阴道炎等属湿热下注者。

【使用注意】　肝肾亏虚和肺热津伤的痿证不宜。

3. 茵陈蒿汤(《伤寒论》)

【组成】　茵陈18克　栀子12克　大黄6克

【用法】　水煎服。

【功效】　清热，利湿，退黄。

【主治】　湿热黄疸。一身面目俱黄，黄色鲜明，发热，无汗或但头汗出，口渴欲饮，恶心呕吐，腹微满，小便短赤，大便不爽或秘结，舌红苔黄腻，脉沉数或滑数有力。

【现代应用】　急性黄疸型肝炎、胆囊炎、胆石症、钩端螺旋体病等所引起的黄疸，证属湿热内蕴者。

【使用注意】　本方苦寒较甚，寒湿黄疸者不宜。

(四)温化水湿剂

常用有实脾饮、真武汤、苓桂术甘汤等。

1. 苓桂术甘汤(《金匮要略》)

【组成】　茯苓12克　桂枝9克　白术6克　甘草(炙)6克

【用法】　水煎服。

【功效】　温阳化饮，健脾利湿。

【主治】　中阳不足之痰饮。胸胁支满，目眩心悸，短气而咳，舌苔白滑，

脉弦滑或沉紧。

【现代应用】 慢性支气管炎、支气管哮喘、心源性水肿、慢性肾小球肾炎水肿、梅尼埃病、神经官能症等属水饮停于中焦者。

【使用注意】 饮邪化热，咳痰黏稠者，非本方所宜。

2. 真武汤(《伤寒论》)

【组成】 茯苓9克 芍药9克 白术6克 生姜9克 附子(制)9克

【用法】 水煎服。

【功效】 温阳利水。

【主治】 阳虚水泛证。畏寒肢厥，小便不利，心下悸动不宁，头目眩晕，身体筋肉瞤动，站立不稳，四肢沉重疼痛，浮肿，腰以下为甚；或腹痛，泄泻；或咳喘呕逆。舌质淡胖，边有齿痕，舌苔白滑，脉沉细。

【现代应用】 慢性肾小球肾炎、心源性水肿、心律失常、甲状腺功能低下、慢性支气管炎、慢性肠炎等属脾肾阳虚，水湿内停者。

【使用注意】 湿热的小便不利、水肿者忌用。

(五)祛风胜湿剂

常用有独活寄生汤、鸡鸣散等。

独活寄生汤(《备急千金要方》)

【组成】 独活9克 桑寄生6克 杜仲6克 牛膝6克 细辛6克 秦艽6克 茯苓6克 肉桂心6克 防风6克 川芎6克 人参6克 甘草6克 当归6克 芍药6克 干地黄6克

【用法】 水煎服。

【功效】 祛风湿，止痹痛，益肝肾，补气血。

【主治】 痹证日久，肝肾两虚，气血不足证。腰膝疼痛、痿软，肢节屈伸不利，或麻木不仁，畏寒喜温，心悸气短，舌淡苔白，脉细弱。

【现代应用】 慢性关节炎、类风湿关节炎、风湿性坐骨神经痛、腰肌劳损、骨质增生症、小儿麻痹等属风寒湿痹日久，正气不足者。

【使用注意】 湿热痹证关节红肿者忌用。

十二、祛痰剂

根据临床病证不同可分为燥温化痰剂，温化寒痰剂，清热化痰剂，祛风化痰剂，润燥化痰剂五类。

(一)燥湿化痰剂

常用有二陈汤、茯苓丸、温胆汤等。

二陈汤(《太平惠民和剂局方》)

【组成】　半夏 15 克　橘红 15 克　白茯苓 9 克　甘草(炙)4.5 克

【用法】　加生姜 7 片,乌梅 1 个,水煎温服。

【功效】　燥湿化痰,理气和中。

【主治】　湿痰证。咳嗽痰多,色白易咯,恶心呕吐,胸膈痞闷,肢体困重,或头眩心悸,舌苔白滑或腻,脉滑。

【现代应用】　慢性支气管炎、慢性胃炎、梅尼埃病、神经性呕吐等属湿痰者。

【使用注意】　本方性燥,故燥痰者慎用;吐血、消渴、阴虚、血虚者忌用本方。

(二)温化寒痰剂

常用有苓甘五味姜辛汤、三子养亲汤等。

苓甘五味姜辛汤(《金匮要略》)

【组成】　茯苓 12 克　甘草 6 克　五味子 6 克　干姜 9 克　细辛 6 克

【用法】　水煎服。

【功效】　温肺化饮。

【主治】　寒饮内停证。症见咳嗽痰多,清稀色白,喜唾,舌苔白滑,脉弦滑。现代常用以治疗慢性支气管炎,支气管扩张,支气管哮喘,肺气肿等属寒饮内停者。

【使用注意】　本方性偏温燥,肺热及肺燥咳嗽者忌用。

(三)清热化痰剂

常用有清气化痰丸、小陷胸汤等。

清气化痰丸(《医方考》)

【组成】　陈皮 30 克　杏仁 30 克　枳实(麸炒)30 克　黄芩(酒炒)30 克　瓜蒌仁 30 克　茯苓 30 克　胆南星 45 克　制半夏 45 克

【用法】　姜汁为丸。每服 6 克,温开水送下。亦可作汤剂,加生姜,水煎服,用量按原方比例酌减。

【功效】　清热化痰,理气止咳。

【主治】　痰热咳嗽。咳嗽气喘,咳痰黄稠,胸膈痞闷,甚则气急呕恶,烦躁不宁,舌质红,苔黄腻,脉滑数。

【现代应用】　肺炎、急性支气管炎、慢性支气管炎急性发作等属痰热内结者。

【使用注意】　本方寒痰、湿痰者不宜用。

(四)祛风化痰剂

常用有半夏白术天麻汤、止嗽散等。

1. 止嗽散(《医学心悟》)

【组成】 桔梗(炒)1000 克　荆芥 1000 克　紫菀(蒸)1000 克　百部(蒸)1000 克　白前(蒸)1000 克　甘草(炒)375 克　陈皮 500 克

【用法】 共为末，每服 6～9 克，温开水或姜汤送下。亦可作汤剂，水煎服，用量按原方比例酌减。

【功效】 宣利肺气，疏风止咳。

【主治】 风邪犯肺证。咳嗽咽痒，咳痰不爽，或微有恶风发热，舌苔薄白，脉浮缓。

【现代应用】 上呼吸道感染、支气管炎、肺炎、流行性感冒、百日咳等属表邪未尽，肺气失宣者。

【使用注意】 阴虚劳嗽或肺热咳嗽者，不宜使用。

2. 半夏白术天麻汤(《医学心悟》)

【组成】 半夏 4.5 克　天麻 3 克　茯苓 3 克　橘红 3 克　白术 9 克　甘草 1.5 克

【用法】 加生姜 1 片，大枣 2 枚，水煎服。

【功效】 化痰熄风，健脾祛湿。

【主治】 风痰上扰证。眩晕，头痛，胸膈痞闷，恶心呕吐，舌苔白腻，脉弦滑。

【现代应用】 耳源性眩晕、高血压病、神经性眩晕、癫痫、面神经瘫痪等属风痰上扰者。

【使用注意】 阴虚阳亢，气血不足所致之眩晕，不宜使用。

〔思考题〕

1. 简述药物四气、五味的含义及作用。
2. 简述中药配伍的关系，妊娠配伍禁忌。
3. 常用中药按照作用可以分为哪几类？
4. 简述小柴胡汤的功效和主治。

第三篇　中医护理基本知识

第十一章　辨证施护

【本章学习目标】

1. 掌握辨证施护概念、原则；辨体质施护概念；各种体质的辨证护理；临床疾病辨证护理。
2. 熟悉体质概念、各病证护理评估、预期目标、常规护理措施。
3. 了解临床疾病的病因病机。

在长期的医疗及护理实践中，中医护理学形成了一套比较完整的辨证理论及辨证施护的体系，如八纲辨证、脏腑辨证等。这些辨证方法各有其特点，是相互独立又相互联系的。辨证施护是中医学理论在临床护理工作中的具体体现。

第一节　辨证施护原则

辨证施护原则是中医治疗学中"治则"在护理学的延伸，是用以指导临床，制定出具体护理措施的依据。其内容包括扶正祛邪、护病求本、标本缓急、异病同护、同病异护以及三因制宜等。

一、扶正祛邪

正邪相搏中双方的盛衰消长决定疾病的发生、发展与转归，正能胜邪则病退，邪能胜正则病进。因此，对疾病的一系列护理措施都离不开扶正与祛邪两大治疗原则。

（一）扶正

扶正，即扶助正气，就是使用扶助正气的药物或其他疗法以增强体质，提高机体抗邪及康复能力。适用于正虚为主的病证，即所谓"虚则补之"。具体的治疗护理方法有：益气、养血、滋阴、助阳等。

（二）祛邪

祛邪，即祛除邪气，就是使用攻泻、驱邪的药物或其他疗法以消除病邪的侵袭和损害，抑制亢奋有余的病理反应。适用于邪实为主的病证，即所谓"实则泻之"。具体的治疗护理方法有：发汗、攻下、清热、温寒、消导等。

（三）扶正与祛邪的关系

扶正与祛邪两者相互为用，相辅相成。扶正能增强正气，有助于机体祛除病邪；祛邪则在邪气被祛的同时，减免了对正气的侵害，使邪去正安，有利于正气的保存和恢复。

二、护病求本

护病求本是辨证施护的根本原则。疾病在发生发展过程中表现出许多症状，但症状只是疾病的现象而非本质，只有充分收集各方面的材料，在中医理论指导下综合分析，才能透过现象看本质，找出疾病的根本原因，从而确立相应的护治法则。护病求本是指治疗与护理都必须抓住疾病的本质（根本原因），并针对疾病的本质进行护理。

（一）正治与正护法

正治与正护法又称逆治与逆护法，是指在疾病的本质和现象相一致情况下，逆其证候性质而治疗护理的一种常用法则。具体方法有寒者热之，热者寒之，虚则补之，实则泻之。如寒证患者在护理上应采用保暖，室温宜高，最好住向阳病室，使患者感到温暖舒适有生机；中药应温热服，饮食可给予性温的狗肉、羊肉之品，切忌生冷性凉食品等。而热证患者则应采取与上述护法相反的原则。又如，对虚证患者应根据阴虚、阳虚之别，分别给以清补或温补的护法。

（二）反治与反护法

反治与反护法又称从治与从护法，是指在疾病的现象与本质不相一致情况下的治法护法，即顺从疾病的假象而治护的方法。具体方法有寒因寒用、热因热用、通因通用、塞因塞用，实施以寒护寒，以热护热的方法。如对阴寒内盛，格阳于外的真寒假热证，采用"热因热用"的护理原则，给予温热性食物、汤药、保暖等护理措施护其真寒。

反治法是顺着疾病的假象来治疗疾病，就其本质而言，实际上还是正治法。但在护理上要注意，如用热药治疗真寒假热证，虽然它的假象是热，本质是寒，但在服药时要注意给予寒凉服，以减少患者服药格拒。

三、标本缓急

"标"是指现象，"本"是指本质，本是事物的主要矛盾，标是事物的次要矛盾。标和本是一个相对的概念，它主要说明病变过程中矛盾的主次关系。如从疾病本身分，病因是本，症状是标，掌握疾病的标本就能分清主次，抓住治疗护理的关键。常有标本主次的不同，因而治疗护理就有先后缓急之分。

（一）急则护治其标法

当标病甚急，成为疾病的主要矛盾，如不及时解决就要危及生命或影响本病的治疗时，必须采取紧急措施先治其标。如大出血患者，由于大出血会危及生命，故无论何种出血，均应采取紧急措施先止血、补充血容量、对症处理等措施以治标，待血止后再治其本。急则治标是在应急情况下的权宜之计，为治本创造有利条件，最终是为了更好地治本。

（二）缓则护治其本法

如果病情缓和，病势迁延，暂无急重病状，这时必须着眼于疾病本质的治疗。因标产生于本，本解决了，标亦自然随之而愈。

（三）标本同护治法

当标本并重或标本均不太急时，当标本兼治。如肾炎患者又复感风寒，标本俱急，则应标本同护治，采取解表与温阳化水同时并举的护治方法。又如在热性病过程中，热盛伤津耗阴，津液与阴气受损，凉润作用减退而致肠燥便秘不通，此时邪热内结为本，津液与阴气受伤为标，治疗护理当泻热攻下与滋阴增液通便同用。疾病的标本关系不是绝对一成不变的，在一定条件下可以互相转化，临证时还须注意掌握标本转化规律，根据病情变化灵活应用，以便进行正确有效的护理。

四、同病异护与异病同护

同病异护，就是同一种疾病，由于发病原因、时间、地区以及患者机体的反应性不同，或处于不同的发展阶段，所表现的证不一样，通过辨证，需采用不同的护理方法。如暑季感冒，由于感受暑湿邪气，在护治原则的选用上，则须采用芳香化浊药物，以祛暑湿，这与其他季节感冒的护治法则不同。

异病同护，就是不同的疾病在发展过程中出现同一性质的证候，往往采用相同的护理方法。如久痢脱肛、子宫下垂等是不同的疾病，但如果均表现为中气下陷的证候，就都用升提中气的护治法则。

五、三因制宜

三因制宜，就是根据不同时令、气候、地理环境及患者年龄、性别、体质的不同，采取不同的护理措施。

（一）因时制宜

四时气候的变化对人体的生理功能、病理变化均产生一定的影响，根据不同季节的气候特点来选用不同的治疗用药和护理方法，即为因时制宜。如同属外感风寒证，在春夏和秋冬季节发病，其护理原则不尽相同，春夏季节，阳气升发，人体腠理开泄，服解表药后不宜覆盖衣服或服热粥，以免开泄太过，耗伤津液；秋冬季节，人体腠理致密，阳气内敛，感受风寒时，解表药宜温服，覆盖衣服或服热粥，以助药力。

（二）因地制宜

因地制宜即根据地理环境的特点制定相适宜的护理措施。不同地区，由于地势高低、气候条件及生活习惯不同，人的生理活动和病变特点也不尽相同，治疗用药和护理应根据当地环境及生活习惯而有所变化。如北方冬季较长，天气寒冷干燥，小儿易患肺炎喘嗽，故衣着要注意寒温适宜，并保持室内空气新鲜、温暖、湿润，避免汗出当风等。而南方夏季时间较长，天气炎热，小儿易患暑热证，护理时应注意室内通风，保持凉爽，宜多给绿豆汤、西瓜、甘蔗、荸荠、酸梅汤、各种果汁等清凉饮料。

（三）因人制宜

因人制宜即根据患者的年龄、性别、体质、生活习惯等不同，采取不同的方法进行护理。如不同年龄患者的生理状况和气血盈亏不同，治疗用药和护理也应有所区别。小儿生机旺盛，但气血未充，脏腑娇嫩，易寒易热，易虚易实，病情变化较快，故治小儿病忌投峻攻，少用补益，用药量宜轻。老年人生机减退，气血亏虚，属残阳，患病多虚。男女性别不同，各有其生理特点，妇女又有经、带、胎、产等情况，治疗用药应加以考虑。

因时、因地和因人制宜三者是密切相关而不可分割的，充分体现了中医学整体观念和辨证施护在实践运用中的灵活性和原则性，只有全面地分析，才能有效地实施护理。

第二节 体质辨证护理

体质是指人类个体在生命过程中，由遗传性和获得性因素所决定的表现在形态结构、生理功能和心理活动方面综合的相对稳定的特性。辨体质施护是以人的体质为认知对象，从体质状态及不同体质分类的特性，把握其健康或疾病的整体要素和个体差异，制定防治及护理原则，选择相应的治疗、预防、养生、护理方法，从而进行"因人制宜"的干预措施。

体质具有个体差异性和群类趋同性，因而根据体质特征可以将人体质分为阴阳平和质、偏阳质和偏阴质三种基本类型。细分为9种类型，即平和质、气虚质、阳虚质、阴虚质、痰湿质、湿热质、淤血质、气郁质、特禀质。

一、辨平和质病证

（一）体质特征

精力充沛，发色黑有光泽，面色红润，体形匀称健壮，胃纳佳，二便正常，舌淡红，苔薄白，脉和缓。

（二）心理特征

性格开朗随和。

（三）形成因素

先天禀赋良好、后天调养得当。

（四）调理体质法则

平素以保养为主。

（五）调理体质方药

平和质者，无气血阴阳偏颇，无明确调体方药。平素在保养基础上，可适当使用扶正之品，不宜过于强调进补，少用药物为宜。若患疾病时，以辨病、辨证论治为主，重在及时治病，防止因疾病导致体质偏颇。

（六）护理原则及方法

1. 注重调养

饮食有节，劳逸结合，生活规律，坚持锻炼。并根据人体生长规律，进行养生。

（1）小儿期：食谱当多样化，富有营养，促进其正常生长发育。

（2）更年期：为体质的转变时期，可根据阴阳偏颇酌服补益肾阴肾阳之剂，如六味地黄丸、八味肾气丸之类。

（3）老年期：五脏逐渐虚衰，应适当调补，宜以平补为主，酌用健脾益气之品，如山药、白术、黄芪等。

2. 精神调摄

遇到相应的精神刺激和情志变化，及时调摄不良情绪即可。包括移情解惑法、以情胜情法、情志导引法等。

二、辨痰湿质病证

（一）体质特征

形体肥胖多脂，面色淡黄而暗，口黏痰多，胸闷身重，苔多滑腻，脉滑或弦。

（二）心理特征

性格偏温和稳重，恭谦和达，多善于忍耐。

（三）形成因素

成因于先天遗传，或后天过食肥甘以及病后水湿停聚。

（四）调理体质法则

健脾利湿，化痰泄浊。

（五）调理体质方药

代表方为参苓白术散、泽泻白术散等。

（六）护理原则及方法

1. 轻度痰湿质

体质特点是形体偏胖，容易困重乏力，因此居住环境需干燥，在阴雨季节，要注意湿邪的侵袭。饮食有节，勿过饱，避免肥甘厚味酒类，宜多吃些蔬菜、水果及健脾利湿、化痰祛痰的食物，如大枣、扁豆、薏苡仁、红小豆、蚕豆、白萝卜、荸荠、紫菜、海蜇、洋葱、白果、包菜等。

2. 典型痰湿质

（1）饮食调养：宜食温补脾胃、化痰祛湿的食物，如粳米、小米、薏苡仁、玉米等；避免进食肥甘油腻、酸涩生冷之品，最忌暴饮暴食和进食速度过快，需戒酒。

（2）生活起居：不宜居住在潮湿的环境里；在阴雨季节，注意避免湿邪的侵袭。可适当做一些舒缓柔和的运动，如慢跑、太极拳、五禽戏等。

（3）情志调摄：鼓励多与周围人接触，参加一些集体活动，培养自己广泛的兴趣爱好。

（4）健康教育：注意防治易患病证，如消渴、痰饮、胸痹、中风、眩晕、咳喘、痛风等。

三、辨湿热质病证

（一）体质特征

面垢油光，易生痤疮，常口干，口苦，口臭，尿赤，便干，舌质红，苔薄黄或黄腻，脉数或弦数。

（二）心理特征

性情多急躁易怒。

（三）形成因素

成因于先天禀赋或久居湿地。

（四）调理体质法则

消利湿浊，清泄伏火。

（五）调理体质方药

代表方为龙胆泻肝丸、泻黄散、甘露消毒丹等。

（六）护理原则及方法

1. 轻度湿热体质

体质特点是容易上火生湿，性格偏急燥，因此日常生活中要注意保持平和心态；饮食宜清淡，忌食辛辣油炸之品，戒烟限酒。

2. 典型湿热体质

（1）饮食调养：饮食宜清热化湿食品，如薏苡仁、莲子、茯苓、赤小豆、绿豆、冬瓜、丝瓜、苦瓜、西瓜等；进食富含膳食纤维的果蔬以助二便通畅，防止湿热郁积；忌辛辣油炸、大热大补的食物，如辣椒、生姜、大葱、大蒜、狗肉、鹿肉、牛肉、羊肉、酒等。

（2）生活起居：不宜居住在潮湿的环境里；不宜在夏秋季节涉水淋雨。

（3）按摩：敲打手阳明大肠经：左手手臂自然下垂，右手握拳敲打左臂外侧内缘，换手亦然，遇穴敲打增加几次；常按曲池穴。

（4）健康教育：注意防治易患病证，如疮疖、黄疸、热淋、衄血、带下等。

四、辨淤血质病证

（一）体质特征

面色常暗，发易脱落，红丝攀睛，肌肤或甲错或瘀斑，心烦心悸，健忘，舌质多暗，或有瘀点，脉细或涩。此证以瘦人居多。

（二）心理特征

性情急躁易烦。

（三）形成因素

多因先天遗传，后天损伤，起居失度，久病血瘀等所致。

（四）调理体质法则

活血祛瘀，疏利通络。

（五）调理体质方药

代表方为桃红四物汤等。

（六）护理原则及方法

（1）饮食调养：宜食活血化瘀功效的食物，如山楂、香菇、茄子、油菜、羊血、芒果、番木瓜、红糖、黄豆、黄酒、葡萄酒、白酒等；忌生冷寒凉酸涩之品。不宜骤进大补，以免壅滞气血。

（2）生活起居：宜进行有益心脏血脉的运动，如：健步走、舞蹈、太极拳、八段锦、内养操等，避免寒冷刺激，夏季尤应避免直吹对流风。

（3）情志调摄：平时注意心理调整，保持乐观心态。

（4）健康教育：注意防治易患病证，如眩晕、胸痹、中风、癥瘕等病变。

五、辨气郁质病证

（一）体质特征

多形体偏瘦，性格内向脆弱，对精神刺激应激能力差，常忧郁不乐，失眠多梦，易惊悸，食欲不振，喜太息，或咽中异物感，或胁胀窜痛，脉弦。

（二）心理特征

性格内向不稳定，忧郁脆弱，敏感多疑。

（三）形成因素

成因于先天遗传及后天情志所伤有关。

（四）调理体质法则

疏肝行气，开其郁结。

（五）调理体质方药

代表方为柴胡疏肝散，逍遥散等。

（六）护理原则及方法

1. 轻度气郁质

体质特点是形体无特殊，面色晦暗或黄，对精神刺激适应能力差，平时容易忧郁寡欢，喜太息，易于激动，多烦闷不乐，因此需注意心理调摄，调神养性，维持良好的心理平衡。常选用行气的药物和食疗之品以调整体质，以达阴平阳秘。

2. 典型气郁质

（1）饮食调养：宜食小麦、葱、蒜、海带、海藻、萝卜、金橘、山楂等具有行气、解郁、消食、醒神的食物。可少量饮酒，以活动血脉，提高情绪。睡前避免饮茶、咖啡等提神醒脑的饮料。

（2）生活起居：尽量增加户外活动，坚持较大量的运动锻炼，如跑步、登山、游泳、武术等。积极参加集体性活动，解除自我封闭状态。鼓励及时向朋友倾诉以及时疏导不良情绪。

（3）情志调摄：此体质人性格内向，神情常处于抑郁状态，根据《内经》"喜胜忧"的原则，应主动寻求快乐，多参加社会活动、集体文娱活动，多听轻快、开朗、激动的音乐，以改善情绪。

（4）健康教育：注意防治易患病证，如：郁证、脏躁、梅核气、不寐、癫证等。

六、辨气虚质病证

（一）体质特征

形体偏虚胖或胖瘦均有，平素易乏力，倦怠少气，面色微黄或㿠白，唇色淡白，毛发不华，性格喜静懒言，偏于肺气虚者易喷嚏、流清涕，舌质淡，脉细弱。

（二）心理特征

性格内向，情绪不稳定，胆小，不喜欢冒险。

（三）形成因素

主要成因于先天不足，后天失养或病后气亏。

（四）调理体质法则

培补元气，补气健脾。

（五）调理体质方药

代表方为四君子汤，补中益气汤等。

（六）护理原则及方法

1. 轻度气虚质

体质特点为体质较弱，容易感冒，容易疲劳，因此要注意加强体育锻炼，增强体质，不要过于劳累，另外要注意预防感冒，饮食平衡。

2. 典型气虚质

（1）饮食调养：平时常食用具有健脾益气作用的食物，如：粳米、糯米、小米、黄米、大麦、山药、红薯、小麦、马铃薯、花菜、胡萝卜、香菇、豆腐等。

（2）生活起居：注意保暖，防止外邪侵袭。可选用一些较柔缓的的户外运动项目，如步行、慢跑、体操、太极拳、太极剑及传统舞等，以疏通气血，促进脾胃运化，改善体质。尤其注意不可过于劳作，以免更伤正气。

（3）情志调摄：培养豁达乐观的生活态度，不过度劳神，避免过度紧张，保持稳定平和的心态。且不宜过度思考、悲伤。

（4）按摩：主要在督脉、脾经、肺经循经部位按摩，以增强体质。

（5）健康教育：注意防治易患病证，如：感冒、哮喘、眩晕或兼有过敏等。

七、辨阳虚质病证

(一)体质特征

常见形体肥胖，畏寒怕冷，腰背为著，性格多沉静内向，精神委靡，毛发易落。目胞灰暗，大便多溏，小便清长，舌胖淡，或有齿印，苔薄滑，脉沉或沉迟。

(二)心理特征

性格多沉静，内向。

(三)形成因素

阳虚质者多元阳不足。可由于先天禀赋不足，如属父母年老体衰晚年得子，或由于母体妊娠调养失当，元气不充；或因后天失调，喂养不当，营养缺乏；或中年以后劳倦内伤，房事不节，渐到年老阳衰及肾等。

(四)调理体质法则

补肾温阳，益火之源。

(五)调理体质方药

代表方为金匮肾气丸、右归丸等。

(六)护理原则及方法

1. 饮食调养

多食有壮阳作用的食品，如羊肉、狗肉、鹿肉、鸡肉，根据"春夏养阳"的法则，夏日三伏，每伏可食羊肉附子汤一次，配合天地阳旺之时，以壮人体之阳。平素少食生冷黏腻之品，故即使在盛夏亦不宜过食寒凉食物。

2. 生活起居

此种体质多形寒肢冷，喜暖怕凉，耐春夏不耐秋冬，故阳虚体质者应注意提高自身抵抗力。可在夏季做日光浴，每次 15 ~ 20 分钟。因为"动则生阳"，可进行散步、慢跑、太极拳、五禽戏、八段锦、各种球类运动、各种舞蹈活动等，但注意不要大量出汗，以免流失"阳气"。

3. 按摩

主要在肾经、脾经、督脉、任脉循行部位按摩，重点点按关元、气海，亦可艾灸。

4. 健康教育

注意防治易患病证，如：痰饮、肿胀、泄泻、阳痿、惊悸等病证；因不耐受寒邪，故耐夏不耐冬；易感湿邪等。

八、辨阴虚质病证

（一）体质特征

多见于形体瘦长，面色潮红，咽干口燥，手足心热，性情多急躁易怒，常失眠多梦，舌红少苔，脉细或细数。

（二）心理特征

外向好动，活泼，性格急躁。

（三）形成因素

阴虚质者多真阴不足。其成因与先天本弱，后天久病、失血、积劳伤阴有关。

（四）调理体质法则

滋阴补肾，壮水制火。

（五）调理体质方药

代表方为六味地黄丸，大补阴丸等。

（六）护理原则及方法

1. 轻度阴虚质

中医理论认为"阴虚则内热"，在日常生活中要注意清淡饮食，宜多吃梨、百合、淮山、生地、玉竹等滋阴之品，可适当服用六味地黄丸等滋阴补肾之中成药。保持情绪稳定。

2. 典型阴虚体质

（1）饮食调养：原则保阴潜阳，饮食宜清淡之品，如芝麻、糯米、蜂蜜、乳品、甘蔗、鱼类等，忌食葱、姜、蒜、韭、薤、椒等辛味之品及肥腻厚味、燥烈食物。

（2）生活起居：此种人形多瘦小，而瘦人多火，常手足心热，口咽干燥，畏热喜凉，冬寒易过，夏热难受，故在炎热的夏季应注意避暑，节制性欲。

（3）情志调摄：此体质人性情较急躁，常常心烦易怒，这是阴虚火旺，火扰神明之故。急躁易怒的人容易造成精神紧张，血管收缩，导致血压升高，免疫力下降，因此应努力调节好自己的心态。避免争吵，减少激怒。

（4）健康教育：注意防治易患病证，如咳嗽、消渴、闭经、内伤发热等。

九、辨特禀质病证

（一）体质特征

有先天缺陷，或有和遗传相关疾病的表现。如先天性、遗传性的生理缺陷，遗传性疾病，过敏性疾病，原发性免疫缺陷等。若为过敏体质者，常表现为对季节气候适应能力差，皮肤易出现风团、瘾疹、咳喘等。

（二）心理特征

因禀质特异情况而不同。

（三）形成因素

特禀质是由于先天性或遗传因素所形成的一种特殊体质状态。若是过敏体质者主要因肺气不足、卫表不固、津亏血热。

（四）调理体质法则

临床对于先天性、遗传性疾病，或生理缺陷，一般无特殊调治方法。或从亲代调治，防止疾病遗传。过敏质者或益气固表，或凉血消风，以纠正过敏体质为总法。

（五）调理体质方药

调整过敏质的代表方为玉屏风散、消风散、过敏煎等。

（六）护理原则及方法

1. 饮食调养

宜食一些增强免疫力的食物：黑鲤鱼、黑木耳、芝麻、大豆、香菇、南瓜、胡萝卜、西红柿、生姜、山楂、橘子、人参、木瓜汁等。忌牛奶、黄豆、花生、蛋、鱼、甲壳类海鲜（如虾蟹）、面粉等品。禁食易引起过敏的食物。

2. 生活起居

保持充足的睡眠，增加一些日常生活中的体力活动，保持大便通畅，防止毒素蓄积体内。注重环境卫生，同时，避免受寒或冷风侵袭，避免去人多、空气混浊的场所，如商场、超市。被褥、毛毯和地毯应经常在阳光下晾晒，避免尘螨孳生。家居环境应保持通风和干净。在生活中应密切注意可能引起过敏的物品，尽可能找到并去除过敏原。

3. 健康教育

特禀质的发病，凡遗传性疾病者，多表现为亲代有相同疾病，或出生时即有固定缺陷。若为过敏体质者则易患花粉症、哮喘等，并易引发宿疾及药物过敏。

第三节　外感及肺系病证

外感及肺系病证是指在外感或内伤等因素影响下，肺的功能失调，气机出入升降失常导致的一类病证。临床常见有感冒、咳嗽、喘证、肺胀、肺痈、肺痨、失音等病证。

一、护理概要

(一)护理评估

1.四诊所得

咳嗽,哮喘,咯吐痰涎,或干咳无痰,胸闷,胸痛,气急,或咽痒咽干,或伴寒热头痛、周身酸楚,或伴乏力自汗,潮热盗汗等。

2.病因分析

肺主气,司呼吸,开窍于鼻,外合皮毛。肺为娇脏,不耐寒热,故感受外邪首先犯肺。肺病多以气机升降失常的证候为主,其病证有虚有实。实者多因起居不慎,感受六淫之邪所致。或为热壅,或为寒闭,或为痰阻,导致肺失宣降,肺气上逆,引起咳嗽、喘证;热毒内盛,热壅血瘀,血败肉腐,蕴毒化痈而成肺痈。虚证多由外感内伤,日久不愈,伤气耗阴,导致肺气不足或肺阴亏虚,发生咳嗽和虚喘。如外感不愈,迁延日久,正气日衰,或为肺气亏虚,或为肺阴耗伤。

(二)预期目标

(1)咳嗽、哮喘减轻,痰能排出,呼吸平稳。

(2)胸痛消失,体温正常。

(3)病情痊愈或稳定,复发少。

(4)机体抵抗能力增强。

(三)护理措施

1.病情观察

(1)观察咳嗽的时间、节律、性质、声音以及使咳嗽加重的有关因素,以辨别内外虚实。还应注意喘咳发作的规律、季节、发作前的先兆、发作的时间及伴随症状等。

(2)观察痰的颜色、痰量、性质、气味的变化,吐痰的难易等。

(3)观察发热的热型,胸痛的情况及伴随症状。

(4)观察伴随症状、舌象和脉象的变化以了解病情变化。

2.饮食调护

饮食清淡可口,易于消化,营养丰富,多食蔬菜、水果,忌食辛辣、肥腻、甘醇、厚味食品,劝导患者戒烟、戒酒。发热时多饮温开水和新鲜果汁。

3.生活调护

居处环境安静,经常通风换气,保持空气新鲜,温度湿度适宜。禁止室内吸烟,避免异味刺激。患者起居规律,适当休息。防寒保暖,及时增减衣被,恶风寒者避免直接吹风,发热者应卧床休息,衣被适中。

4. 心理调护

关心体贴患者，向患者解释清楚病情演变过程，消解除患者的思想顾虑，认真倾听患者的述说，提供心身两方面的护理。指导患者家属理解和满足患者的需求，给予患者最大的精神、心理支持，掌握有效的应对技巧，如参加一定的娱乐活动，分散注意力。

5. 对症调护

(1) 鼓励患者积极咳痰、排痰。痰多，咳痰不畅，可采取半卧位，咳痰困难时协助翻身拍背，或用超声雾化、蒸气吸入，以助排痰，病重咳甚，痰无力咳出者，酌情吸痰。咳嗽剧烈，难以忍受时，考虑给予止咳药。

(2) 哮喘发作较甚时卧床休息，取半卧位，气息急迫时，立即给予平喘气雾剂吸入。

(3) 发热如伴有表证者，不宜用物理降温法，可鼓励患者多饮水，以免高热伤阴。壮热者可给予药物或物理降温。高热者每 4 小时测量体温、脉搏、呼吸一次，并及时记录。

(4) 痰多、咳痰困难者，做好口腔护理工作。

(5) 胸痛明显时，可采取患侧卧位。

6. 健康教育

指导患者和家属了解引起疾病的诱发因素；保持室内空气新鲜，避免受凉；避免诱发哮喘的各种因素，如过敏的食物，室内不种花草、不养宠物；注意劳逸结合，加强体育活动，提高机体抵抗力。对易咳嗽、咳痰的患者，寒冷季节或气候骤变外出时，应注意保暖，可使用口罩及防寒具；吸烟者应劝其戒烟，改善环境卫生，消除烟尘及有害气体的污染，指导并鼓励患者掌握缩唇呼吸、腹式呼吸、体位引流、拍背、有效地咳痰等方法，提高患者的自我护理能力，加速康复，延缓肺功能恶化；如系肺结核等呼吸道传染病，在未完全治愈前，仍需注意与家人隔离，以免传染他人，应开展有关肺结核等预防的知识宣传。

二、病证举要

(一) 感冒

凡感受风邪或时行疫毒，导致肺卫功能失调，以鼻塞、流涕、喷嚏、头痛、恶寒、发热、全身不适等为主要临床表现的外感疾病，称为感冒。

【病因病机】

六淫病邪风寒暑湿燥火均可为感冒的病因，因风为六气之首，"百病之长"，故风邪为感冒的主因。感冒是否发生决定于正气与邪气两方面的因素，一是正气能否御邪，"邪之所凑，其气必虚"，正气不足或卫气功能状态暂时低下是感冒的决定因素。二是邪气能否战胜正气，即感邪的轻重。邪气盛如严寒、时行病毒，邪能胜正则患感冒，所以邪气是感冒的重要因素。

感冒有普通感冒与时行感冒之分，中医感冒与现代医学感冒基本相同，普通感冒相当于现代医学的普通感冒、上呼吸道感染，时行感冒相当于现代医学的流行性感冒，故现代医学感冒可参考本节辨证论治。

【辨证施护】

1. 风寒束表

（1）证候表现：恶寒重，发热轻，无汗，头痛，肢节酸疼，鼻塞声重或鼻痒喷嚏，时流清涕，咽痒，咳嗽，痰吐稀薄色白，口不渴或渴喜热饮，舌苔薄白而润，脉浮或浮紧。

（2）护治法则：辛温解表、宣肺散寒（代表方：荆防败毒散）。

（3）施护要点：

1）药物调护：汤药宜热服，服药后盖被安卧，并且进热饮或稀粥，以助汗出达邪，汗出后不可以当风，恶寒重者可用生姜、胡椒水以助汗出。遵医嘱对发热、头痛者，选用解热镇痛药，并根据相应的症状选用抗生素、止咳祛痰药物口服或静脉滴注，咳嗽剧烈时，可选用通宣理肺丸、止咳枇杷露、急支糖浆等。

2）饮食调护：宜清淡、容易消化的温热食品为宜，以助表散，忌食生冷，多饮热开水。

3）生活调护：病室宜温暖，阳光充足，保持室内空气流通，定期进行空气消毒，除选食醋熏蒸外，还可以苍术艾叶燃烧消毒。

4）对症调护：高热无汗者不可用冷敷，以防毛窍闭塞，邪无出路，可以予生姜红糖茶饮服，或用风油精外擦太阳穴、迎香穴。鼻塞、涕多、头痛者可用热毛巾反复热敷鼻额部，边敷边吸，使热气上通鼻窍。

5）中医护理技术：针刺风门、太阳、肺俞、风池、合谷、列缺等穴。鼻塞声重者加迎香，头痛者加百会、太阳、印堂等，发热恶寒加大椎。均用泻法。

2. 风热犯表

（1）证候表现：身热较著，微恶风，汗泄不畅，头胀痛，面赤，咳嗽，痰黏或黄，咽燥，或咽喉乳蛾红肿疼痛，鼻塞，流黄浊涕，口干欲饮，舌苔薄白微黄，舌边尖红，脉浮数。

（2）护治法则：辛凉解表（代表方：银翘散加减）。

（3）施护要点：

1）药物调护：汤药宜温凉服，药后观察出汗、体温、伴随症状的变化。轻证可服银翘解毒丸、板蓝根冲剂。

2)饮食调护：宜清淡、凉润，以助清热，且防止邪热伤津，食物要以稀软为佳，如粥类、汤面等较适宜。热甚口渴，可以多饮凉开水、西瓜汁、杭菊白糖茶或鲜芦根煎水代茶，以保津液。

3)生活调护：室温不宜太高，注意通风，但应避免直接吹风。汗多湿衣，待汗止后及时更换，以免受凉复感。

4)对症调护：鼻塞灼热、涕黄者，不宜热敷，可以针刺迎香穴或擦鼻梁，按摩迎香穴。咽喉肿痛者，以银花、麦冬、甘草煎汤代茶，或用冰硼散吹咽喉部。痰稠不易咳出，可用远志、金银花、桔梗各 3 g 煎水，或用竹沥水，雾化吸入，使痰液稀释，以利排出。

5)中医护理技术：针刺风池、大椎、尺泽、曲池、列缺、照海、合谷等穴，鼻塞者加迎香，用泻法，或点刺少商放血。还可配合刺络拔罐法——风池、肺俞、风门、大椎穴；按摩：印堂、太阳、合谷穴。

3. 暑湿伤表

(1)证候表现：身热，微恶风，汗少，肢体酸重或疼痛，头昏重胀痛，咳嗽痰黏，鼻流浊涕，心烦口渴，或口中黏腻，渴不多饮，胸闷脘痞，泛恶，腹胀，大便或溏，小便短赤，舌苔薄黄而腻，脉濡数。

(2)护治法则：清暑祛湿解表(代表方：新加香薷饮加减)。

(3)施护要点：

1)药物调护：汤药宜温凉服，药后观察出汗、体温、伴随症状的变化。

2)饮食调护：饮食以清淡流质为宜，如米汤、藕粉、西瓜汁、绿豆粥、苡仁粥等，忌油腻助热生湿之品，以免湿邪久恋，湿热难解。

3)生活调护：室内环境宜凉爽通风，空气新鲜，避免潮湿，尤以长夏雷雨季节要防潮防霉，以免过于潮湿而加重病情。

4)对症调护：发热，汗出不解，身重倦卧，舌苔黄腻，脉濡数者，可用藿香、佩兰泡茶饮或银花露、菊花茶，也可用苡米、绿豆汁饮。

5)中医护理技术：针刺阴陵泉、中脘、丰隆、曲池、列缺、委中等穴，用泻法。或点刺委中放血。头身困重者，可配合刮痧治疗：取夹背两侧、背部胸肋处、上肢肘窝、下肢腘窝等处。

4. 气虚感冒

(1)证候表现：恶寒较甚，发热，无汗，头痛身楚，咳嗽，痰白，咳痰无力，平素神疲体弱，气短懒言，反复发作，舌淡苔白，脉浮而无力。

(2)护治法则：益气解表(代表方：参苏饮加减)。

(3)施护要点：

1)药物调护：汤药宜轻煎，不可过煮，乘温热服，服后避风盖被取汗，或吃热稀粥、米汤以助药力。药后观察出汗、体温、伴随症状的变化。

2)饮食调护：宜选用温补、清淡易消化食物，多食山药粥、黄芪粥、红枣、牛奶等。可进食蛋、乳之类。

3)生活调护：避风寒，室温宜偏高。需要休息好，不得劳累。

4)中医护理技术：针刺或温针灸足三里、关元、气海、脾俞等穴。

5. 阴虚感冒

（1）证候表现：身热，微恶风寒，少汗，头昏，心烦，口干，干咳少痰，舌红少苔，脉细数。

（2）护治法则：滋阴解表（代表方：加减葳蕤汤）。

（3）施护要点：

1)药物调护：汤药宜温凉服，药后观察出汗、体温、伴随症状的变化，一般微汗即可，汗多则耗伤阴液。

2)饮食调护：饮食宜选用清补、易消化食物，多食银耳、冰糖煎汤服食，甲鱼、海参适量清炖等。忌温补、忌辛辣、动火伤阴之品。

3)生活调护：室温适宜偏低，但不宜吹风，少活动，多休息。

4)中医护理技术：针刺肺俞、肾俞、三阴交等穴，用补法；选用神门，通里穴，用泻法。

（二）咳嗽

咳嗽是指肺失宣降，肺气上逆，以咳嗽或咳吐痰液为主要临床表现的病证。为肺系疾病的主要证候之一。咳为有声无痰，嗽为有痰无声，一般多为痰声并见，故以咳嗽并称。

【病因病机】

咳嗽分外感咳嗽和内伤咳嗽两大类。外感咳嗽为六淫外邪犯肺；内伤咳嗽为脏腑功能失调，内邪干肺。不论邪从外入，或邪自内生，均影响及肺，致使肺失宣肃，肺气上逆引起咳嗽。病位在肺，与肝、脾、肾关系密切。

现代医学中的上呼吸道感染、急慢性支气管炎、肺炎、肺结核或其他疾病表现以咳嗽为主症者，均可参考本证辨证施护。

【辨证施护】

1. 外感咳嗽

（1）风寒袭肺

1)证候表现：咳嗽声重，痰白稀薄，伴有头痛，鼻塞流清涕，恶寒发热，无汗，肢体酸痛，喉痒或咳时胸痛，舌苔薄白，脉浮紧。

2)护治法则：疏风散寒，宣肺止咳（代表方：三拗汤合止嗽散加减）。

3)施护要点：

①药物调护：中药汤剂宜热服，药后饮热稀粥并盖被，以助邪外出，并注意血压变化。咳嗽剧烈时，可选用通宣理肺丸、急支糖浆等。

②饮食调护：宜辛温、清淡，多食葱白、芫荽、生姜、蒜等；忌食生冷、油腻、厚味、酸味食品。可用白萝卜1个切片，甜杏仁10 g(去皮尖)捣碎，一起蒸熟食用。

③生活调护：注意天气变化，及时增加衣被。

④中医护理技术：针刺肺俞、外关、列缺、合谷等穴。鼻塞声重者加迎香，头痛者加头维、太阳、印堂等，发热恶寒加大椎。均用泻法。

(2)风热犯肺

1)证候表现：咳嗽气粗，痰稠而黄，咳痰不爽，口渴咽痛，伴发热恶风，头痛、鼻流黄涕，汗出，舌苔薄黄，脉浮数。

2)护治法则：疏风清热，宣肺化痰(代表方：桑菊饮加减)。

3)施护要点：

①药物调护：汤药宜轻煎温服。咳嗽剧烈时，选用急支糖浆、止咳枇杷露。

②饮食调护：宜清淡可口，多食梨、枇杷、萝卜、海蜇、荸荠等；忌食辛辣、香燥、肥腻等食品。可食枇杷叶粥(鲜枇杷叶15 g，粳米适量，煮粥服食)。或用川贝母10 g，梨1个，煮水顿服。

③生活调护：恶风时应避免直接吹风，发热者卧床休息，衣被适中。

④对症调护：痰稠不易咳出，可用远志、金银花、桔梗各3 g，煎水，雾化吸入，使痰液稀释，以利排出。或用竹沥水。

⑤中医护理技术：针刺肺俞、大椎、尺泽、曲池、列缺、合谷等穴，鼻塞者加迎香，用泻法，或点刺曲池、合谷出血。

(3)风燥伤肺

1)证候表现：干咳无痰或痰少而黏，不易咳出，咳甚则胸痛，鼻燥咽干，初期或伴恶寒发热，头痛肢楚，舌尖红，苔薄黄而干，脉浮数。

2)护治法则：疏风清肺，润燥止咳(代表方：桑杏汤加减)。

3)施护要点：

①药物调护：汤药宜轻煎，小量多次服用。鼻干咽痒干咳，可服用止咳枇杷露、养阴清肺膏，亦可梨膏加川贝粉调服。

②饮食调护：饮食宜多用清凉润肺之品，如：梨、荸荠、藕、蜂蜜、西瓜、菠菜等；忌食辛辣、香燥、肥腻等食品，禁烟酒。可用川贝10克、桑叶3克、冰糖15克共为细末，开水冲服。平时可食用川贝炖梨、百合银耳羹、枇杷叶粥、鲜芦根粥、银蜜露。

③生活调护：恶风时应避免直接吹风，发热者卧床休息，衣被适中。

④对症调护：痰不容易排出者可用竹沥水或杏苏止咳糖浆。胸痛甚者可给服元胡粉、郁金粉各 1.5 g，调服。

⑤中医护理技术：针刺肺俞、孔最、鱼际、复溜、照海、太渊、尺泽等穴，用泻法。胸痛可以耳穴埋籽，取穴肺、膈、神门敏感点，按揉 3 ~ 5 分钟。

2.内伤咳嗽

(1)痰湿蕴肺

1)证候表现：咳嗽痰多，反复发作，痰白稠厚而黏，容易咳出，咳声重浊，每于晨间咳痰尤甚，痰出咳缓，常伴胸脘满闷，食少纳呆，大便溏薄，舌苔白腻，脉濡滑。

2)护治法则：燥湿化痰，理气止咳(代表方：二陈汤合三子养亲汤加减)。

3)施护要点：

①药物调护：中药汤剂宜饭后温服。痰多不宜咳出者，可用蛇胆川贝口服液，症状缓解后以六君子汤扶正固本。

②饮食调护：适宜清淡容易消化食物，常食山药、茯苓、柑橘、薏苡仁、枇杷、白萝卜、白扁豆等；忌食辛辣、生冷、肥甘食品，禁烟酒。可以食薏仁粥、山药粥、橘红粥(薏苡仁 30 克；或山药 30 克，或橘皮 15 克，粳米适量，煮粥服食)健脾化痰。

③生活调护：避免受凉，劳逸结合，注意休息。

④对症调护：痰多不易咳出者，要促进有效排痰，常用胸部物理疗法。

⑤中医护理技术：针刺天突、肺俞、太渊、三阴交、阴陵泉、丰隆等穴，用泻法。

(2)痰热壅肺

1)证候表现：咳嗽气粗，痰黄稠而黏，咳痰不爽，胸胁胀满，口干喜饮，或身热面赤，尿黄便干，舌质红，苔黄腻，脉滑数。

2)护治法则：清热肃肺，化痰止咳(代表方：清金化痰汤加减)。

3)施护要点：

①药物调护：汤药宜饭后稍凉服。痰多黄稠可用竹沥水、川贝粉化痰清热。

②饮食调护：饮食宜清淡、凉润，多食梨、枇杷、香蕉、荸荠、马齿苋、薏苡仁等；忌食辛辣、香燥、肥腻等食品。可食枇杷叶粥(鲜枇杷叶 15 g，粳米适量，煮粥服食)。或用川贝母 10 g，梨 1 个，煮水顿服。

③生活调护：室温宜略低，保持室内空气新鲜、洁净，注意通风，衣服不宜过暖，汗多者应及时协助擦汗、更换衣物，避免受凉。

④对症调护：口干欲饮者多饮水，可以服梨汁或荸荠汁；咳嗽宜清热化痰，

可用竹沥水 20 mL，一日 3 次。

⑤中医护理技术：针刺天突、肺俞、太渊、三阴交、大椎、曲池、合谷等穴，用泻法。

(3)肝火犯肺

1)证候表现：气逆咳嗽阵作，痰少质黏，咳吐不利，胸胁胀痛，咳则引痛，面红目赤，烦热口干，舌质红，苔薄黄少津，脉弦数。

2)护治法则：泻肝清肺，化痰止咳（代表方：黛蛤散合泻白散加减）。

3)施护要点：

①药物调护：中药汤剂宜凉服。

②饮食调护：宜清凉疏利，多食梨、荸荠、柑橘、萝卜、海蜇、芹菜、百合等，忌食辛辣食品，禁烟酒。可以饮菊花茶。也可服天冬炖梨汁以泻肝火滋肺阴，减轻咳嗽。

③生活调护：室温宜略低，湿度相对偏高些。

④心理调护：多安慰患者，稳定情绪，或转移注意力，避免不良因素刺激，防止情绪波动加重病情。

⑤中医护理技术：针刺天突、肺俞、太渊、三阴交、行间、鱼际等穴，用泻法。

(4)肺阴亏虚

1)证候表现：干咳无痰，痰少而黏，或痰中带血，口燥咽干，或午后潮热，颧红，失眠盗汗，五心烦热，舌红，苔少，脉细数。

2)护治法则：养阴清热，润肺止咳（代表方：沙参麦冬汤加减）。

3)施护要点：

①药物调护：汤药宜饭前稍凉服。干咳痰难咳出时，可服用养阴清肺膏、止咳枇杷露。

②饮食调护：适宜滋补肺阴，常食梨、枇杷、桑椹、蜂蜜、百合等，忌辛辣、香燥食物，禁烟酒。可食沙参山药粥（沙参 30 克，山药 60 克，粳米适量，煮粥服食）。或用沙参、麦冬煎水代茶饮。

③生活调护：室温略低，空气新鲜。

④对症调护：汗出时可用煅牡蛎、煅龙骨研粉，纱布包扎，用以扑身，有止汗之效。

⑤中医护理技术：针刺天突、肺俞、太渊、三阴交、膏肓、太溪等穴，咯血者加孔最，用补法。

第四节　心脑病证

心居胸中，心包维护其外，故本脏之病症多起于内伤。主要为心主血脉及藏神的功能异常导致的一系列疾病。脑为元神之腑，脑部疾病主要表现在神志方面。心脑病症临床常见有心悸、不寐、胸痹、真心痛、眩晕、中风、癫狂、痫证等病证。

一、护理概要

（一）护理评估

1. 四诊所得

心悸、怔忡、失眠、健忘、头痛、眩晕、昏迷甚至心痛彻背、手足逆冷或突然昏倒、不省人事、肢体废用。

2. 病因分析

心主血脉，主藏神，其华在面，开窍于舌。心的病变主要有虚实两个方面，虚为气血阴阳亏虚，实为痰、饮、火、瘀阻滞，正虚邪扰，血脉不畅，心神不宁，则为心悸；寒、痰、瘀等痹阻心脉，胸阳不展，则为胸痹；阳盛阴衰，阴阳失调，心肾不交则为不寐；痰气痰火扰动心神，神机失灵，则为癫狂；痰凝气郁，蒙蔽清窍，则为痫证；脑失所养，髓海不足，则为眩晕；阴阳失调，气血逆乱，则为中风。

（二）预期目标

（1）心悸、心痛、头晕痛症状缓解或消失，呼吸平稳。

（2）患者意识障碍无加重或意识清楚。脉率、脉律、心率、呼吸、血压平稳。

（3）身心不适消失或减轻，感觉舒适，病情痊愈或稳定，复发少。

（4）不发生长期卧床引起的各种并发症。

（5）患者能够适应进食、穿衣、沐浴或卫生自理缺陷的状态。

（6）能配合语言、运动训练，语言功能、日常生活活动能力逐渐增强。

（三）护理措施

1. 病情观察

（1）严密观察胸痹患者胸闷心痛发作的时间、性质、程度、部位，注意监测心率、心律，发现异常及时报告医生。若痛剧、心慌、气短、唇紫、手足冷，可能为真心痛之征，要立即给氧气（吸入较高流量 2～3 L/min）并及时报告医生，做好抢救准备，密切观察血压、脉象、面色、肢温变化，配合抢救，作好记录。

本病常于夜间发作，要加强巡视病房，以及时发现病情变化。

（2）观察眩晕、头痛、中风等患者的眩晕、头痛、抽搐发作的时间、性质、程度、规律和缓解的时间，有无先兆及伴发症状。观察肢体活动、肌力及肌张力，有无肢体麻木及活动障碍，有无口角㖞斜、舌强语塞等。

（3）观察中风患者的神志、面色、瞳孔及生命体征的变化，观察有无呃逆、上腹部饱胀不适、胃痛、恶心、呕吐及呕吐物的性状与量，准确记录出入水量；观察有无意识错乱、神昏谵语、神志异常、烦躁失眠等神志改变。如果患侧瞳孔由大变小，或两侧瞳孔不等大，或患者出现项背强直、抽搐、面赤、鼻鼾、烦躁不安等症状，说明病情加重；如果患者表现为静卧不语、昏迷加深、手足逆冷，应警惕由闭证转为脱症。

（4）观察伴随症状、睡眠、二便、汗液、舌象和脉象的变化，做必要的检查。注意脉象有无结代。

（5）夜间应加强巡视，密切观察有无神昏、心胸剧痛、厥脱和心阳暴脱危象。

2. 饮食调护

饮食清淡可口，易于消化，营养丰富，多食蔬菜、水果，忌食辛辣、肥甘厚味、浓茶、咖啡、烟酒等刺激性食品，忌食蛋黄、鱼籽、动物内脏等高胆固醇食品。饮食应定时定量，防过饱过饥，夜间忌过饱。进食速度不宜过快，根据病情选择禁食、流质、半流质或软食。

3. 生活调护

居处环境安静，经常通风换气，保持空气新鲜，温度湿度适宜。避免室内外噪声的刺激。患者起居规律，适当活动，重者应卧床休息，注意皮肤清洁、防止压疮。防寒保暖，及时增减衣被，慎防外邪侵袭。尽量减少探视，保证充足的睡眠。护理人员操作应相对集中，动作轻巧，防止过多干扰患者。

4. 心理调护

护理人员应保持良好工作情绪，帮助患者克服和消除紧张、忧郁、恐惧情绪，做各种治疗和检查前向患者做好解释工作，打消思想顾虑，取得患者配合。

5. 对症调护

（1）根据患者活动受限的原因、程度，与患者和家属共同制订个体化运动处方，严密监测活动时的心率、心律、血压等的变化，若活动后出现胸闷、心悸、呼吸困难、心律失常等症状时，应停止活动，并以此作为限制最大活动量的指征。对无器质性心脏病患者，鼓励其正常的生活和工作，建立健康的生活方式，避免过度劳累。

（2）心悸发作如仅脉搏加快，可遵医嘱用压迫眼球法或压迫颈动脉窦法止悸；伴喘促时应做好心电监护，准备急救物品；心痛发作时可遵医嘱服用活血化瘀药，如心痛丸、三七粉等，也可舌下含服硝酸甘油片，对于心痛发作频繁或含服硝酸甘油效果差的患者，遵医嘱静滴硝酸甘油或硝普钠，尽量用输液泵调节速度，监测血压及心率的变化，注意滴速的调节，并嘱患者及家属切不可擅自调节滴速，以免造成低血压。若痛剧、心慌、气短、唇紫、手足冷，可能为真心痛之征，立即进行抢救。

（3）患者出现肢体麻木，口眼歪斜，指物不定等现象或若发现喘促，口唇青紫，汗出肢冷，脉微欲绝等症状，应立即让患者绝对卧床休息，并报告医生，做好抢救准备。当患者有胸闷、心悸、头晕、头痛、眼花、耳鸣等不适时应采取高枕卧位、半卧位或其他体位，尽量避免左侧卧位，变换体位时动作宜缓。保证患者充分休息和睡眠。伴有呼吸困难、发绀等缺氧表现时，给予氧气吸入。上厕所或外出时有人陪伴，若头晕、头痛严重，应协助在床上大小便。伴恶心、呕吐的患者，应将痰盂放在患者伸手可及处，呼叫器也应放在患者手边，防止取物时摔倒。

（4）神昏、抽搐者立即针刺人中、合谷等穴，取平卧位，头偏向一侧，去除假牙，及时清除口鼻分泌物和吸痰，防止舌根后坠、窒息、误吸，上下牙齿之间放口咽通气管，保持呼吸道通畅，防止舌头咬伤。给予吸氧，勿强压肢体，以免损伤筋骨，保持良好的肢体位置，床边两侧加安全护栏，防止意外发生。四肢不温时应注意保暖。头痛及高热者应注意保护大脑，如头置冰袋，降低大脑基础代谢及氧耗；建立静脉通路，使用脱水降颅压药物时注意监测尿量与水、电解质的变化。若发现患者头痛剧烈、躁动不安、喷射性呕吐、血压升高、呼吸不规则、脉搏减慢、一侧瞳孔散大等，应立即报告医生，做好抢救准备，并积极配合抢救。

（5）保持大便通畅，避免便时久蹲努责，病重者应在床上使用便盆。大便秘结时可服蜂蜜水或遵医嘱给予缓泻剂，外用甘油栓、开塞露，或口服麻仁润肠丸，或肥皂水灌肠等方法协助排便。每日晨起睡前顺时针按摩脐及下腹部10～15分钟。

（6）病情危重者应卧气垫床，保持床单整洁干燥，减少皮肤的机械性刺激，定时给予翻身、拍背，按摩骨突受压处，每天全身温水擦拭2次，促进肢体血液循环，预防压疮；做好二便的护理，保持外阴部皮肤清洁，预防尿路感染；做好口腔护理工作。谵妄躁动者加床栏，必要时给予适当的约束，防止坠床和自伤。半身不遂者要重视患侧刺激，患肢保持良好的功能位置。指导和协助肢体被动运动，预防关节僵硬和肢体挛缩畸形。昏迷患者眼睑闭合不全时，要保护眼睛，每天用生理盐水洗眼，并点滴抗生素眼药水，用凡士林纱布覆盖双眼，以免导致角膜干燥或溃疡。

6. 健康教育

指导患者掌握避免诱发心脑疾病的因素及发作时应采取的方法；摄入低热量、低脂、低胆固醇、低盐、高纤维素饮食，戒烟酒，肥胖者控制体重；保持大便通畅；调整日常生活与工作量，适当参加体力劳动和身体锻炼，对留有中风后遗症行走不便的患者，要有家属陪同。指导患者按医嘱服药，自我监测药物不良反应，定期进行心电图、血糖、血脂检查，积极治疗高血压、糖尿病、高脂血症。

二、病证举要

(一)心悸

心悸是因外感或内伤，致气血阴阳亏虚，心失所养；或痰饮瘀血阻滞，心脉不畅，引起以心中急剧跳动，惊慌不安，甚则不能自主为主要临床表现的一种病证。

【病因病机】

心悸的发生常与平素体质虚弱、情志所伤、劳倦、汗出受邪等有关。病位主要在心，由于心神失养，心神动摇而致悸动不安。但其发病又与脾、肾、肺、肝四脏功能失调相关。心悸的病性主要有虚、实两方面。虚者为气血阴阳亏损，心神失养而致；实者多由痰火扰心，水饮凌心及瘀血阻脉而引起。虚实之间又可以相互夹杂或转化。总之，心悸为本虚标实，其本为气血不足，阴阳亏损，其标是气滞、血瘀、痰浊、水饮，临床多表现为虚实夹杂之证。

根据本病的临床表现，西医学的各种原因引起的心律失常，如心动过速、心动过缓、期前收缩、心房颤动或扑动、房室传导阻滞、病态窦房结综合征、预激综合征及心功能不全、神经官能症等，凡以心悸为主要临床表现时，均可参考本节辨证论治。

【辨证施护】

1. 心虚胆怯

(1)证候表现：心悸不宁，善惊易恐，坐卧不安，少寐多梦而易惊醒，食少纳呆，恶闻声响，苔薄白，脉细略数或细弦。

(2)护治法则：镇惊定志，养心安神(代表方：安神定志丸加减)。

(3)施护要点：

1)药物调护：汤药宜睡前或发作时服用。根据病情严格遵医嘱使用各种抗心律失常药，静脉注射药物时速度应缓慢，一般 5～15 分钟内注完，静滴药物时尽量用输液泵调节速度，观察患者意识与生命体征，必要时监测心电图，注意用药前、用药过程中及用药后的心率、心律、PR 间期、QT 间期等的变化，判断疗效及有无不良反应。

2）饮食调护：饮食宜清淡平和，多食黄花菜、百合、小麦、莲子等，忌辛辣、油腻、咖啡、烟、酒、茶等。可用莲子粥（莲子 15 克，粳米适量，煮粥服食）。

3）心理调护：解除患者思想顾虑，避免情志刺激，心情开朗，心悸发作时要稳定情绪，防止惊吓。

4）对症调护：阵发性心悸，脉象无明显变化者，可以采用憋气法或引吐法。

5）中医护理技术：针刺厥阴俞、膻中、内关、郄门、神门、心俞、胆俞、大陵等穴，用平补平泻法。

2. 心脾两虚

（1）证候表现：心悸气短，头晕目眩，少寐多梦，健忘，面色无华，神疲乏力，纳呆食少，腹胀便溏，舌淡红，脉细弱。

（2）护治法则：补血养心，益气安神（代表方：归脾汤加减）。

（3）施护要点：

1）药物调护：中药汤剂适宜睡前温服。

2）饮食调护：宜进健脾益气生血之品如猪心、红枣、桂圆、山药、莲子，或含铁丰富的食物，如猪血、动物肝脏、蔬菜等，亦可配合药膳如桂圆红枣粥、红枣黑木耳汤、酸枣仁粥（酸枣仁 30 克，粳米适量，煮粥服食）。

3）生活调护：室内宜阳光充足，空气新鲜，环境安静。根据病情适当安排活动，不宜过劳。病情严重者（严重贫血）卧床休息不宜沐浴，可行床上擦浴。

4）中医护理技术：针刺厥阴俞、膻中、内关、郄门、神门、心俞、脾俞等穴，用平补平泻法。

3. 阴虚火旺

（1）证候表现：心悸易惊，心烦失眠，五心烦热，口干，盗汗，思虑劳心则症状加重，伴有耳鸣，腰酸，头晕目眩，舌红少津，苔薄黄或少苔，脉细数。

（2）护治法则：滋阴清火，养心安神（代表方：黄连阿胶汤加减）。

（3）施护要点：

1）药物调护：中药汤剂宜温服。

2）饮食调护：宜清淡、凉润，多食莲子、银耳、甲鱼、红枣、桑椹等，可用莲子百合麦冬粥（莲子、百合各 30 克，麦冬 15 克，加水煎服）。

3）心理调护：避免情志刺激，及时做好宽慰、疏导工作，使患者心情开朗，戒除急躁情绪。

4）生活调护：室内气温不宜过热，注意空气流通，睡眠时光线要暗。

5) 中医护理技术：针刺神门、内关、膻中、劳宫、肾俞、太溪等穴，用补法。

4. 心阳不振

（1）证候表现：心悸不安，胸闷气短，动则尤甚，面色苍白，形寒肢冷，舌淡苔白，脉虚弱，或沉细无力。

（2）护治法则：温补心阳，安神定悸（代表方：桂枝甘草龙骨牡蛎汤加减）。

（3）施护要点：

1）药物调护：中药汤剂宜温热服。

2）饮食调护：适宜选温热食物，多食核桃、姜、大豆、韭菜、鸡肉、羊肉等，忌生冷食品。亦可配合食疗，如八宝莲子粥，桂圆柏子仁粥。浮肿者：限制饮水量、低盐或无盐饮食，可用桂枝桂圆粥（桂枝 6 克，桂圆 15 克，水煎服）。

3）生活调护：病室宜阳光充足，保证空气新鲜，若患者畏寒明显，应注意保暖，加放热水袋，但不可加盖太厚，以免压迫心脏。需要休息好，不得劳累。

4）对症调护：若见面色苍白、大汗淋漓、肢冷唇紫等，应及时吸氧，可加服红参粉 1.5 克，或肌注参附注射液 2 mL。

5）中医护理技术：针刺神门、内关、足三里、三阴交、心俞、阴陵泉等穴，用平补平泻法，艾灸心俞穴。

5. 水饮凌心

（1）证候表现：心悸，胸闷痞满，渴不欲饮，下肢浮肿，形寒肢冷，伴有眩晕，恶心呕吐，流涎，小便短少，舌淡苔滑或沉细而滑。

（2）护治法则：振奋心阳，化气利水（代表方：苓桂术甘汤加减）。

（3）施护要点：

1）药物调护：汤药浓煎少量多次热服。遵医嘱正确使用强心利尿药，β 受体阻滞药等，注意药物不良反应的观察和预防。

2）饮食调护：适宜温热、渗利食物，给予低盐饮食或无盐饮食，限制饮水，忌油腻、生冷食品。可选鲤鱼赤小豆汤（鲤鱼 1 条，赤小豆 250 克，煮熟食用）。

3）生活调护：病室温度适宜，防止感冒。宜采取半坐卧位休息，患者应衣着宽松，盖被轻软，以减轻憋闷感。久病卧床患者做好皮肤护理，防止压疮发生。必要时记录 24 小时出入量，测体重等。

4）中医护理技术：针刺厥阴俞、神门、内关、膻中、三焦俞、水分、阴陵泉等穴，用补法，可加灸。

6. 痰火扰心

（1）证候表现：心悸时发时止，受惊易作，胸闷烦躁，失眠多梦，口干苦，大便秘结，小便短赤，舌红苔黄腻，脉弦滑。

（2）护治法则：清热化痰，宁心安神（代表方：黄连温胆汤加减）。

（3）施护要点：

1）药物调护：汤药宜饭后凉服。

2）饮食调护：适宜用清淡、疏利食物，多食萝卜、丝瓜、冬瓜、芹菜等，忌辛辣、肥甘。可用莲子心泡水代茶饮。

3）心理调护：疏导患者，避免情志刺激，保持心情开朗，积极配合治疗。

4）中医护理技术：针刺心俞、丰隆、阳陵泉、间使、历兑等穴，用泻法。

7. 心血瘀阻

（1）证候表现：心悸，胸闷不适，心痛时作，痛如针刺，唇甲青紫，舌质紫暗或有瘀斑，脉涩或结或代。

（2）护治法则：活血化瘀，理气通络（代表方：桃仁红花煎加减）。

（3）施护要点：

1）药物调护：汤药宜热服。出现胸闷心痛者，给予速效救心丸或复方丹参滴丸。

2）饮食调护：饮食宜清淡少油化瘀之品，如瘦肉鱼类等，应控制食量，勿过饱。

3）生活调护：室温适宜偏低，但是不宜吹风，少活动，多休息。心悸怔忡胸痛者，应绝对卧床休息，环境安静，谢绝探视，气滞加重血瘀，避免情志刺激，调护情绪，畅血行气。

4）对症调护：若为室上性心动过速，可刺激迷走神经；若为室性心动过速，应严密监测血压、心跳、呼吸，必要时加用心电监护，准备急救药品。

5）中医护理技术：针刺厥阴俞、神门、内关、膻中、心俞、膈俞等穴，用平补平泻法。

（二）胸痹

胸痹心痛是由于正气亏虚，饮食、情志、寒邪等所引起的以痰浊、瘀血、气滞、寒凝痹阻心脉，以膻中或左胸部发作性憋闷、疼痛为主要临表床现的一种病证。

【病因病机】

胸痹心痛的病机关键在于外感或内伤引起心脉痹阻，其病位在心，但与肝、脾、肾三脏功能的失调有密切的关系。其病性有虚实两方面，常常为本虚标实，虚实夹杂，虚者多见气虚、阳虚、阴虚、血虚，尤以气虚、阳虚多见；实者不外气滞、寒凝、痰浊、血瘀，并可交互为患，其中又以血瘀、痰浊多见。但虚实两方面均以心脉痹阻不畅，不通则痛为病机关键。

胸痹心痛病相当于西医的缺血性心脏病心绞痛，胸痹心痛重症即真心痛相当于现代医学的缺血性心脏病心肌梗死。现代医学其他疾病表现为膻中及左胸部发作性憋闷疼痛为主症时也可参照本节辨证论治。

【辨证施护】

1. 瘀血痹阻

（1）证候表现：心胸疼痛剧烈，如刺如绞，痛有定处，甚则心痛彻背，背痛彻心，或痛引肩背，伴有胸闷，日久不愈，可因暴怒而加重，舌质暗红，或紫暗，有瘀斑，苔薄，脉涩或结、代、促。

（2）护治法则：活血化瘀，通脉止痛（代表方：血府逐瘀汤加减）。

（3）施护要点：

1）药物调护：中药汤剂宜温热服。当患者胸痛剧烈时，应立即给予速效止痛药物，遵医嘱给予吗啡或哌替啶止痛，地西泮镇静，观察有无呼吸抑制等不良反应。严密观测胸痛程度，使用硝酸酯类药物时应随时监测血压的变化，维持收缩压在 100 mmHg 以上。使用溶栓药物时应详细询问病史，做好用药前准备工作，并观察药物疗效和不良反应，做好动态心电监护。中药可服用心痛丸，冠心苏合丸或宽心丸。

2）饮食调护：宜摄入低热量、低脂、低胆固醇、低盐、高纤维素饮食，少食多餐，不应过饱，多食用禽类、鱼类、核桃、花生、葵花子、木耳、山楂、水果、蔬菜等食品。

3）生活调护：发作期停止活动，卧床休息，缓解期适当活动，避免剧烈运动。消除焦虑心理，积极配合治疗。

4）心理调护：疼痛发作时应有专人陪伴，允许患者表达内心的感觉，给予心理支持，简明扼要地解释疾病过程和治疗配合，阐明不良情绪会增加心肌耗氧量而不利于病情的控制，鼓励患者战胜疾病的信心。医护人员工作应紧张有序，避免慌张和忙乱而带给患者不信任感和不安全感，更不要在患者面前讨论其病情。

5）中医护理技术：针刺膻中、内关、阴郄、血海、太冲等穴，用泻法。针刺手法宜略重。

2. 痰浊闭阻

（1）证候表现：胸闷重而心痛轻，形体肥胖，痰多气短，遇阴雨天而易发作或加重，伴有倦怠乏力，纳呆便溏，口黏，恶心，咳吐痰涎，苔白腻或白滑，脉滑。

（2）护治法则：通阳泄浊，豁痰开结（代表方：瓜蒌薤白半夏汤加减）。

（3）施护要点：

1）药物调护：中药汤剂宜热服。胸痛发作时可用宽胸气雾剂，或速效救心丹。

2）饮食调护：适宜少食多餐，常食柑橘、萝卜、山楂、竹笋、洋葱等，忌油腻、肥甘、厚味、过饥过饱。便秘者多食蔬菜水果，必要时予麻仁丸通便。

3）生活调护：居住环境不宜潮湿，空气湿度较大时应开窗通风或开空调除湿。

4）中医护理技术：针刺膻中、内关、阴郄、中脘、丰隆等穴，用泻法。

3. 寒凝心脉

（1）证候表现：卒然心痛如绞，或心痛彻背，背痛彻心，或感寒痛甚，心悸气短，形寒肢冷，冷汗自出，苔薄白，脉沉紧或促。多因气候骤冷或感寒而发病或加重。

（2）护治法则：温经散寒，活血通痹（代表方：当归四逆汤加减）。

（3）施护要点：

1）药物调护：中药汤剂宜热服。胸痛发作时用宽胸气雾剂喷雾吸入，或口服速效救心丸，或予沉香、肉桂粉调服。

2）饮食调护：可饮少量米酒，食用薤白粥。适宜温热食物，常食生姜、大葱、核桃、山药等，忌生冷瓜果。

3）生活调护：居室应向阳，注意保暖，切忌受凉，气候变冷时应及时加衣被。

4）中医护理技术：针刺心俞、厥阴俞、阴郄、膻中、内关、通里等穴，用泻法，加灸。

4. 心气不足

（1）证候表现：心胸阵阵隐痛，胸闷气短，动则益甚，心中动悸，倦怠乏力，神疲懒言，面色㿠白，或易出汗，舌质淡红，舌体胖且边有齿痕，苔薄白，脉细缓或结代。

（2）护治法则：补养心气，鼓动心脉（代表方：保元汤加减）。

（3）施护要点：

1）药物调护：中药汤剂宜热服。心痛发作时可喷吸宽胸气雾剂或口服冠心苏合丸。

2）饮食调护：饮食宜温热、清淡、易消化、富营养，进食益气养阴之品，如红枣、桂圆、瘦肉、牛奶、蛋类、鱼类、动物血、山药、海参、黄芪等，忌生冷、油腻。可常食花生山药粥，莲子红枣粥。

3）生活调护：静心养病，切勿过劳。顺应四时，及时增加衣被。

4）中医护理技术：针刺心俞、脾俞、神门、足三里、三阴交等穴，用补法，加灸。

5. 心阴亏损

（1）证候表现：心胸疼痛时作，或灼痛，或隐痛，心悸怔忡，五心烦热，口燥咽干，潮热盗汗，舌红少津，苔薄或剥，脉细数或结代。

（2）护治法则：滋阴清热，养心安神（代表方：天王补心丹加减）。

（3）施护要点：

1）药物调护：中药汤剂宜热服。

2）饮食调护：饮食宜清淡、滋润之品。如鸭、鹅、甲鱼、豆腐、莲子、冰糖、木耳、香菇、芹菜等，忌用温热之品。

3）生活调护：室温宜略低，注意保持病室安静，以利于患者休息。睡前可用热水泡脚。

4）中医护理技术：针刺心俞、肾俞、厥阴俞、内关、太溪等穴，用补法。

6. 心阳不振

（1）证候表现：胸闷或心痛较著，气短，心悸怔忡，自汗，动则更甚，神倦怯寒，面色㿠白，四肢欠温或肿胀，舌质淡胖，苔白腻，脉沉细迟。

（2）护治法则：补益阳气，温振心阳（代表方：参附汤合桂枝甘草汤加减）。

（3）施护要点：

1）药物调护：中药汤剂宜热服。

2）饮食调护：给予热量较高，营养丰富的食物，如羊肉、荔枝、桂圆、狗肉、核桃等，忌食生冷。

3）生活调护：室温宜略高，阳光充足，注意防寒保暖。本型病情严重，应严密观察胸痛时的血压、脉搏、呼吸、体温的变化。

4）中医护理技术：针刺膻中、内关、阴郄、心俞、肾俞等穴，用泻法，可配用灸法。

（四）中风

中风病是由于正气亏虚，饮食、情志、劳倦内伤等引起气血逆乱，产生风、火、痰、瘀，导致脑脉痹阻或血溢脑脉之外为基本病机，以突然昏仆、半身不遂、口舌歪斜、言语謇涩或不语、偏身麻木为主要临床表现的病证。

【病因病机】

根据脑髓神机受损程度的不同，有中经络、中脏腑之分。综观本病，由于患者脏腑功能失调，气血素虚或痰浊、瘀血内生，加之劳倦内伤、忧思恼怒、饮酒饱食、用力过度、气候骤变等诱因，而致瘀血阻滞、痰热内蕴，或阳化风动、血随气逆，导致脑脉痹阻或血溢脉外，引起昏仆不遂，发为中风。其病位在脑，与心、肾、肝、脾密切相关。基本病机为气血逆乱，上犯于脑，脑之神明失用。

中风病是一个独立的疾病，其临床表现与现代医学所称的脑血管病相似。脑血管病主要包括缺血性和出血性两大类型。不论是出血性还是缺血性脑血管病均可参考本节辨证论治。

【辨证施护】

1. 中经络

（1）风痰瘀血，痹阻脉络

1）证候表现：半身不遂，口舌歪斜，舌强言謇或不语，偏身麻木，头晕目眩，舌质暗淡，舌苔薄白或白腻，脉弦滑。

2）护治法则：活血化瘀，化痰通络（代表方：桃红四物汤合涤痰汤加减）。

3）施护要点：

①药物调护：汤药宜饭后温服。

②饮食调护：宜清淡、低糖低盐，多食香菇、梨、桃、山楂、木耳、冬瓜等，忌食羊肉、鸡肉、肥甘厚腻、辛辣食物。进食宜慢，防止呛咳。

③生活调护：环境安静，光线、温湿度适宜。眩晕重者应卧床休息，变换体位时动作宜缓。若患者病情稳定，应尽早进行各关节被动活动训练，被动运动必须活动到每个关节，作各个轴向的全范围运动，每日1~2遍，每遍每个关节活动3~5次，以促进患肢的血液循环，防止关节挛缩。保持患肢于功能位置。

④中医护理技术：针刺内关、水沟、三阴交、极泉、丰隆、合谷、委中、肩髃、阳陵泉等穴，口角㖞斜加颊车、地仓，头晕加风池、天柱，用泻法，水沟用雀啄灸法，三阴交用补法。

（2）肝阳暴亢，风火上扰

1）证候表现：半身不遂，偏身麻木，舌强言謇或失语，或口舌歪斜，眩晕头痛，面红目赤，口苦咽干，心烦易怒，尿赤便干，舌质红或红绛，脉弦有力。

2）护治法则：平肝熄风，清热活血，补益肝肾（代表方：天麻钩藤饮加减）。

3）施护要点：

①药物调护：中药汤剂宜偏凉服用，便秘便干者，可用大黄粉通腑泻热，血压高者可用牛黄降压丸，病情稳定后可常服杞菊地黄丸。

②饮食调护：宜清淡、甘寒，多食芹菜、黄瓜、银耳、梨、米、面、玉米、鱼类、豆类、苦瓜等，忌羊肉、狗肉、韭菜等。如有饮水呛咳，吞咽困难时可鼻饲。

③生活调护：病室宜安静、光线宜稍暗，空气新鲜凉爽。严格限制探视，避免情志所伤，保持心绪平和、轻松、稳定。烦躁不安，入睡困难者，遵医嘱服用镇静安眠药。眩晕症状严重者，嘱患者闭眼静卧，减少下床及活动次数，以

免摔倒而使病情向中脏腑发展。

④中医护理技术：针刺内关、水沟、三阴交、极泉、尺泽、委中、太冲、太溪、肩髃、阳陵泉等穴，口角㖞斜加颊车、地仓，头晕加风池、天柱，便秘加水道、丰隆、归来，用泻法，水沟用雀啄灸法，三阴交用补法。

（3）痰热腑实，风痰上扰

1）证候表现：半身不遂，口舌歪斜，言语謇涩或不语，偏身麻木，腹胀便干便秘，头晕目眩，咳痰或痰多，舌质暗红或暗淡，苔黄或黄腻，脉弦滑或偏瘫侧脉弦滑而大。

2）护治法则：通腑化痰（代表方：大承气汤加减）。

3）施护要点：

①药物调护：中药汤剂宜空腹凉服。服药后3~5小时泻下2~3次稀便即可，说明腑气已通，不需再服，若服完上药后，未见大便，可报告医生，继续服药，应得泻即止。

②饮食调护：适宜寒润、通利食品，可食萝卜、芹菜、冬瓜、绿豆、丝瓜、梨等。

③生活调护：室温宜偏低，湿度稍高，空气流通凉爽。

④中医护理技术：针刺内关、水沟、三阴交、极泉、曲池、丰隆、肩髃、手三里、太冲、阳陵泉等穴，口角㖞斜加颊车、地仓，头晕加风池、天柱，便秘加水道、支沟、归来，用泻法，水沟用雀啄灸法，三阴交用补法。

（4）气虚血瘀，阻滞经络

1）证候表现：半身不遂，口舌歪斜，口角流涎，言语謇涩或不语，偏身麻木，面色㿠白，气短乏力，心悸，自汗，便溏，手足肿胀，舌质暗淡，舌苔薄白或白腻，脉沉细、细缓或细弦。

2）护治法则：益气活血，扶正祛邪（代表方：补阳还五汤加减）。

3）施护要点：

①药物调护：中药汤剂宜温热服，中药当浓煎，可少量多次服用。

②饮食调护：饮食宜食温补之品，如鸡肉、牛肉、鲫鱼、蛋等，多食益气健脾通络之品，如白菜、茄子、冬瓜、丝瓜、木耳、赤小豆等。亦可用黄芪、山药、莲子等煮粥服食。

③生活调护：病室宜向阳温暖，避免对流风，汗多者随时协助擦汗，更换衣被。

④对症调护：气虚血瘀，手足肿胀或肤色紫暗，可行中药熏洗疗法后，再自动或被动地做屈伸运动以温通经络，活血消肿。患肢水肿还可采取缠指法通过向心性的挤压促进血液循环；也可采用复元通络液（红花、川乌、当归、川

芎、桑枝)或温水浸泡以消肿化瘀,然后自动或被动地做屈伸运动,以疏通经络,消除肿胀。

⑤中医护理技术:针刺内关、水沟、三阴交、极泉、气海、血海、委中、足三里、肩髃、手三里、太冲、阳陵泉等穴,口角㖞斜加颊车、地仓,用泻法,水沟用雀啄灸法,三阴交用补法。

2. 中脏腑

(1)痰热内闭清窍(阳闭)

1)证候表现:起病骤急,神昏或昏愦,半身不遂,鼻鼾痰鸣,肢体强痉拘急,项背身热,躁扰不宁,甚则手足厥冷,频繁抽搐,偶见呕血,舌质红绛;舌苔黄腻,脉弦滑数。

2)护治法则:清热化痰,醒神开窍(代表方:羚角钩藤汤配合灌服或鼻饲安宫牛黄丸或至宝丹)。

3)施护要点:

①药物调护:中药汤剂宜凉鼻饲。痰多可选用至宝丹鼻饲,四肢抽搐可选用紫雪丹鼻饲或点舌,每日1~2次。遵医嘱使用脱水降颅压,调控血压,止血或溶栓抗凝,制酸护胃等药物,并密切观察疗效及不良反应。

②饮食调护:暂禁食,发病第2~3天遵医嘱胃管鼻饲,以高蛋白、高维生素的清淡饮食为宜,予白菜汤、绿豆汤、萝卜汤、芹菜汤、小米粥、面汤、西瓜汁、油菜汤、鲜木瓜汤鼻饲。

③生活调护:保持病室安静,严格限制探视,避免噪声、强光等不良刺激,做好病室的消毒工作,患者取侧卧位,并抬高床头15°~30°,以减轻脑水肿。

④对症调护:神昏高热时除用宣通擦剂(由麻黄、细辛、苏叶、川乌制成)擦浴外,还可用物理降温,人工冬眠疗法,亚低温治疗。口噤不开者,可先用乌梅肉揉牙龈至唾液渗出,或用冰片擦牙,待牙关松开后加以牙垫,需注意避免咬伤舌头。喉间痰鸣漉漉者,可尽早吸痰,或鼻饲竹沥水,猴枣散以豁痰镇惊开窍。若患者肢体强痉拘挛,躁动不安,应将指甲剪短,双手握固软物,并加床栏,以免自伤或跌伤。强痉的肢体可轻轻按摩,或用加味止痉散以止痉通络,疏松缓解肌肉筋脉的拘急。保持功能位置,切忌强劲拉伸,以防损伤肌肉或骨折。

⑤中医护理技术:针刺内关、水沟、人中、百会、太冲、劳宫等穴,用泻法,水沟用雀啄灸。十宣穴用三棱锥点刺出血。

(2)痰湿蒙蔽心神(阴闭)

1)证候表现:素体阳虚,突发神昏,半身不遂,肢体松懈,瘫软不温,甚则四肢逆冷,面白唇暗,痰涎壅盛,舌质暗淡,舌苔白腻,脉沉滑或沉缓。

2）护治法则：温阳化痰，醒神开窍（代表方：涤痰汤配合灌服或鼻饲苏合香丸）

3）施护要点：

①药物调护：中药汤剂宜温热鼻饲。痰多可选用至宝丹或苏合香丸服用，每日 1～2 次。

②饮食调护：饮食宜偏温性，如萝卜、小油菜、菠菜、南瓜、糯米粥等，忌食生冷以防助湿生痰。

③对症调护：定时清洁口腔，及时进行皮肤护理，注意防止关节脱位或足下垂。

④中医护理技术：针刺人中、少商、中冲、丰隆、涌泉等穴，用泻法。

（3）元气败脱，神明散乱（脱证）

1）证候表现：突然神昏或昏愦，肢体瘫软，手撒肢冷汗多，重则周身湿冷，二便失禁，舌痿，舌质紫暗，苔白腻，脉沉缓或沉微。

2）护治法则：益气回阳固脱（代表方：参附汤加减）。

3）施护要点：

①药物调护：中药人参、附子煎汤温热鼻饲并遵医嘱给予参附注射液，生脉注射液静脉滴注，以回阳固脱。

②对症调护：四肢厥冷者，注意保暖，增加衣被，或给予热水袋；二便失禁者宜勤换衣被，及时清洗，防止压疮。菖蒲液浸湿纱布覆盖口部，既有开窍宁心安神之功，又能湿润空气和清洁口腔。

③中医护理技术：针刺内关、水沟、关元、气海、神阙等穴，内关用泻法，水沟用雀啄灸法，关元、气海用大艾炷灸法，神阙用隔盐灸法，直至四肢转温为止。

3. 后遗症

（1）半身不遂

1）证候表现：偏身瘫软不用，伴肢体麻木，甚则感觉完全丧失，口舌歪斜，少气懒言，纳差，自汗，面色萎黄，或偏侧肢体强痉而屈伸不利，或见患侧肢体瘫软无力，舌歪质淡紫，或有紫斑，苔薄白，脉细涩或细弱。

2）护治法则：益气活血，化瘀通络（代表方：补阳还五汤）。

3）施护要点：

①药物调护：中药汤剂宜温热服，本方需久服才能有效，中药当浓煎，可少量多次服用。可常服华佗再造丸、大活络丹以活血化瘀，化痰通络，行气止痛。

②饮食调护：饮食宜清淡，营养丰富，容易消化的食物。可常食黄芪粥（气

虚血瘀者）。

③生活调护：休息与锻炼时间要有规律，不宜过于劳倦，保持精神愉快，起居要慎风寒，以防加重病情。对长期卧床生活不能自理的患者，应做好基础护理。注意保持患侧的功能位置，防止患侧肢体受压、畸形、垂足等情况发生。对已偏废的上肢应用三角巾吊起，防止脱臼。

④对症调护：对感知紊乱的患者可进行肢体的拍打、按摩、理疗、被动运动和各种冷热电的刺激。避免高温或过冷刺激，慎用热水袋或冰袋，防止烫伤冻伤。还可使用要钉盘，通过各种材料对患肢末梢的感觉刺激，提高中枢神经的感知能力。对运动障碍的患者要防止跌倒，确保安全。根据肢体功能损伤的程度采取不同的方法来加强肢体功能锻炼，总的原则是循序渐进，逐渐加强活动量。无自主活动能力的卧床患者可由专业人员用摩法、滚法、拍法、拿捏法、摇法、拔伸法等，对上下肢、手足、肩背、臀腿部位施术，每日 1～2 次，每次 40 分钟，并及早指导患者进行床上的主动性活动训练，包括翻身、Bobath 握手、床上移动、床边坐起、桥式运动等。对有自主能力的患者可进行转移动作训练、坐位训练、站立训练、步行和实用步行训练、平衡共济训练、日常生活活动训练等。

⑤中医护理技术：针刺内关、水沟、三阴交、极泉、尺泽、肩髃、手三里、阳溪、合谷、曲池、足三里、丰隆、太冲、阳陵泉等穴，口角㖞斜加颊车、地仓，用泻法，水沟用雀啄灸法，三阴交用补法。

（2）言语不利

1）证候表现：言语塞涩或失语，舌强，口舌歪斜，口角流涎，偏身麻木，半身不遂，舌质暗，苔腻，脉滑。

2）护治法则：祛风化痰，宣窍通络（代表方：解语丹）。

3）施护要点：

①对症调护：语言功能锻炼：语言训练越早越好，鼓励患者采取任何方式向医护人员或家属表达自己的需要，可借助卡片、笔、本、图片、表情或手势等提供简单而有效的双向沟通方式。护士可以在专业语言治疗师指导下，应由少到多，由易到难，由简单到复杂，协助患者进行肌群运动训练，发音训练，复述训练，命名训练，刺激法训练。在此过程中，尽量减少纠正，更不应责难，以增强患者的信心。

②中医护理技术：针刺内关、通里、廉泉、三阴交、哑门、风府、金津玉液、语门、承浆、大椎等穴位，用泻法。金津玉液用三棱针点刺出血。

第五节　脾胃系病证

脾胃系病症是指在外邪、内伤、饮食及情志等因素影响下导致的一系列脾胃功能失调，气机失常的病症。临床常见有胃痛、腹痛、呕吐、泄泻、呃逆等病症。

一、护理概要

（一）护理评估

1.四诊所得

胃脘痛、腹痛、不欲食而纳少、便溏、恶心呕吐，嗳气、呃逆、困重，甚至浮肿、内脏下垂、慢性出血。

2.病因分析

脾主运化，主升清，主统血，主肌肉、四肢，胃与脾同属中焦，主受纳、腐熟水谷，主通降，与脾相表里，共为"后天之本"。脾胃之病，在脾主要为运化、升清功能失职，在胃主要为受纳、腐熟功能障碍及胃失和降，胃气上逆。由于外邪侵袭、饮食积滞、情志失调以及素体脾胃虚弱，导致胃气郁滞，胃失和降，不通则痛，引起胃痛、腹痛；若外感六淫，内伤饮食，情志不调，禀赋不足，使胃失和降，胃气上逆，则发生呕吐，呃逆；若外邪、饮食、情志所伤，或禀赋不足，久病脏腑虚弱，导致脾虚湿盛脾胃运化功能失调，肠道分清泌浊、传导功能失司，则引起泄泻、便秘。

（二）预期目标

（1）能应用缓解疼痛的方法和技巧，胃痛减轻或消失。

（2）呕吐减轻或停止，逐步恢复进食。

（3）身心不适消失或减轻，感觉舒适，病情痊愈或稳定，复发少。

（4）腹泻及其引起的不适减轻或消失。

（5）患者生命体征在正常范围内，无水、电解质紊乱和酸碱失衡。

（6）能保证机体所需热量、水分、电解质的摄入。

（三）护理措施

1.病情观察

（1）观察胃痛的性质、部位、程度、持续时间、诱因及伴随症状以鉴别虚实寒热。如果疼痛突然加重、性质改变，且经一般对症处理疼痛不能减轻，需警惕某些并发症的出现。

（2）观察呕吐物或大便的颜色、性质、气味、量、次数、时间以及伴随症状等，呕吐或腹泻的缓急轻重情况等。

（3）观察饮食、腹胀、二便、舌象和脉象的情况，对出血者注意出血性质、量、色的观察及神色、脉象等变化，并注意出血先兆。

（4）观察患者生命体征、神志、尿量、皮肤弹性等。有无口渴、口唇干燥、皮肤弹性下降、尿量减少、神志淡漠等脱水表现及肌肉无力、肠鸣音减弱、心律失常等低钾表现；监测血生化指标的变化。

2. 饮食调护

脾胃病的发生多因脾胃虚弱或饮食不当、情志不畅所致。加强饮食调养，可以促使脾胃功能恢复。"损其脾者，调其饮食，适其寒温。"饮食护理意义尤为重要。饮食要有节制，定时定量，少食多餐，以软、烂、热、清淡、易消化、富有营养为原则。不欲食不可以强食，以粥羹之类饮食为宜，忌食辛辣、肥腻、甘醇、厚味食品。细嚼慢咽，逐步增加，不可操之过急。根据不同病证，注意饮食忌宜。急性期应根据病情和医嘱，给予禁食、流质、半流质或软食。劝导患者戒烟、戒酒。

3. 生活调护

居处环境安静，经常通风换气，保持空气新鲜，温度湿度适宜。禁止室内吸烟，避免异味刺激。患者起居规律，适当休息。可适当放置花草盆景，使室内增加生气，和谐气氛。

4. 心理调护

情志因素为脾胃系病证诱发和加重的重要原因，故要做好情志护理。对患者要"告之以其败，语之以其善，导之以其所便，开之以其所苦"。病程较长，反复发作者，易悲观、急躁，应耐心解释病情，帮助患者消除紧张、恐惧等不良情志，使其保持乐观情绪，教会患者使用放松技术如深呼吸、交谈、听音乐、阅读，锻炼方法如散步、登山等，怡悦开怀，力戒嗔怒，使气血流畅，增强脾胃功能。

5. 对症调护

（1）胃痛、腹痛患者可在疼痛部位采取相应止痛措施，需分清寒热虚实。如胃寒者可以予以热水袋局部温熨、针灸、拔罐等，以温中散寒止痛，胃热者则禁用。亦可辅助穴位按压或针刺，食滞者可用吐下治法。胃脘疼痛不适时，在诊断未明时，不可随意使用镇痛药物，以免掩盖症状，延误病情。轻症者应适当活动，以分散注意力。如患者胃痛剧烈并出现腹肌紧张，有压痛、反跳痛，并伴随恶寒发热时，应考虑胃穿孔，并立即报告医生，做好术前准备。

（2）便血、呕血多时，应卧床休息，禁食，稳定患者情绪，消除其恐惧心理。遵医嘱予三七粉或白及粉止血，凉开水或藕汁调服，还可用冰生理盐水加去甲肾上腺素口服。如患者出现烦躁不安，面色苍白，皮肤湿冷，血压下降，脉细弱等，应及时通知医生抢救治疗。

（3）患者呕吐时应帮助其坐起或侧卧，头偏向一侧，以免误吸。吐后给予温水漱口，保持口腔清洁，及时更换污染被褥，开窗通风以去除异味。呕吐过后可予胃脘部按摩（用掌心自上而下按摩）；止呕可用穴位按压或针刺，可选双侧耳穴的胃穴进行耳穴埋籽，一般双手同时按压 3～5 分钟，力度适中，以患者出现痛、胀、麻等感觉为宜。对呕吐频繁患者，应备好负压吸引器，以备随时使用，确保患者呼吸道通畅。必要时遵医嘱予止呕药物，静脉补液以纠正水、电解质平衡失调现象。若有体温持续升高，呕吐呈喷射状，剧烈头痛、两侧瞳孔不等大，烦躁不安、嗜睡、呼吸深快等现象，是邪毒内陷于脑之证，应立即报告医生进行抢救。如患者呕吐咖啡色液体或伴有鲜红色血液，是胃肠积热，损伤脉络，应引起警惕，及时通知医生予以处理。

（4）腹泻急性期应卧床休息，注意腹部保暖，避免压迫或其他增高腹压的机械性刺激，减弱肠道的运动，减少便次。排便频繁时，因粪便的刺激，可使肛周皮肤损伤，便后用温水清洗肛周，保持肛门及会阴部的清洁，涂凡士林或抗生素软膏以保护肛周皮肤，促进损伤处愈合。如若出现暴泻不止时，应注意观察有无亡阴、亡阳之变，如眼窝凹陷、口干舌燥、皮肤干燥、弹性消失，为亡阴表现；若汗多肢冷、脉微弱为亡阳表现。可给予淡盐水、西洋参汤频服。必要时遵医嘱给予止泻，静脉补充液体、电解质、营养物质以纠正水、电解质平衡失调现象。腹痛、腹胀不适时，遵医嘱给予消炎、解痉药物治疗。

（5）呃逆、嗳气时可针刺合谷、阳陵泉、太冲、内关留针 15～20 分钟，或予沉香粉 1.5 g 温水冲服。便秘可协助或指导患者使用腹部顺揉法，即患者平卧，双手顺时针抚按脐周 20～30 分钟，每日 1 次。严重者可遵医嘱服药物通便或灌肠、人工取便等。

（6）指导患者平时加强身体锻炼，可艾灸足三里、脾俞、胃俞等穴。

6. 健康教育

慢性患者病程迁延反复，饮食调护尤为重要，做到饮食有节，注意饮食卫生，避免饥饱无度，生冷不忌，恣食厚味，食后不作剧烈活动。还应注意起居有常、劳逸适度，情绪平和，勿使七情内伤而加重病情。胃痛发作时应立即到医院诊治，不可拖延时间和随意服药，以免贻误病情。呕吐患者应掌握常诱发呕吐的原因和发病规律，尽量避免一切致病原因。泄泻患者指导患者保持肛周清洁，便后用柔软纸擦拭，用温水清洗或药物坐浴，外扑松花粉，肛门下坠或肛脱者及时复位。如系痢疾、伤寒等消化道传染病，在未完全治愈前，仍需注意与家人隔离，以免传染他人，应开展有关痢疾伤寒等预防的知识宣传，做好饮水、食品、粪便的卫生管理及防蝇灭蝇工作，养成良好的个人卫生习惯，餐前便后洗手，不饮生水，不吃不洁食物及腐败食物。

二、病证举要

（一）胃痛

胃痛又称胃脘痛，是以胃脘部近心窝部疼痛为主要症状的病症。为最常见的脾胃系疾病之一。

【病因病机】

胃痛的病因主要有外邪犯胃，饮食伤胃，情志不畅以及素体脾虚，早期由外邪、饮食、情志所伤者，多为实证；后期常为脾胃虚弱，但往往虚实夹杂，如夹湿、夹瘀等。以胃气阻滞，胃失和降，不通则痛为主要病机。

现代医学中的急慢性胃炎、胃溃疡、十二指肠溃疡、功能性消化不良、胃黏膜脱垂等病以上腹部疼痛为主要症状者，均可参考本证辨证施护。

【辨证施护】

1.寒邪客胃

（1）证候表现：胃痛暴作，恶寒喜暖，得温痛减，遇寒加重，口淡不渴，或喜热饮，舌淡苔薄白，脉弦紧。

（2）护治法则：温胃散寒，行气止痛（代表方：香苏散合良附丸加减）。

（3）施护要点：

1）药物调护：轻者可服用生姜红糖汤，重者选用香苏散合良附丸加减，适宜饭前热服。

2）饮食调护：饮食以清淡，温热、易消化为原则，可用生姜红糖汤或姜韭牛奶羹（生姜、韭菜、牛奶）热服，做菜时宜用姜、葱、芥末、胡椒、大蒜等辛温的食物作调料。忌食生冷瓜果和油腻之品。

3）生活调护：病室宜温暖，阳光充足，注意天气变化，及时增加衣被。必要时可给患者戴棉肚兜，以保护胃脘部，防止受凉。

4）对症调护：疼痛发作时，用艾叶 20 克研末加胡椒粉 10 克红糖适量，开水冲服。局部采用物理温热疗法。

5）中医护理技术：针刺上脘、中脘、内关、足三里、胃俞、神阙等穴，用泻法。可以艾灸中脘、足三里、神阙，或热敷、热熨胃脘部。另外也可辅助温热疗法，如拔火罐，药熨，熏蒸等。

2.饮食伤胃

（1）证候表现：胃脘疼痛，胀满拒按，嗳腐吞酸，或呕吐不消化食物，其味腐臭，吐后痛减，不思饮食，大便不爽，得矢气及便后稍舒，舌苔厚腻，脉滑。

(2)护治法则：消食导滞，和胃止痛(代表方：保和丸加减)。

(3)施护要点：

1)药物调护：选用山楂丸或保和丸加减，胃脘胀痛欲吐者，适宜用探吐法催吐。

2)饮食调护：宜清淡可口，容易消化；适当控制饮食，病重者禁食6~12个小时，待病情缓解后，再进流质或半流质饮食。食物以宽中和胃消食之品为宜，如萝卜、山楂、大蒜、醋、柑橘等。亦可用焦米锅巴汤代茶饮，或用曲末粥(神曲30克打碎，粳米适量煮粥服食)、莱菔子粥(用炒莱菔子10克，粳米适量，煮粥服用)。忌食酸性、甜性和黏性食物。

3)生活调护：病室通风，空气新鲜，注意休息。

4)对症调护：胃脘胀满疼痛欲吐者，可以指探吐或用盐汤探吐，使积食吐出，以涌缓解胃痛。停食日久者，应保持大便通畅，给宿食以出路。可遵医嘱用番泻叶泡水代茶饮。还可用推拿方法按摩中脘、足三里、脾俞、胃俞穴，顺时针方向摩腹，以疏调胃气，导滞止痛。

5)中医护理技术：针刺中脘、内关、足三里、天枢、梁门等穴，强刺激不留针。

3.肝气犯胃

(1)证候表现：胃脘胀痛，痛连两胁，与烦恼则痛作或痛甚，嗳气、矢气则痛舒，胸闷嗳气，喜长叹息，大便不畅，舌苔多薄白，脉弦。

(2)护治法则：疏肝解郁，理气止痛(代表方：柴胡疏肝散加减)。

(3)施护要点：

1)药物调护：中药汤剂宜餐后半小时温服。疼痛持续不解，可服沉香粉1克，元胡粉1克，以理气止痛。轻症者可选用舒肝丸、胃苏冲剂等。

2)饮食调护：宜清淡疏利，多大蒜、芫荽、萝卜、洋葱、薤白、柑橘等；忌食土豆、南瓜、红薯等食品。可用橙皮生姜汤、玫瑰花茶(玫瑰花6克、佛手10克)泡水代茶饮。

3)生活调护：保持病室安静，避免噪声等不良刺激。肝气犯胃者，可在胃脘部予自上而下按摩。还可用推拿方法按摩中脘、足三里、肝俞、脾俞穴以达理气止痛之效。

4)心理调护：及时做好心理疏导，消除郁怒烦恼，避免不良情绪刺激，保持情绪稳定，精神愉快，积极配合治疗。

5)中医护理技术：针刺内关、胃俞、中脘、足三里、太冲等穴，足三里用平补平泻法，疼痛发作时，持续行针1~3分钟，直到痛止。余用泻法。

4. 胃热炽盛

(1)证候表现：胃痛，痛势急迫或痞满胀痛，泛酸嘈杂，心烦，口苦或黏，舌红，苔黄或腻，脉数。

(2)护治法则：疏肝理气，泄热和胃（代表方：丹栀逍遥丸）。

(3)施护要点：

1)药物调护：中成药用凉开水送服，痛甚可用元胡粉3克，黄连粉1克温水送服，以清热止痛，禁用温热疗法止痛，以免加重病情。口舌生疮时可服用牛黄解毒片以清热解毒。

2)饮食调护：饮食上应多予泄热之品，如菊花晶、绿豆汤、荷叶粥，多食蔬菜和水果，如冬瓜、苦瓜、西瓜、梨、黄瓜等。也可用石斛、麦冬煎汤代茶饮。

3)生活调护：室温宜偏低且通风，舒适凉爽。适当参加活动如做内养功，放松功等。注意口腔卫生，有口舌生疮者，用淡盐水漱口。

4)心理调护：嘱患者保持情绪稳定，勿急躁烦闷。医护人员要做好解释工作，使患者积极配合治疗护理工作。

5)中医护理技术：针刺中脘、内关、膻中、足三里等穴、足三里用平补平泻法，疼痛发作时，持续行针1～3分钟，直到痛止。余用泻法。

5. 瘀血停滞

(1)证候表现：胃脘刺痛，痛有定处而拒按，食后加剧，入夜痛甚，或呕血黑便，舌质紫暗或有瘀斑，脉涩。

(2)护治法则：活血化瘀，和胃止痛（代表方：失笑散合丹参饮加减）。

(3)施护要点：

1)药物调护：汤药宜饭前温服。痛如针刺者，可选用元胡止痛片，桃仁、五灵脂丸、阿胶三七粉；吐血、便血者可用三七粉1克，白及粉5克温开水送服，每日两次。出血量多时，可急用独参汤或参附汤频服，益气敛阴，回阳固脱。同时遵医嘱予止血、补充血容量等对症支持处理。

2)饮食调护：饮食宜细软，少量多餐；予行气活血之品，如山楂、果茶等，也可将鲜藕汁、生鸡蛋、三七粉调服后食用。忌食煎炸，粗糙，硬固之品，禁酒以免损伤胃络。吐血、便血者应暂禁食。

3)生活调护：卧床休息，保持室内安静，空气新鲜。

4)心理调护：对因出血而情绪紧张者，应及时做好解释工作，保持情绪稳定，积极配合治疗。

5)中医护理技术：针刺中脘、内关、膻中、膈俞，足三里等穴，足三里用平补平泻法，疼痛发作时，持续行针1～3分钟，直到痛止。余用泻法。

6. 脾胃虚寒

(1) 证候表现：胃痛隐隐，空腹痛甚，喜温喜按，得食则缓，泛吐清水，大便溏薄，神疲纳差，四肢不温，舌淡苔白，脉虚弱或迟缓。

(2) 护治法则：温中健脾，和胃止痛 (代表方：黄芪建中汤加减)。

(3) 施护要点：

1) 药物调护：汤药宜饭前热服。服药后宜进热粥、热饮，以助药力。疼痛时可服用附子理中丸、香砂养胃丸或干姜蔻仁饴糖水煎服。

2) 饮食调护：饮食宜温热，易消化，营养丰富。可多食温中健脾之品，如姜、葱、胡椒、花椒等。可常食用吴茱萸粥 (吴茱萸 3 克研末，粳米适量，生姜、葱白少许煮粥服食)、炖猪肚 (用生姜、花椒作调料) 或生姜红糖汤。空腹痛时，可进食碱性食物，如苏打饼干。

3) 生活调护：住在朝阳处，室温宜略高，嘱患者防寒保暖，以防止感受风寒邪气。劳逸适度，不宜疲劳和活动过多。疼痛发作时可在胃脘部热敷、药熨。

4) 中医护理技术：针刺内关、脾俞、中脘、足三里、神阙、气海等穴，用补法，加灸。

7. 胃阴亏虚

(1) 证候表现：胃部隐隐作痛，嘈杂似饥，不欲多食，口燥咽干，大便干结，五心烦热，消瘦乏力，舌红，少苔，脉细数。

(2) 护治法则：养阴益胃，和中止痛 (代表方：一贯煎合芍药甘草汤加减)。

(3) 施护要点：

1) 药物调护：汤药宜饭前温服。大便干结者，可每晚或清晨服用蜂蜜，或生血通便颗粒以润肠通便。

2) 饮食调护：饮食宜清淡、滋阴清热，可多食益胃生津之品，多食西瓜、豆腐、梨、荸荠、百合、苹果、白木耳、藕等；胃酸缺乏者，食物应完全煮熟后食用，以利于消化吸收；可食肉汤、鸡汤等以刺激胃酸的分泌。并可饭后吃山楂、杨梅、乌梅汤等酸甘助阴之品，或用石斛、麦冬适量煎汤代茶饮。

3) 生活调护：病室宜湿润凉爽，空气新鲜，安静、整洁、舒适，光线充足，避免噪声。

4) 中医护理技术：针刺内关、胃俞、中脘、足三里、三阴交、太溪等穴，足三里用平补平泻法，内关、中脘用泻法。胃俞、三阴交、太溪用补法。

第六节 肝胆病证

肝胆病症是指在外感、内伤、情志等因素影响下，导致肝胆疏泄、藏血功能失调，气机失常的病症。临床常见有胁痛、黄疸，积聚、鼓胀、头痛、眩晕、中风，疟疾，瘿病等病症。

一、护理概要

（一）评估

1.四诊所得

胁肋疼痛，头痛，眩晕，腹部结块，或胀大如鼓，身目小便黄，或伴寒热往来，口苦咽干，情志抑郁或急躁易怒，甚至突然昏倒，不省人事，肢体废用。

2.病因分析

肝主疏泄，主藏血，主筋，开窍于目。胆附于肝，内藏"精汁"。肝体阴而用阳，喜条达而恶抑郁。肝胆之病，主要表现是在气机的流畅、血液的储藏调节和胆汁疏泄功能的异常。疏泄失调，气机郁结，则为肝气；郁而化火，则为肝火；气盛阳亢，则为肝阳；阳亢化风或热极生风，则为肝风。肝气、肝火、肝阳、肝风四者同源而异流，在病变过程中，每多兼夹或相互转化。肝体属阴，阴血不足，肝失濡润，可致气郁络滞；阴血亏虚，阴阳失调，可引起阳亢风动。肝气失疏，络脉失和，则为胁痛；风阳上扰，或阴血不承，则致头痛、眩晕；风阳暴升，夹痰夹瘀，气血逆乱，上冲于脑，则为中风；肝郁气滞，痰瘀互结，颈前喉节两旁结块肿大，则为瘿病。

（二）目标

（1）疼痛、黄疸、腹胀消失或减轻，腹水减少或消失，各症状均有所改善。

（2）身心不适消失或减轻，感觉舒适，病情痊愈或稳定，复发少。

（3）并发症得到及时发现和处理或无并发症发生。

（4）情绪稳定，心情愉悦，饮食起居有规律。

（5）患者生命体征在正常范围内，无水、电解质紊乱和酸碱失衡。

（6）能保证机体所需热量、水分、电解质的摄入，营养状况得到改善。

（三）护理措施

1.病情观察

（1）观察胁痛的性质、部位、程度、持续时间、诱因以及伴随症状，以辨别虚证与实证。

（2）观察二便、巩膜及全身皮肤的颜色变化和伴随症状以辨定黄疸的顺与逆，区别阴黄和阳黄。若黄疸经久不退，注意观察有无胁下积块，触痛；腹部有无胀大，甚至青筋暴露；面颈胸臂有无蜘蛛痣等表现。

（3）观察胁肋部、腹部、颈部有无肿胀、结块，有无腹水。若有肿块，观察其大小、硬度、活动度、压痛等。

（4）观察消化道症状与饮食关系，对出血者注意观察出血的发生部位，发展和消退情况，出血性质、量及色，并注意出血先兆。

（5）观察患者生命体征、神志、尿量、舌象和脉象变化的情况，了解病情之转归。

（6）观察呕吐物的量及性质，观察皮肤黏膜的色泽与弹性有无变化，判断失水程度。

2. 饮食调护

根据不同病症，注意饮食宜忌。饮食以高热量、高蛋白、高维生素、易消化为宜。蛋白质以豆制品、鸡蛋、牛奶、鱼、鸡肉、瘦肉为主。血氨升高时应限制或禁食蛋白质，病情好转后再逐渐增加摄入量，并应选择植物蛋白。有腹水者应低盐或无盐饮食，钠限制在每天 500～800 mg，进水量限制在每天 1000 mL 左右。可食酸、甜水果，多食蔬菜、蜂蜜、冰糖、藕粉等养阴之品。忌食醇酒厚味、油腻等助湿生热之品。急性期应根据病情和医嘱，给予禁食、胃肠减压，病情好转后再进流质、半流质或软食、普食。

3. 生活调护

居处环境安静，保持空气新鲜，温度湿度适宜。禁止室内吸烟，避免异味刺激。"卧则血归于肝"，患者宜起居规律，多休息。避免不良噪声，可适当放置花草盆景，使室内增加生气，和谐气氛。

4. 心理调护

情志因素为肝胆病证诱发和加重的主要原因，故做好情志护理对于肝胆病的治疗尤为重要。应经常找患者谈心，耐心倾听患者倾诉，表达关切之情。劝导患者保持心情舒畅，情绪稳定，避免过怒、过悲及过度紧张等不良情绪刺激，可以根据患者兴趣爱好、文化素养，选择适宜的音乐欣赏，以分散注意力，使患者心境坦然，气机条达。

5. 对症调护

（1）胁痛患者可每日在疼痛部位自上而下按摩，每次 10 分钟。也可结合针灸治疗，实证予疏肝理气，活血止痛；虚证予补益肝肾。并可结合耳针相应穴位治疗。疼痛剧烈时，遵医嘱给予药物止痛，如阿托品、消炎利胆药等，在病情诊断未明时，切忌使用麻醉性镇痛药物，以免延误诊断。同时应协助患者取舒适的体位卧床休息，禁饮食和胃肠减压以缓解疼痛，患者口渴时可含漱或湿润口唇，并做好口腔护理。可遵医嘱静脉补充葡萄糖、脂肪乳和维生素。如触摸右上腹时患者疼痛拒按，腹肌紧张如板状，并伴随畏寒发热时，立即报告医生，配合处理，做好术前准备。

（2）黄疸可用生姜周身擦浴或用茵陈蒿、生姜捣烂敷于胸前及四肢，每日擦之以利退黄。并可结合针灸治疗。沐浴时应注意避免水温过高，或使用有刺激性的皂类和沐浴液，沐浴后可使用性质柔和的润肤品；皮肤瘙痒者给予炉甘石洗剂涂擦止痒处理，嘱患者勿用手抓搔，以免皮肤破损。外阴湿疹、瘙痒时可选用具有清热解毒、除湿消肿功效的马齿苋 60～120 g，加水 3000～6000 mL，煎煮 20～30 分钟，过滤后外洗湿敷，每天 2 次，每次 15～20 分钟，水温适当，防止烫伤。若黄疸加深，或皮肤出现瘀斑，应考虑热毒扰动营血，属病情恶化之兆；若脉微欲绝或散乱，神志恍惚，烦躁不安等，可能为欲脱之象，应及时抢救。

（3）腹水患者应卧床休息，轻度腹水者尽量平卧，增加肝血流量。大量腹水者取半卧位，使横膈下降，减少呼吸困难与心悸。避免腹内压骤增的因素如剧烈咳嗽、打喷嚏、用力排便等，准确记录出入水量，测量腹围体重，并教会患者正确的测量和记录方法。必要时予以吸氧。必要时协助医生作腹腔穿刺术放腹水。食欲不振、呕吐、腹泻者，或应用利尿药、放腹水后应密切观察。监测血清电解质和酸碱度的变化，及时发现并纠正水、电解质、酸碱平衡紊乱，防止肝性脑病、功能性肾衰竭的发生。如便血、呕血多时，应卧床休息，禁食，稳定患者情绪，消除其恐惧心理。遵医嘱予三七粉或白及粉止血，凉开水或藕汁调服，还可用冰生理盐水加去甲肾上腺素口服。如患者出现烦躁不安，面色苍白，皮肤湿冷，血压下降，脉细弱等，应及时通知医生抢救治疗。

（4）对各类肝炎患者，应实行隔离治疗，告知所患肝炎类型，传播途径，隔离期，隔离措施，消毒方法及家属如何进行个人防护等知识，如不同疾病的患者最好分室收治；患者的用品、食具、便具、排泄物、呕吐物，居室等均须消毒处理；注意个人卫生，做到饭前、便后用肥皂流水洗手；对密切接触者进行预防接种。

（5）患者胁痛明显时，可采取患侧卧位。

6. 健康教育

指导患者保持乐观情绪，勿忧思或抑郁；让患者了解胁痛、黄疸发生疼痛的原因、机制等，使其积极配合治疗。如为传染性疾病引起的胁痛、黄疸等，在未完全治愈前，仍需注意与家人隔离，以免传染他人，如为慢性疾病引起的胁痛、黄疸等，要积极治疗原发病。指导患者注意生活规律，饮食卫生和饮食调理，不可劳累过度，仍需保证休息；保持心情舒畅，勿气恼忧思。

二、病证举要

(一)胁痛

胁痛是指以一侧或两侧胁肋部疼痛为主要表现的病症,是肝胆疾病最常见的一种自觉症状。

【病因病机】

胁痛的病变脏腑主要在肝胆,又与脾、胃及肾有关。胁痛的主要病因病机为情志不遂、饮食不节、跌扑损伤、久病体虚而致肝络失和。病理因素有虚实之分,实者为肝郁气滞、瘀血停着、湿热蕴结;虚者为肝络失养。

现代医学中的急慢性肝炎、胆囊炎、胆系结石、胆道蛔虫、肋间神经痛等病以胁痛为主要症状者,均可参考本证辨证施护。

【辨证施护】

1. 肝气郁结

(1)证候表现:胁肋胀痛,走窜不定,甚则连及胸肩背,且情志不舒则痛增,胸闷,善太息,得嗳气则舒,饮食减少,脘腹胀满,妇女月经不调,乳房胀痛,舌苔薄白,脉弦。

(2)护治法则:疏肝理气(代表方:柴胡疏肝散加减)。

(3)施护要点:

1)药物调护:汤药宜饭前温服。胁肋胀痛时,可服用木香顺气丸以顺气止痛,健胃化滞。

2)饮食调护:宜清淡、素爽,常食瓜蒌、丝瓜、菠菜、茄子、金橘等;避免食用土豆、南瓜、红薯等食品。可以食柴橘粥(柴胡 15 克、陈皮 10 克,粳米适量,煮粥服食)。

3)生活调护:病室宜温暖,阳光充足,避免噪声影响;禁止室内吸烟,避免异味刺激。患者宜多休息,适当活动。

4)心理调护:加强情志护理,排除不良情绪,保持心情舒畅,避免抑郁、郁怒等不良情绪刺激。

5)中医护理技术:针刺期门、支沟、阳陵泉、足三里、内关、太冲等穴,用泻法。

2. 肝胆湿热

(1)证候表现:胁肋灼热,胀痛拒按,口干口苦,厌食油腻,胸闷纳呆。恶呕,或发热,或身黄目黄,或寒热往来,小便黄赤。舌红苔黄腻,脉弦滑数。

(2)护治法则:清利肝胆湿热(代表方:龙胆泻肝汤加减)。

(3)施护要点:

1)药物调护：汤药宜饭前稍凉服。呕吐者可加姜汁同服；便秘可用生大黄6克，开水泡服。

2)饮食调护：宜素食，多食水果或多汁蔬菜，忌辛辣、肥甘、油腻之品。可以食绿豆汤、冬瓜汤、西瓜汁等。

3)生活调护：病室宜凉爽、干燥、通风，阳光充足。患者宜适当活动。有高热者宜卧床休息，嘱其多饮水，以利尿排毒，并做好物理降温，及时更换汗湿衣被。

4)中医护理技术：针刺期门、支沟、阳陵泉、足三里、丰隆、侠溪、大椎、曲池等穴，用泻法。

3. 瘀血阻络

(1)证候表现：胁肋刺痛，痛处固定，按之剧痛，入夜尤甚，胁下或见痞块，舌质紫暗，或有瘀斑，脉沉涩。

(2)护治法则：活血化瘀，通络止痛(代表方：膈下逐瘀汤加减)。

(3)施护要点：

1)药物调护：汤药宜饭前温服。

2)饮食调护：饮食宜清淡少油化瘀之品，如瘦肉、鱼类等，忌过冷、过硬或过热之品，可多饮藕汁、梨汁、白茅根汤等。

3)对症调护：疼痛剧烈时，可以屈膝卧位，局部热敷，或用三七粉、元胡粉各1克温开水送服。也可选用跌打丸口服或将跌打丸用黄酒或醋调，敷患处。也可用正红花油外用擦敷患处。若出现齿衄，可及时用棉球蘸云南白药粉敷牙龈处，暂停刷牙，用冷盐水或朵贝氏液漱口保持口腔清洁。

4)中医护理技术：针刺期门、支沟、阳陵泉、足三里、膈俞、太冲等穴，用泻法。

4. 肝阴不足

(1)证候表现：胁肋隐痛，绵绵不休，遇劳加重，头晕目眩，心中烦热，口干咽燥，舌红少苔，脉弦细数。

(2)护治法则：养阴柔肝(代表方：一贯煎加减)。

(3)施护要点：

1)药物调护：汤药宜饭前温服。

2)饮食调护：适宜清淡，营养丰富。常食瘦肉、鱼、银耳、梨、藕等食物，忌食辛辣、香燥、烟酒等品。可用鲜生地粥(鲜生地50克、粳米适量，煮粥服食)。口燥咽干者，用鲜石斛泡茶饮。

3)生活调护：病室宜凉爽、干燥、通风，阳光充足。患者宜多休息。

4)中医护理技术：针刺期门、支沟、阳陵泉、足三里、肝俞、三阴交等穴，足三里、肝俞、三阴交用补法，余用泻法。

（二）黄疸

黄疸是感受湿热病邪，阻滞肝胆，气机受阻，疏泄失常，胆汁外溢所致以目黄、身黄、小便黄为主要临床表现的病证，以目睛黄染为重要特征。

【病因病机】

黄疸的病变脏腑主要在肝胆、脾胃。黄疸的病因有外感与内伤两个方面，外感多属湿热疫毒所致，内伤常与饮食、劳倦、病后有关。病理因素有湿邪、热邪、寒邪、疫毒、气滞、血瘀，其形成的关键是湿邪为患。

本病与现代医学中的黄疸意义相同，可涉及现代医学的肝细胞性黄疸、阻塞性黄疸和溶血性黄疸。临床常见的急慢性肝炎、肝硬化、胆囊炎、胆系结石、钩端螺旋体病、蚕豆黄及某些消化系统肿瘤等疾病，凡出现黄疸者，均可参考本证辨证施护。

【辨证施护】

1. 阳黄

（1）热重于湿

1）证候表现：身目俱黄，黄色鲜明如橘皮，发热心烦，口渴口苦，胁腹胀满，疼痛拒按，恶心呕吐，不思饮食，小便短赤，大便秘结，舌红，苔黄腻，脉弦数或滑数。

2）护治法则：疏肝理气（代表方：柴胡疏肝散加减）。

3）施护要点：

①药物调护：汤药宜饭前温服。发热口渴时可用鲜芦根或麦冬煎水代茶饮。并遵医嘱予药物退热处理，观察疗效及有无虚脱等不适。

②饮食调护：阳黄患者，常有食欲不振、厌油、恶心、呕吐等症状，此时不宜强调高营养或强迫进食，宜进食偏寒凉、清淡、易消化、富含维生素的流质。待黄疸消退，食欲好转后可逐渐增加食量，少食多餐，避免暴饮暴食，多食瘦肉、鱼、牛奶、蛋类和西瓜、冬瓜、苦瓜、芹菜、香蕉、番茄、雪梨、柑橘、藕等水果蔬菜。食欲差者，给予山楂、杏子、食醋、萝卜等食品开胃、助消化。可常食栀子仁粥。平时须多饮水，可用茵陈30克水煎代茶饮。

③生活调护：卧床休息，直至黄疸基本消退，症状明显减轻，方可适当活动；注意预防隔离防止传染。应根据诊断加以隔离，按时消毒餐具、衣物和居室，并限制患者活动范围。

④心理调护：解释黄疸发病过程，引导患者正确认识疾病，解除思想顾虑，树立信心，积极配合治疗。

⑤中医护理技术：针刺胆俞、阴陵泉、阳陵泉、内庭、天枢、大肠俞、大椎、

太冲等穴，用泻法。大椎用三棱针点刺出血。

（2）湿重于热

1）证候表现：身目俱黄，不如热重者鲜明，身热不扬，头身困重，胸脘痞满，厌食油腻，恶心呕吐，口黏不渴，小便不利，大便溏滞，舌苔厚腻微黄，脉濡缓或弦滑。

2）护治法则：利湿化浊，泻热除黄（代表方：茵陈五苓散加减）。

3）施护要点：

①药物调护：汤药宜饭前温服。恶心、呕吐时，可用陈皮、生姜泡水饮，大便稀溏时，可用苹果皮煎水取汁饮。

②饮食调护：饮食宜多食清热利湿之品和清淡素食，如赤小豆、冬瓜、绿豆等。少食甘甜厚味，以免助湿生热。可用茵陈30克，大枣10枚，或用黄花菜30克，水煎代茶饮。

③生活调护：卧床休息，居室保持通风，光线宜略暗。

④中医护理技术：针刺胆俞、阴陵泉、阳陵泉、内庭、内关、公孙、太冲等穴，用泻法。

2. 阴黄

（1）寒湿困脾

1）证候表现：身目俱黄，黄色晦暗，或如烟熏，脘腹痞满，神疲畏寒，纳少便溏，口淡不渴，舌质淡，苔白腻，脉濡缓。

2）护治法则：温化寒湿，健脾和胃（代表方：茵陈术附汤加减）。

3）施护要点：

①药物调护：汤药宜饭前温服。

②饮食调护：饮食宜选用健脾化湿之品，如山药、扁豆、薏米等。大便溏薄者可饮姜糖水，饮食宜温热，可在菜中适当加入花椒、生姜及生大蒜。可用茵陈附子粥（茵陈15克，制附子6克，生姜15克，红枣10枚，粳米适量，煮粥食用）。

③生活调护：卧床休息，直至黄疸基本消退，症状明显减轻，方可适当活动；保持病室空气清新，通风良好。居室宜温暖向阳。

④心理调护：解释黄疸发病过程，引导患者正确认识疾病，解除思想顾虑，树立信心，积极配合治疗。

⑤中医护理技术：针刺胆俞、脾俞、阴陵泉、中脘、足三里、三阴交、天枢、大肠俞、气海、命门等穴，胆俞、阴陵泉用泻法，足三里、三阴交、气海穴用灸法退黄，其余用平补平泻法。

（2）瘀血阻滞

1）证候表现：身目俱黄，黄色晦暗，胁下癥积疼痛，固定不移，刺痛拒按。面色黧滞，体倦乏力，形体消瘦，舌质黯紫，或有瘀斑，脉涩或弦细。

2）护治法则：活血化瘀，软坚通络（代表方：膈下逐瘀汤加减）。

3）施护要点：

①药物调护：汤药宜温服。

②饮食调护：适宜选偏温、细软、营养丰富、易于消化食物，忌肥甘、油腻、生冷、硬固之品，禁烟酒。

③生活调护：卧床休息，直至黄疸基本消退，症状明显减轻，方可适当活动；保持病室空气清新，通风良好。

④中医护理技术：针刺肝俞、胆俞、期门、血海、阳陵泉、太冲等穴，用泻法。

（3）脾虚营亏

1）证候表现：身目俱黄，黄色浅淡，腹胀食少，气短懒言，神疲乏力，大便溏薄，舌淡苔薄，脉濡细。

2）护治法则：健脾温中，补气养血（代表方：小建中汤加减）。

3）施护要点：

①药物调护：汤药宜饭前热服。

②饮食调护：适宜选温补、营养丰富、易于消化食物，多食生血养血之品，如鱼、肉、动物肝脏、蛋、骨髓、山药、茯苓、莲子、白扁豆、红枣等。可予甘草或人参水煎服。

③生活调护：保持病室空气清新，通风良好。居室宜温暖向阳。便溏者注意肛周清洁，常用温水清洗，涂凡士林、滑石粉等。

④中医护理技术：针刺胆俞、脾俞、阴陵泉、中脘、足三里、三阴交、血海、膈俞、气海等穴，胆俞、阴陵泉用泻法，足三里、三阴交、气海穴用灸法退黄，其余用平补平泻法。

3. 急黄

（1）证候表现：黄疸急起，迅速加深，身目俱黄，壮热烦渴，脘腹胀满，疼痛拒按，呕吐频作，尿少便秘，或衄血便血、肌肤瘀斑，或躁动抽搐，或神昏谵语，或有腹水，舌质红绛，苔厚腻而黄，脉弦滑。

（2）护治法则：清热解毒，凉血开窍（代表方：千金犀角散加减）。

（3）施护要点：

1）药物调护：汤药宜浓煎，饭前少量多次凉服。遵医嘱给予止血、制酸护胃、抗炎、脱水降颅压、扩张血容量、退热等对症支持疗法，观察药物疗效及不良反应。

2)饮食调护:病情危重呕吐频作者可暂禁食,可遵医嘱静脉补充清蛋白、血浆、电解质、脂肪乳、葡萄糖和维生素;待病情好转后再逐渐增加进食量,饮食以高热量、高维生素、低蛋白易消化为宜。高热烦渴时给予梨汁、藕汁以清热生津。鼓励患者多饮水。

3)生活调护:患者隔离,独居一室,室内外应保持安静,空气适宜。对患者使用的一切物品(生活与医疗用品)及其呕吐物、粪便等均须做消毒处理。空气消毒用臭氧消毒机照射,艾叶、苍球熏蒸等。

4)对症调护:高热患者可进行物理降温,有出血倾向者禁忌温水或乙醇擦浴,必要时可采用冬眠疗法或亚冬眠疗法。出血给予三七粉3克冲服;神昏谵语者给予安宫牛黄丸。如有神昏、抽搐者立即针刺人中、合谷等穴,取平卧位去除假牙,头偏向一侧,上下牙齿之间放置口咽通气管,保持呼吸道通畅及防止舌咬伤。勿强压肢体,以免损伤筋骨,床两侧加防护栏。加强基础护理,做好皮肤、口腔及二便护理。

5)中医护理技术:针刺胆俞、阴陵泉、阳陵泉、内庭、水沟、中冲、少冲、大椎、太冲等穴,用泻法。大椎、中冲、少冲用三棱针点刺出血。

第七节 肾系病证

肾系病症是指因房劳过度、饮食失节、情志不遂或病后体虚导致的一系列肾藏功能失调,气化失常的病症。临床常见有水肿、淋证、癃闭、阳痿、遗精等病症。

一、护理概要

(一)护理评估

1. 四诊所得

腰痛、腰膝酸软,神疲乏力,畏寒肢冷或潮热盗汗,五心烦热,小便频数短涩或小便不通,或伴有尿急、尿痛、尿液混浊,阳痿遗精,甚至周身凹陷性水肿。

2. 病因分析

肾藏精,为人体生长、发育、生殖之源,生命活动之根,故称"先天之本"。因此肾的藏精功能减退主要变现为精关不固的遗精、早泄或因精气不足影响机体的生殖能力。肾主水液,主调节人体水液平衡。若肾中精气蒸腾气化失司,可致水液运化障碍,出现水肿、癃闭;肾与膀胱相表里,若肾与膀胱气化失司,水道不利,可致小便频急、淋漓不尽、尿道涩痛的淋证。

（二）预期目标

（1）水肿消退,肾功能恢复正常范围。

（2）小便正常,尿频、尿急、尿痛、尿血等症状得以缓解。

（3）身心不适消失或减轻,感觉舒适,病情痊愈或稳定,复发少。

（三）护理措施

1. 病情观察

（1）观察水肿的部位、程度、消长规律,尿量及颜色。出现以下情况应立即报告：①24 小时尿量少于 400 mL 或尿闭；②表情淡漠,神疲乏力,腹胀,呼吸深长,胸满气急,恶心呕吐；③呼吸短促、吐白色泡沫、面白唇紫、冷汗肢厥、烦躁心悸等；④头痛剧烈、视物模糊、喷射状呕吐,甚至神志不清、抽搐等。

（2）观察排尿的次数、尿量、尿色,尿痛和排尿的并发症,以及与气候的关系。

（3）观察患者神志、体温、呼吸、血压等一般情况。

（4）观察伴随症状、舌象和脉象的变化,做必要的检查。

2. 饮食调护

饮食宜清淡,多食蔬菜水果。忌食辛辣、肥腻、甘醇、厚味食品。患者有水肿、尿闭应控制水的入量,限制钠的摄入,予以少盐饮食,每天以 2～3 克为宜；肾功能不全应低脂、低蛋白（每日不超过 20～40 克优质蛋白）,劝导患者戒烟、戒酒。

3. 生活调护

病室内阳光充足,冷暖适宜,环境清新整洁,安静优雅。根据病情寒热性质改变室温。重症应绝对卧床休息,病情缓解后宜适当活动。节嗜欲以养精,节烦恼以养神,保证足够的休息和睡眠,保持独卧。

4. 心理调护

保持环境安静,尽量避免喧闹,以利患者休息,并寡言语以养气。减少噪声刺激,尤其小儿防止惊恐伤肾。避免过度情志刺激而加重病情,慎喜戒怒,调整信念,正确对待病情,争取早日康复。

5. 对症调护

（1）水肿患者应定期测量胸围、腹围、腿围等,监测体重变化,详细记录24小时出入量,以确定水肿消长情况,为辨证用药以及调整输液量提供依据。监测血压变化以助判断肾功能衰退或改善程度。

（2）严密观测小便情况,记录24小时尿量,留尿标本与血标本及时送检以监测尿常规、肾小球滤过率、血尿素氮、血肌酐、血浆蛋白、血清电解质等变化，为诊断与辨证用药提供依据。排尿困难的患者可留置导尿，做好会阴部及导管的清洁消毒。淋证应注意热淋宜监测体温；石淋急性发作时绞痛的时间、部位、性质等；膏淋者若有凝块阻塞尿道致排尿困难，可用腹呼吸，慢慢增加腹内压，使膏脂物随尿排出。

（3）水肿较重的患者应注意衣着柔软、宽松。长期卧床者，应协助其翻身或用软垫支撑受压部位，加强皮肤护理，每天用温水擦洗，清洗时勿过分用力，避免损伤皮肤，并适当予以按摩。水肿患者肌注时应先将水肿皮肤推向一侧、再进针，拔针后用无菌棉球按压穿刺部位，以防进针口渗液而发生感染。严重水肿者应避免肌注，可采用静脉途径保证药物准确及时地输入。

（4）各类淋证急性期，患者自觉不适之时，应卧床休息，减少活动。鼓励患者多饮开水，一般每天饮水量大于 2000 mL，以通利湿热和协助排石通淋。

6. 健康教育

告知患者及家属出现水肿、淋证、癃闭等疾病的原因，制订详细的治疗计划，如：水肿患者如何观察水肿的变化，以及如何保护水肿部位的皮肤等，解释限制水钠对水肿消退的重要性，与患者一起讨论制订符合患者治疗要求、而又能为患者接受的饮食计划。水肿患者应定期测量胸围、腹围、腿围等，监测体重变化，详细记录 24 小时出入量，以确定水肿消长情况，并加强皮肤护理。鼓励各类淋证患者多饮开水，以通利湿热和协助排石通淋。自觉不适之时，应卧床休息，减少活动。定期门诊检查尿常规、肾小球滤过率、血尿素氮、肾脏 B 超等相关检查。

二、病证举要

（一）水肿

水肿是由肺、脾、肾三脏对水液宣化输布功能失调，致使体内水湿潴留、泛溢肌肤，引起以头面、四肢、腹部甚至全身浮肿为临床特征的病症。

【病因病机】

水肿分为阳水和阴水，阳水病性属实，由风、湿、热、毒诸邪致水气潴留；阴水多属本虚标实，由脾肾气虚，气化不利所致。水肿发病病位在肺、脾、肾，而关键在肾。总的病机为肺失通调，脾失传输，肾失开阖，三焦气化不利。

现代医学中的急慢性肾小球肾炎、肾病综合征、营养不良及内分泌失调引起的水肿均可参考本节辩证施护。

【辨证施护】

1. 风水相搏

(1) 证候表现：眼睑浮肿，继则四肢及全身皆肿，来势迅速，小便不利，多伴有恶寒发热，无汗，肢楚；或咽喉红肿疼痛，舌质红，脉浮数；或咳喘，舌苔薄白，脉浮紧。

(2) 护治法则：疏风解表，清热利水（代表方：越婢加术汤加减）。

(3) 施护要点：

1) 药物调护：中药汤剂适宜轻煎，饭前热服，可以喝热粥以助药力。

2) 饮食调护：宜清淡，禁盐。多食冬瓜、西瓜等，可用玉米须、冬瓜皮水煎代茶饮。

3) 对症调护：咽喉肿痛者可用西瓜霜或锡类散吹患处；小便不利可用白茅根 30 g，或玉米须 15 g 泡水代茶饮。若有呕吐、发热时宜补充水液。

4) 中医护理技术：针刺肺俞、三焦俞、合谷、上巨虚、阴陵泉等穴，用泻法。

2. 湿毒浸淫

(1) 证候表现：眼睑浮肿，迅速延及全身，小便不利，恶风发热，身发疮痍，甚则溃烂，舌质红，苔薄黄，脉浮数或滑数。

(2) 护治法则：宣肺解毒，利湿消肿（代表方：麻黄连翘赤小豆汤合五味消毒饮加减）。

(3) 施护要点：

1) 药物调护：中药汤剂适宜饭前凉服。

2) 饮食调护：适宜选寒凉渗利，可以多食苦瓜、黄瓜、冬瓜、马齿苋、赤小豆等，忌辛辣、肥甘厚腻之品。可用蒲公英粥（鲜蒲公英60克，粳米适量，煮粥服食）；或赤小豆汤（赤小豆 30~60 克，水煎，饮汤食豆）。

3) 对症调护：保持皮肤的清洁干燥，预防皮肤溃疡。皮肤疮疡脓肿未破者可用金黄膏或新鲜马齿苋、蒲公英洗净捣烂外敷；如脓肿溃破，注意引流排脓。

4) 中医护理技术：针刺肺俞、三焦俞、膀胱俞、曲池、合谷、三阴交、阳陵泉等穴，用泻法。

3. 水湿浸渍

(1) 证候表现：全身水肿，按之没指，小便短少，胸闷腹胀，纳呆泛恶，身体困重，舌苔白腻，脉濡缓。起病缓慢，病程较长。

(2) 护治法则：运脾化湿，通阳利水（代表方：五苓散合胃苓汤加减）。

(3) 施护要点：

1) 药物调护：中药汤剂适宜饭前热服。

2)饮食调护:适宜选辛温、淡渗的食物,多食茯苓、薏苡仁、赤小豆、生姜等,忌食生冷瓜果。可用薏苡仁粥(薏苡仁30克,粳米适量,煮粥服食);或玉米须60克,煎水代茶饮。

3)对症调护:水肿严重者可以取半卧位,抬高下肢。

4)中医护理技术:针刺肺俞、中脘、中极、三焦俞、膀胱俞等穴,用泻法。

4.湿热壅盛

(1)证候表现:遍体浮肿,皮肤光亮而薄,胸脘痞闷,烦热而渴,小便短赤,大便干结,舌红,苔黄腻,脉沉数或濡数。

(2)护治法则:分利湿热(代表方:疏凿饮子加减)。

(3)施护要点:

1)药物调护:中药汤剂适宜饭前稍凉服。

2)饮食调护:适宜选清淡渗利的食物,可以多食苦瓜、黄瓜、冬瓜等,忌食辛辣、肥甘之品。可用冬瓜粥(冬瓜100克,粳米适量,煮粥服食)。烦渴用鲜芦根30克,冬瓜皮30克,水煎代茶饮。

3)对症调护:皮肤有疮疖溃疡时,按外科换药常规护理。大便干燥用番泻叶5~15克泡水代茶饮,或遵医嘱中药保留灌肠。

4)中医护理技术:针刺水分、曲池、合谷、三阴交、照海、足临泣等穴,用泻法。

5.脾阳不振

(1)证候表现:肢体浮肿,腰以下为甚,按之凹陷不易恢复,脘腹胀满,纳减便溏,面色不华,神疲肢冷,舌质淡,苔白滑,脉沉缓。

(2)护治法则:健脾温阳,利水消肿(代表方:实脾饮加减)。

(3)施护要点:

1)药物调护:中药汤剂适宜饭前温服。

2)饮食调护:适宜选偏温、清淡的食物,多食鱼、蛋、山药、赤小豆、白扁豆、薏苡仁等,忌生冷瓜果。可用茯苓山药粥(茯苓、山药各30克,粳米适量,煮粥服食)。

3)对症调护:纳呆乏力可以按摩内关、足三里等穴,或用捏脊法。

4)中医护理技术:针刺水分、中脘、关元、脾俞、肾俞、三阴交、照海、足临泣等穴,用补法,加灸。

6.肾阳衰微

(1)证候表现:面浮身肿,腰以下为甚,按之凹陷不起,小便短少,腰部酸重,畏寒肢冷,精神疲惫,面色淡白,或心悸气促,舌淡胖,脉沉迟无力。

(2)护治法则:温补肾阳,利水消肿(代表方:真武汤合济生肾气丸加减)。

（3）施护要点：

1）药物调护：中药汤剂适宜饭前热服。

2）饮食调护：适宜选偏温热、淡渗的食物，多食鲤鱼、羊肉、乳类、蛋类、黑芝麻、胡桃等，忌生冷瓜果。可用黑豆鲤鱼汤(黑豆200克，鲤鱼1条约500克，同煮，饮汤食鱼及豆)。

3）对症调护：水肿明显者适宜卧床静养，下肢水肿可以抬高患肢。注意保护皮肤，防止破损。腰部酸痛者可以局部热敷。

4）中医护理技术：针刺水分、气海、脾俞、肾俞、三阴交、命门、太溪等穴，用补法兼灸。

（二）淋证

淋证是以小便频数短涩、淋沥刺痛，欲出未尽，或兼小腹拘急引痛为主要临床表现的病症。

【病因病机】

淋证成因有内、外因之分，外感湿热、饮食不节、情志失调、禀赋不足或劳伤久病均可导致，而以湿热之邪为主要因素。病位在膀胱与肾，病症亦有虚、实之分，基本病机为湿热蕴结下焦，肾与膀胱气化不利。

现代医学中的泌尿系感染、前列腺疾病、尿路结石、泌尿系肿瘤以及乳糜尿等疾患，临床表现为淋证者，均可参考本节辩证施护。

【辨证施护】

1. 热淋

（1）证候表现：小便短数，急迫不爽，灼热刺痛，尿色黄赤，小腹拘急胀痛，或腰痛拒按，或寒热，口苦，或大便秘结，舌苔黄腻，脉濡数。

（2）护治法则：清热利湿通淋(代表方：八正散加减)。

（3）施护要点：

1）药物调护：中药汤剂适宜饭前稍凉服。尿路刺激征明显，遵医嘱积极消炎利湿，口服碳酸氢钠片以碱化尿液，减轻尿路刺激症状。

2）饮食调护：适宜选清淡凉润，滑利渗湿的食物，多食菠菜、芹菜、黄花菜、空心菜、黄瓜、冬瓜、藕、西瓜、梨等，多饮水；忌食辛辣、肥甘、油腻食物。禁烟忌酒。可以用赤小豆30克、绿豆30克，煮汤代茶饮；或竹叶15克、茶叶5克，泡水代茶饮。

3）生活调护：保持会阴部清洁，及时清洗、更换内裤。小腹拘急胀痛时指导患者进行膀胱区热敷或按摩，以缓解局部肌肉痉挛，减轻疼痛。

4）中医护理技术：针刺膀胱俞、阴陵泉、行间、太溪、曲池、水道等穴，用泻法。

2. 石淋

(1)证候表现：尿中时夹砂石，小便艰涩，或排尿时突然中断，尿道窘迫疼痛，少腹拘急，或腰腹绞痛难忍，痛引少腹，连及外阴，尿中带血，舌红，苔薄黄。若病久砂石不去，可伴见面色少华，精神萎顿，少气乏力，舌淡边有齿印，脉细而弱；或腰腹隐痛，手足心热，舌红少苔，脉细带数。

(2)护治法则：清热利尿，排石通淋(代表方：石韦散加减)。

(3)施护要点：

1)药物调护：中药汤剂适宜饭前稍凉服。

2)饮食调护：增加每日饮水量，根据结石性质不同，注意饮食忌宜。可以用金钱草30克，水煎代茶饮；或鸡内金粥(鸡内金20克，粳米适量，煮粥服食)。

3)对症调护：根据砂石存在的部位，指导患者做适当活动，以促进砂石排出。疼痛剧烈时，应注意观察血压、脉搏，有休克时应及时通知医生，必要时做好外科手术准备。

4)中医护理技术：针刺膀胱俞、关元、阴陵泉、行间、太溪、委中等穴，用泻法。

3. 血淋

(1)证候表现：实证表现为小便热涩刺痛，尿色深红，或夹有血块，疼痛满急加剧，或见心烦，舌苔黄，脉滑数。虚证表现为尿色淡红，尿痛涩滞不明显，腰酸膝软，神疲乏力，舌淡红，脉细数。

(2)护治法则：实证宜清热通淋，凉血止血；虚证宜滋阴清热，补虚止血(代表方：实证用小蓟饮子加减，虚证用知柏地黄丸加减)。

(3)施护要点：

1)药物调护：实证用小蓟饮子加减，虚证用知柏地黄丸加减，均适宜饭前稍凉服用。

2)饮食调护：适宜清淡爽口，多饮水，常食藕、梨、西瓜、甘蔗等；可用仙鹤草、白茅根各30克，水煎代茶饮。或食生地黄粥(生地黄20克，粳米适量，煮粥服食)。

3)对症调护：尿中血量多时，可按医嘱给三七粉服用，或白茅根60克煎水代茶饮。

4)中医护理技术：针刺膀胱俞、中极、阳陵泉、太溪、血海、三阴交等穴，实证用泻法，虚证补泻兼施。

4. 气淋

(1)证候表现：实证表现为小便涩痛，淋沥不宜，小腹胀满疼痛，苔薄白，脉多沉弦。虚证表现为尿时涩滞，小腹坠胀，尿有余沥，面白不华，舌质淡，脉虚细无力。

（2）护治法则：实证宜利气疏导，虚证宜补中益气（代表方：实证用沉香散加减，虚证用补中益气汤加减）。

（3）施护要点：

1）药物调护：实证用沉香散加减，虚证用补中益气汤加减，均适宜饭前稍凉服用。

2）饮食调护：宜食疏利、滑润食物，多食柑橘、丝瓜、黄花菜、萝卜、茄子等，忌土豆、南瓜、红薯等。实证可用赤芍、槟榔各 10 克，水煎代茶饮；虚证可用山茱萸粥（山茱萸 15 克，粳米适量，煮粥服食）。

3）心理调护：开导患者，避免忧思恼怒，应心情开朗，积极配合治疗护理。

4）中医护理技术：针刺膀胱俞、气海、阴陵泉、行间、太溪等穴，实证配侠溪，用泻法；虚证配百会、关元，补泻兼施。

5. 膏淋

（1）证候表现：实证表现为小便浑浊如米泔水，置之沉淀如絮状，上有浮油如脂，或夹有凝块，或混有血液，尿道热涩疼痛，舌红，苔黄腻，脉濡数。虚证表现为病久不已，反复发作，淋出如脂，小便涩痛反见减轻，但形体日渐消瘦，头昏无力，腰酸膝软，舌淡，苔腻，脉细弱无力。

（2）护治法则：实证宜清热利湿，分清泄浊；虚证宜补虚固涩（代表方：实证用程氏萆薢分清饮加减，虚证用膏淋汤加减）。

（3）施护要点：

1）药物调护：实证用程氏萆薢分清饮加减，虚证用膏淋汤加减，均适宜饭前稍凉服用。

2）饮食调护：适宜清淡素食，忌油腻、肥甘食品。实证可用荠菜花、玉米须各 30 克，水煎代茶饮；虚证可用芡实茯苓粥（芡实、茯苓各 15 克，粳米适量，煮粥服食）。

3）中医护理技术：实证选取中极、膀胱俞、阴陵泉、行间、太溪等穴，用泻法；虚证选取中极、气海、关元、脾俞、肾俞、百会等穴，补泻兼施，加灸气海、百会。

6. 劳淋

（1）证候表现：小便不甚赤涩，但淋沥不已，时作时止，遇劳即发，腰酸膝软，神疲乏力，舌质淡，脉细弱。

（2）护治法则：健脾益肾（代表方：无比山药丸加减）。

（3）施护要点：

1）药物调护：中药汤剂适宜饭前热服。

2）饮食调护：适宜选择清淡食物，多食水果、蔬菜，忌食辛辣刺激食品。可用山药粥（新鲜山药 30 克，粳米适量，煮粥服食）。

3）对症调护：患者腰酸腰痛时应注意休息，睡眠时可用棉垫置于腰部，给予舒适卧位，可拨火罐或外贴麝香追风膏缓解症状。

4）中医护理技术：针刺气海、关元、命门、肾俞、脾俞、足三里等穴，用补法，可灸。

〖思考题〗

1. 试述辨证施护概念与原则。

2. 试述正治与正护法、反治与反护法、急则护治其标法、缓则护治其本法、标本同护治法、同病异护、异病同护、辨体质施护的概念。

3. 如何进行各种体质的辨证护理。

4. 试述咳嗽、心悸、胸痹、中风、胃痛、胁痛、水肿疾病辨证施护措施。

第十二章　饮食护理

〖本章学习目标〗

1. 掌握食物四性五味的定义及基本功效。
2. 熟悉饮食调养的一般原则。
3. 了解辩证施食和特殊饮食宜忌。

　　饮食，是人体从外界环境中吸取赖以生存的营养与能量的主要途径，是人体气血津液的来源，也是生命活动的基础。孙思邈在《千金要方·食治》中说："不知食宜者，不足以存生也。"中医饮食护理是在中医药理论指导下，根据疾病病因病机、症状表现和食物的性味归经理论，合理搭配膳食，或在食物中添加适当的药物制成可口的菜肴，通过日常饮食达到防病治病目的的方法。中医治疗历来重视食疗，《内经》中强调："毒药攻邪，五谷为养，五果为助，五畜为益，五菜为充，气味合而服之，以补精益气。"鉴于饮食对人体生命活动和提高治疗效果、促进患者康复的重要功效，护理上应遵循中医理论体系，做好饮食调护。

第一节　食物的性味与功效

　　饮食护理必须根据患者的体质，疾病的性质，选择不同性味和功效的食物进行调理，做到寒热协调，五味不偏，有益于健康。

一、食物的性味

(一)四性

　　食物与中药一样具有"四性"。生活中常见的 300 多种食物，平性食物居多，温热性次之，寒凉性更次之。《素问》中"寒者热之，热者寒之"的治疗原则，同样适用于食性选择的原则。病证有寒、热、虚、实之分，食物亦有四性五味之别，在饮食调护方面，应按病证的性质，选择相宜之食品。

1.寒性食物

性味苦寒、甘寒，具有滋阴、清热、泻火、凉血或解毒的功效，可选用于热证。如小米、高粱米、大麦、薏苡仁、赤小豆、绿豆、苦瓜、冬瓜、丝瓜、西瓜、葫芦、莴笋、荸荠、茶叶及各种动物的胆等。由于寒性食物易损伤阳气，故阳气不足、脾胃虚弱者应慎用。

2.热性食物

性味甘温、辛热，具有温中祛寒，益火通阳的功效，适用于寒证，如脾胃虚寒、腹痛、泄泻等症。常见热性食物有葱、韭、姜、蒜、辣椒、白酒、狗肉等。热性食物多辛香燥烈，容易助火伤津，凡热病、阴虚火旺者应忌用。

3.温性食物

性味甘温，具有温中、散寒、通阳、补气的功效，适用于阳气虚弱的虚寒证或实寒证较轻者。如羊肉、鸡、鸽、鲤鱼、鲫鱼、桂圆肉、荔枝、花生、胡萝卜、红糖等。这类食物比热性食物平和，但仍有一定的助火、伤津、耗液的功效，因此，热证、阴虚火旺者应慎用或忌用。

4.凉性食物

性味甘凉，具有清热、养阴的功效，适用于热性病证的初期、疮疡、痢疾等。如小麦、鸭蛋、豆腐、莲子、海带、菠菜、白菜、李子、柠檬等。凉性食物比寒性食物平和，但久用也能损伤阳气，故阳虚、脾气虚损者应慎用。

5.平性食物

性味甘平，这类食物的性味较平和，为日常生活的基本饮食，可以根据患者的具体情况灵活选用。如玉米、红薯、牛奶、猪肉、黑鱼、蚕蛹、蚕豆、扁豆、山药、莲肉、香菇、黑木耳、黄花等。

(二)五味

食物与中药一样具有"五味"。食物的味道不同，具有的功效也不相同。

1.辛味

如萝卜、洋葱行气；黑木耳行血；生姜散风寒。

2.甘味

如糯米、红枣可治脾胃气虚或胃阳不足。

3.苦味

如苦瓜具有清热、明目、解毒的功效。

4.酸味

如乌梅涩肠止泻。

5.咸味

如海带软坚。

6. 淡味

如薏苡仁、冬瓜利水渗湿。

此外，食物性味之偏，它们对五脏的功效也不一样。如《素问》中记载："五味所入：酸入肝，辛入肺，苦入心，咸入肾，甘入脾，是谓五入。"说明酸、辛、苦、咸、甘五味分别对五脏产生特定的联系和亲和功效，它们进入哪一脏，就会对该脏发挥有益的生养功效。

总之，在选择食物时，必须根据病证的性质，结合食物的性味归经，选用相宜的食物配膳。

二、食物的功效

食物的功效是对食物的预防、治疗和保健等功效与疗效的直接概括，是食物治疗疾病的主要依据。食物的功效是由它自身固有偏性(性能)如"性""味""归经""升降浮沉"等特性决定的。

(一)概述

1. 滋养功效

食物的滋养是人体赖以生存的基础。食物中的营养素(中医称为"水谷精微")需转化成人体的组织和能量，才能满足生命运动的需要。

食物进入人体，通过胃的消化，脾的运化，然后输布全身，成为水谷精微而滋养人体。这种后天的水谷精微和先天的真气结合，形成人体的正气，从而维护正常的生命活动和抗御邪气。此外还形成维持机体生命的基本物质"精"。"精"藏于五脏，是脏腑功能活动和思维意识活动的基础，即"神"的基础。"气、精、神"为人体之三宝，生命之所系，而它们都离不开饮食的滋养。

2. 预防功效

广义地说，所有关于饮食的保健措施都是以预防疾病、延年益寿为目的的。食物对人体的滋养功效，本身就是一项重要的保健预防措施。合理安排饮食可保证机体的营养，使五脏功能旺盛、气血充实，如《内经》所载："正气存内，邪不可干。"通过食物的全面配合，或有针对性的增加某些食物可以预防和治疗某些疾病。中医学早在1000多年以前，就有用动物肝脏预防夜盲症，用海带预防甲状腺肿大，用谷皮、麦麸预防脚气病，用水果和蔬菜预防坏血病等记载。

中医学还发挥某些食物的特异性功效，直接用于某些疾病的预防。如用葱、姜、豆豉、芫荽等可预防感冒；用绿豆汤预防中暑；用荔枝可预防口腔炎、胃炎引起的口臭症状。还比如大蒜能杀菌和抑制病毒，故可防治呼吸道感染和肠道传染病等。生山楂、红茶、燕麦能够降低血脂，故可预防动脉硬化。近年来，人们还主张用玉米粉、燕麦粥预防心血管病，用薏苡粥、菌类食物预防癌症等。

3. 延缓衰老功效

生、长、壮、老、死，是个体生命的自然规律，生命的最终衰亡是不可避免的。但若在日常生活中注重养生保健，及时消除病因，使机体功能协调，能够起到延缓衰老、延年益寿的作用。

中医在应用饮食调理进行抗衰防老方面，多从补益肺、脾、肾方面入手。肺"司呼吸""天气通于肺"，脾为"水谷之海""气血生化之源"肾为机体的"先天之本"，因为"肾藏精""受五脏六腑之精而藏之"。临床实际表明，肺、脾、肾三脏的实质性亏损，以及其功能的衰退，常导致若干老年性疾患。如肺虚或肺肾两虚所致的咳喘，脾肺两虚的痰饮喘咳，脾虚或脾肺双虚的气短、倦怠、消化不良、营养障碍，肾虚的腰酸腿疼、小便失常、水肿、低热、消瘦以及健忘、牙齿松动、须发早白或脱落等未老先衰的征象。

4. 治疗功效

食物与药物都有治疗疾病的功效。但食物每人每天都要吃，较药物与人们的关系更为密切，所以历代医家都主张"药疗"不如"食疗"。宋代《太平圣惠方》记载："夫食能排邪而安脏腑，清神爽志以资气血，若能用食平疴，适情遣疾者，可谓上工矣。"

饮食治疗功效主要有三个方面：

（1）补益脏腑：人体各种组织、器官和整体的功能低下是导致疾病的重要原因。中医学把这种病理状态称为"正气虚"，其所引起的病证称为"虚证"。主要表现如心悸气短、全身乏力、食欲不振、食入不化、咳嗽虚喘、腰膝酸软等。中医认为米面果菜等也有改善人体机能，补益脏腑气血的功效。如粳米可补脾、和胃、清肺；黑芝麻有补血、生津、润肠、乌发的功效。另外，中医主张体质虚弱或慢性虚证患者可用血肉有情之品来滋补。如鸡汤可用于虚劳，当归羊肉汤可用于产后血虚，牛乳饮用于病愈后调理，胎盘粉用于补肾强身，猪骨髓用于补脑益智，动物脏器用于滋补相应的脏腑等。

（2）泻实祛邪：外部致病因素侵袭人体，或内部功能的紊乱，皆可使人发生疾病。如果病邪较盛，中医称为"邪气实"，其证候则称为"实证"；同时又有正气虚弱的表现，则是"虚实错杂"。此时既要针对病情进行全面的调理，又要直接去除病因。某些食物具有祛邪安脏的功效，如大蒜治痢疾，山楂消食积，鳗鱼治肺痨，薏米祛湿，藕汁治咯血，赤豆治水肿，猪胰治消渴，蜂蜜润燥等。

（3）调整阴阳：人体的生理功能只有在阴阳协调的情况下，才能得以维持正常，否则会导致疾病。生活中，饮食得当则可起到维持阴阳调和的功效。另外，阴阳失调所导致的疾病状态，利用饮食的性味也可进行调节。如阳虚的患者可用温补，选牛肉、羊肉、狗肉、干姜等甘温、辛热类食品补助阳气；而阴虚者当用清补，选百合、淡菜、甲鱼、海参、银耳等甘凉、咸寒类食品养阴生津。

（二）常见食物的功效

（1）聪耳（指增强或改善听力）类食物：莲子、山药、荸荠、蒲菜、芥菜、蜂蜜等。

（2）明目（指增强或改善视力）类食物：山药、枸杞子、蒲菜、猪肝、羊肝、野鸭肉、青鱼、鲍鱼、螺蛳、蚌等。

（3）乌须发类食物：黑芝麻、核桃仁、大麦等。

（4）健齿类食物：花椒、蒲菜、莴笋等。

（5）降脂、降压、预防血管硬化的食物：海藻、紫菜、山楂、黑木耳、香菇、大蒜、洋葱、茶叶、荷叶、莲心、芹菜、荸荠、海蜇、蜂蜜等。

（6）消炎的食物：大蒜、菠菜根、马齿苋、冬瓜子、油菜、慈菇等。

（7）解毒的食物：番茄、绿豆可清热解毒；生姜、醋可解鱼蟹之毒；茶叶、白扁豆解药物毒；山羊血、空心菜可解覃类中毒；大蒜有抑菌解毒之效；蜂蜜解百毒。

（8）降糖止渴的食物：猪胰、南瓜、山药、豌豆、茭白、乌梅、苦瓜等。

（9）清热解毒的食物：西瓜、冬瓜、黄瓜、苦瓜、绿豆、扁豆、乌梅等。

（10）去湿利水的食物：西瓜皮、冬瓜皮、绿豆、赤豆、玉米须、葫芦、鲤鱼、黑鱼等。

（11）强健脾胃的食物：生姜、乌梅、鸡内金、麦芽、陈皮、山楂、醋等。

（12）润肠通便的食物：核桃仁、芝麻、松子、香蕉、蜂蜜等。

（13）镇咳祛痰的食物：白果、杏仁、冬瓜仁、橘、梨、萝卜等。

（14）止血的食物：花生内衣、黄花菜、木耳、莲蓬、藕等。

（15）涩肠止泻的食物：大蒜、马齿苋可用于热性泄泻；焦山楂、焦麦芽、焦谷芽、炒陈皮等用于伤食泻；薏仁、莲子、炒山药用于脾虚泄泻。

（16）驱虫的食物：槟榔、榧子、乌梅、南瓜子、椰子、胡萝卜等。

（17）生奶的食物：鲫鱼、猪蹄、鱼头、生南瓜子等。

（18）补益的食物：饴糖、大枣、花生、莲子、山药等补脾胃；羊肉、胡桃、海参、虾等补阳；桂圆、红枣、桑葚、荔枝等可补血；枸杞子、甲鱼、黑白木耳等可补阴；羊肝能补肝明目。

（19）安神类食物：莲子、酸枣、百合、梅子、荔枝、龙眼、山药、鹌鹑、牡蛎肉、黄花鱼。

合理的饮食，不仅能促进疾病康复，还能调治疾病，尤其是对慢性疾病和重病的恢复期，合理运用饮食调护，能起事半功倍之效。

第二节　饮食调养

人类的食物是多种多样的，各种食物所含的营养成分不完全相同，因此要提倡人们广泛食用多种食物。但在进行饮食调养的过程中，还要根据具体情况做到辨证施食和注意一些特殊的饮食宜忌。

一、一般原则

(一)饮食有节，适时定量

所谓饮食有节，是指饮食要有节制，不能随心所欲，要讲究吃的科学和方法。《黄帝内经》中说："饮食有节……故能形与神俱，而尽终其天年，度百岁乃去。"《管子》亦说："饮食节……则身体利而寿命益；饮食不节……则形累而寿命损。"首先饮食要适量。适量是指吃东西不要太多，也不要太少，要恰到好处，饥饱适中。人体对饮食的消化、吸收、输布、储存，主要靠脾胃来完成。过饥，则摄食不足，化源缺乏，终致气血衰少，气血不足，则形体消瘦，正气虚弱，抵抗力降低，易于继发其他病症；过饱，超过脾胃的消化、吸收功能，可导致饮食阻滞，出现脘腹胀满、嗳腐泛酸、厌食、吐泻等食伤脾胃之病。其次饮食应定时。一日三餐，食之有时，才可以保证消化、吸收正常地进行，脾胃活动能够协调配合，有张有弛，否则会扰乱胃肠消化的正常规律，使脾胃功能失调。

(二)合理膳食，不可偏嗜

合理膳食是指一日三餐所提供的营养必须满足人体的生长、发育和各种生理、体力活动的需要。食物有四气五味，各有归经，所含的营养成分不完全相同。平衡膳食必须由多种食物组成，才能满足人体各种营养需求，达到合理营养、促进健康的目的。若饮食偏嗜，则可导致人体脏腑阴阳失调而发生多种疾病。人的五脏六腑，各有所好，脏腑的气血阴阳，需五味阴阳和合而生。若饮食长期有所偏嗜，则可造成脏腑气血偏盛偏衰，形成有偏倾趋向的体质，导致脏腑功能失调。如过食肥甘厚味可助湿生痰、化热，或生疮疡等症；过食生冷会损伤脾胃之阳气，而致寒湿内生，发生腹痛泄泻等脾胃寒症；偏食辛辣，可使胃肠积热而致大便干燥，或酿成痔疮下血之症。《素问》说："味过于酸，肝气以津，脾气乃绝；味过于咸，大骨气劳，短肌，心气抑；味过于甘，心气喘满，色黑，肾气不衡；味过于苦，脾气不濡，胃气乃厚；味过于辛，筋脉沮弛，精神乃央。"因此日常饮食应多样化，粗细相宜，寒热相适，素荤搭配，比例适当，营养全面。

(三)重视脾胃，注意卫生

脾胃为后天之本，气血生化之源，是人体消化饮食及生化气血的重要器官，脾胃功能的健全与否直接影响饮食的消化、吸收和输布。在饮食调护过程中，要重视脾胃功能的调理，不能片面追求营养摄入，强进荤腥油腻之品，以免脾胃负担加重，导致病邪滞留，加重病势。在饮食调护中还应注意食物宜新鲜，忌生冷、不洁的食物，防止病从口入。食物不符合卫生要求或烹调不当，不仅会降低营养价值，还会引起消化不良，甚至产生许多疾病。比如菜肴色香味形俱佳，营养素也很丰富，但是如被微生物、细菌等污染，吃了不仅无益，反而有害。经常吃受农药、工业"三废"污染的食物，会引起急性或慢性中毒，甚至消化道癌症。吃了腐败变质的食物，会引起胃肠道疾病甚至食物中毒。

(四)三因制宜

日常生活中也应按照因人、因地、因时即三因制宜的原则来运用食物达到补虚、泻实、调整阴阳的目的。在四季不同的气候环境下，当人体处于阴阳寒热失衡状态时，可以通过食物的不同性味来进行调理。

春季万物复苏、阳气升发，初春时节气温较低，饮食可基本延用冬季食谱，并且适当多摄入一些高能量蛋白的食物，如羊肉、鸡蛋、鱼虾、桃仁、芝麻、大豆等。这些食品既可增强御寒能力，又可补养身体。晚春时期为春夏交换之时，气温偏热，所以饮食宜清淡。春季饮食忌生冷油腻的食物，可适当进食酸味食物以助肝气舒畅，但不可多食酸而损伤脾胃。

夏季气候炎热，食物尽量以植物性高蛋白及其制品取代动物蛋白，如豆类制品、时令瓜果菜蔬、深色叶菜等，食用品种经常变换。可进食性寒的西瓜、丝瓜、苦瓜等降暑。

秋季气候干燥，"秋燥"最易引起肺气失调，应选择有生津补液、润肺除燥的食物来进补，如莲藕、红萝卜、白萝卜、蘑菇、桃仁、芝麻等。

冬季万物萧条，天寒地冻，人的气血运行和内分泌系统都会相应改变，人体对蛋白质、脂肪和碳水化合物三大产能营养素的需求量远远高于其他季节。因此，冬季的主食采用粗细搭配的原则，可进食红薯、玉米、荞麦、红枣、牛羊肉、豆制品、大白菜、萝卜、桃仁、芝麻、枸杞子等。这些食物不仅保证了冬季人体能量与营养的需求，还有补肾、护肝、益气养血的功效。

另外，在饮食调护中应根据病证、病位、病性及人的年龄、体质强弱、天时地理诸因素，结合食物的性味归经选择食物，遵循"寒者热之，热者寒之，虚则补之，实则泄之"的调护原则，注意不同疾病的饮食宜忌，做到因证、因人施食。如体胖者多痰湿，饮食宜清淡，多食蔬菜、瓜果，忌食肥甘厚腻、助湿生痰之品；老年人脾胃功能虚弱，运化无力，宜食清淡、温热熟软之品，忌食生冷、黏硬、不易消化之品。

二、辨证施食

数千年的饮食文化历史表明，我国人民的饮食习惯从整体来看，是在素食的基础之上，力求荤素搭配，全面膳食的。正如《素问》所说的"谷肉果菜，食养尽之"和《素问》所说的"五谷为养，五果为助，五畜为益，五菜为充，气味合而服之，以补精益气"。但另一方面，对特殊人群或患者，也不主张采用与常人一样的饮食模式，可据其不同的年龄、体质、病情等情况，并根据饮食的性味进行辨证调和，使五脏各得其味而维持和恢复其正常功能，做到辨证施食。

"辨证施食"的作用在于调整人体体质某些方面的不足和过剩。根据人的不同体质选择相应的食物，才能起到调整阴阳、调理气血偏盛偏衰的作用。如温补食物适合于阳虚体质。清补食物适用于体型较胖、阴虚阳亢、肝气旺盛的患者。平补食物一般人都可食用，对体质较差、阴阳两虚、气血两亏者也较适用。

三、饮食特殊宜忌

临床上许多疾病难愈，或愈而复发，往往与不注意饮食宜忌有关。中医所指的饮食宜忌包括广义和狭义两种概念。广义的饮食宜忌涉及食物与体质、地域、季节、年龄、病情以及饮食调配、用法、用量等方面。狭义的饮食宜忌是指饮食与病情方面的禁忌。有关饮食宜忌的最早根据为《素问·宣明五气篇第二十三》所载"五味所禁"以及《素问·五藏生成篇》所载的"五味之所伤"等。《金匮要略》中指出："所食之味，有与病相宜，有与病为害，若得宜则补体，为害则成疾。"因此，饮食调护中强调饮食宜忌是十分必要的。

（一）疾病饮食宜忌

1. 饮食宜忌与疾病的关系

病症的饮食宜忌是根据病症的寒热虚实、阴阳偏胜，结合食物的五味、四气、升降浮沉及归经等特性来加以确定的。食物的性味、功效等应与疾病的属性相适应，否则会影响治疗结果。如脾胃虚寒腹泻患者忌食寒凉生冷食物；热证宜食寒凉平性之品，忌辛辣醇酒炙烤等热性的食物，如辣椒、姜、葱、蒜、烟酒及油炸之品；阳虚者宜温补，忌用寒凉；阴虚者宜滋补、清淡，忌用温热。由于虚证患者多伴有脾胃虚弱、消化吸收功能减退，应以清淡而富于营养为宜，不宜吃耗气损津、腻滞难化的食物。另外，中医学将能引起旧疾复发，新病增重的食物称为"发物"，如腥、膻、辛辣等食物，为风热证、痰热证、斑疹疮疡患者所忌。

2. 常见疾病的饮食宜忌

(1)脾胃病证：脾胃病证包括胃脘痛、呕吐、泄泻、便秘等，为脾胃运纳失常所致。日常饮食应以清淡、细软、易消化、富有营养的食物为主。宜进蔬菜，营养丰富的瘦肉、鸡蛋、鱼类等。忌生冷、煎炸、硬固类及刺激性及土豆、黄豆、白薯等易胀气食物。脾胃寒凉宜食温性食品；胃热者忌辛辣。胃酸过多，应避免刺激胃液分泌的食物，如浓茶、咖啡、巧克力、辣椒等；胃酸缺乏可于饭后食少许醋或山楂片。消化道出血者应进食无渣流质，如牛奶、米汤。腹泻者以少油半流质或软饭为宜，忌食生冷瓜果等寒凉滑润食物。呕吐剧者应暂时禁食，好转后再进全流或半流质饮食逐渐恢复软食、普食。呕吐期以蔬菜为宜，缓解期渐增少油荤菜，切忌饱食。

(2)肝胆病证：黄疸、腹胀等与肝的疏泄功能失常有关。饮食宜清淡、营养丰富，多食蛋、奶、鱼、瘦肉及豆制品。忌食油腻生冷、辛辣食物。急性期以素食为宜，多食新鲜水果。肝硬化腹水应低盐或无盐饮食，肝昏迷患者应控制动物蛋白的食入量。

(3)肺部病证：以咳嗽、咳痰、肺痈、悬饮等为主证。饮食宜清淡素食，多食水果，供给多种维生素、无机盐，以利于机体代谢功能的修复，补充咳嗽或发热所消耗的能量。忌食辛辣、油腻、甜黏类食物，禁烟酒及海腥发物。咳嗽痰黄可选枇杷、梨等清热化痰之品；痰白清稀者避免食用生冷瓜果；痰中带血宜食藕片、藕汁等以清热止血；久病肺阴虚者可选食百合、银耳、甲鱼等滋阴补肺之品；哮喘患者常与过敏有关，应禁食发物类。

(4)心脏病证：以心悸为主证，饮食宜清淡、低盐，多食富含B族维生素、维生素C及豆制品类食物。食盐应控制在每日6g之内。油脂尽可能以植物油，如玉米油、菜籽油为主。忌食高脂、高胆固醇类食物如猪油、动物内脏，辛辣刺激之品及烟酒、浓茶、咖啡等。山楂、大蒜有降血脂的作用；芹菜有降血压的作用，血压增高者可用芹菜煎水代茶饮。

(5)肾部病证：以水肿、消渴、淋浊、遗精等为主证。饮食宜清淡富于营养，可多食动物性补养类食物。水肿者应低盐或无盐饮食，可食用冬瓜、赤小豆以利尿消肿。肾虚者可选用牛、羊、狗肉及蛋类。消渴患者需控制米面主食，多食蔬菜、瘦肉充饥。肾衰患者应补而有节，主要节制米、豆类食品，食用鱼肉时以蒸煮、做汤为宜，不宜炸、炒，另外应以优质低蛋白、高维生素、高热量，适当限制钠、钾为原则。

(6)外感病证：与外感风邪有关，以发热为主，如感冒、中暑、痢疾等。宜食清淡食物，如面条、米粥、新鲜蔬菜、水果等。忌食腥腻、酸涩之品，以防外邪内陷入里，变生他证，如肥肉、鱼虾、食醋等。高热期宜食素食、流质及清凉饮料，如米汤、绿豆汤、西瓜等。退热期，宜素食、半流质、少油、适量为宜。恢复期，宜进软食或普食，但宜清淡少油腻。

（二）服药饮食宜忌

《调疾饮食辨》中说："病人饮食，藉以滋养胃气，宣行药力，故饮食得宜足为药饵之助，失宜则反与药饵为仇。"服药期间有些食物对所服之药有不良的影响，则应忌服。

一方面，服药期间，忌食生冷、黏腻、肉、五辛、酒、酪、腥臭等不易消化及有特殊刺激性的食物。其次某些药物有特殊忌口：如甘草、黄连、桔梗、乌梅忌猪肉；薄荷忌鳖肉；茯苓忌醋；鳖鱼忌苋菜；天门冬忌鲤鱼；白术忌大蒜、桃、李；人参忌山楂、萝卜、茶叶；土茯苓忌茶等。半夏忌食羊肉、羊血、饴糖；厚朴忌食豆类；丹皮忌食蒜、胡荽。

随着西药的广泛应用，饮食方面也要特别注意与西药方面的禁忌。如服铁剂时忌饮茶，以免影响铁剂的吸收；维生素 C 忌食肝类、牛奶、乳酸、咖啡等；红霉素忌食酸性食物，如醋、酸梅汤；氨基比林忌食亚硝酸丰富的食物，如咸菜、泡菜等。

（三）食物之间宜忌

根据中医五行学说，有些食物相宜，可以搭配一起进食，如"当归生姜羊肉汤"中，温补气血的羊肉与补血止痛的当归和温中散寒的姜配伍，可增强补虚散寒止痛之功，同时还可以去掉羊肉的腥膻味。薏苡粥中添加红枣，可防止薏苡仁清热利湿过偏之性。食物搭配不当时会削弱食疗效果，要尽量避免。如吃羊肉、狗肉之类温补气血的食物，不应同时吃绿豆、鲜萝卜、西瓜等，否则会减弱前者的温补作用。再者两种食物合用，可能产生不良作用，如柿子忌茶、白薯忌鸡蛋、葱忌蜂蜜。

但是，饮食宜忌不是绝对的，要针对具体病情具体分析，还要注意个体差异，有些饮食经调制或配制后是可以改变其性质而改变其宜忌的，所以要灵活掌握。

〖思考题〗

1. 食物的"四性"指什么？各有什么功效？
2. 饮食护理的一般原则有哪些？

第十三章　情志护理

【本章学习目标】

1. 掌握情志护理的原则和情志护理的方法。
2. 熟悉情志致病的影响因素；预防七情致病的方法。
3. 了解情志与健康的关系及自我调护的方法。

情志是指意识、思维、情感等精神活动，人的精神状态对健康有着极为重要的影响，中医学非常重视精神因素在发病及治疗中的作用，早在《内经》中就提出了情志护理的一些原则和具体方法，其后又经过两千多年来历代医家的不断补充，在实践中积累了相当丰富的经验，促进了后世医学的发展。

第一节　七　情

七情是人体对外界事物和现象所作出的七种情志反映，即喜、怒、忧、思、悲、恐、惊。人在认识周围事物或与他人接触的过程中，对任何人、事、物，都不是无动于衷、冷酷无情的，而总是表现出某种相应的情感，如高兴或悲伤、喜爱或厌恶、愉快或忧愁、振奋或恐惧等。《黄帝内经》说："有喜有怒，有忧有丧，有泽有燥，此象之常也。"意思是说，一个人有时高兴、喜笑，有时发怒、有时忧愁、有时悲伤，好像自然界气候的变化有时候下雨、有时候干燥一样，是一种正常的现象。中医认为，正常范围内七情并不会成为致病因素，但如果七情过极，超出常度，就会引起脏腑气血功能紊乱，导致各种疾病的发生。《医学正传》指出："七情通于五脏：喜通心，怒通肝，悲通肺，忧思通脾，恐通肾，惊通心肝。故七情太过则伤五脏……"现代医学也表明许多慢性病与心理因素有关，如心脑血管病、肿瘤、意外伤害及自杀、高血压、胃十二指肠溃疡等。

一、情志正常，气血调和

七情六欲乃人之常情，正常的情志活动是体内脏腑、气血、阴阳调和的表现，同时，正常七情反作用于人体，使脏腑气机调达，能增强人体的抗病能力，维护人体的健康。费伯雄曾云："夫喜、怒、忧、思、悲、恐、惊，人人共有之境。若当喜而喜、当怒而怒、当忧而忧，是即喜、怒、哀、乐也。"如喜是一种积极、肯定的情志，适当"喜"的心情，可以缓和紧张情绪，有助于气血调畅。俗话说："人逢喜事精神爽，雨后青山分外明。"喜的心境有益于人的身心健康。怒一般认为是一种消极、否定的情绪，但怒作为人的基本情感之一，对人体的健康也有着其积极的一面，怒为肝之志，正常情况下有助于肝气的疏泄条达。情志正常，则气血调畅，脏腑功能活动加强。

　　现代医学认为，良好的情绪是人体内一种最有助于健康的力量。因为当人精神愉快时，中枢神经系统兴奋，指挥作用加强，人体内进行正常的消化、吸收、分泌和排泄活动，新陈代谢旺盛，因此头脑反应灵敏，精力充沛。研究认为，精神乐观可增强人体免疫功能，是一种强大的"抗体"，患病之后，若能保持乐观的情绪，有利于疾病尽快康复，所以心理疗法越来越多地被应用到各个方面。

二、情志异常，伤及脏腑

　　国外学者胡夫兰德在《人生延长寿法》一书中说："一切对人不利的影响中，最能使人短命夭亡的就要算是不好的情绪和恶劣的心境，如忧虑、颓废、惧怕、贪求、怯懦和憎恨等。"情绪变化对健康的影响，在《内经》中早有记载，"针石，道也。精神不进，志意不治，故病不可愈"，明确说明情志与健康密切相关。

　　(一)不良情绪直接伤及内脏

　　外界不良刺激可使人的情志变化，超出常规可使脏腑气血失调，产生疾病。由于生理上情志与五脏有着密切的关系，因此，七情过激往往直接损伤相应的内脏。一般认为，喜、惊伤心，怒伤肝，思伤脾，悲、忧伤肺，恐伤肾。临床上七情致病以心、肝、脾三脏多见，心在七情发病中起主导作用，因为心主血而藏神，为五脏六腑之大主，精神之所舍，七情发生之处，故七情太过首先伤及心神，然后影响到其他脏腑，引起疾病，故《灵枢·口问》曰："悲哀愁忧则心动，心动则五脏六腑皆摇。"

　　(二)不良情绪影响脏腑气机

　　气机，是气的运动的根本形式，人体脏腑经络气血津液的功能活动及相互联系，均有赖于气机的升降出入。"百病生于气也"，中医学认为，疾病之所以发生是由于体内气机升降失常所致。异常情志变化，导致脏腑气机紊乱，升降出入运动异常、脏腑功能活动失调。正如《黄帝内经》所说："余知百病生于气也。怒则气上，喜则气缓，悲则气消，恐则气下，惊则气乱，思则气结。"这里的上下，说明气机升降失常；这里的结，说明气机郁滞，运行不畅；此外，消、缓、乱，亦是气的运行障碍。可见，七情太过对于人体气机的影响是很严重的。

1. 怒则气上

气上，肝气上逆或肝阳上。是指过度愤怒使肝气上冲，血随气逆，并走于上。出现头痛头晕，面红目赤，或呕血，甚则昏厥猝倒等症。

2. 喜则气缓

气缓为心气舒缓和达之意，是指过度喜乐，使精神涣散，神气不能收持，出现心悸、失眠，甚则喜笑不休，失神狂乱等症状。

3. 悲（忧）则气消

气消，肺气消耗。是指过度悲忧，可耗伤肺气。临床常见精神委靡，意志消沉，胸闷乏力，少气懒言等症。

4. 恐则气下

气下指正气下陷，过度恐惧，可使肾气不固，气泄于下。临床可见下肢酸软无力、二便失禁、遗精等症。

5. 惊则气乱

气乱，心气紊乱。是指突然受惊，导致心气紊乱，气血失调，心神失常。临床可见心悸、失眠、心烦、气短，小儿夜啼，甚则精神错乱等症。

6. 思则气结

气结，脾气郁结。是指思虑过度，导致脾气不舒、运化失常。出现纳呆，脘腹胀满，饮食不思，便溏泄泻等症。

（三）不良情绪引起精血亏损

《黄帝内经》说，"怒则气逆，甚则呕血及飧泄"，说明暴怒可致血随气逆，发生呕血。《黄帝内经》又说，"恐惧而不解则伤精……精时自下"，这里的精时自下，即是恐惧太过，五脏所藏之阴精失去统摄，耗散不止。《医学入门》也指出，"暴喜动心不能主血"，意思是过喜则使气血涣散，血行不畅。此外，过分思虑，既可耗伤心血，又能影响食欲，造成气血生化不足，皆可使精血亏损。

（四）不良情绪引起阴阳失调

《黄帝内经》说"暴喜伤阳，暴怒伤阴"，说明情志过激，可损阴伤阳。《黄帝内经》又说："大惊卒恐，则气血分离，阴阳破散。"阴阳破散，即阴阳失调。而阴阳协调，中医认为是维持人体生命活动的基本条件，"阴平阳秘，精神乃活，阴阳离决，精气乃绝"，说明七情致病的后果可以非常严重，必须加以重视。

（五）先伤神，后伤形

情志太激不仅伤神，亦能伤形。《彭祖摄生养性论》说，"积忧不已，则魂神伤矣；愤怒不已，则魄神散矣，喜怒过多，神不归定；憎爱无定，神不守形；汲取而欲，神则烦；切切所思，神则败"，说明七情太过，能使人精神异常。这里的魂魄都是属于精神活动的一种形式，其中魄是一种本能的，非条件反射性的感觉和动作，包括听、触、视、痛觉，以及肢体某些动作，与精关系密切。魂也是神的一种活动形式，如果离了神的支配而单独活动，便表现为梦游、幻觉等。如《黄帝内经》说："暴怒伤阴，暴喜伤阳。厥气上行，满脉去形。"这里的满脉去形，即是情志先伤阴阳，后伤形体的结果。从上可知，七情致病，有别于外感六淫，六淫伤人多伤形体，而情志致病，多先伤人神气，再伤形体。

（六）不良情绪影响疾病转归

在疾病过程中，情志的异常变化往往影响病势的发展与变化。患者因自身脏腑气血功能失调，容易产生不良心境，引起情志的异常波动，而较大的情志波动，反过来又能加剧脏腑气血功能的失调，促使疾病加重，甚至导致病情迅速恶化；相反，积极的情绪反应则有利于疾病的康复。根据临床观察，在许多疾病的过程中，若患者有较剧烈的情志波动，往往会使病情加重，或急剧恶化。如有高血压病史的患者，若遇事恼怒，肝阳暴张，血压可以迅速升高，发生眩晕，甚至突然昏厥，或昏仆不语，半身不遂，口眼歪斜。心脏病患者，亦常因情志波动而使病情加重或迅速恶化。

三、影响情志变化的因素

人的情志变化是由内外刺激引起的，即外源性因素、内源性因素。社会因素、环境因素、病理因素等都是导致情志异常的因素。

（一）社会因素

社会因素可以影响人的心理，而人的心理变化又能影响健康。人们的社会地位和生活条件的变迁，可引起情志变化而生病。男女之间的婚恋纠葛、家庭生活不协调，或家庭成员的生离死别等精神创伤，均可引起强烈的情志变化。正如《素问·疏五过论》说："切脉问名，当合男女，离绝菀结，忧恐喜怒，五脏空虚，血气离守。"《类经·论治类》注："离者失其亲爱，绝者断其所怀，菀谓思虑抑郁，结谓深情难解……"此外，社会动乱、流亡生活、饥饿灾荒等，都会造成人们精神的异常变化。

（二）环境因素

在自然环境中，有些非特异性刺激因素作用于人体，就可使情绪发生相应变化，引起情绪变化的机制在于他们影响了人体的生理功能活动，通过"心神"的主导作用而反馈在精神方面的表现。例如，四时更迭、月廓圆缺、声音、气味、颜色、食物等，都可影响情绪的变化。异常气候的剧烈变化更易对人的情绪产生明显影响。月相与人体生理密切相关，人的情绪也随月相的盈亏，而有相应变化。幽雅、安静、协调的生活环境，令人喜悦的气味，优美动听的乐曲，可使人心情舒畅、精神振奋、提高工作效率。在喧嚣吵闹、杂乱无章、气味腥臭的环境中，人会感到压抑、沉闷，或厌倦、烦躁，工作和学习效率会明显下降。不仅如此，不同的色彩会使人产生不同的感觉，从而直接影响人的精神状态。由于环境和人类是一个不可分割的有机整体，因此，环境因素是影响人情绪变化的重要方面。

（三）病理因素

机体脏腑气血病变，也会引起情志的异常变化。《素问·调经论》指出，"血有余则怒，不足则恐"；《灵枢·本神》说："肝气虚则恐，实则怒。……心气虚则悲，实则笑不止"；《素问·宣明五气论》指出，"精气并于心则喜，并于肺则悲，并于肝则忧，并于脾则畏，并于肾则恐，是谓五并，虚而相并者也"，这是五脏精气乘一脏之虚而相并后引起的情志变化。凡此种种，都说明内脏病变可导致情志的改变，五脏虚实不同，亦可引起不同的情志变化。

（四）个体差异

人的体质有强弱之别，性格有刚柔之分，年龄有长幼之殊，性别有男女之异。因此，对同样的情志刺激，会有不同的情绪反应。

1. 体质差异

体质强弱不同，对情志刺激的耐受力也有一定的区别。如《医宗必读》说："外有危险，触之而惊，心胆强者不能为害，心胆怯者触而易惊。"说明体质较强者，一般情况下不易为情志所伤，体质较弱者，轻微的情志刺激就可能诱发疾病。《灵枢·通天》认为人们的体质有阴阳禀赋的不同，对情志刺激反应也不同，"太阴之人，多阴无阳"，精神易抑郁；"少阴之人，多阴少阳"，心胸狭窄，多忧愁悲伤，郁郁不欢；"太阳之人，多阳无阴"，感情易暴发；"少阳之人，多阳而少阴"，爱慕虚荣，自尊心强。《灵枢·行针》指出："多阳者多喜，多阴者多怒。"说明不同体质特点的人对情志刺激有不同的反应。

2. 性格差异

性格是人们个性心理特征的重要方面。一般而言，性格开朗乐观之人，心胸宽广，遇事心气平静而自安，故不易为病；性格抑郁之人，心胸狭隘，感情脆弱，情绪常激烈波动，易酿成疾患，这种耐受性的差异，与人意志的勇怯密切相关。意志坚定者，善于控制、调节自己的感情，使之免于过激；意志怯弱者，经不起七情六欲的刺激，易做感情的俘虏，必然发生病变。《素问·经脉别论》云，"当是之时，勇者气行则已，怯者则著而为病也"，说的就是这个道理。

3. 年龄差异

如儿童脏腑娇嫩、气血未充，中枢神经系统发育尚不完备，多为惊、恐情志致病；成年人，气血方刚，奋勇向上，又处在各种错综复杂的环境中，易怒、思为病；老年人，常有孤独情感，易为忧郁、悲伤、思虑所致病。

4. 性别差异

男性属阳，以气为主，性多刚悍，对外界刺激有两种倾向：一是不易引起强烈变化；一是表现为亢奋形式，多为狂喜、大怒，因气郁致病者相对少些。女性属阴，以血为先，其性多柔弱，一般比男性更易因情志为患。故《外台秘要方》有"女属阴，得气多郁"之说。女性对于情志的刺激，以忧悲、哀思致病为多见。正如《千金要方》说："女人嗜欲多于丈夫，感病倍于男子，加以慈恋、爱憎、嫉妒、忧恚、染者坚牢、情不自抑，所以为病根深，疗之难瘥。"诚然，妇女的禀性未必尽如以上所说，但女性多情志为患却已被临床所证实。

第二节　情志护理

情志护理是以中医基础理论为指导，用科学的护理方法，以良好的护患关系为前提，通过护理人员的语言、表情、姿势、态度、行为及气质等来影响和改善患者的情绪，减轻和解除其顾虑和烦恼，以及由此产生的种种躯体症状，使患者能在最佳心理状态下接受治疗和护理，从而增强战胜疾病的信心，达到早期康复的目的。

一、情志护理的目的

（一）预防疾病发生

人的精神情志受到外界不良因素刺激，使脏腑气血功能失调，就会产生疾病，对患者实施心理疏导，消除各种不良的情绪刺激，可预防疾病的发生。

（二）促进疾病康复

在疾病过程中，情志的异常变化常常能影响病势的发展与变化。护理人员在治疗护理疾病的过程中，对患者进行适当的心理调护，可改善其不良心理状态，促进疾病的早日康复。

二、情志护理的原则

（一）诚挚体贴，一视同仁

由于角色、环境改变，患者常常会产生各种心理反应，如出现焦虑、紧张、悲观、抑郁等情绪，护理人员应了解患者日常生活习惯、对自己疾病的看法、存在的思想问题、人际交往、家庭角色关系等情况。以和蔼、诚恳的态度，同情、体贴的心情关心患者，使之感到温暖、亲切，尽快适应医院环境，从而树立战胜疾病的信心。正如孙思邈在《备急千金要方》中指出，"凡大医治病，必先安神定志，无欲无求，先发大慈恻隐之心"。同时，在医护人员面前，患者只有轻重缓急之分，没有贫富贵贱之别。对待患者要一视同仁，不论其地位之高低、家境之贫寒，不分年龄大小和性别差异，长相美丑，均同等对待，给予精心治疗和护理。同时，医护人员除注意自己的语言、态度外，还应重视病室环境和患者周围的人和事，全面进行照顾。如主动介绍医院规章制度和同病室的病友；安置优雅舒适的病房等，使病员感到如同家里一样温暖、亲切和舒适，能很快安下心来接受治疗和护理。

（二）细心观察，因人施护

患者来自社会各个方面，由于出身、年龄、职业、经济状况、知识经验、生活阅历、性格的差异，所患疾病及病程长短的不同，其心理状态也不同。护理人员观察、了解、掌握患者的脾气、禀性、性别年龄、所处自然条件、社会环境、精神因素等特点，在全面了解情况的基础上，因人制宜，对不同的患者采取不同的方法，有针对性的做好耐心细致的情志护理。

（1）新入院患者，由于环境陌生和生活不习惯，心情多显紧张或有忧虑，担心自己的疾病影响工作或学习，对治疗有恐惧感。护理人员应主动介绍有关情况，帮助解决其疑虑和困难。

（2）危重患者，病情急、痛苦大，多缺乏思想准备，易产生悲观和忧伤情绪，尤需耐心安慰和开导。讲清情志对疾病治疗的影响和利弊，使其消除顾虑，积极配合治疗。

（3）慢性病或生活失去自理的患者，精神上压力大，考虑生活、工作和预后。护理人员要主动热情地做好生活护理，实事求是地讲解疾病治疗的难易和规律，也可请治疗效果好的患者进行现身说法。对住院时间长而思念亲人的患者，尽可能请家人多来探视，以解思念之情。有条件亦可开展多种形式的娱乐活动，以丰富生活内容和怡情悦志。

（4）对易发怒生气的患者，更应耐心，注意态度和语气，待其情绪安定后再慢慢进行劝导和安慰。

（5）老年患者的性格特点是性情比较急躁、爱发脾气、固执、自尊心强、多疑。护理人员应尊重老年患者，耐心解释，细心照料，事事处处体谅患者的心情，实事求是地引导患者和家属了解自己的疾病和预后，使之能很好地理解配合治疗和护理。

（三）正确运用开导法

开导法，就是通过正面说理，使患者了解自己疾病的发生、发展，及治疗护理的情况，使其引起注意和重视。心理学认为人类的语言是一种非常实际而又十分广泛的信号。语言的刺激比其他任何刺激要厉害得多。尤其是医护人员的语言对患者的影响更是不言而喻的。《内经》中的语言开导法，包括解释、鼓励、安慰、保证等内容。《灵枢·师传》云："人之情，莫不恶死而乐生，告之以其败，语之以其善，导之以其所便，开之以其所苦，虽有无道之人，恶有不听者乎。"所谓告之以其败，是指向患者指出病逝危害，使患者重视疾病认真对待之，如不及时治疗，就会贻误病情；所谓语之以其善，是指要求患者与医者很好配合，告诉其疾病的可愈性，只要遵照医嘱服药，病是可以治愈的；所谓导之以其所便，则指告诉患者如何进行治疗和调护的具体措施，懂得自我调养的方法；至于开之以其所苦，是解除患者消极的情绪，给以一定承诺、保证，以减轻患者心理上的压力。通过开导法的运用，可解除患者不良的情绪，从而使患者心境坦然，精神愉快，心情舒畅、气机条达，气血调和，脏腑气血功能旺盛，促使疾病早愈。

（四）避免刺激，情绪平和

清代王燕昌在《王氏医存》中指出："善养病者，调之、护之，务期安静，医药有当，自能速愈。"在护理工作中，要给患者创造一个良好的休养条件，避免外界事物对患者的不良刺激，如提供安静的居住环境，避免噪声干扰，制定合理的作息时间，保证患者有充分的休息和睡眠，使心情舒畅，机体神安气顺、心清形静、气血调和、脏腑功能平衡协调，从而有利于疾病的康复。

患者由于疾病的折磨，精神负担很重，对医护人员的一言一行极为敏感，要避免因处理不当或出言不慎而影响患者的情绪。假如患者病情突然变化时，护士要稳重，不要在患者面前表现出惊慌失措的神态，要沉着冷静，积极配合医生抢救，同时做好患者及家属的安慰工作，稳定患者的情绪。《外科精义》中曾对探视者提出了要求："勿令嗟呀，惊怪话旧，引其远尝宴乐，远别亲戚，牵惹情怀，但恐病人心绪凄怆；尤不可乱举方药，徒论虚实，惑乱患人，凝滞不决。"即凡是能引起患者情绪波动的话题均不宜涉及，要让患者恬淡虚无，安心静养。住院患者应尽量减少探视，尤其是危重患者，须保持绝对安静，应谢绝探视。

护士还应向患者说明保持情绪稳定的重要性。《王氏医存》中说得好："戒骄躁、节喜怒，使元气归复，为愈病第一要务。"然而患者往往不能自我控制情绪的波动，护士应当指导他们如何进行精神调养。积极宣传心理养生知识，注意调动患者的积极性。

三、情志护理的方法

(一)以情胜情法

中医认为七情过度是导致疾病的重要原因之一，然而，利用情志之间互相制约的关系，以一种情志抑制另一种情志，达到淡化，甚至消除不良情绪，从而调节异常的情志变化，恢复正常心理状态的一种情志护理方法，这种情志护理方法，就是以情胜情法。正如《素问·阴阳应象大论》指出："怒伤肝，悲胜怒""喜伤心、恐胜喜""思伤脾、怒胜思""忧伤肺、喜胜忧""恐伤肾、思胜恐"。朱丹溪更进一步提出："怒，以忧胜之，以恐解之；喜，以恐胜之，以怒解之；忧，以喜胜之，以思解之；思，以怒胜之，以喜解之；恐，以思胜之，以忧解之；惊，以忧胜之，以恐解之；悲以恐胜之，以怒解之。"在临床实践中，张子和创立了许多行之有效的方法，明确主张："悲可以治怒，以怆恻苦楚之言感之；喜可以治悲，以谑浪亵押之言娱之；恐可以治喜，以迫遽死亡之言怖之；怒可以治思，以污辱欺罔之言触之；思可以治恐，以虑彼志行之言夺之。"

古代医家常用情志相胜的方法治疗情志病证。如历史上文挚疗王侯之疾，华佗治郡守之病，均为激怒疗法之验案。对于悲伤、忧愁过度的患者，不妨让其多听听相声，经常报告一些好消息，或适当讲个笑话，以调节患者的情绪。运用好以情胜情的治疗护理方法，将有效地提高情志护理的质量。

在使用以情胜情法时，要在患者有所准备时，再进行正式的情志护理，还要注意情志刺激的强度，以便选择适当方法，避免太过。

(二)移情易性法

移情，指排遣情思，使思想焦点转移它处；易性，指改易心志，在护理工作中，常常采取一定的措施和方法转移或改变患者的注意力，消除不良情绪的影响，以调整逆乱之气机，从而促进疾病的康复。有些患者，注意力往往集中在疾病上面，整天胡思乱想，怕病情恶化，难于治愈，怕因病影响学习、工作和生活，陷入烦恼忧愁之中而不能自拔。这就要求分散患者对疾病的注意力，使其克服不良情绪影响，以达到自我解脱的目的。常用的移情方法包括音乐欣赏、琴棋书画、读书赋诗、种花养鸟、垂钓等。应用时要根据患者自身的素质、爱好、心理特点、局部环境与条件等采取不同的方法。

(三)言语开导法

通过正面的说理疏导，开导其消除不良心理因素，及时地解除患者对病情的各种疑惑，帮助他们多了解一些医学知识，使患者认识到情志对人体健康的影响，从而能自觉地调和情志，丢掉思想包袱，树立战胜疾病的信心。对于患者遇到的困难，应积极帮助解决。患者出现的焦虑、沮丧、恐惧、愤怒等情绪须及时化解，否则将延误疾病的治疗，甚至产生严重后果。护士应适时地"告之以其败，语之以其善，导之以其所便，开之以其所苦"，帮助患者从各种不正常的心态中解脱出来，以加速康复的过程。

（四）劝说疏导法

劝说疏导法是通过与患者交心谈心，取得患者的信任，接近患者，询查清楚患者真正致病的原因。《素问·移情变气论》指出："凡欲诊者，必问饮食居处，数问其情，以从其意。"情志致病的原因是多方面的，其所以致病，必是与患者有切身关系，一旦病因解除，刺激消失，脏腑气机就会协调。故护理人员要与患者相处到"问者不觉烦，病者不觉厌"，才可以详细了解到病的根本原因，疾病发展的演变过程，患者在患病前后的情志状态，尤其是疾病发生后，思想情绪的急剧变化。进一步了解患者的生活习惯，兴趣爱好，性格特征，知识基础，对疾病的认识，也可进一步了解患者对疾病的态度是紧张、害怕、恐惧，还是乐观。是否有战胜疾病的坚强意志，并可了解患者家属的思想状况及其存在的实际困难，这样，才能够有效地为患者做好思想疏导工作，消除各种消极因素，建立良好的情志状态，从而收到较好的治疗效果。

（五）顺情从欲法

顺情从欲法是指顺从患者的意愿、意志、情绪，满足患者心身需要的一种治疗方法，患者在患病过程中，情绪多有反常，先顺其情，从其意，积极鼓励并引导患者将郁闷的情绪诉说或发泄出来，以排除心理障碍，恢复正常的情志活动，达到解除心理负荷的目的。对于患者心理上的欲望，在护理中注意分析地对待，若是合理的，条件又允许，应尽力满足其所求，或对其想法表示同情、理解和支持。如满足患者机体的舒适、清洁的环境、合理的营养、有效的诊疗、耐心的解释、适当的信息等。为患者提供支持系统，积极争取患者的家属、亲朋好友、同事、单位以及社会相关组织提供对患者的爱护、关怀和帮助，对解决患者的情志问题可起到明显的效果。引导家属在患者面前保持良好的情绪，多理解体贴患者，在生活上给予无微不至的关怀和照顾，共同创造家庭温馨气氛，使患者心境达到最佳状态，促进患者早日康复。对那些胡思乱想，淫欲邪念，放纵无稽等错误的、不切实际的欲望，自然不能纵为和迁就。而应当善意地、诚恳地，采用说服教育等方法处理。此外，哭泣宣泄也是化解悲郁的方法之一。对于确有悲郁之情的患者，不要压抑其感情，应允许甚至引导其向医护人员哭诉倾泻苦衷，借此使其悲郁之情得以发泄而舒展，使气调而复原。但哭泣不应过久。

（六）暗示疗法

暗示是以某种信息影响别人的心理活动的特殊方式。之所以说它方式"特殊"，因为从实施暗示一方来说，不是说理论证，而是动机的直接"移植"；从受暗示的一方来说，不是通过分析、判断，缜密思考，而是盲从、附和地接受暗示信息。受暗示是客观的一种心理现象，而且是一种正常的心理活动。不过，每个人接受暗示的感受性大不相同，这种差别与气质、性格、思维类型、年龄、性别、智力、文化水平、社会经历等都有关系。

暗示有多种分类方法。按目的性可分为自然暗示和有意暗示；按效果可分为积极暗示和消极暗示；按方式可分为自我暗示和他人暗示。有人还分为情境暗示、权威暗示、催眠暗示、互动暗示等。

暗示的方式多种多样，因为语言、文字、表情、手势，甚至任何事物都可用来作为暗示手段，所以暗示的方式方法就千变万化了。

接受暗示后可以改变随意肌的活动状态，可以影响不随意肌的功能，还可以影响各种心理活动。正因为它有此威力，因此，消极的暗示可以使人患病，积极的暗示可以治疗疾病。因为各种信息都可以起到暗示作用，所以，具体的暗示治疗方法可以说是无限的。但临床上常用的是语言暗示、药物暗示、手术暗示、情境暗示、榜样暗示等。例如，医生给人服安慰剂就是药物暗示；护理人员对患者的安慰、鼓励、解释、保证等也都有暗示的成分。暗示疗法要靠医生掌握原理后灵活运用。不过，必须注意的是，暗示治疗取决于两个条件，一是患者的感受性，二是对暗示的顺从性，而二者的基础是对医生的信任。所以，要想取得暗示治疗的最佳效果，医生一定要在患者心目中树立起权威性。

（七）释疑解惑法

人患病以后容易产生各种各样的猜疑心理，尤其是久病不愈之人，往往由于"久病知医"，而又一知半解，就小病疑大，或轻病疑重，甚至听说某某确诊为癌，就怀疑自己患了不治之症，以致精神紧张，忧心忡忡，到处寻求名医，要求做各种各样的检查，对医生的诊断提出各种疑问，对于这类患者，医护人员要耐心向他们解释病情，不可搪塞，以免更加怀疑，要向他们宣传有关疾病的知识，解除患者不必要的疑虑。

（八）运动移情

运动不仅可以增强生命的活力，而且能改善不良情绪，使人精神愉快。因为运动可以有效地把不良情绪的能量发散出去，调整机体平衡。当自己苦闷、烦恼，或情绪激动与别人争吵时，最好的方法是转移一下注意力，去参加体育锻炼。如打球、散步、爬山等活动，也可采用传统的运动健身法和太极拳、太极剑、导引保健功等。传统的体育运动锻炼主张动中有静，静中有动，动静结合，因而能使形神舒畅，松静自然，心神安合，达到阴阳协调平衡。此外，还可以参加适当的体力劳动，用肌肉的紧张去消除精神的紧张。在劳动中付出辛勤的汗水，促进血液循环，活跃了生命功能，使人心情愉快，精神饱满。

四、预防七情致病的方法

要预防七情致病，就必须做到保持精神乐观，调和情绪变化，避免七情过激。

（一）保持乐观情绪

精神乐观是健康长寿的重要因素之一，乐观能促进人体生理功能，有益于健康，所以要用乐观情绪来克服其他不利于人体健康的消极情绪。人的性格各有不同，但是无论何种性格的人，都可以在生活中通过锻炼、陶冶，而逐渐培养乐观性格，增进健康长寿。另外，要善于化解忧虑、烦恼之事。人一生中不可能不遇到忧虑、烦恼之事，关键在于遇到这类事时，要能正确对待，妥善处理，及时解脱。解脱的方法，一是退步思量，减轻烦恼，这实际上是一种自我安慰的方法。二是吐露交谈，消除烦恼，在自己的烦恼通过退步思量还不能减轻时，就应及时吐露与人交谈，听取别人的劝慰以消除心中的烦恼，保持乐观的情绪，从而远离疾病，达到延年益寿的目的。

（二）避免七情过激

情志活动是人体生理功能的一个组成部分，情志调和，一般不会致病，而且有益于人体的生理活动，情志只是在过激时才会成为致病因素而危害人体。所以中医学十分重视情志变化这个重要的环节，认为调和情志，避免七情过激，就能预防和治疗七情致病。

七情中的"喜"，是心情愉快的表现。俗话说"人逢喜事精神爽"，有高兴的事可使人精神焕发。但是高兴过度就会伤"心"，中医认为"心主神明"，心是情志思维活动的中枢，超乎常态的"喜"，会促使心神不安，甚至语无伦次，举止失常。另外，过度喜悦能引起心跳加快，头目眩晕而不能自控，某些冠心病患者亦可因过度兴奋而诱发心绞痛或心肌梗死。因此，喜乐当适度。喜则意和气畅，营卫舒调，但过度会走向反面。

"怒"，指人一旦遇到不合理的事情，或因事未遂，而出现的气愤不平、怒气勃发的现象。中医讲，肝气宜条达舒畅，肝柔则血和，肝郁则气逆。当人犯怒时，破坏了正常舒畅的心理环境，肝失条达，肝气就会横逆。故当生气后，人们常感到胁痛或两肋下发闷而不舒服；或不想吃饭、腹痛；甚至出现吐血等危症。中医术语称其为"肝气横逆，克犯脾土"。现代医学也认为：人处在极度精神紧张的情况下，可引起胃肠功能紊乱或形成消化性溃疡；亦有因血压升高而诱发冠心病导致猝死的。因此，从健康的角度出发，最好的办法是尽量戒怒，因为这对人对己有益。

"忧"，指忧愁而沉郁。表现为忧心忡忡，愁眉苦脸而整日长吁短叹，垂头丧气。《灵枢.本神》说，"愁忧者，气闭塞而不行"。若过度忧愁，则不仅损伤肺气，也要波及脾气而影响食欲。谚语说："愁一愁，少白头。"传说伍子胥过文昭关，一夜之间须发全白，就是因为心中有事，过分忧愁所致的。

"思"，就是集中精力考虑问题。思虑完全是依靠人的主观意志来加以支配的。如果思虑过度，精神受到一定影响，思维也就更加紊乱了。诸如失眠多梦、神经衰弱等病，大多与过分思虑有关。中医认为：过思则伤脾，脾伤则吃饭不香，睡眠不佳，日久则气结不畅，百病随之而起。因此，对待社会上或生活中的某些事情，倘若"百思不得其解"的话，最好就不要去"解"它，因为越"解"越不顺，心中不顺则有可能导致"气结"。

"悲"，是由于哀伤、痛苦而产生的一种情态。表现为面色惨淡，神气不足，偶有所触及，即泪涌欲哭或悲痛欲绝。中医认为悲是忧的进一步发展，两者损害的均是肺脏(指肺气)，故有"过悲则伤肺，肺伤则气消"之说。这说明悲哀太过会伤及内脏，出现气短胸闷、意志消沉、精神委靡、倦怠乏力等症状。

"恐"，是惧怕的意思，因精神极度紧张而造成的胆怯。"惊"，是突然遇到非常事变，导致精神上的卒然紧张。诸如骤遇险恶，突临危难，目击异物，耳听巨响等，都可发生惊吓。惊与恐不同，惊是自己不知道而惊吓；恐是自己知道而恐惧。无故恐惧害怕的人，大都肾气虚，气血不足；突受惊吓而当场目瞪口呆，手足无措的人，大都因心气逆乱，心血受损，导致心无所倚、神无所归。因此，治恐当补肾，治惊应安神。

综上所述，七情太过可致病。太过，主要指两种情况：一种是情绪波动太大，过于激烈，如狂喜、盛怒、骤惊、大恐等突发性激烈情绪，往往很快致病伤人；另一种情况是七情持续时间太长、过久，也会伤人致病，如久悲、过于思虑、时常处于不良的心境，皆可积而成病。总之，人的情志活动若要保持相对的平静，平时就要重视思想修养及精神调摄，客观对待周围事情的变化，使自己的精神面貌经常处在乐观、愉快、安静、平和之中，这对于养生有益。

五、情志的自我调护

(一)静养心神

静养最重要在于养心，心是人的主宰，也是精气神的主宰。炼精、炼气、炼神，都须先从炼心开始。"心静则神清，心定则神凝，心虚则神守，心灭则神存"。指出人的精神情绪稳定，藏守于形体，脏腑功能才能协调平衡，正气充沛，维持人体健康。若情绪时时亢奋躁动不安，精神就会因之而涣散，不能控制形体。《黄帝内经》说："恬淡虚无，真气从之；精神内守，病安从来?"所谓

"内守"，就是指精神安守于内，而不驰骛于外，做到"修性以保神，安心以全身"。所以养生以养神养心为首要，保持静养，思想清静，畅达情志，使精气神内守而不散失，保持人体形神合一的生理状态，心神清明，则血气和平，所谓"正气存内，邪不可干"。

（二）舒畅情绪

就是设法将人的消极情绪变为积极情绪，从而为健康长寿奠定必要的心理基础。情绪不佳时，人们可以根据自己的体质、素养以及爱好，选择一些适合本人身心条件的方式，不必强求一致，只要能够舒畅情绪即可。可以藉琴棋书画，转移情志，陶冶性情，听听抒情的音乐，观赏一场喜剧，看看青山绿水，能忘却忧愁，使精神振奋。一般而言，顺境时快乐容易，逆境时快乐很难；但是达观、明理、意志坚强的人仍然能在逆境中泰然处之。人在逆境，能做到静神少虑，处世豁达、谦让和善，不为琐事劳神，不患得患失，保持精神畅达乐观，更应为有为有守，才能心安理得，平静生活，积极准备迎接下一个机会的来临。

（三）积极有为

我国历代医家尽管都十分强调清心寡欲、恬淡虚无，但这决不意味着他们主张超尘出世、逃避现实。事实上，精神上的安分健康与积极有为的人生态度并不矛盾。一个人若能有所作为，有所贡献的话，不但有益于社会和他人，同时也有利于自我身心健康。我国历代养生家都把积极有为、老有所学、老有所为当作调畅情志养生法的一项重要内容。清代养生家曹慈山在《老老恒言》中也提倡："心不可无所用，非必如枯木，如死灰——惟专则虽用不劳，志定神凝故也。"

（四）涵养道德

良好的道德修养是心理健康的重要标志。就养生而言，涵养道德则是调畅情志养生法所必不可少的重要手段。养德可以养气、养身，有利于神定心静，气血调和，精神饱满，形体健壮，从而形神兼备，健康长寿。一个人只有注重道德修养，做到"嗜欲不能劳其目，淫邪不能惑其心"，才可能"尽终其天年，度百岁乃去。"至于涵养道德的具体内容，尽管随着时代的变迁和价值观念的变更呈现出了较大差异，但"富贵不能淫、贫贱不能移，威武不能屈""先天下之忧而忧，后天下之乐而乐"以及正直、善良这样一些基本方面无疑是各个时代人们所共同推崇的道德准则。

【思考题】

1. 情志护理的原则包括哪些内容?
2. 情志护理的方法有哪些?
3. 怎样进行情志的自我调护?
4. 如何预防七情致病?

第十四章 用药护理

〖本章学习目标〗

1. 掌握中药用药"八法"及口服给药方法。
2. 熟悉各种外用药法及辨时给药法。
3. 了解常用中草药中毒解救及护理。

中药是中医治疗疾病最常用的一种手段。住院患者的药物治疗是通过护理人员去具体执行的,药物治疗的护理是中医护理人员的主要任务,对保证医疗质量有重要的意义。

第一节 用药"八法"

中医用药"八法"是清代程钟龄根据历代医家对治法归类总结而得来,"八法"通常是指汗法、吐法、下法、和法、温法、清法、消法、补法。每一种治法都是经过四诊合参、审证求因,辨明证候、病因、病机之后,有针对性地采取治疗的方法。中医护理人员掌握用药"八法"有助于辨证施护顺利进行。

一、汗法及护理

汗法,亦称解表法。是通过宣发肺气,调畅营卫,开泄腠理等作用,促使人体微微出汗,将肌表的外感六淫之邪随汗而解的一种治法。早在《黄帝内经》中已有记载,如《素问·生气通天论篇第三》中"……体若燔炭,汗出而散",意为身体发热如同焚烧的炭火,汗出之后,热随汗外散。又如《素问·阴阳应象大论第五》中"其在皮者,汗而发之",再如《素问·热论篇第三十一》中"三阳经络皆受其寒,而未入藏者,故可汗而已……,其未满三日者,可汗而已"。因阳经属腑,阴经连脏;未入于脏,说明邪气未及于三阴,仍在肌表,故可以用发汗的方法来治疗;而未满三日,则指病程较短,邪气仍在肌表,亦可以用汗法治疗,这些都是汗法的理论依据。但汗法不是以使人出汗为目的,主要是汗出标志着腠理开,营卫和,肺气畅,血脉通,从而能祛邪外出。所以,汗法除了主要治疗外感六淫之邪的表证外，凡腠理闭塞、营卫不通而寒热无汗者皆可以用汗法治疗。如：外感风寒、风热；疹未透法或疹发不畅的外邪束表；头面部及上肢浮肿的水肿兼表证；疮疡初期兼有表证的红、肿、热、痛；风湿痹痛等。

【护理方法】

（1）病室安静、空气新鲜。

（2）饮食宜清淡，忌黏滑、肉面、五辛、酒酪、酸性和生冷食物。因酸性食物有敛汗作用，而生冷食物不易散寒。

（3）药宜武火快煎，如麻黄煎煮去上浮沫，芳香药宜后下；服药时温度适宜；服药后卧床加盖衣被，保暖以助发汗，并且在短时间内大口喝下热稀粥约200 毫升或给予开水、热饮料、热豆浆等，以助药力，促其发汗；若与麻黄、葛根同用时，则一般不需啜热粥。因药细需助，药重不需助，以防出汗过度。

（4）观察出汗特点；有汗、无汗、出汗时间、遍身出汗还是局部出汗等。一般情况下，汗出热退即停药，以遍身微微汗出最佳，忌大汗。若汗出不彻，则病邪不解，需继续用药；而汗出过多，会伤津耗液、损伤正气，可给予患者口服糖盐水或输液；若大汗不止，易导致伤阴亡阳，应立即通知医生，及时采取措施。

（5）汗出热退时，应及时用干毛巾或热毛巾擦干，忌用冷毛巾擦拭，以防毛孔郁闭，不利病邪外达；大汗淋漓者，暂时不要给予更衣，可在胸前、背后铺上干毛巾，汗止时再更换衣被，注意避风寒，防止复感。

（6）病位在表者服药后仍无出汗，纵然热不退，也不可给予冷饮和冷敷，避免"闭门留寇"使邪无出路，而入里化热成里证，热反更甚；可以针刺大椎、曲池穴位达到透邪发汗目的。

（7）对表证兼有风湿者，须用数次微汗，以达祛风除湿之功效。由于风湿互结，湿性重浊，黏滞不爽，要使其遍身微似汗出，缓缓蒸发，则营卫畅通，风湿才能俱去。忌大汗，因风为阳邪，其性轻扬，易于表散；湿为阴邪，其性濡滞，难以速去，若大汗而出，则风气随去而湿邪仍在，不仅病不能愈，还使卫阳耗伤。

（8）发汗要因人因时而宜，如暑天炎热，汗之宜轻；冬令寒冷，汗之宜重；体虚者，汗之宜缓；体实者，汗之宜峻等。

（9）服发汗解表药时，禁用或慎用解热镇痛药，如阿司匹林、比理通等，防止汗出太过。

（10）服用含有麻黄的药物后，要注意患者的血压及心率变化。

（11）注意不可妄汗：凡淋家、疮家、亡血家和剧烈吐下之后均禁用汗法。病邪已经入里或麻疹已透，疮疡已溃，虚证水肿，吐泻失水等，也不宜应用汗法。

二、吐法及护理

吐法亦称涌吐法，是通过涌吐，使停留在咽喉、胸膈、胃脘等部位的痰涎，宿食或毒物从口中吐出的一种治法。张仲景在《金匮要略》中以"呕家有痈脓，不可治呕，脓尽自愈""病人欲吐者，不可下之"为例，阐明审因论治，因势利导的治疗原则。由于吐法可以引邪上越，宣壅塞而导正气，所以在吐出有形实邪的同时，往往汗出，使在肌表的外感病邪随之而解。此法常用于中风、痰涎壅盛、癫狂、宿食、食厥、气厥、胃中残留毒物及霍乱吐泻不得等。

【护理方法】

（1）病室清洁、光线充足，空气新鲜无异味。

（2）服药应小量渐增，以防中毒或涌吐太过。药物采取两次分服，一服便吐者，需通知医生，决定是否继续二服。

（3）服药后不吐者可用压舌板刺激上腭咽喉部，助其呕吐。呕吐时协助患者坐起，并轻拍患者背部促使胃内容物吐出。不能坐起者，协助患者头偏向一侧，并注意观察病情，避免呕吐物吸入呼吸道，须保持患者呼吸道通畅。

（4）吐后给温开水漱口，及时清除呕吐物，撤换被污染的衣被，并整理好床单位。

（5）服药得吐者，叮嘱患者坐卧当风，以防吐后体虚，复感外邪。

（6）吐而不止者，一般可以服用少许姜汁或服用冷粥、冷开水解之。若吐仍不止者，可根据给药的种类分别处理。

（因服巴豆吐泻不止者，可用冷粥解之；因服藜芦呕吐不止者，可用葱白汤解之；因服稀涎散呕吐不止者，可用甘草、贯众汤解之；因服瓜蒂散剧烈呕吐不止者，可用麝香0.03～0.06克开水冲服解之；误食其他毒物，可用绿豆汤解之；若吐后气逆不止，宜给予和胃降逆之剂止之。

（7）严重呕吐者应注意体温、脉搏、呼吸、血压及呕吐物的量、气味、性质、性状并记录。必要时给予补液、纠正电解质等对症处理。

（8）患者吐后暂给予禁食，待胃肠功能恢复后再给少量流质饮食或易消化食物以养胃气。忌食生冷、肥甘油腻之品。

（9）涌吐药作用迅速凶猛，宜伤胃气，应中病即止。对年老体弱、婴幼儿、心脏病、高血压及孕妇慎用或忌用。

（10）使用涌吐药应注意用量、用法和解救方法。

（11）食物中毒或服毒患者，可根据需要保留呕吐物，以便化验。

三、下法及护理

下法，亦称泻下法。是通过运用泻下药，荡涤肠胃，通利大便，使停留在肠胃中的宿食、燥屎、冷积、瘀血、结痰、停水等从下窍而出，以驱邪除病的一种治疗方法。主治邪正俱实之证。《素问·至真要大论》中说到，"其下者，引而竭之""中满者，泻之于内"，就是下法的理论依据之一。下法用于邪在肠胃以致大便不通，燥屎内结，以及停痰留饮，瘀血积水等邪正俱实之证。由于病性有寒热，正气有虚实，病邪有兼夹，所以下法又有寒下、温下、润下、逐下、攻补兼施之别，以及与其他治法的配合使用。

【护理方法】

（一）寒下

适用于里实热证，高热烦渴，大便燥结，腹胀疼痛，腑气不通，脉沉实；或热结旁流，下利清水，腹胀疼痛，按之坚硬有块，口舌干燥，脉滑实；或里热实证之高热不退，谵语发狂；或咽喉、牙龈肿痛以及火热炽盛等证。代表方有大承气汤、增液承气汤等。

（1）患者有高热、烦躁不安、口渴舌燥等表现，应安排在调节温湿度方面良好的病室，使患者感到凉爽、舒适，有利于静心养病。

（2）大承气汤，应先煎方中的枳实和厚朴，大黄后下，芒硝冲服，以保其泻下之功效。

（3）服药期间应严密观察病情变化及生命体征，观察排泄物性质、量、次数、颜色、腹痛减轻的情况，若泻下太过出现虚脱，应及时配合救治。

（4）在服药期间应暂禁食，待燥屎泻下后再给以米汤、面条等养胃气之品，禁食3～5日后给予清淡、易消化饮食，忌油腻、辛辣食物及饮酒，以防热结再作。

（5）服药期间不可同时服用辛燥、滋补药。

（6）表里无实热者及孕妇忌用。

（二）温下

适用于因寒成结之里实证，脐下硬结，大便不通，腹痛喜温，手足不温，脉沉迟。代表方有大黄附子汤、温脾汤等。

（1）温下病证，宜住向阳病室，注意保暖，使患者感到温暖舒适。

（2）同时，在饮食方面应注意给予温热性味之食品。

（3）温脾汤，方中大黄应先用酒洗后再与其他药同煎，药宜饭前温服。

（4）服药后亦应观察腹部冷结疼痛减轻情况，宜取连续轻泻。服药后，如腹痛渐减，肢温回缓，为病趋好转之势。

（三）润下

适用于热盛伤津，或病后津亏未复，或年老津涸，或产后血枯便秘，或习惯性便秘等。代表方有五仁汤、麻子仁丸等。

润下药一般宜早、晚空腹服用。在服药期间应配合食疗以润肠通便。对习惯性便秘患者应养成定时排便习惯，也可在腹部进行按摩疗法。

（四）逐水

适用于水饮停聚体内，或胸胁有水气，或腹肿胀满，凡脉证俱实者，皆可逐水。代表方有十枣汤、舟车丸、甘遂通结汤等。

（1）逐水药多用于胸水和腹水病证，服药后要注意心下痞满和腹部胀痛情况。

（2）逐水药泻下作用峻猛，能引起剧烈腹泻，使体内潴留的水液从大便排除，部分药兼有利尿作用。适用于水肿、胸腹积水、痰饮之症。由于此药有毒而力峻，易伤正气，所以体虚、孕妇忌用，有恶寒表证者不可服用。

（五）攻补兼施

适用于里实证虚而大便秘结者。代表方有新加黄龙汤、增液承气汤。

（1）患者多属里实便秘而兼气血两虚、阴液大亏者，用药应中病即止，不可久服。

（2）服用新加黄龙汤需加姜汁冲服，既可以防呕逆拒药，又可以借姜振胃气。

四、和法及护理

和法，亦称和解法。是通过和解或调和的作用，以祛除病邪为目的的一种治法。主要适用于和解少阳、和中益气、调和肝脾、调理胃肠，是专治病邪在半表半里的一种方法。《伤寒明理论》说："伤寒邪在表者，必渍形以为汗；邪气在里者，必荡涤以为利。其于不内不外，半表半里，既非发汗之所宜，又非吐下之所对，是当和解则可以矣。"和解是专治病邪在半表半里的一种方法，它既没有明显的祛邪作用，也没有明显的补益作用，而是通过缓和和解与调和疏解而达到气机调畅，使表里寒热、虚实的复杂证候、脏腑阴阳气血的偏盛偏衰，归于至复。症见寒热往来、胸胁苦满、心烦喜呕、默默不欲饮食、口苦咽干等。调和指治肝脾不和，肝胃不和等症。在太阳病中，和法首推桂枝汤。

【护理方法】

（1）少阳药：服小柴胡汤时忌食萝卜，因方中有人参，而萝卜可破坏人参的药效，服截疟药应在疟疾发作前2～4小时服用，并向患者交待有关事项，鼓励多饮水。服和解少阳药后，要仔细观察患者的体温、脉象、以及出汗情况。

（2）调和肝脾药：适用于肝气郁滞而导致胁肋胀痛、食欲不振等证，配合情志护理，使患者心情舒畅可以收到事半功倍的效果。可适当开展文体活动，以达怡情悦志，精神愉快、气机调畅，有利于提高治疗效果。

（3）调和肠胃药：适用于邪犯肠胃，寒热夹杂，升降失常，致心下痞满，恶心呕吐，脘腹胀痛，肠鸣下利等证。服后应注意观察腹胀及呕吐情况，并注意排便的性质和量。

（4）服药期间宜给清淡易消化的饮食，以健脾行气消食，忌食生冷瓜果、肥腻厚味及辛辣之品。

（5）病在表未入少阳，或邪已入里之实证以及虚寒证，原则上不用和法。

（6）因方中以柴胡为主药，服药时忌同时服用碳酸钙、维丁胶性钙、硫酸镁、硫酸亚铁等西药，以免相互作用产生毒副作用。

五、温法与护理

温法，亦称温阳法。温法是通过温中、祛寒、回阳、通络等的作用，使寒气去，阳气复，经络通，血脉和，适用于脏腑经络因寒邪为病的一种治法。《素问·至真要大论》说，"寒者热之""治寒以热"，就是温法的理论依据之一。寒病的成因，有外感、内伤的不同，或由寒邪直中于里，或因治不如法而误伤人体阳气，或其人素体阳气虚弱，以致寒从中生。寒病部位，也有在中、在下、在脏、在腑，以及在经络的不同。所以，温法又有温中祛寒、回阳救逆和温经散寒的区别。还由于寒病的发生，常常是阳虚与寒邪并存，故又常与补法配合运用。另外寒邪伤人肌表的病证，当用汗法治疗，不用此法。

【护理方法】

（1）辨别寒热真假：必须针对寒证，以免妄用温热护法，导致病势逆变。

（2）生活起居、饮食、服药等护理均以"温"法护之，宜保暖，进热饮，忌生冷寒凉，饮食宜给性温的狗肉、羊肉、桂圆等，以助药物的温中散寒之功效。

（3）温中祛寒药：主治中焦虚寒证，如脘腹胀痛，肢体倦怠，手足不温，或恶心呕吐，或腹痛下利，舌苔白滑等，可选用理中丸、建中汤等。在服理中丸时要求服药后饮热粥一升许，有微汗时避免揭衣服。

（4）温经散寒药：适用于阳气不足，阴血亦弱，复有外寒伤于经络，血脉不利所致诸证，所以不宜单纯用辛热之品，要与养血通脉药组合来用。代表方有当归四逆汤，主治血虚受寒、手足厥冷之证，服药后应注意保暖。

（5）回阳救逆药：主治阳气衰微，内外俱寒，阳气将亡之危证。昏迷患者可给鼻饲法用药，服药期间应严密观察患者神志、面色、体温、血压、脉象及四肢回温的病情变化。如服药后，患者汗出不止，厥冷加重，烦躁不安，脉细散无根等，为病情恶化，应及时与医生联系，并积极配合医生抢救。另外，方中常用附子需久煎。

六、清法与护理

清法，亦称清热法。是通过清热泻火，使邪热外泄，以清除里热证的一种方法。《素问·至真要大论》所说"热者寒之""温者清之""治热以寒"，就是清法的理论依据之一，对于由温、热、火所致的里热证皆可适用。由于里热证有热在气分、血分、脏腑等不同，因此清法之中，又相应分为清气分热、清营凉血、气血两清、清热解毒、清脏腑热以及清虚热等六类。清法的运用范围较广，尤其治疗温热病中更为常用。火热最易伤津耗液，大热又能伤气，所以清法中常配伍生津益气之品。若温病后期，热灼阴伤，或久病阴虚而热伏于里的，又当清法与滋阴并用，更不可纯用苦寒直折之法，热必不除。至于外感六淫之邪的表热证，当用辛凉解表法治疗，不在此例。

【护理方法】

（1）清法用于热证，饮食、室温、衣被、服药等均宜偏凉，病室空气新鲜，光线柔和，环境安静，可根据病情调节室温。

（2）煎服药护理：清热之剂，因药物不同，煎药方法亦应有区别，如白虎汤中的生石膏应打碎，用武火先煎15分钟，后入其他诸药，改用文火，煎至粳米熟；普济消毒饮中的薄荷气味芳香，含挥发油，应后下以减少有效成分挥发或分解破坏而损失药效。凡清热解毒之剂，均以取汁凉服或微温服。

（3）服药后需观察病情变化，如服白虎汤后，患者体温渐降，汗止渴减，神清脉静，为病情好转。若患者服药后壮热烦渴不减，并出现神昏谵语，舌质红绛，提示病由气分转为气营两燔；若药后壮热不退而出现四肢抽搐或惊厥者，提示热盛动风，应立即报告医生采取救治措施。对疮疡肿毒之证，在服药过程中若肿消热退，为病退之象。若已成脓，则应切开排脓；对势入营血者，要观察神志、出血及热极动风之兆，一旦发现，立即处理。

（4）饮食上应给以清淡易消化的流质或半流质，多食蔬菜水果类及富含维生素食物，鼓励患者多饮水、西瓜汁、梨汁、柑桔等生津止渴之品。

（5）苦寒滋阴药久服伤胃或内伤中阳，必要时添加醒胃、和胃药；年老体弱、脾胃虚寒者慎用，或减量服用；孕妇忌用。

七、消法与护理

消法，亦称消导法。即通过消食导滞和消坚散结作用，对气、血、痰、食、水、虫等积聚而成的有形之邪逐渐消散的一种治法。《素问·至真要大论》说，

"坚者削之""结者散之"，就是消法的理论依据之一。《医学心悟》曰："消者，去其壅也，脏腑、经络、肌肉之间，本无此物而忽有之，必为消散，乃得其平。"由于消法治疗的病证较多，病因也各不相同，所以消法又分消导食积、消痞化癥、消痰祛水、消疳杀虫、消疮散痈等。消法与下法虽然同是治疗蓄积有形之邪的方法，但在具体运用中各有不同。下法所治病证，大抵病势急迫，形证俱安，邪在脏腑之间，必须速除，可以从下窍而出。消法所治，主要是病在脏腑、经络、肌肉之间，邪坚病固而来势较缓，而且大多是虚实夹杂，尤其是气血积聚而成之癥块，不可能迅速消除，必须渐消缓散。消法也常于补法或下法配合运用，但仍然是以消为目的。

【护理方法】

（1）消导之剂，要根据其方药的气味清淡、重厚之别，采用不同的煎药法。如药味清淡，临床取其气者，煎药时间宜短；如药味重厚，取其质者，煎药时间宜延长。

（2）消食导滞剂常用于食积为病，服药时饮食宜清淡，给易消化食物，勿过饱，婴幼儿应注意减少乳食量，必要时可暂时停止喂乳。

（3）加强病情观察：应用消食导滞剂，应观察患者大便的性状、次数、质、量、气味、腹胀、腹痛及呕吐情况等。如果治疗因湿热滞食，内阻肠胃的患者，在选用枳实导滞丸治疗下利时，属"通因通用"之法，须特别注意排便及腹痛情况，若泻下如注，次数频繁或出现眼窝凹陷等伤津脱液表现时，应立即报告医生。应用消痞化积药，应注意患者的局部症状，如疼痛、肿胀、包块等，详细记录癥块大小、部位、性质、活动度、有无压痛、边缘是否光滑。此类药常以行气活血、软坚散结等药组方，如果患者突然腹部疼痛、恶心、吐血、便血、面色苍白、汗出厥冷、脉微而细，则病情加重，已变生他证，应立即报告医生，并给予吸氧，做好输液、输血、手术准备工作。

（4）消导类药物有泻下或导滞之功效，只作暂用，不可久服，中病即止。

（5）凡消导类药物，均宜在饭后服用。与西药同服时，应注意配伍禁忌，如山楂丸此药味酸，忌与胃舒平、碳酸氢钠等碱性药物同服，以免酸碱中和，降低药效。

（6）该类药一般不与补益药和收敛药同用，以免降低药效。

（7）本类药对于年老、体弱者慎用；脾胃虚弱、或无食积者及孕妇禁用。

八、补法与护理

补法，亦称补益法。是通过滋养、补益人体气血阴阳，适用于某一脏腑或几个脏腑，或气、血、阴、阳之一，或全部虚弱的一种治疗方法。《素问·三部九候论》说"虚则补之"，又如《素问·至真要大论》说"损者益之"，再如《素问·阴阳应象大论》说"形不足者，温之以气，精不足者，补之以味"，都是指此而言。补法的目的，在于通过药物的补益，使人体脏腑或气血阴阳之间的失调重归于平衡，同时，在正气虚弱不能祛邪时，也可用补法扶助正气，或配合其他治法，达到扶正祛邪的目的。所以，补法虽也可以间接收到祛邪的效果，但一般是在无外邪时使用，以避免"闭门留寇"之弊。补法的内容很多，既有补阴、补阳、补血、补气、补心、补肝、补脾、补肺、补肾之分，又有峻补、平补之异，更有兼补、双补、补母生子之法。

【护理方法】

（1）由于阳虚多寒，阴虚多热，病室的温度、湿度可根据患者的临床症状进行调整，合理安排生活起居。

（2）引导患者注意生活有规律，做到起居有常，保持充足睡眠，适当锻炼身体，提高抗病能力，避免劳累。

（3）补益药大多质重味厚，煎药时宜文火久煎才能出汁，阿胶需烊化，贵重药品应另煎或冲服，采用空腹或饭前服下。

（4）饮食调护：由于虚证有阴、阳、气、血之别，饮食上应对证进补，阳虚者，可选用牛、羊肉和桂圆等温补之品，忌生冷瓜果和凉性食品；阴虚者应选用银耳、木耳、甲鱼等清补食物，忌烟、酒，辛温香燥，耗津伤液之品；气虚者可选用山药、母鸡人参汤、黄芪粥等健脾、补肺、益气之品，忌生冷饮食；血虚者可选用动物血、猪肝、大枣、菠菜等补血养心之品；冬季宜温补，夏季宜清补。

（5）情志护理：虚证患者大多处在大病初愈或久病不愈等情况，易产生悲观、紧张、焦虑不安等情绪，护理人员应做好患者的心理疏导工作，给予精神上的安慰和鼓励，引导患者正确对待疾病，保持乐观情绪，树立战胜疾病的信心。

（6）若遇外感，应停服补药以防"闭门留寇"。

（7）虚羸不足之证，多病势缠绵，久治不愈，病程较长，需指导患者坚持用药，正确用药。

（8）凡丸剂、膏剂药品宜密封，干燥保存，防止虫蚀霉变等影响药物疗效。

第二节 口服给药法

徐大椿《医学源流论》说："病之愈不愈，不但方必中病，方虽中病，而服之不得其法，则非特无功，而反有害，此不可不知也。"可见，药物配合与剂型选择虽皆严密，煎煮方法与服药方法不当，则药亦无功。

一、汤剂煎煮法

汤剂是临床最常用的剂型，根据药物性质及病情的差异，应采取不同的煎药方法。煎法是否适宜，对疗效有一定的影响。

(一)煎药用具

一般以瓦罐、砂锅为好，搪瓷器具或铝制品亦可，忌用铁器、铜器，因为有些药物与铜、铁一起加热之后，会起化学变化，或降低溶解度。煎具的容量宜大些，以利于药物的翻动，并可避免外溢损耗药液。同时应加盖，以防水分蒸发过快，使药物的有效成分不全释放。

(二)煎药用水

以用洁净的冷水，如自来水、井水、蒸馏水均可。前人常用流水、泉水、甘澜水(亦称劳水)、米泔水等。根据药物的特点和疾病的性质，也有用酒或水酒合煎。用水量可视药量、药物质地及煎药时间而定，一般以漫过药面 3～5 cm 为宜。目前，每剂药多煎煮 2 次，有的煎煮 3 次，第一煎水量可适当多些，第二、三煎则可略少。每次煎得量 100～150 mL 即可。

(三)煎药火候

前人有"武火"、"文火"之分，急火煎之谓"武火"，慢火煎之谓"文火"。一般先用武火，沸腾后即用文火。同时，要根据药物性味及所需时间的要求，酌定火候。解表与泻下之剂，煎煮时间宜短，其火宜急，水量宜少；补益之剂，煎煮时间宜长，其火宜慢，水量略多。如将药煎煮焦枯，则应弃之不用，以防发生不良反应。

(四)煎药方法

煎药前，先将药物浸泡 20～30 分钟之后再煎煮，其有效成分则易于煎出。对某些要求特殊煎法的药物，应按处方中注明的要求煎煮。

1. 先煎

介壳与矿物类药物，因质地坚实，药力难于煎出，应打碎先煎，煮沸后 20 分钟左右，再下其他药。某些质地较轻而又用量较多以及泥沙多的药物(如灶心土、糯稻根等)，亦可先煎取汁，然后以其药汁代水煎药。

2. 后下

气味芳香的药物，以其挥发油取效的，只煎 5 分钟左右即可。用大黄取其攻下，一般煎 10～15 分钟即可。对所有后下药物，都应先进行浸泡再煎。

3. 包煎

某些煎后药液混浊，或对咽喉有刺激作用以及易于粘锅的药物，如赤石脂、旋覆花、车前子等，要用纱布包好，再放入锅内与其他药同煮。

4. 单煎

某些贵重药物，如羚羊角、西洋参等，为了避免其有效成分被其他药物吸收，可切片单煎取汁，再与其他药液和服，亦可单独服用。

5. 溶化（烊化）

胶质、黏性大而且容易溶解的药物，如阿胶、蜂蜜等，应单独溶化，趁热与煎好的药液混合均匀，顿服或分服，以免因其性黏而影响其他药的煎煮。

6. 冲服

某些芳香或贵重药物，不宜加热煎煮的，应研为细末，用药液或温水冲服，如麝香、牛黄、琥珀等。

7. 机器煎煮

是目前临床上较为常用的煎药方法，根据处方将各药混合装入以特殊布料制成的煎药袋内，用冷水浸泡 30～60 分钟，加入适量水，将水和浸泡好的中药连袋投入煎药机内，调节温度和时间，当温度和时间达到设定的标准时，中药即煎好，机器则自动停止加温。药汁可直接进入包装机，被灌注到耐高温的密封塑料袋内。机器煎药加水量为提取量 ×1.3，公式为：煎药的剂数 ×2 ×1.3 ×150 mL。电煎火候可通过该机的电脑装置控制在 80℃～130℃范围，而且在规定的时间内完成。需要先煎的矿物类、贝壳类中药质地坚实，在机器高温煎煮且有一定压力的情况下有效成分比较容易煎出，不需要先煎。需要后下的中药主要含挥发性成分，传统方法煎煮时有效成分容易挥发，而煎药机是密闭的，挥发性成分仍然保留在药液中。煎好、包装好的中药无需冷藏，但需避光保存。如有少量沉淀，属于正常现象。此种方法具有方便卫生、剂量均匀、省时省力、可随时服用、一剂或多剂一次煎成等优点。

此外，汤剂煎取药液后，应对药渣适当进行压榨，可以再收取部分有效药液，对提高药材有效成分的浸出率有实际意义。

二、服药指导

（一）给药温度

给药温度是指中药汤剂的温度或服药时开水的温度。分为温服、热服和冷服。

1. 温服

将煎好的汤剂放温后服用，或将中成药用温开水、酒、药汁等液体送服的方法称为温服。一般中药多采用温服。中医认为凉（冷）者属阴，阴盛损阳，脾胃之气属阳，患者脾胃之气虚弱时再进冷汤，势必更伤阳气，对病情不利。温服又可减轻某些药物的不良反应，如瓜蒌、乳香等对胃肠道有刺激作用，能引起恶心、呕吐等不良反应，温服后能缓解上述不良反应。值得注意的是，汤剂放凉后，要温服时，应先加热煮沸，再放温服用。

2. 热服

将煎好的汤剂趁热服下或将中成药用热开水送服的方法，称为热服。解表药必须热服以助药力发汗。寒证用热药，应热服，属"寒者热之"之法。真热假寒用寒药，应热服，属"寒药热服"，"治热以寒，温而行之"之法，以减少患者服药格拒。不论是汤剂、还是中成药，理气、活血、化瘀、补益剂均应热服。

3. 凉（冷）服

将煎好的汤剂放凉后服用或将中成药用凉开水送服的方法，称为凉服。热证用寒药应凉服，属"热者寒之"之理。真寒假热用热药，应凉服，属"热药凉服"，"治寒以热药，凉而行之"之法。无论是汤剂、还是中成药，一般止血、收敛、清热、解毒、祛暑剂均应凉服。服药呕吐者，应先口服少许姜汁或嚼少许陈皮后再凉服，以减轻症状。

（二）服药剂量

剂量是指一日或一次给予患者的药物数量。

一般疾病服药，多采用每日1剂，每剂药物一般煎2~3次，分头煎和二煎，有些滋补药也可以煎3次。可将头煎、二煎药汁混合后"分服"，也可将两次所煎药汁"顿服"、分多次服等，需要视病情不同而分别对待。

（1）一般服法：一般疾病一天服1剂，早、晚分服。

（2）顿服：病情紧急者，可一次一煎，大量顿服。

（3）不拘时服：急性病、热性病和治疗咽喉疾病的药物应不拘时间，迅速服用，有的也可煎汤代茶饮。

（4）小量频服：呕吐患者或小儿患者宜小量频服。呕吐患者小量频服的原因是大量服药可以引发或加重呕吐症状；小儿则因脾胃稚弱，不胜药力。

（5）中成药根据剂型不同，可给予片、丸、粒、克等单位药物服用，小儿根据病情和年龄酌情减量。

（三）服药后的观察及护理

服药后患者宜休息一段时间，以利于药物更好的吸收。注意观察服药后的反应，尤其是服用有毒副作用的药物和药性峻烈的药物有无不良反应。

1. 观察服药后的必然反应

患者服用药物后，必然会产生一定的药理作用，否则，药物就未达到预期的作用。如服解表药后，患者会汗出、服利水渗湿药后，患者排尿次数和尿量增加。

2. 观察服药后的综合反应

药物进入人体之后，必然对人体产生一定的作用，因此，我们必须全面观察服药后的各种反应。如服用泻下药后除了要观察大便的次数以外，还要观察大便的性质、颜色、形状、气味，以及是否伴有腹痛，腹痛的性质、发作的时间、程度等。

3. 观察服药后的毒副反应

中药的应用，在我国已有悠久的历史，中药具有性能平和，治疗范围广泛、效果好等优点。但也有部分药物，由于加工炮制和使用不当也能引起中毒反应，因此，对中草药的性能及可能发生的不良反应，要有清楚的认识，用药前，应将用药的注意事项向患者交待清楚。严格掌握常用药物的性能和应用剂量，避免滥用，纠正中草药不会中毒的错误观念。

中药中毒时常见的症状是：咽干、舌麻、面色及全身发红、皮肤干燥，伴有皮肤丘疹、头晕、烦躁、呕吐、腹泻、腹痛，中毒严重者可出现语言及肢体运动障碍、烦躁不安、呼吸急促、随即转为意识模糊、呼吸暂停。心血管系统表现为心音低、脉细弱、心律不齐、血压下降等。如临床出现上述症状，应立即停止使用中药，并立即报告医生进行救治抢救。

正确地服用中药，正确地施以服药前后的护理，不仅对疾病及时地发挥作用，也可以提高其远期疗效，使药物能较长时间地发挥作用，逐渐或迅速地发挥药效，使慢性疾病得到渐渐恢复，使急性疾病得到及时控制，再施以渐治之法，可以根治疾病，战胜顽疾。

第三节　外用药法

外治法是将药物直接作用于患者体表某部或病变部位以达到治疗目的的一种治疗方法。外治法的应用同内治法一样，要根据疾病不同的发展过程，选用不同的治疗方法，对不同的证候，采用不同的处方。临床上外治法操作简单，疗效确切，应用广泛。外治医家吴师机曾说："外治之理即内治之理，外治之药即内治之药，所异者，法耳。"指出了外治法与内治法在给药途径上的不同。外治法是将药物直接作用于皮肤和黏膜，使之吸收，从而达到治疗作用。药物外治就是将药物制成不同的剂型，施于患处，并赖药物的性能，使其直达病所，产生作用，从而达到治疗目的。

一、膏药

膏药是按配方用若干药物浸于植物油中煎熬去渣，存油加入黄丹再煎，利用黄丹在高温下经过物理变化，凝结而成的制剂，古代称之为薄贴，现已制成胶布型膏药。膏药的功用是由药理作用与物理作用相结合，因其富有弹性，敷贴患处，能固定患部，使患部减少活动；保护溃疡疮面，可以避免外来刺激和细菌感染。膏药使用前加温软化，趁热敷贴患部，使患部得到较长时间的热疗，改善局部血液循环，增加抗病能力。

1. 适应证

一切外科病证初起、已成、溃后各个阶段，均可应用。

2. 用法

由于膏药方剂的组成不同，运用的药物有温凉之别，所以在应用时就有各种不同的适应证。其中太乙膏药性偏凉，功能消肿、清火、解毒、生肌，适用于阳证，为肿疡、溃疡通用之方；阳和解凝膏药性偏温热，功能温经和阳、祛风散寒、调气活血、化痰通络，适用于阴证未溃者；千捶膏药性偏凉，功能消肿、解毒、提脓、祛腐、止痛，初起贴之能消，已成贴之能溃，溃后贴之能祛腐，适用于有头疽、疔、疖等一切阳证；咬头膏具有腐蚀性，功能蚀破疮头，适用于肿疡已成，不能自溃或不愿接受手术切开排脓者。此外，膏药摊制的形式有厚薄之分，在具体应用上也各有所宜。如薄型的膏药，多适用于溃疡，宜于勤换；厚型的膏药，多适用于肿疡，宜于少换，一般5~7天换一次。

3. 注意事项

凡疮疡使用膏药，有时可能引起皮肤红，或起丘疹，或发生水泡，瘙痒异常，甚则湿烂等现象，是皮肤过敏；或溃疡脓水过多，由于膏药不能吸收脓水，易淹疮口，浸淫皮肤，而引起湿疮。凡见此等情况，可以改用油膏或其他药物。此外，膏药不可去之过早，否则疮面不慎受伤，再次感染，复致溃腐的变局，或疮面形成红色瘢痕，不易消退，有损美观。

二、油膏

油膏是将药物和油类煎熬或捣匀成膏的制剂，现称软膏。油膏的基质有黄蜡、白蜡、猪油、植物油、松脂、麻油等，目前多用凡士林调合。它与膏药的区别是不用铅丹，在应用上，其优点是软、滑润、无板硬粘着不舒的感觉，尤其对病灶折缝处，或大面积的溃疡，使用油膏更为适宜，故现代临床常用油膏来代替膏药。

1. 适应证

适用于肿疡、溃疡、皮肤病的糜烂结痂渗液不多者，肛门疾病等也可应用。

2. 用法

由于油膏方剂组成不同，针对疾病的不同阶段和疾病的性质之异，其具体运用应分别进行选择，如金黄膏、玉露膏适用于阳证肿疡、肛门周围痈疽等病；冲和膏适用于半阴半阳症；回阳玉成膏适用于阴证；生肌玉红膏功能活血祛腐，解毒止痛，润肤生肌收口，适用于一切溃疡，腐肉未脱，新肉未生之时，或有收口者；生肌白玉膏功能润肤生肌收敛，适用于溃疡腐肉已净，疮口不敛者，以及乳头皲裂、肛裂等病；红油膏功能防腐生肌，适用于一切溃疡；疯油膏功能润燥杀虫止痒，适用于牛皮癣、慢性湿疮、皲裂等；青黛散油膏功能收湿止痒、清热解毒，适用于蛇串疮、急慢性湿疮等皮肤红肿痒痛、渗液不多之证；消痔膏功能消痔退肿止痛，适用于内痔、外痔、血栓痔等出血、水肿、疼痛之证。

3.注意事项

凡皮肤湿烂，疮口腐化已尽，摊贴油膏，应薄而勤换，以免脓水浸淫皮肤，不易收燥。目前调制油膏大多应用凡士林，凡士林系矿物油，也可刺激皮肤引起皮炎，如遇此等现象应改用植物油或动物油，若对药物过敏者，则改用其他药。油膏用于溃疡腐肉已脱、新肉生长之时，也应摊贴宜薄，若过于厚涂则使肉芽生长过慢而影响疮口愈合。

三、箍围药

箍围药具有箍集围聚、收束疮毒的作用，从而促使肿疡初起轻的可以消散，毒已结聚的也能使疮形缩小，趋于局限，达到早日成脓和破溃，就是在破溃以后余肿未消者，可用它来消肿，截其余毒。

1.适应证

凡外疡无论初起、成脓或溃后，肿势散漫不聚，无集中硬块者，均可使用本法。

2.用法

由于箍围药的药性有寒性和热性的不同，因此在临床应用上也应区别使用，才能收到预期疗效。如金黄散、玉露散药性寒凉，功能清热消肿，散瘀化痰，适用于一切红肿热痛的阳证；回阳玉龙膏药性温热，功能温经活血，散寒化瘀，适用于一切不红不热的阴证；冲和散药性平和，功能行气疏风，活血定痛，散瘀消肿，适用于疮形肿而不高，痛而不甚，微红微热，介于阴阳之间的半阴半阳证。

3.调制方法

原则是将箍围药粉与各种液体调和成糊状的制剂，且随用随调。由于病情的性质和阶段不同，所用液体也各种各样。一般阳证多用菊花汁、银花露或冷茶调制，取其清凉解毒之力；阴证多用酒、醋等调制，取其解毒散瘀，助行药力之功；半阴半阳证取葱、姜、韭、蒜汁调制，取其辛香温通解毒之效；而以鸡蛋清调者，取其性质缓和，刺激性小；以油类调者，取其润泽肌肤。目前临床上对阳证和半阴半阳证常以凡士林调制。

4.贴法

用于外疡初起时，宜粘满整个病变部位。若毒已结聚，或溃后余肿未消，宜粘于患处四周，不要完全涂布。贴应超过肿势范围。

5.注意事项

凡外疡初起，肿块局限者，一般宜用消散膏药。箍围药用后干燥之时，宜时时用液体湿润，以免药物剥落及干板不舒。

四、掺药

掺药是将不同的药物研成粉末，根据制方的规律，并按其不同的作用，临时配伍成方，用时掺布于膏药或油膏上或直接掺布于病变部位的药物。古时称为散剂，现称为粉剂。掺药的种类很多，用途广泛，不论肿疡和溃疡，消散、提脓、收口等均可使用，其他皮肤病、肛肠疾病等也可应用。它可直接掺布于疮面上，也可掺布于膏药上和油膏上，或粘附在纸捻上再插入疮口内，或将药粉时时扑于病变部位，以达到消肿散毒、提脓祛腐、腐蚀平胬、生肌收口、定痛止血、收涩止痒、清热解毒等目的。由于疾病的性质和阶段的不同，在具体应用时有各种不同的药物配伍。

五、消散药

消散药具有渗透和消散作用，掺布于膏药上，贴于患处，可以直接发挥药力，使疮疡蕴结之毒移深居浅，肿消毒散。

1.适应证

适用于肿疡初起，而肿势局限于一处者。

2.用法

阳毒内消散、红灵丹功能活血、止痛、消肿、化痰，用于一切阳证；阴毒内消散、桂麝散、黑退散功能温经活血、破坚化痰、祛风散寒，用于一切阴证。

3.注意

若病变部肿势不局限者，选用箍围药效果最好。

六、提脓祛腐药

提脓祛腐药具有提脓祛腐的作用，能使疮疡内蓄之脓毒早日排出，腐肉得以迅速脱落。一切外疡在溃破之初，必须先用提脓祛腐药，若脓水不能外出，攻蚀越深，腐肉不去则新肉难生，不仅增加患者的痛苦，影响疮口的愈合，甚至造成病情变化而危及生命。因此，提脓祛腐药是处理溃疡早期的一种基本方法。

1.适应证

凡溃疡初起，脓栓未落，腐肉未脱，或脓水不净，新肉未生的时候，均可使用。

2.用法

提脓祛腐药的主要成分是升丹。升丹是中医外科学中一种常用药物，现代科学证明，升丹的化学成分主要为汞化合物，如氧化汞、硝酸汞等，汞化合物多含有毒，能杀菌，起到消毒作用，药理作用机制是汞离子能和病菌呼吸中的硫氢基结合，使之固定而失去原有活力，使病原菌不能呼吸而死亡。而硝酸汞是可溶性盐，加水后可分解成酸性溶液，对人体组织有缓和的腐蚀作用，可使病变组织与药物接触面的蛋白质凝固坏死，逐渐与健康组织分离脱落，产生了所谓"祛腐"的作用。临床使用时，若疮口大者，可掺于疮口上；若疮口小者，可粘附在药线上插入；亦可掺于膏药、油膏上盖贴。若纯粹是升丹，因药性太猛，须加赋形剂使用，常用的有九一丹、八二丹、七三丹、五五丹、九黄丹等。在腐肉已脱，脓水已少的情况下，更宜减少升丹含量。此外，还有不含升丹的提脓祛腐药，如黑虎丹，可用于对升丹过敏者。

3.注意事项

升丹属于剧毒的刺激性药品，凡对升丹有过敏者应禁用；应用时不能伤及正常皮肤。对面积较大的疮口，也应慎用，以防过多地吸收而发生汞中毒。临床凡见不明原因高热、乏力、尿血、齿龈发黑、口有金属味等汞中毒症状时，应立即停止使用。若病变在眼部、唇部附近的，也应慎用，以免强烈的腐蚀，有损容貌。此外，升丹最宜放置陈久使用，越陈越好，则可使药性缓和而减少疼痛。升丹为汞制剂，宜用黑瓶装置，以免氧化变质。

七、腐蚀药与平胬药

腐蚀药是具有腐蚀组织的作用，掺布患处，能使疮疡中不正常的组织得以腐蚀枯脱；平胬药是具有平复胬肉的作用，能使疮口增生的胬肉收缩平复。

1.适应证

凡肿疡在脓未溃时，或痔疮、瘰疬、赘疣、息肉等病，或溃疡破溃以后，疮口太小，引流不畅，或疮口僵硬，或胬肉突出，或胬肉不脱等妨碍收口时，均可使用。

2.用法

腐蚀平胬药的组成不同，其作用的强弱也不同。因此，在临床应用时，应根据其适应证而分别使用。如白降丹适用于溃疡疮口太小，脓腐难去，可粘附在药线上插入，使疮口开大，脓腐易出；若肿疡脓成不能穿溃，同时素体虚弱，而不愿接受手术治疗者，也可取少许白降丹，用水调和后点放在疮顶，代刀破头；其他如疣点之可以腐蚀枯落；另有以米糊作条，用于瘰疬，能起攻溃拔核的作用，如枯痔散一般用于痔疮，将此药涂于痔核表面，使其焦枯脱落；将三品一条枪插入患处，能腐蚀漏管，也可以蚀去内痔，攻溃瘰疬；平胬丹适用于疮面胬肉突出，掺药其上，能使胬肉平复。

3. 注意事项

腐蚀药一般含有汞、砒成分，因汞、砒的腐蚀力较其他的药物强，在应用时必须谨慎。尤以头面、手等暴露部位或足等肉薄近骨之处，不宜使用过烈的腐蚀药物，即使必须应用时，也应加赋形药减轻其药力，以不伤及周围正常组织为原则，待腐蚀目的已达到时，再改用其他提脓祛腐或生肌收口的药物，对汞、砒有过敏者，则应禁用。

八、生肌收口药

生肌收口药是指具有解毒、收涩、收敛、促进新肉生长的作用，掺布疮面能使疮口加速愈合的药物。疮疡破溃后，脓水将尽，或腐脱新生时，若仅靠机体的修复能力来长肉收口，时间上较为缓慢。因此，生肌收口药也是处理溃疡的一种方法。

1. 适应证

凡溃疡腐肉已脱，脓水将尽时可以使用。

2. 用法

常用的生肌收口药，如生肌散、八宝丹等，不论阴证和阳证，均可掺布于疮面上使用。

3. 注意事项

脓毒未清，腐肉未尽时，若早用生肌收口药，则不仅无益，反增溃烂，延缓治愈，甚至引起迫毒内攻之变；若已成漏管之证，即使用之，勉强收口，仍可复溃，必须实施手术治疗，方能达到治愈目的；若溃疡肉色灰淡而少红活，新肉生长缓慢，则宜配合内服药补养法和食物营养，内外兼施，以助新生；若臁疮日久难敛，则宜配以绑腿缠缚，改善局部的血液循环。

九、止血药

止血药是指具有收涩凝血作用，掺布于出血之处，促使创口血液凝固，从而达到止血目的的药物。

1. 适应证

适用于溃疡或创伤出血，凡属于小络脉损伤而出血者，可以使用。

2. 用法

桃花散，用于溃疡出血；圣金刀散，用于创伤性出血；其他如云南白药、三七粉、枯矾散既可用于溃疡出血，又可用于创伤出血。

3. 注意事项

若大出血时，必须配合手术与内治等方法急救，以防出血不止而引起晕厥之变。

十、清热收涩药

清热收涩药是指具有清热收涩止痒的作用，掺扑于皮肤病糜烂渗液不多的皮损处，达到消除红热、干燥、止痒目的的药物。

1. 适应证

适用于一切皮肤病急性或亚急性皮炎而渗液不多者。

2. 用法

常用的青黛散，清热止痒作用强，用于皮肤病大片潮红、丘疹而无渗液者；三石散收涩生肌作用好，用于皮肤糜烂，稍有渗液而已无红热之时，可直接干扑于皮肤病变处或先涂上一层油剂后再扑三石散，外加包扎。

3. 注意事项

一般不用于表皮糜烂、渗液较多的皮损处，因为，用后反使渗液不能流出，容易导致自身过敏性皮炎；也不宜用于毛发生长的部位，因药粉不能直接掺扑于皮损处，同时粉末与毛发易粘结成团。

十一、洗剂

洗剂是将各种不同的药物，先研成粉末，再溶解在水中的一种溶液制剂。因加入的药粉多为不溶性，故溶液呈混悬状，应用时应先振荡摇均，故也称混合振荡剂或振荡洗剂。

1. 适应证

一般用于急性、过敏性皮肤病，酒齇鼻和粉刺等。

2. 用法

三黄洗剂功能清热止痒，用于一切急性皮肤病，如湿疮、接触性皮炎，皮损为潮红、肿胀、丘疹等；颠倒散洗剂功能清热散瘀，用于酒齇鼻、粉刺。上述方剂中常可加入1%～2%的薄荷脑或樟脑，增加止痒之功。在使用洗剂时应充分振荡摇均，使药液均匀，再用棉签蘸药液涂于皮损处每日3～5次。

3. 注意事项

凡皮损处有糜烂渗液较多者，脓液结痂者，或深在性皮肤病，均应禁用。在配制洗剂时，其中药物粉末应尽可能研细，以免刺激皮肤。

十二、酊剂

将各种不同的药物，浸泡于乙醇溶液内，根据制方规律，最后倾取的药液，即为酊剂。

1. 适应证

一般用于疮疡未溃及皮肤病。

2. 用法

红灵酒功能活血、消肿、止痛，用于冻疮、脱疽未溃之时；10%土槿皮酊、复方土槿皮酊功能杀虫、止痒，适用于鹅掌风、灰指甲、脚湿气等；白屑风酊功能祛风、杀虫、止痒，适用于面游风。

3. 注意事项

一般酊剂有刺激性，所以凡溃疡破溃后或皮肤病有糜烂者，均应禁用。同时酊剂应盛于避光容器中，充装宜满，并在阴凉处保存。

十三、草药

草药是一种简便的外用药物，使用简便，价格便宜，疗效确切，具有清热解毒、消肿止痛、收敛止血等功效，在民间有很多的治疗经验，用时可直接捣烂外敷患处或煎水洗涤患处。

1. 适用证

一切外科病菌之肿疡，具有红肿热痛的阳证；创伤浅表出血；皮肤病止痒；毒蛇咬伤等均可使用。

2. 用法

蒲公英、地丁草、马齿苋、野菊花叶、丝瓜叶等，具有清热、解毒、消肿之功，适用于阳证肿疡，用时将鲜草药洗净，加少许食盐，捣烂敷患处，每日换1~2次；旱莲草、白茅花、丝瓜叶等，具有止血之功，适用于浅表创伤性出血，用时洗净捣烂后敷在出血处加压包扎；白茅花不用捣烂，可直接敷用；蛇床子、地肤子、徐长卿、泽漆、羊蹄根等具有止痒功效，适用于慢性皮肤病，用时洗净，凡无渗液者可煎汤熏洗，有渗液者捣汁或煎汤冷却后作湿敷；泽漆捣烂后加少许食盐用纱布包好后，涂于牛皮癣的皮损处；羊蹄根用醋浸泡后取汁外涂治牛皮癣；半边莲汁内服，药渣外敷伤口周围治毒蛇咬伤等。

3.注意事项

用鲜草药外敷时，必须洗净，再用 1：5000 高锰酸钾溶液浸泡后捣烂外敷，敷后应注意干湿度，干后可用冷开水时时湿润，不致患部干绷不舒。

第四节　辨时给药法

给药是中医治疗疾病的重要手段，在中医时间医学中则体现为以月律立法用药和据昼夜节律择时服药和辨时给药，强调不同的药物，不同的病症，应选择昼夜相应的时间服药，而不是百病治疗皆取相同的一日三次或两次的服药法。因此，辨时给药法是在昼夜周期中，在人体生命节律的基础上，根据不同的治疗目的，方药性能，病位所在脏腑的节律特性，选择符合生理节律的服药时间，从而激发相应的生理功能，顺应时间节律与生命节律的和谐、协调，达到提高药物效应的目的的一种服药方法。

中医学中所提倡的服药时间，综合历代医家的认识和经验，它具有基本规律：即要求服药时间的选择，宜与日周期中阴阳消长、气机升降节律相应。如补阳，升散方药，一般应于阳旺气升时服用；补阴，沉降类方药，应阴旺气降时服用。根据这一规律，传统的辨时服药，从日周期划分为两个时区，即清晨至午前——阳旺气升时区，与后午至子前——气降阴旺时区。

一、辨时给药的意义及机制探讨

辨时给药的目的，是为了适应一日周期中人体生理节律的变化。因此，选择合适的时间服药，其意义在于，根据生理节律的变化时间，服用相应的治疗用药，充分激发人体生理活动中不同生理功能的高潮与药物的效能协调、同步，利用人体的生理高潮，使药物产生最大作用，从而激发正气的抗病能力，提高药物治疗效果，降低毒性作用的产生。

（一）辨时服药符合机体对阴阳需要的时间性

从对人体生理活动的认识看，代表机体阴阳的两类物质，在日周期中有着较明显的生理性波动，各自发挥生理效应的时间不同。寅卯之后，为了适应昼日阳气生理活动的需要，肾中元阳开始从命门而出，所谓"五更处，肾气开"。具有激发三焦脏腑气机活动的功能。如启动少阳肝胆之气，升运脾阳，敷布卫阳等，完成阳气从生至长，由渐至旺，由弱至强，从内达外的生理过程。酉时之后，为了适应夜间机体生理性静息休眠的需要，人体阴气转旺，卫气行阴，阳气敛藏，心神内舍，皆赖阴血所发挥的职能主持。这种生理性阴阳消长变化，提示人体生理活动对阴阳两类物质需求，在时间上不是均衡的。平旦至午后前，人体对促进阳气生长、活动的物质最为迫切，而入夜则对滋生促使阴血的物质最为迫切。补阳药和补阴药具有促进阳气生发，促进阴血滋生的作用。因此，根据人体对阴阳物质需求时间性，选择相应的时间进服补阳或补阴的药物，在最能发挥效应的时间给药，就能发挥药物的最大效力，提高疗效。

（二）辨时服药通过借助机体内在因素起作用才能发挥药效

药物治病，最终是通过机体内在因素起作用，才能发挥疗效。机体的内在因素表现为正气，或人气的活动状态。在不同的时间内，人气处于不同的运动状态，主要表现为升降两种状态。人气生时，机体生理功能处于上升运动的优势之中。在"升"的趋势中，病气也随人气的运动而表现为升的状态。病邪的出路在人体可分为上外和内下两种主要途径。如果此是上升状态的人气得助，就可以推动病气自上自外而出。这种内因，主要处于午前的时区。因而补气药、汗、吐方药，在上午服用，就迎合人气的上升趋势，二者协调、同步，就易于激发正气驱邪，提高疗效。如果人气处于下降阶段，而服用汗、吐类药，欲使正气逆上驱邪，显然比因势利导困难得多，疗效不佳的原因所在。

（三）辨时服药能够诱导紊乱的人体节律恢复

疾病的痊愈，是病理变化状态向生理状态转化的过程。人体各种生命节律是正常生理功能的特征，疾病多表现为正常生理节律不同程度的紊乱。如阴虚火旺患者表现为白天精力不集中，疲倦，而晚上则烦躁失眠，多梦少寐，为正常眠醒节律紊乱。中医对疾病的治疗，从某种意义上说，就是通过扶持正气，祛除邪气的手段达到恢复正常生理节律的目的。在某些节律紊乱的病证中，治疗所采用的午前补气升阳，午后降泻滋阴，实际上是用药作用的"人工周期"来恢复人体的生理节律。因此，辨时服药由于具有诱导生理节律的恢复，又同时具有祛除病邪的作用，也是能提高临床疗效的重要理由。

二、时药与时禁

治疗原则是通过方药的应用来体现的，四季不同，立法有异，用药自然随时而别，中医时间医学概括为"时药"与"时禁"。所谓时药，是不论患何种疾病，除了辨病施治外，都要根据四季不同，配伍时令性药物，以适应四季时间气候的特点。如诸病四时用药之法，不同所病，或温或凉，或热或寒，如春时有疾，于所用药内加清凉风药；夏月有疾加大寒药；秋月有疾加温气药；冬月有疾加大热药。所谓时禁，是指不论患何种疾病，除了辨病施治外，都要根据四季不同，禁忌配伍某些药物，如冬不用白虎，夏不用青龙，春夏不服桂枝，秋冬不服麻黄。

（一）病症不同，同一季节加相同时药

临床上病症很多，在同一季节，因其所处的气候环境大体相同，所以，在辨治本病的同时，应加相同的季节性时药。

春季气机主升浮，若饮食劳累，脾胃气虚使春气不行，则阴火上冲而病，证见"气高而喘，身热而烦，其脉洪大而头痛，或渴不止，皮肤不任风寒，而生寒热"。以补中益气汤"辛甘温之剂，补其中升其阳"。补中益气汤不仅是一张补气升阳的基础方，而且是春季的时方。

夏季炎热，热则寒之，不论何病，都要遵守"热无犯热"的原则，故三黄丸为夏季时药。东垣说："假令夏月大热之时，伤生冷硬物，当用热药巴豆三棱丸治之，须加三黄丸，谓天时不可伐，故加寒药以顺时令。"

长夏湿气盛，人病"多四肢困倦，精神短少，懒于动作，胸满气促，肢结沉痛或气高而喘，身热而烦，心下膨痞，小便黄而少，大便溏而频，宜以清燥之剂治之，名之曰清暑益气汤主之"。故清暑益气汤为长夏时方，长夏热高湿重，无论治疗何病，都要考虑加一些清暑胜湿之品。长夏汗出过多，易耗气伤津，故李东垣又主张以人参、麦冬、五味子也为时药。

"秋燥令行，湿热少退，当升阳益胃，名之曰升阳益胃汤"，是为秋季时方。秋季燥气盛，无论治疗何病，皆宜少佐润燥之品。

冬月寒凛，易病"腰背胸膈，闭塞疼痛，善嚏，口中涎。目中泣，鼻中浊涕不止，脐腹之间及尻臀足膝，不时寒冷，前阴冷而多汗，行步侧倚，起居艰难，麻木风痹，小便数，气短喘咳，少气不足以息"，主以神圣复气汤，为冬季时方。所谓"冬天大寒之时，草豆蔻丸为引用，又为时药"。

（二）病症相同，不同季节加不同时药

除一些季节性很强的疾病外，大多数病症在四季内皆可出现，单因发病所在的季节不同，虽然是同一病症，却要加不同的时药。下面将历代医家在这方面的论述作一整理。

李东垣说："表虚自汗，春夏加黄芪，秋冬加桂枝。""腹痛，秋冬去芍药，加半夏、生姜或智仁、草寇类；夏月加黄芩。满闭塞，膈咽不通，冬月加吴茱萸夏月宜加酒洗黄柏，六、七月见加五味子、麦门冬。""噎塞，冬月加吴茱萸，夏月加青皮、陈皮、益智、黄柏，或以消痞丸合滋肾丸，冬月加吴茱。""气涩滞，食不下，三春之月，多用陈皮，少用青皮，更加风药；初春犹寒，少加辛热之益智仁、草豆蔻；秋月加槟榔、草豆蔻、缩砂仁或白寇仁；冬月加吴茱萸、人参。""咳嗽，春夏大温，加佛耳草三分、款冬花一分；夏月加五味子三十二枚，麦冬二分或三分；冬月加去节麻黄五分。"

钱仲阳说："小儿疳积，有冷热之别，治宜分辨。冷者，木香丸主之，夏月不可服，如有此证则少复之。木香丸，具温热之性，泻下之力，主治寒热痼滞之癥积，但其药性之偏，又不可忘有时令之忌宜，若证治确凿，夏月非用不可，则宜小量轻投，宁可不及，不使有余。"

罗天宜指出，太阴下利，大肠不能禁固，此病于春夏者，当用桂枝汤，升阳止泻；若病于秋冬者，则宜用理中汤等方，温守中阳，燠土止泻。一人因劳累，饮食不节，又伤冷饮而得疾于夏。诊之，体重、肢冷，自利清谷，仲景虽有四逆汤之治，然此大热之药，用于炎暑之令，虽从本病，但逆时令，犯《内经》用热远热之戒，改以钱氏白术散及异功散，治中汤等温和之剂而治愈。小肠泄，溲而便脓血，其脉平和，于立秋至春分用香连丸，而春分至立秋用芍药柏皮丸。

喻嘉言治元气虚弱，痰串内阻，半身不遂，用参术之甘温之臣君，大理脾胃之气，运用半身不遂，又指出"此病随时令而尽无穷之变"，特立四时增损之法。冬月严寒，应加姜附为佐使，可有恃无恐；春夏秋三时，以羚羊、柴胡、石膏、知母为佐使，则可无热病之累。

韩祗和治疗太阳中风，伤寒以及邪气在表，阴气、阳气有余的病证，均按立春至清明，清明至芒种，芒种至立秋三个发病时期，使用不同的方剂。"若立春以后，清明以前，宜薄荷汤主之；清明以后，芒种以前，宜防风汤主之；芒种以后，至立秋以前，宜香薷汤主之。"

此外，《千金》麻黄醇酒汤治疗黄疸，曾提出"冬月用酒，春月用水煮"。目前临床上治疗风寒感冒，冬天用麻黄汤、夏天用葱豆豉汤，皆属此例。

（三）使用同一方剂，随时令而加减

中医治疗疾病，有辨证施治和辨病施治两大特长，通过辨病或辨证确定了治法，由于季节不同，即使同一方剂，也要随时令的变化进行加减。

如刘河间治中风，制羌活愈风汤，并立四时增损法。春为风木主令，肝胆气旺，原方中加半夏、人参、柴胡、木通，应时枢转少阳，畅达风木，辅佐主方之用。夏月暑热主令，心火易旺，原方中加石膏、知母、黄芩之大寒，防火助风势，流金灼石，辅助主方夏月之用，长夏太阴主令，湿土易壅，原方中加防己、白术、茯苓，健脾利湿，运中州达四旁，辅佐主方长夏之用。秋乃肺金司令，原方中加厚朴、藿香、桂枝，宣肺气之通降，辅佐主方秋月之用。冬属肾水主令，原主方冬月之用，李东垣《医学发明》、朱丹溪《丹溪心法》等都记载了愈风汤的加减使用方法。

又如，李东垣常用补中益气汤，在使用时，夏季加白芍三分。加减平胃散，夏季用时加炒黄芩。如在行经前几天即用疏肝理气药，如香附、郁金、当归、苏梗、玄胡、枳壳、橘叶、橘核、乌药等条达肝气，使气血恢复正常，不仅可使经期痛感减轻，还可使经水畅通，经期正常，待下次经行前再服药调治，几个疗程后，病就可以痊愈。以上说明对月经病掌握治疗时机的重要性。

三、按月亮盈亏选方用药

人体除了具有自身节律外，还有与月亮盈亏同步的月节律，郑国柄氏提出了随月亮盈亏调治妇科病的四种办法。

（1）"上玄调经，温养补益为主"，认为上玄时月亮由缺渐盈，人与之相应，阴经营血正处于生发之时，利用这一时机，对血虚、血寒的月经后期，血虚或肝肾阴亏的痛经，气虚的月经先期，肾虚的月经先后无定期以及属于虚寒者的月经过多、过少、闭经等证，采用益气补阴，温经养血，滋补肝肾等法，得其时而调之，功效甚捷。

（2）"月望逐淤，理气通消是法"，认为月亮满盈之时，人体血气旺盛至极。此时不宜采用补益固涩收敛等法，以免淤血留于脉络。所以在月盈之时，对于寒凝、气滞、血淤、淤阻等引起的月经后期、闭经、错经等证，分别采用温经活血，理气化痰，祛淤通络等法，疗效比平时好。

（3）"下玄安胎，固摄安保为重"，认为下玄时月亮由满盈逐渐转缺，期血已过，营血始衰，此时正是受孕的良机，如果因冲任之气损伤或脏腑功能失调而影响冲任不能固摄，除不宜受孕外，还有月经淋漓不断或受孕后胎动下血等症出现，所以在本期内根据症情不同，以调气血、固冲任为主，选用补气摄血，温经养络，固肾安胎等法。

（4）"逆时止带，除湿健脾补肾"，认为逆时气血减少，经气亏虚，病邪易乘虚而入，冲任受损，带脉失约，而出现腰痛、带下、少腹胀痛等症。因此，本期内可选用生阳健脾除湿，清热利湿及补肾束带，填补冲任等法。

这些经验，都与《内经》"月生无泻""月满无补"的观点一致，可供临床诊治时参考。

四、宜于早晨或上午服用的方药

清晨至午前是人体生理中人气处于上升阳旺的时期，为适应这一生理状态，并使药物在体内最有效地发挥治疗作用，补阳补气类方药，药势趋上的催吐、发汗、透表类方药，一般宜于这一时区服用。即所谓阳药服于阳时，升药服于升时。此外，行水利湿类方药，虽然药势趋下，但其药效的发挥需要阳气的温运，与晨时阳气转旺关系密切，也宜于清晨服。

（一）补益阳气类方药宜清晨上午服用

这一类方药以温肾阳，补脾阳为其代表。温肾阳以清晨五更时服用为宜。肾阳于五更初开，渐次旺盛，初开时助其生，因而阳气易于恢复旺盛功能。如四神丸五更服之，其效倍增。

补脾胃阳气的药宜上午服用。益气升阳药于午前服用，是取其"阳旺气升之时，使人之阳气易达也"。如补中益气汤、参术调中汤、升阳益胃汤、人参益气汤等。

《外科精要》治阳气虚弱，疮溃不敛，用黄芪六一汤大补元气，在服法上提出，"每日早晨，午前个服一剂"。

（二）发汗透表药宜于午前服用

发汗解表药宜于午前服用，目的在于适应人体阳气的升浮状态，借阳气升浮之力，使药力升散，易趋肌表，而午后气机趋于降沉时，则药力不易达于肌表，如麻黄汤、桂枝汤、九味羌活汤等，"俱宜午前发汗，午后不宜"。

走表透邪类方药，均宜午前服用。如王肯堂治疬风初起、热毒内壅、外发肌表、见遍身隐疹。在服药上指出：早服华皮散，宜肺透毒；午前服升麻汤，散火解毒；下午用泻青丸，晚间进二圣散，泻火攻毒。四方同用，外达透邪者用于午前，借气机升浮之力，使药力的功能与生理上气机的升降相应。

（三）催吐药宜于清晨服用

清晨取吐，在于顺应人体之气的升浮，有利于祛除高位病邪。如痰饮之邪可随气升降而流行上下，清晨乃气升痰邪也随之上涌之际，这时行吐法，效果最好，必待痰邪倒尽，吐方定止。如截疟常山饮、人参截疟饮等，尽管适应证不同，但是均强调宜于早晨服药取吐。

（四）行气利湿药宜于清晨服用

行气利湿药多为苦辛通降，淡渗下利之品。药势趋下，于清晨服用，似与升药用于升时的规律不合。但温阳才能行水，化气才能利湿，阳升气才能降，气升湿才能化，是借清晨阳气转旺，收取利水化湿的药效。水湿内停，病因虽多，而主要病理变化是阳虚失运，气化失职。因此，水湿证，常是扶阳、理气、渗利三法的综合运用。其中，尤以扶阳最为重要。只有阳旺，方有行水化湿之力。清晨人体阳气正处于转旺阶段，这时服药，显然是行水利湿最有利的时机。如鸡鸣散、木香丸、槟榔散、导水茯苓汤等，皆强调在五更空腹时服用。

五、宜于午后至夜间服用的方药

午后及夜间的子夜时前是人体气机下降，阴气转旺的时区。为了适应这一生理变化，并使药物在体内最有效地发挥作用，某些方药，如药势趋于降下的泻下类方药、补养阴血、安神镇静类方药，一般宜于午后或夜间服用。这又是"阴药服于阴时，降药服于降时"的服药时间规律。此外，古人对毒性药物的运用，也主张夜间服。

（一）滋养阴血药宜于夜间服用

阴血属阴，夜间阳降阴升，是阴气旺的时间，人体阴气也旺于夜间。阴血的滋升，随人体阴气的旺盛而增强。阴盛也包括人体阴血的活动旺盛。滋养阴血的药物夜间服用，值阴气当盛的时候，能尽可能有效地促进阴血的滋生。因此，根据阴阳昼夜的消长节律论，滋阴养血类药物最适宜的服用时间是夜间。如制当归六黄汤、麦箭散等。

（二）安神药宜于夜卧时服用

安神类方药具有镇静催眠作用，主治夜卧烦躁不宁的病证。这类方药常由滋养阴血与重镇药物配伍组成。所以，于夜卧时服用，即可起到镇静催眠的目的，又符合阴药服于阴时的规律。如酸枣仁汤、珍珠母丸等。

（三）泻下药宜于午后或暮夜服用

历代医家对泻下药的服用时间，大致有三种观点。虽然在时间上略有差别，但其运用的基本节律时限还是共同的，即泻下药宜在气机下降的时区服用，而不宜在气升的午前进药，体现了用泻下药应与人体节律的气机变动相应。

1．午后进药

如李东垣认为，泄下药"乃当日已午之后，为阴之分时下之，是谓善攻"，"午前为阳之分，不可下之"等。

2．日晡时进药

如清代张隐庵等说："大法秋宜下这，日晡人气收降，乃一日之秋也。因服下药，亦顺天时之大体。"

3．入夜时服

这种服药时间，临床运用最为普遍。如抵挡丸下蓄血等在服法上皆在入夜时进药。

六、定时发作性疾病宜发前服用

治疗疟疾的恶寒发热，宜在发作前服。如麻黄苍术汤证是每天五更咳嗽，李东垣主张"稍热临卧服"，意在截其未发。

七、按经脉气血流注节律辨时给药

由于气血循行，是随着时间的不同而出现周期性的盛衰开合，开时气血就盛，合时气血就衰，如能掌握这个规律来按时间分脏腑服药，即可提高疗效。如徐又方氏说："同一脏腑对不同的药物也应选择不同的时间，滋补药宜在脏腑功能最低或接近最低时服药，以便及时进行人为的调理；清热解毒药宜在脏腑功能最高或接近最高时服用，以充分发挥药物的清解作用，收到事半功倍的效果。"

辨时服药，是时间医学的重要内容，是辨证施护方法的体现。它着眼于人体生命节律周期与自然节律周期的同步，充分反映了人与自然的整体观，是一门新兴的医学科学。

八、现代医学对时间药理学的认识

自然界各种形式的生命活动，其经历过程既不是均匀连续的，也不是随机变化的，而是呈严格的时间有序性，即具节律性。生物节律广泛存在于各种生物的生命活动中，而且反映于生命活动的各个层次。生物节律（biological rhythm）是生命的基本特征之一。

（一）生物节律与药物作用的时间节律性

生物节律是生命活动的基本特征之一。研究表明，人类的各种生命活动多数呈节律周期性变化。就其范围而言，既有宏观的生理变化（如器官、系统生理功能），也有细胞、亚细胞水平的生化指标；就其频率而言，有些生物节律频率很高，呈毫秒，也有的节律很低，长达月、季、年等，最常见的是昼夜节律。人体生理、生化功能的节律性变化，必然会影响药物的体内过程、药物疗效、药物毒性，使之与有关的生物节律相适应。例如已知人的吸收功能、血容量、组织供血量、血浆蛋白结合率、肝及肾功能等均呈昼夜节律变化。这种改变会使药物在人体内的吸收、分布、代谢、排泄等过程出现昼夜节律改变，因而使药物的动力学过程及其参数出现相应的同步变化。时间药力学即是研究药力动力学的节律性变化及其与机体生物节律的关系。同样，各种靶器官、靶组织、靶细胞的功能及其对药物的敏感性存在节律性变化；各种受体的数目、对药物的反应性也存在节律性变化。这些因素又会导致药物疗效、毒性产生相应的节律性变化。药物治疗的时效性是研究机体对药物的敏感性的节律性变化，它是药物作用的时效性，综合反映药物治疗作用与毒性反应的节律性变化，是药物时间治疗的基础。近年受到关注的新学科时间治疗学，是按照机体生理学及病理学的生物节律的特点及治疗方法本身的时间节律特点，制定最佳服药时间，以收到防、治疾病的最佳疗效，降低毒副反应。因此它为临床合理安全服药提供了一个新标准、新途径。

（二）时间治疗学研究内容

时间治疗学打破了传统药物治疗以剂量为中心的观念，将选择最佳服药时间这一新标准列入用药方案的设计之中。

1. 对非节律障碍疾病的药物时间疗法

这是目前研究较多的时间治疗法。它是根据机体对药物敏感性存在的节律性变化；机体某些生理、生化功能，内分泌等存在的节律变化；某些疾病的发病、症状存在节律变化；药物动力学的节律性变化等因素而设计的服药方案，使用药时间处于治疗作用最佳状态、毒性反应最低时间，以获得最理想的效果。如糖皮质激素的上午一次的服药方案，是根据其分泌的昼夜节律设计的；抗癌药物的"波动式服药"方案是依据肿瘤组织对抗癌药物敏感性的节律设计的；治疗风湿性关节炎的凌晨服药法是根据该病症状发作有"晨僵"的现象而设计的；抗溃疡药夜间服用是根据胃酸分泌的昼夜节律设计的。

2. 对节律障碍疾病的药物疗法

正常节律是维护健康的重要条件，各种原因引起节律紊乱可能导致疾病。选用能影响生物节律的药物对其加以纠正，可望使节律障碍性疾病得以治疗。抑郁症发病与患者生物节律周期缩短、相位前移有关，锂剂可以使许多生物节律的周期延长，故可治疗躁狂抑郁症。

3. 非药物性时间疗法

此法是根据已知的生物节律知识而设计的一些治疗方法。如利用肿瘤组织敏感性及宿主反应的生物节律，选择放疗的最佳时间，可使放疗效果提高，不良反应减少；根据机体特异性免疫反应的昼夜节律，设计器官移植的最佳时间可使宿主排斥反应降至最小限度。根据生物节律特点，尚可通过一些措施纠正紊乱的生物节律，使之恢复正常进而治疗某些节律障碍性疾病。如抑郁症患者因节律紊乱而发病。采用人工强光照明疗法及人工失眠疗法，可以纠正紊乱的节律，对患者治疗效果良好。此类方法疗效可靠，方便易行又可避免用药的毒副作用，充分展示了时间治疗学的广阔前景，受到广泛重视。

第五节　常用中草药中毒解救及护理

中草药大多是天然动植物，药性平和，疗效确切，但也有部分药物有一定的毒性。毒性是指药物对机体的损害性。毒性反应与副作用不同，它对人体的危害性较大，甚至可危及生命。为了确保用药安全，必须认识中药的毒性，了解毒性反应产生的原因，掌握中药中毒的解救方法和预防措施。

一、常用易中毒中药的分类

（一）按毒性大小分类

根据临床应用药物的经验，将有毒中草药按其毒性大小，归纳成大毒、小毒两类。

大毒药物有砒石(红砒、白砒)、砒霜、水银、生白附子、生附子、生川乌、生草乌、斑蝥、青娘子(青虫)、生马钱子、生巴豆、生半夏、生天南星、生狼毒、藤黄(玉黄、月黄)、生甘遂、曼佗罗(洋金花)、生千金子(生续断)、生天仙子(莨菪)、蟾酥、雪上一支蒿、轻粉、红粉、白降丹、雄黄等。

小毒药物有细辛、白花蛇、白果、贯众、鸦胆子、山慈菇、泽漆等。

(二)按毒物所含的化学成分分类

(1)生物碱类:生川乌、生草乌、附子、生马钱子、曼佗罗、天仙子、莨菪叶等。

(2)毒苷类:万年青、蟾酥、苦杏仁、天南星等。

(3)毒蛋白类:巴豆、蜈蚣、蝎毒等。

(4)金属元素类:水银、砒霜、砒石、雄黄、硫黄等。

(三)按临床症状分类

1. 神经系统反应

作用于整个神经系统,其中毒的症状包括感觉功能、运动功能和思维功能的障碍或丧失,患者常因病情严重而死亡。常见的药物有马钱子、商陆、细辛、乌头、苦杏仁等。

2. 呼吸系统反应

罂粟类等中毒会导致严重的呼吸抑制而造成患者死亡。另外,某些能释放胺类等有毒物质的花粉或种子,可引起支气管痉挛、哮喘、呼吸困难等症状,严重者还可出现血压下降等,最后导致患者死亡。常见药物有苦杏仁、乌头等。

3. 消化系统反应

商陆、水银、泽漆、木通和其他毒蛋白、毒苷、铅类中毒者,可出现口干、流涎、恶心、呕吐、腹痛、腹泻、血便、烦躁乏力等不同消化系统反应。

4. 泌尿系统反应

雷公藤、斑蝥、马兜铃中毒可引起血尿;万年青、巴豆等中毒可出现少尿。

5. 免疫系统反应

中草药中有的毒素成分会暂时或长久干扰和破坏免疫系统,造成各种过敏反应。较常见的症状有过敏性休克、过敏性鼻炎、过敏性哮喘、过敏性皮肤病等。常见的药物有鱼腥草、大青叶、鸦胆子、青蒿、一点红(羊蹄草)、毛冬青等。

6. 精神性中毒反应

某些有毒中草药会产生氨基酸、植物碱、配糖体等多种化合物,进入人体后，产生神经错乱、躁狂、兴奋、幻觉、幻听等症状。如曼佗罗、大麻等；另外，夹竹桃、马钱子也具有这种毒性。

二、中草药中毒的解救及护理

中草药中毒和其他毒物中毒一样，有来势急、病情变化快的特点，因此，在抢救过程中，一定要争分夺秒，进行准确的治疗和护理。

（一）中草药中毒的一般处理原则

1. 快速排除尚未吸收的毒物

（1）清洗中毒部位，如皮肤表面或黏膜，用清水充分洗涤；对于非水溶性的毒物，则可选用适当溶剂。

（2）口服药物中毒首选洗胃，在服药后 4 ~ 6 小时内，胃肠内尚有大部分未被吸收的毒物，洗胃是避免毒物从消化道吸收最有效的办法。洗胃是否及时、彻底，关系到抢救的成败。

（3）不宜洗胃或病情轻而又合作的清醒患者，可采用催吐法。用压舌板或手指直接对咽后壁进行机械刺激，配合口服催吐剂使其呕吐。若患者不易灌服催吐剂时，即可遵医嘱皮下注射 5% ~ 10% 盐酸阿扑吗啡溶液，可在短时间内达到催吐的目的，但惊厥或高抑制状态患者禁用。

（4）为迅速排除已经进入肠道或残留于肠道的毒素，可采用 25% ~ 50% 的硫酸钠或硫酸镁溶液口服导泻，或用 0.9% 氯化钠水溶液、肥皂水灌肠。因硫酸镁有时也会被肠道吸收，故中枢抑制性中毒反应者不宜使用。

（5）洗胃或催吐后给患者服用药用炭 20 ~ 30 g，可吸附生物碱及金属等毒物，减少毒物经消化道吸收。同时，让患者喝浓茶，因为茶叶中含有大量鞣酸，可与部分有毒生物碱或重金属结合形成沉淀物，阻止人体对毒物的吸收。

（6）在服用吸附、沉淀及保护剂后，应结合导泻使毒素尽快排出体外。如果有毒中草药可腐蚀肠黏膜时，应先让患者服下植物油、牛奶、蛋清、豆浆、淀粉等，以保护肠黏膜。

2. 解毒

针对不同的有毒成分，选用不同的药物或食物减少吸收或对抗其毒性。中药解毒剂很多，最常用的药物有绿豆、甘草、生姜、蜂蜜等。如果确知中毒药物名称时，可根据中药的"相杀""相畏"配合原则，使用中药解毒。

3. 加速已吸收毒物的排泄

如果有药物部分已被肠黏膜吸收进入血液和组织时，必须加速已吸收毒物的排出。由于绝大多数毒物均由肾脏排出，因此，增加肾脏排泄量也适用于大多数中草药中毒患者。在维持足够血容量和具有良好肾脏功能的情况下，可以采用以下方法：

(1)应用渗透性利尿药：如用甘露醇、呋塞米(速尿)等。

(2)改变尿液的酸碱度，使其有利于毒物的排出：如用乳酸钠使尿液碱性化，输入维生素 C 可使尿液酸性化。

4. 支持疗法和对症处理

根据具体情况，及时予以支持疗法和对症处理，包括输液以稀释毒素，促进排泄；若患者表现烦躁、惊厥，可给予镇静药；出现呼吸困难，可予氧气吸入。

5. 针刺疗法

一般解毒取曲池、三阴交；呼吸困难取内关；呕吐取中脘、内关、足三里；牙关紧闭取颊车、合谷；昏迷取人中、涌泉。

(二)中草药中毒的护理

1. 严密观察病情变化

(1)中草药中毒患者病情急、变化快，护士应严密观察其神志、瞳孔、体温、脉搏、呼吸、血压等变化并及时记录等。同时，应记录中毒时间、症状、毒物种类、处理过程等。

(2)药物中毒情况不明时，应配合医生仔细询问服药史、过敏史、既往病史等，并留取血、尿标本。针对可疑药物，应取呕吐物、胃内洗出物等做毒物定性或定量分析等。

(3)仔细观察患者的其他伴随症状，如有无呕吐、腹痛、血便、血尿等，观察呕吐物、排泄物性状。

(4)出现心血管系统损害症状的患者，如心律紊乱、血压下降等，应给予心电监护，及时发现和报告异常情况，遵医嘱应用抗心律失常及其他血管活性药物，并观察用药效果。

(5)呼吸困难者及时给氧，呼吸衰竭者给予兴奋中枢药物，有呼吸窒息和呼吸衰竭危险时应准备气管切开包，配合医生做好抢救。

(6)有呕吐、腹泻症状患者，注意观察有无脱水症状，适量输液，以维持水与电解质的平衡。

(7)催吐、洗胃时应注意避免异物吸入气管，以免造成窒息和肺部感染。虚脱和休克患者洗胃时应严密观察心率、脉搏的变化。肝硬化等易出现上消化道出血的患者应随时观察洗出的胃内容物，了解患者有无心慌、烦躁、反应淡漠等休克前期表现。

2. 饮食

中毒患者早期食欲差，宜进流食。口服中毒者常有消化道的损害，在恢复期宜进营养丰富、易于消化的食物，并少食多餐，不宜过饱。遵守不同药物中毒的饮食宜忌，如雷公藤中毒患者还应注意给予低盐饮食。

3. 休息

急性中毒患者应卧床休息，保持室内空气新鲜，病室温度及湿度适宜。惊厥患者宜安置于安静的单人房间，光线宜暗。各项检查、治疗尽量集中处置，保持安静，避免声响，以减少对患者的各种不良刺激。烦躁不安者给予半衰期较短的镇静药，必要时回床边护栏，防止坠床。

（三）做好卫生宣传，预防中草药中毒

预防中草药中毒对提高和维护人类健康极为重要，其预防原则如下：

（1）在中医理论指导下正确用药，坚持辨证施护。

（2）根据患者的病情、年龄、体质等因素严格掌握使用剂量。

（3）严格执行国家有关中药、中成药管理有关规定。

（4）合理配伍，以降低药物的毒性和不良反应。

（5）遵守炮炙工艺，注意正确用法。

（6）加强健康教育，防止盲目用药。

（7）建立药物不良反应监测制度，完善检测网络体系。

三、常见中草药中毒解救方法

（一）半夏中毒

半夏为天南星科植物，药用其块茎，性味辛温，有毒，入脾胃经。具有降逆止呕、燥湿化痰、消痞散结之功效。

1. 临床表现

（1）黏膜刺激征：轻者口舌、咽喉麻木无感觉，重者口腔咽喉肿胀疼痛、烧灼流涎、言语不清、张口困难。

（2）呼吸系统症状：呼吸困难或不规则，甚至呼吸肌麻痹、呼吸停止。

（3）全身症状：头痛、轻度发热、心悸、面色苍白、出汗，重则四肢麻痹。

2. 处理

（1）常规处理：先以药物或物理刺激催吐，继以 0.5% 明矾溶液或 1% 鞣酸或 0.02% 高锰酸钾溶液或浓茶洗胃，口服硫酸钠或硫酸镁 30 g 导泻。

（2）口服吸附剂、沉淀剂和胃黏膜保护剂。

（3）以生姜 30 g，防风 60 g，甘草 15 g，煎汤 2 碗，先含漱一半，后内服一半。或嚼服生姜或口服生姜汁，先含于口中，略漱，徐徐咽下。或用醋 30～60 mL，加姜汁冷漱或内服。或用生姜汁 5 mL，明矾 3 g，调匀内服，或服万能解毒剂。

（4）抽搐痉挛时，给予解痉药物水合氯醛等，但因半夏中毒表现为先兴奋后抑制，故镇静药要慎用，可针刺人中、合谷、涌泉等穴。

（5）呼吸困难或麻痹者可给予吸氧，人工呼吸，注射可拉明、洛贝林或用呼吸三联针；必要时行气管切开术。

3. 预防

慎用生半夏，必要时遵医嘱；炮制要规范，单纯姜汁不能破坏其有毒成分，应配合白矾加工炮制；不与乌头、附子配伍，二者反半夏；阴虚燥咳、血证、热痰患者禁用；教育儿童不要刨食生半夏根茎与叶。

（二）乌头中毒

乌头为毛茛科植物，其性味大辛大热，有毒，入心、脾、肾经。有回阳救逆、温脾肾、散寒之功效。

1. 临床表现

首先出现唇、舌及四肢发麻、恶心，继而出现运动不灵活、头昏眼花、烦躁不安、呕吐、视力模糊、语言不清、心慌、面白、痛觉减退，严重者心律失常、血压下降，甚至突然抽搐、昏迷、瞳孔散大、心跳呼吸停止而死亡。

2. 处理

（1）常规消毒：按中药中毒一般原则处理。

（2）中药解毒：①用肉桂泡水催吐；②用生姜 200 g、甘草 50 g，水煎服；③用绿豆 200 g、甘草 100 g，水煎服；④用甘草 6 g、生姜 6 g、绿豆 30 g、防风 10 g，水煎服。

（3）食物疗法：①大豆或绿豆汤内服；②蜂蜜豆浆（一碗豆浆加蜂蜜 50 g）内服；③三豆汤（黑豆 30 g、绿豆 30 g、赤小豆 30 g、甘草 12 g，煎汁）顿服。

3. 预防

严格控制用量，不可过量服用；入汤剂时应先煎 30～60 分钟；在炮制和晾晒过程中，应有专人看管，以免儿童或成人误作食物用（临床报道有将其作为熟红薯干食用而中毒死亡者）。

（三）曼陀罗中毒

曼陀罗（洋金花）性味辛温、有毒，其种子、茎叶均可入药。其花冠有定喘、止痛之功效；茎叶有麻醉、止痛之功效；种子有止痛之功效。

1. 临床表现

头晕、口干渴、皮肤潮红、无汗、呕吐烦躁、视力模糊、瞳孔散大，部分患者有猩红热样皮疹，多数有心动过速、体温上升等，少数有小便失禁、结膜充血、血压升高、嗜睡、声音嘶哑、尿潴留等。严重者四肢发冷发麻、末梢发绀、抽搐、昏迷而死于呼吸衰竭。

2. 处理

（1）尽快清除毒物，可采用催吐、洗胃、导泻等方法。并内服鸡蛋清（用鸡蛋 10 个，取蛋清灌服）。

（2）中药解毒：①多吃红糖，口含米醋；②甘草 120 g 煎服；③频服浓茶水；④绿豆衣 120 g、银花 60 g、连翘 30 g、甘草 15 g，加水至 1000 mL，煎至 200 mL，每次服 20 mL，每 2 小时 1 次。

3. 预防

不可过量服用和吸入曼陀罗；避免曼陀罗接触眼结膜。

（四）马钱子中毒

马钱子性味寒，有毒。具有散热、消肿、止痛等功效。

1. 临床表现

初有嚼肌、颈肌抽动、吞咽困难、窒息感，继则发绀、大汗、角弓反张、牙关紧闭、面肌痉挛呈苦笑状，每因呼吸麻痹而死亡。受外界风、光、声刺激可立即引发强直性痉挛，持续数分钟。神志始终清醒。

2. 处理

按中药中毒一般处理原则处理，并立即将患者置于安静的暗室，避免外来刺激。为防止惊厥，可在 100 mL 水中加入鞣酸 1 g，或复方碘溶液 1~2 mL，给患者灌肠。不能进食者，要尽早采用鼻饲，以补充营养。禁用酸性饮料、阿片类及内服酸类药物。

3. 预防

不可滥用或过量使用；严格炮制加工；孕妇及婴幼儿禁用，老弱者慎用。

（五）巴豆中毒

巴豆性辛味热，有大毒。是峻泻药，临床上主要用于攻下。

1. 临床表现

有明显的消化道刺激症状，如流涎、恶心、呕吐、吐物带血、腹痛、水泻、大便中含有黏液及肠黏膜。部分患者出现肌肉痉挛、黄疸、尿路刺激症状等，严重者有脱水、虚脱、谵语、休克等症状。

2. 处理

（1）按中药中毒一般处理原则处理。

（2）保护胃黏膜，迅速给予牛奶、豆浆、蛋清，以减少药物对胃肠壁的腐蚀作用。给黄连水、冷水、大豆汁口服；或黄连粉 6 g，与大、小豆汁同服；或捣烂芭蕉叶榨汁饮服。

3. 预防

严格掌握服药剂量及适应证；孕妇、老幼及肝肾功能不全者禁用；加工巴豆时应注意防护，避免直接接触；避免儿童误食。

（六）白果中毒

白果又名银杏，药用其核仁。其性平、味甘苦涩。具有定痰喘、止带浊之功效。白果以绿色的胚芽毒性最大。

1. 临床表现

呕吐、腹痛、腹泻；呼吸急促、发绀、喉中痰鸣、甚则呼吸衰竭；恐惧、惊叫、大小便失禁、感觉减退、抽搐，严重者昏迷。

2. 处理

按中药中毒一般处理原则处理。对末梢神经功能障碍者，可用维生素 B_1、B_{12} 等穴位注射治疗；或用白果壳 100 g 水煎服。

3. 预防

不可过量服用或作食物食用；白果仁的红白色皮含毒素较多，入药时宜去掉；不要生食。

（七）蟾酥中毒

蟾酥性温味甘、辛，有毒。具有解毒消肿、止痛之功效。

1. 临床表现

初期表现为上腹部胀闷不适，继之恶心呕吐、腹痛腹泻，严重时可见脱水症状；或有口唇四肢发麻、视物不清、头晕嗜睡，甚则昏迷抽搐、膝反射异常；或有心动过速、心律不齐、脉搏缓弱，甚则面色苍白、口唇发绀、四肢厥冷、手足心及额头汗出、血压下降、心跳停止。误入眼中时，可致眼部疼痛剧烈、泪流不止、眼睑浮肿、结膜充血，甚则角膜溃疡。

2. 处理

按中药中毒一般处理原则处理，为解除过度兴奋的迷走神经对心脏的作用，遵医嘱使用阿托品 0.5 ~ 1 mg，每日 3 ~ 4 次，重者静脉注射，直到心律紊乱消失。抽搐者可针刺人中、合谷、太冲、内关、涌泉等穴位。误入眼中时，可用紫草汁滴眼或冲洗。

3. 预防

严格控制剂量，不可过量内服；防止误食。

〔思考题〕

1. 宜于早上或上午服用的药物有哪些？

2. 半夏中毒的处理方法有哪些？

第十五章 养生与保健

【本章学习目标】

1. 熟记生活起居养生的内容，掌握合理起居、安卧、劳作、居住、衣着的方法。

2. 掌握四季起居、饮食、精神、运动养生的要点，区分其异同。

3. 了解药膳的应用原则，熟悉它的特点、分类及制作注意事项与服药食忌。

4. 熟练应用针对社区老年人的养生护理。

健康长寿是从古至今人类对生命活动的美好愿望，"养生"一词，最早见于《庄子》，《庄子·养生主》中说道："文惠君曰：善哉！吾闻庖丁之言，得养生焉。"所谓"养"，即保养、调养、培养、护养之意。所谓"生"，即生命、生存、生长之意。养生就是根据生命发展的规律，采取各种措施，增进人体健康，远离疾病威胁，从而达到延长寿命、延缓衰老、提高生存质量的目的。人的寿命是有极限的，这是自然规律，但人们可以进行合理养生以达长寿目的。如果注意养生，便可"度百岁而去，终其天年"；如果不注意养生，就会"半百而衰，夭折而去"。

第一节 生活起居养生

生活起居养生就是指合理地安排起居作息，妥善处理生活细节，保持良好习惯，建立符合自身生物节律的活动规律，以保证身心健康、延年益寿的方法。

世界卫生组织（WHO）指出，人的健康和寿命 60% 取决于自己，取决于生活态度和生活方式。中医非常重视人的生活起居，指出良好的生活方式是"饮食有节，起居有常，不妄作劳"，批判不正确的生活习惯，像《内经》所言："以酒为浆，以妄为常，醉以入房，以欲竭其精，以耗散其真，不知持满，不时御神，务快其心，逆于生乐，起居无节，故半百而衰也。"强调人们的日常生活，不仅要有规律，而且要注意劳逸结合，养成健康的起居习惯。健康的生活起居养生主要包括以下几方面内容。

一、起居有常

起居有常指生活作息的规律化，制定合理的作息时间，以顺应自然界的阴阳消长规律及人体的生理常规，其中最重要的是适应昼夜节律变化。

一日之中阳气的运行与四时生、长、收、藏的规律相符，故每日的摄生方法与四时摄生一样，应以阴阳的变化为指导，对每日的睡眠、起床、活动、吃饭、劳动、娱乐等都有合理的安排。早晨及上午，人的阳气旺盛向外，则精神振奋、朝气蓬勃；夜晚机体阳气收敛，则宜休整、静息。所谓"日出而作，日落而息"就是这个道理。

古人将一天划分为 12 个时辰，中医认为，人体内的经气就像潮水一样，会随着时间的流动，在各经脉间起伏流注，且每个时辰都会有不同的经脉"值班"，即脏腑主时节律，根据子午流注法，胆主子时(23～1 时)，胆经旺，胆汁推陈出新；肝主丑时(1～3 时)，肝经旺，肝血推陈出新；肺主寅时(3～5 时)，肺经旺，将肝储藏的新鲜血液输送百脉，迎接新的一天到来；大肠主卯时(5～7 时)，大肠经旺，有利于排泄；胃主辰时(7～9 时)，胃经旺，有利于消化；脾主巳时(9～11 时)，脾经旺，有利于吸收营养、生血；心主午时(11～13 时)，心经旺，有利于周身血液循环，心火生胃土有利于消化；小肠主未时(13～15 时)，小肠经旺，有利于吸收营养；膀胱主申时(15～17 时)，膀胱经旺，有利于泻掉小肠下注的水液与周身的火气；肾主酉时(17～19 时)，肾经旺，有利于储藏一日的脏腑之精华；心包主戌时(19～21 时)，心包经旺，再一次加强心的力量，心火生胃土有利于消化；三焦主亥时(21～23 时)，三焦通百脉，人进入睡眠，百脉休养生息。脏器主时功能最旺盛，如果能够顺应这种经脉的变化，在相应时辰给予脏腑调养，将达到事半功倍的效果。

清晨卯时(5～7 时)需静养。卯时是阴阳交替的过渡时期，此时津血潜藏于内，机体阴盛阳弱，从养生保健角度出发，人体非常需要安静修养，方能度过这个由阴转阳的转折过程。许多中老年人，常常喜欢清晨起来锻炼身体，其实这种做法非常不利于身体的健康，清晨大气相对静止，各种飘尘与废气不易扩散，是一天中空气污染较严重的时段，而且人们刚从休息状态转入运动时，由于身体的关节、肌肉等从放松急速转入紧张，容易受到损伤。医学统计表明，清晨不仅是心脏病发作的高峰时间，也是猝死最多的时刻，发病率占61.3%，故一天较适宜的锻炼时间在上午 10 时左右，而非清晨。

辰时(7～9 时)、午时(11～13 时)宜进餐。人们早晨起床，进食早餐的最佳时间应该是在 7～9 时的辰时，因为此刻太阳升起，阳光的刺激使得机体苏醒，身体的各个部位（以及胃肠的消化吸收功能）趋于兴奋，非常适合人们起床及早餐。11～13 时的午时，与其相配的是心，由于午餐前后人们大多处于紧张的工作之中，机体的新陈代谢十分旺盛，营养素的消耗也比较大，所以午时是补充各种营养素的最佳时期。午时属心，午餐后应注意适当休息，此时静坐一刻钟闭目养神，则心气旺强，较好地保证了消化器官的血液供应，利于营养物质的吸收。

　　子（23～1 时）、丑（1～3 时）、寅（3～5 时）、卯（5～7 时）宜安眠。因为子时是一天时辰中的阴中之阴，此时人体各内脏器官功能下降，体温下降，进入睡眠放松状态。这个时段不宜进食、看书、运动，以免引起机体兴奋，影响正常的睡眠节律。从子时到卯时的八个小时，是人体进行自我修复的重要时段，对养生保健有着非常重要的意义。

二、安卧有方

　　安卧有方指睡眠卫生，良好的睡眠习惯包括：日出而作，日落而息，不过夜生活，睡眠环境舒适、安静、无噪声、温度合适等。睡眠质量受睡眠的时间、环境、舒适度、安静程度、空气、温度及光线等多种因素的影响。

　　睡眠也是人体调节阴阳平衡的需要，人在睡眠情况下，身体各组织器官大多处于休整状态，气血主要灌注于心、肝、脾、肺、肾五脏，使其得到补充和修复。安卧有方就可以保证人体的高质量睡眠，从而消除疲劳，恢复精力。

　　睡前必须情绪平稳、心思宁静，只有先定心静神方能入睡。如果喜怒不节、悲忧不解、思虑过度、烦躁不安都会扰乱心神而影响睡眠质量，有碍健康。

三、谨防劳伤

　　谨防劳伤包括慎房帏及防劳作伤。慎房帏包括两方面含义，一方面指要顺应天性，不宜禁欲，但另一方面指要节制房事，保精养生。这是保肾固精、避免生理功能失调的重要措施。防劳作伤，是指劳作要适度，既不能使身体过于劳累，也不能过于安逸，要坚持循序渐进、量力而行的原则，这也是维护机体强壮、避免形伤的需要。《素问.举痛论》认为，过度劳作会使人体的真气受到损伤，最主要伤及脾肺的生理功能，导致脾失健运，肺气不充。《内经》告诫人们"久视伤血，久卧伤气，久坐伤肉，久立伤骨，久行伤筋"，视、卧、坐、立、行，本来属于人体正常的生理活动，但是一个"久"字，则说明过分的生理活动亦会导致"伤血""伤气""伤精""伤骨""伤筋"的病理情况。

四、居处适宜

人离不开自然环境，中医很早就提出了人与自然界"天人相应"的学说。管子曰："寿必居处适宜。"居住环境的首要问题是建房的位置与坐向，就我国大部分地区而言，住宅朝向宜坐北朝南，其优点是"冬暖夏凉"，阳光充足，空气流通。第二是环境，在安静优美、整齐清洁、空气新鲜的环境下生活，人们心情舒畅，精神振奋，学习和工作效率可提高 15% ~30% 。《内经》在总结环境对人体健康的影响时指出，"高者其气寿，低者其气夭"。说明住处地势高的人多长寿，而地势低的人多早夭。山区气候凉爽，景色秀丽，氧气充足，闻名世界的长寿之乡，如秘鲁的维尔卡旺巴、日本的立花等，大多是地处高寒地带或远离尘嚣、远离污染的"世外桃源"。古代养生学家对于美化住宅环境都有不少论述，清代曹慈山在其一生中，"辟园林于城中，池馆相望，有白皮古松数十株，风涛倾耳，如置岩壑……至九十余乃终。"

居室是人们最重要的休息场所，人类几乎有一半以上的时间在此度过。在居室内环境中，房屋的大小、色彩、家具陈设、清洁卫生等都是非常重要的因素。传统文化对居室的要求是厅大卧小，古人认为"室大多阴"，就是说房间很大的话阴气就比较重。长年生活在很阴的大房间里，就会造成"室大多蹶"，出现手脚冰凉的这些症状，从而影响人的健康。卧室是保养真气的地方，如果卧室太大，就会造成人们真气的耗散。《遵生八笺》说："所寝之室，名安乐窝，冬暖夏凉，遇有睡思则就卧。"要求寝室雅素净洁，室温合适，床具舒适，最适合人们休息。

五、衣着宜忌

衣着服饰对人体健康的影响，主要是与衣服的宽紧、厚薄、质地、颜色等密切相关。古今养生学家认为，服装宜宽不宜紧，并提出："春穿纱，夏着绸，秋天穿呢绒，冬装是棉毛。"内衣应是质地柔软、吸水性好的棉织品，可根据不同年龄、性别和节气变化认真选择。同时，要特别强调"春不忙减衣，秋不忙增衣"的"春捂秋冻"的养生措施。

第二节　四季养生

四季养生，就是指按照一年四季气候阴阳变化的规律和特点进行调养，从而达到养生和延年益寿的目的。这里所说的四季，是依据农历节气匀分。

四时气候变化的突出表现是春温、夏热、秋凉、冬寒，生物随着这种气候变化的影响，形成了春生、夏长、秋收、冬藏的相应规律，也就是春季自然界阳气始生，人体气机开始活跃；夏季自然界阳气旺盛，人体气机外浮；秋季自然界阳气收敛，人体气机下降；冬季自然界阳气内藏，人体气机下沉。春夏阳气发泄，气血易于趋向体表，人体多表现为皮肤松弛，疏泄多汗；秋冬阳气收敛，气血易趋向于里，人体多表现为皮肤致密，少汗多尿。

人体要顺应四时的变化，春保肝，夏保心，秋保肺，冬保肾。遵从"春夏养阳，秋冬养阴"的养生原则，即春夏要注意保养阳气，秋冬注意保养阴精。此外，关于四季养生，明代医家汪绮石制定"八防"，即"春防风，又防寒；夏防暑热，又防因暑取凉；长夏防湿；秋防燥；冬防寒，又防风"。这样才能达到阴阳平衡、脏腑协调的养生保健目的。正如《灵枢·本神篇》所云："智者之养生也，必须顺四时而适寒暑。"

明代医家张景岳提出，"土气为万物之源，胃气为养生之主。胃强则强，胃弱则弱，有胃则生，无胃则死，是以养生家必当以脾胃为先"。（在五行与五脏的关系中，五行中的土对应于五脏中的脾）。《图书编–脏气脏德》指出，"养脾者，养气也，养气者，养生之要也"。可见，脾胃健旺是人们健康长寿的基础。而脾胃的功能强弱与节气及气候变化有关，如春季为万物生发之始，阳气发越之季，应少食油腻之物，以免助阳外泄，否则肝木生发太过，则克伤脾土；而秋季脾脏功能处于旺盛时期，由于脾胃功能过于旺盛，易导致胃病的发出，故农历的立春、立夏、立秋、立冬之前的 18 天要注意保护脾胃，使人的五脏六腑的运化与自然规律协调同步。

一、春季养生

春三月是指从立春、雨水、惊蛰、春分、清明、谷雨至立夏前一天的三个月时间，在此段时间里，随着阳气的逐渐生长、阴气的逐渐衰退，天气由寒转暖，万事万物也萌发生机。《黄帝内经》中的《素问·四气调神大论篇》这样写到："春三月，此谓发陈，天地俱生，万物以荣。夜卧早起，广步于庭，被发缓行，以使志生，生而勿杀，予而勿夺，赏而勿罚，此春气之应，养生之道也。逆之则伤肝，夏为寒变，奉长者少"。意为春天三个月是生发的季节，也是一年的开始，好像天地从此再生，万物都有发展的现象。人们要适应环境，迟点睡觉，早点起床，在庭院里散散步，同时把束发散开，衣上的带子也放宽，让身心感到舒畅，还要内存生而勿杀、予而勿夺、赏而勿罚等愉快的意念，这是调养生气的方法。违反此方法，对内脏的"肝"是不利的，在夏天炎热的时候，可能发生寒性疾病，承受夏天的"长"气就吃亏了，这便是春季养生的规律。中医认为：春气通于肝，天人相应，故春季养生重在养肝，遵循养阳防风的原则，方能预防疾病保健康。春季养生应注意以下几点。

（一）起居调养

春季阳气始生，气候变化大，应晚睡早起。春季乍寒乍暖，风气当令，人体皮肤腠理开始疏松，对风寒邪气抵抗不足，容易患感冒、风温、风疹、麻疹等传染性和过敏性疾病，所以居室要开窗通风，儿童尽量不去人多、空气浑浊的公共场所。同时注意口鼻保健，衣着既要宽松，又要保暖，不可使寒凉之气侵袭肌腠而损伤身体内的少阳春生之气。初春时节，生活在北方地区的人不宜突然脱掉棉衣，年老体弱者换装尤宜谨慎。但是如果"春捂"太过，则会阻碍阳气的正常生长，所以《千金要方》主张春时着衣宜"下厚上薄"，以养阳收阴，从而达到顺应自然。

（二）饮食调养

春季饮食应增甘少酸。因为五行中肝属木，味为酸，脾属土，味为甘，木胜土，酸味食物有收敛固涩的作用，不利于肝气的舒展，而甘味食物能养脾脏之气滋养人体的阳气，有利于人体在春日进行旺盛的新陈代谢。食物可选择大枣、山药、芋头、枸杞、核桃、花生、荸荠、甘蔗等，泡饮菊花茶、薄荷水以达清除肝热的作用，忌饮酒，避免伤肝。同时，为适应春天人体阳气上升和肝气疏泄的需要，注意养阳，宜吃温补阳气的食物以助升发，比如韭菜、香椿、大蒜、葱、荠菜、菠菜等。

春季白天气候转暖，又风多物燥，容易出现皮肤、口舌干燥、嘴唇干裂等现象，还应进食新鲜蔬菜及水果，以补充维生素和水分，忌大辛大热大寒之品。

（三）精神调养

肝主升发阳气，喜条达疏泄，恶抑郁。要想肝气顺应自然，应做到精神愉悦"以使志生"，而郁郁不舒"使志不生"和大喜大悲大怒的"使志过生"均是不适宜的。按照中医理论，怒伤肝，故春季养生必须戒怒。

春季尤应重视精神调摄。如果思虑过度，日夜忧愁不解，会影响肝脏的疏泄功能，进而影响其他脏腑的生理功能，导致疾病滋生。春季精神病的发病率明显高于其他季节，原有肝病及高血压的患者在春季会加重或复发。所以，在春天里，适当沐浴暖暖的阳光，使身心舒畅，以顺应春季升发之气，切忌愤然恼怒。

（四）运动调养

春天阳气升发，风和日丽，树林、河边的空气中负氧离子较多，对人体有利，是体育运动的最佳场所。在保证充足睡眠的同时，坚持体育锻炼，例如：太极拳、体操、慢跑、散步、郊游、登山、放风筝及骑脚踏车等，以舒展筋骨、畅通气血、增强免疫力。许多人在春天容易出现"春困"，表现为精神不振、困乏嗜睡，可以通过运动来予以消除，但不能贪睡，中医认为"久卧伤气"，久睡会造成新陈代谢迟缓，气血循环不畅，遂致体质虚弱，病患滋生。

二、夏季养生

夏三月是指从立夏、小满、芒种、夏至、小暑、大暑至立秋前一天的三个月时间，在这段时间里，随着阳气渐长至极致而阴气渐退，天气逐渐变得炎热，万事万物均生长至盛况。《黄帝内经》中的《素问·四气调神大论篇》这样写到："夏三月，此谓善秀，天地气交，万物华实。夜卧早起，无厌于日；使志无怒，使华英成秀；使气得泄，若所爱在外，此夏气之应，养长之道也，逆之则伤心，秋为痎疟，奉收者少。"其大意是指夏天三个月是繁荣的季节，天地交泰，云胜至雨，草木都在开花结果。人们应该晚些睡，早些起身，不要厌恶日长，并使心上没有郁怒，毛孔能够宣通，好比夏花齐放，喜形于色，这是调养夏天"长"气的方法。不如此，内伤于"心"，秋天易生疟，承受"收"气也就减少，甚至冬天还要生病。夏季属心火，入通于心，而夏季之末为长夏，属湿土，入通于脾，所以在夏季需要防止暑湿火热之邪。

（一）起居调养

夏季昼长夜短，要晚睡早起，在早晚适当地接受阳光照射，以顺应阳气的充盛，利于气血的运行。夏季户外活动时，应避开烈日炽热之时，防止中暑。外出穿轻便透气的衣服，戴上遮阳帽、太阳镜，以减少紫外线对皮肤和眼睛的伤害。夏三月，凡人在劳动或饮食时，易出汗，这时应顺其自然让其透出，不可立即脱去衣服。

睡眠的质量，对解除"苦夏"十分重要。由于天气炎热，蚊蝇骚扰，常会使入睡困难。可采用午间小憩或午睡来补充，有利于提高工作效率，午睡时间因人而异，一般以半小时到一小时为宜。夏天暑热外蒸，人体毛孔张开，所以夜晚睡觉，不可露天，不能当风吹扇，否则风入毛孔最易着凉感冒。夏季衣服单薄，夜间睡着后被褥最易脱离身体，要注意腹部保暖，否则易患腹痛痢疾诸症。

俗话说"夏不坐木，冬不坐石"，夏季气温高，湿度大，久置露天的木头含水分较多。虽然其表面看来是干燥的，但经太阳暴晒，它便会向外散发潮气，若久坐其上，则容易诱发痔疮、关节炎等病证。

（二）饮食调养

由于夏天气候炎热、潮湿，汗出较多，易伤人体阴津影响脾胃消化功能，故饮食总的原则应以清淡、新鲜、甘凉为主，以消暑止渴、清热解毒，代表性的食物有西瓜、苦瓜、绿豆、冬瓜、丝瓜、黄瓜等。同时，宜早、晚进餐时食粥，午餐时喝汤，这样既能清凉解暑、养胃清肠又能补养身体。

夏季饮食的其他注意事项：

（1）适当增加酸味食物。夏天出汗多，人体最易丢失津液，可进食酸味食物，如草莓、番茄、柠檬、乌梅、葡萄、山楂、菠萝、芒果、猕猴桃等，以预防流汗过多耗气伤阴，同时又能生津解渴，健胃消食。

（2）补充水分和无机盐。盛夏人体多汗，常会耗伤津液，宜多补充水分和钾、钠离子，尤其是钾离子的补充，豆类、豆制品、香菇、水果、蔬菜等都是钾离子的很好来源，解暑的饮料中以绿茶为最佳，有消暑解渴，清热泻火的作用。

（3）夏季吃冷饮要适度，避免脾胃受损。骤然进食大量冷饮，易引起胃肠痉挛。从冰箱里取出来的食物，需在常温下放置一段时间，且一次进食量不宜太多，以防生冷寒凉蕴结于脏腑，诱发秋痢。

（4）注意饮食卫生。由于夏天气温高，剩饭剩菜易被细菌污染。做凉拌菜时，菜要洗干净，炒菜时在菜肴中加点醋，醋酸可杀菌消毒，防止胃肠道疾病发生。生吃瓜果时要洗净削皮，用于切熟食的刀、板，要和切生肉生菜的分开。

（三）精神调养

中医认为夏季利于心脏的生理活动，人们要顺应天气的变化，重点学会养"心"。在炎热的夏季，当环境温度超过30℃，日照时间超过12小时，人们极易烦躁不安，会出现情绪和行为异常，特别是中老年人，医学上称之为"夏季情感障碍"，主要表现为：情绪烦躁、爱发脾气、心境不佳、行为古怪等等。现代医学研究表明"夏季情感障碍"的发生，与气温高、出汗、睡眠时间不足和饮食有密切关系。好发脾气是因为气温升高加剧了人们的紧张心理，导致心火过旺所致。中老年人更要注意保护心脏，培养乐观外向的性格，有利于气机的通泄。古代夏季养生学倡导"调息静心，常如兆雪在心"，人们常说的"心静自然凉"是有科学道理的。

（四）运动调养

穿着上，夏季运动时最适合穿着宽松的棉织品，款式愈宽松，颜色越浅，散热性能就愈好。运动者切忌穿着被汗水浸湿的衣物继续运动，时间一长，极易引起皮肤疾病。

地点上，夏季户外运动较合适在河湖水边、公园庭院等空气新鲜的地方进行，选择室内健身时，要远离空调，锻炼结束后也不能贪图一时凉快直接吹空调，更不能站在空调前直接吹头部。

时间上，清晨和黄昏是夏季运动最适合的时间。因为清晨和黄昏气温较低，肌肉速度、力量和耐力处于相对最佳状态，若在此时进行健身锻炼和运动训练，将会收到更好的效果。进行户外运动，时间不宜选择在中午。中午环境温度高，经过一上午的体能消耗后，不但难以达到锻炼效果，反而影响身体健康。

　　夏季运动时，要从低运动量、短时间开始。运动量保持在平常运动量的1/2～1/3，运动时间不宜长，一次锻炼时间以20至30分钟为宜。

　　（五）其他调养

　　"冬病夏治"是中医养生理论的精髓所在。"冬病"指的是某些好发于冬季，或在冬季加重的病变，如支气管炎、哮喘、风湿性关节炎等，在夏季这些病情会有所缓解。如果在其发作缓解的季节辨证施治，适当内服和外用一些方药，可以有效预防冬季旧病复发，或减轻症状。"冬病夏治"的原理归结起来只有两条：一是针对寒邪；二是针对体质虚寒。因冬病的易发人群多为虚寒性体质，根据"春夏养阳"的原则，由于夏季阳气旺盛，人体阳气也达到四季高峰，尤其是三伏天，肌肤腠理开泄，选取穴位敷贴，药物最容易由皮肤渗入穴位经络，能通过经络循行直达病处，因此用"内用温热""外散风寒"的方法在夏季治疗冬病，往往可以达到最好的效果。

三、秋季养生

　　秋三月是指从立秋、白暑、白露、秋分、寒露、霜降至立冬前一天的三个月时间，在这段时间里，天气由暖转寒，万事万物也逐渐凋零。《黄帝内经》中的《素问·四气调神大论篇》这样写到："秋三月，此谓容乎，天气以急，地气以明。早卧早起，与鸡俱兴；使志安宁，以缓秋刑；收敛神气，使秋气平；无外其志，使肺气清，此秋气之应，养收之道也。逆之则伤肺，冬为治泄，奉藏者少。"其大意是指秋天三个月是从容平定的季节，天气渐燥，地气清肃。人们应当早睡早起，可根据鸡的睡觉和打鸣时间来做标准。在精神上做到收敛意志与神气，平心静气，不能同夏天一样地松驰，这样才能适应秋气，调养好"收"气，不然，会累及于肺，到冬天生消化不良的飧泄病，因而承受"藏"气也少了。具体来说，秋季属燥金，入通于肺。燥易伤阴，且肺为娇脏，最怕伤阴，所以秋季养生应特别注意培护阴气，勿使阴伤，以应阴长阳衰的肃杀之气。

　　（一）起居调养

　　秋季，自然界阳气由疏泄趋向收敛，故应早睡早起；早睡以顺应阴精之收藏，早起以顺应阳气的舒展。在秋季，人体腠理汗腺由开放状态转为致密，"秋冻"是秋季非常有效的养生方法，是指秋天天气逐渐转凉，衣被要逐渐增加，应当"迟添衣"，有意识地让机体"冻一冻"，从初秋起即进行耐寒锻炼，以加强对季节变换、气候变化和晚秋寒潮的适应能力，所谓"春捂秋冻"说的就是这个道理。但儿童和老年人体质较弱，对冷空气敏感，在早、晚还是应多穿些衣服，避免受凉感冒。

俗话说"白露身不露，寒露脚不露"。这句谚语提醒大家寒露节气一过，就应及时增添衣物，注重身体和足部的保暖。

纵欲过度不利于阴精潜藏，因此，秋季开始，应该适当减少房事次数，以保养阴精。

（二）饮食调养

秋季天气干燥，特点有二：其一，燥邪伤人，容易耗伤津液，进而出现口干、咽干及大便干结、皮肤干裂等症状。其二，燥易伤肺。肺喜清肃濡润，燥则津伤。秋季养生应坚持"秋冬养阴"的原则，针对人体津干液燥征象，饮食上做到"少辛增酸""燥者润之"，宜多食具有酸甘化阴，养肺生津功能的果蔬，代表性的水果有梨、荸荠、香蕉、甘蔗、苹果、葡萄、山楂等，代表性的蔬菜有百合、藕、银耳、萝卜、番茄、菌类等，多喝豆浆，对预防和治疗秋燥有较好的效果。中老年人和慢性患者应多食用芝麻、核桃、蜂蜜、乳制品以润肠通便，少食辛辣之品，如辣椒、生姜、葱、韭菜、蒜类，因过食辛辣易伤人体阴精。秋天尤其提倡食粥，将上述润燥之品与粳米、糯米或玉米煮粥食用，如玉米红薯粥，既可补充营养又能润燥养肺。

饮食不宜过量。因为秋天气候宜人，食物丰富，人们睡眠充足，汗液减少，味觉增强，往往进食过多，摄入过多的热量会转化成脂肪堆积起来，使人发胖，俗话叫"长秋膘"。因此肥胖者秋季更应注意减肥，饮食适量，而不能放纵食欲，暴饮暴食。

（三）精神调养

到了深秋时节昼短夜长，秋雨绵绵秋风萧瑟，景物萧杀的自然环境和阴霾寒冷的天气，会给人们带来凄凉、郁闷和迟暮的感触，使人悲哀伤感。为防忧伤肺，情志上宜使夏季放诸于外的神气逐渐收敛，以应秋收之势，多与人交谈，常与知心朋友促膝谈心，倾吐内心的苦乐和忧伤之情，达到内心的宁静平衡。可从事自己爱好的琴棋书画、养鸟养鱼、花卉盆景、读书写作和郊游垂钓等活动，丰富多彩的生活方式能调适情绪、升华情趣，达到心旷神怡的理想境界。

登高远眺，可使人心旷神怡，所有的忧郁、惆怅等不良情绪顿然消散，我国民间"九九重阳节"有登高观景之习俗，这是调节精神的一方良剂。

（四）运动调养

秋高气爽，也是锻炼的好季节。每人可根据自己的具体情况选择不同的锻炼项目。但由于人体阴精阳气正处在收敛内养阶段，运动也应遵循"收养"这一原则，即注意动与静的合理安排，可选择一些适合自己的户外活动，如吐纳健身法、散步、做操、打球、爬山、郊游、打太极拳和练气功等耐寒锻炼，应循序渐进，以保证阴精内敛，顺应秋季主收藏的特性。

因"秋须守其内"，秋天运动应柔和，以汗液将出未出为度，不可太剧烈，不可进行激烈运动以致大汗淋漓，否则汗液流失太多易伤津液。

老年人外出登山欣赏美景的时候，要注意保护膝关节，因为膝关节在遇到寒冷刺激时，血管收缩，血液循环变差，往往使疼痛加重，故在天冷时可戴上护膝。运动时，不宜做屈膝动作时间较长的运动，要尽量减少膝关节的负重。

四、冬季养生

冬三月是指从立冬、小雪、大雪、小寒、大寒至立春前一天的三个月时间，在这段时间里，阴气到极致。《黄帝内经》中的《素问·四气调神大论篇》这样写到："冬三月，此谓闭藏，水冰地拆，无扰乎阳。早卧晚起，必待日光；使志若伏若匿，若有私意，若已有得；去寒就温，无泄皮肤，使气亟夺，此冬气之应，养藏之道也，逆之则伤肾，春为痿厥，奉生者少。"其大意是指冬天三个月是闭藏的季节，河水结冰，田地开裂，到处是阴盛阳衰的现象。此时早睡晚起，情志应镇定内敛，避寒就暖，运动要节制，不要经常剧烈运动大量出汗，使体力更加耗散，这样才能与冬相应，有利于养藏。否则会内伤肾气，到春天发生痿厥，难以充分接受明春的"生"气了。中医认为冬季是万物收藏的季节，养生要注意"敛阴护阳"，以潜藏阳气于内为目的，以防寒助阳为主要方法。同时，中医养生学认为："肾主藏精，冬天养肾"。冬天的养生之道就是闭藏养阳之道。闭藏是向内的，就好比储蓄，冬天里不断往银行里存钱，来年的开支就可以应付自如。可以说，只要冬天里遵守了"闭藏"的这个规则，来年生命蓬勃的物质基础就具备了。

（一）起居调养

冬季寒邪当令，但室内应经常开窗换气，保持空气清洁。起居宜"早卧晚起，必待日出"。保证充足的睡眠时间尤为重要，从传统养生学的角度讲，冬季适量地增加睡眠时间有利于人体阳气的潜藏和阴精的积蓄，能使人体达到"阴平阳秘，精神乃治"的健康状态。

寒为阴邪，常伤阳气。穿着上应选择吸湿透气，柔软爽身的棉制品衣物，要随着温度的降低而增加衣服，不使皮肤开泄汗出，保护阳气免受侵夺。晚上的温度较低，夜卧时要加多衣被，使四肢暖和，气血流畅，这样可以避免许多疾病的发生。

冬季人体特别要注意颈部、背部和脚的保暖。

1. 颈部保养

冬季患咳嗽后，最好穿高领服装外加围巾，保护好颈部，疾病就容易治愈。

2. 背部保养

背部是人体的阳中之阳，风寒邪气极易通过背部侵入而引发外感性疾病。平时宜穿棉背心，睡时要注意背部保暖，避免寒邪的侵袭损伤阳气。

3. 脚部保养

脚远离心脏，供血不足，保温力差，每晚坚持用热水洗脚，以促进全身的血液循环及改善睡眠。

冬季人体皮肤容易出现皲裂和脱皮，所以洗澡次数不要太频，水温也不要太高，若温度过高，皮肤处于开泄状态，人体闭藏的阳气升发体外，不利于冬季阳气的收藏。冬养藏精，冬季更要减少性生活的次数，才能达到保养阳气，养精蓄锐的效果。

（二）饮食调养

人体经过春夏秋三季消耗，进入冬季后，人体处于腠理致密，潜藏沉静的状态，是吸收食补精华，修复身体的最佳进补季节，可使来年少生或不生疾病。冬季气候严寒，遵循"虚者补之，寒者温之"的古训，忌食生冷，宜进食辛温或辛热的食物以温阳散寒，可增加能量较高的食物的摄入，如牛肉、羊肉、鸡、鱼、牛奶等。冬天也是最适宜吃坚果的季节，可以多食花生、核桃、板栗、榛子、杏仁等，以助御寒。因为坚果高热量、高脂肪，性味偏温热，其他季节吃容易上火。

遵循"秋冬养阴，无扰乎阳"的原则，冬季当养肾，宜进食具有补肾益肾功能的食品，如核桃、板栗、桂圆等。黑色食品能益肾强身，亦宜择食，如黑米、黑豆、黑木耳、紫菜之类。冬季饮食不可过咸，因冬季出汗少，咸味入肾，会致肾水更寒，有扰心阳，减少食盐摄入可减轻肾脏负担。

冬天寒冷干燥，使人觉得鼻、咽部干燥和皮肤干燥、容易上火，因此要多吃新鲜蔬菜和水果，补充维生素。最有代表性的食物是萝卜、白菜、柚子、甘蔗，民间有"冬季萝卜赛人参"的说法。清《本草纲目拾遗》记载："萝卜性辛微温，利气宽膈，消食化痰。白菜甘温无毒，利肠胃，解酒毒，利二便，和中止嗽，冬汁尤佳。"说明了萝卜白菜在冬季养生保健中的重要作用。

（三）精神调养

严寒的冬季，朔风凛冽，草木凋零，阳气潜藏，阴气旺盛，人体的阴阳消长代谢也处于相对缓慢的水平，所以，冬季精神调养也要着眼于"藏"。人到了冬天其情志应该是"若伏若匿，若有私意，若已有得"，就是说冬天里不可像春天一般精神外露，或者豪情满怀，或者意气昂扬，整个人应该处于一种内敛状态，情志不可外抒。应避免各种不良情绪的干扰和刺激，遇事做到含而不露，秘而不宣，使心神安静自如，让自己的心情始终处于淡泊宁静的状态，使体内阳气得以潜藏。

冬天的天气时常是阴冷晦暗，此时人们的心情也会受其影响，要防止季节性情感失调症。它是指一些人在冬季发生情绪抑郁、懒散嗜睡、昏昏沉沉等现象，这种症状主要是寒冷的气候所致。但一味保暖不能达到预防效果，正确的方法是多晒太阳。抑郁症患者在冬天容易加重病情，在这个节气里更要注意调节自己的心态，保持乐观，节喜制怒，多听音乐，经常参加一些户外活动以增强体质。

（四）运动调养

冬季运动是非常重要的，我国自古有"冬练三九"之说。中医认为动则生阳。运动可以促进新陈代谢，产生热量，提高神经中枢调节体温的能力。《黄帝内经》称"冬三月……早卧晚起，必待日光"，意思是说在冬季等太阳出来半个小时以后，再进行晨练是非常科学的，特别是冬季的清晨常常有雾，避免在严寒、大雪及朔风中训练，运动前要做好充分准备。

冬季运动要适量，强度不宜过大，更不可大汗淋漓。中医认为，冬天皮肤开泄，就会使阳气走失，而不利于其闭藏。围绕"无泄皮肤"规则，简单点说就是不出汗的运动方式。冬季运动只要达到全身暖和，四肢不滞即可。

由于人身之阳气根源于肾，所以，冬天经常叩齿有益肾、坚肾之功。肾"在液为唾"，冬日以舌抵上颚，待唾液满口后，慢慢咽下，能够滋养肾精。

第三节　饮食养生

几千年来，中国传统医学就十分重视饮食调养与健康长寿的辨证关系。中医饮食养生学，是指在中医学理论的指导下，研究食物的性质，利用饮食来达到营养机体、保持或促进健康，防治疾病的一门学科。它包括食疗、药膳和膏方，食疗已在第十二章介绍，本章主要阐述药膳和膏方。

一、药膳

药膳是在中医学、烹饪学和营养学理论的指导下，严格按药膳配方，将中药与某些具有药用价值的食物相配伍，采用我国独特的饮食烹调技术制作而成的具有一定色、香、味、形的美味食品。换而言之，药膳即药材与食材相配伍而做成的美食。一份好的药膳，既对人体的养生防病具有积极作用，又要激起人们的食欲，给人以余味无穷的魅力。

药膳是综合疗法的一种重要内容，药食结合以辅助治疗疾病，《内经》提出"药以祛之，食以随之"；"金元四大家"之一张从正主张攻邪在先，食养善后，也就是说在病邪炽盛阶段依靠药物，一旦病邪已衰，在用药治疗的同时，加强饮食调护，以增强其抗病能力。

《周礼·天官》中记载了疾医主张用"五味、五谷、五药养其病"；疡医则主张"以酸养骨，以辛养筋，以咸养脉，以苦养气，以甘养肉，以滑养窍"等，说明我国早在周朝已经有了较成熟的食疗原则。晋唐时期为药膳食疗学的形成阶段，这时的药膳理论有了长足的发展，出现了一些专门著述。晋代葛洪的《肘后备急方》、北魏崔洁的《食经》、梁代刘休的《食方》等著述对中国药膳理论的发展起到了承前启后的作用。宋元时期为食疗药膳学全面发展时期，宋代官方修订的《太平圣惠方》专设"食治门"，记载药膳方剂160首，可以治疗28种病症，且药膳以粥、羹、饼、茶等剂型出现。明清时期中医食疗药膳学进入更加完善的阶段，几乎所有关于本草的著作都注意到了本草与食疗学的关系，如李时珍的《本草纲目》、贾铭的《饮食须知》、王孟英的《随息居饮食谱》等，对于药膳的烹调和制作也达到了极高的水平，且大多符合营养学的要求。

近年来，在人类回归自然的呼声下，药膳这种寓治养于食的天然食品倍受青睐，药膳餐馆如雨后春笋纷纷面世，成都的荷叶凤脯和虫草汽锅鸡，吉林的爆人参山鸡片等，都各具特色，药膳也开始由中国走向世界。

（一）中国药膳具有以下特点

1. 注重整体，辨证施食

所谓"注重整体""辨证施食"，即在运用药膳时，首先要全面分析患者的体质、健康状况、患病性质、季节时令、地理环境等多方面情况，判断其基本证型，然后再确定相应的食疗原则，给予适当的药膳治疗。

2. 防治兼宜，效果显著

药膳既可治病，又可强身防病，这是有别于药物治疗的特点之一。药膳尽管多是平和之品，但其防治疾病和健身养生的效果却是比较显著的。

3. 良药可口，服食方便

药膳使用的多为药、食两用之品，且有食品的色、香、味等特性，即使加入了部分药材，通过与食物的调配及精细的烹调，仍可制成美味可口的药膳，故谓"良药可口，服食方便"。

（二）药膳的应用原则

药膳具有保健养生、治病防病等多方面的作用，在应用时应遵循一定的原则。药物用于祛病救疾，见效快，重在治病；药膳多用以养身防病，见效慢，重在养与防。药膳在保健、养生、康复中有很重要的地位，药膳疗法的适用范围甚广，尤以慢性虚损性疾病见长，但药膳不能代替药物疗法。各有所长，各有不足，应视具体人与病情而选定合适之法，不可滥用。

1. 因证用膳

中医讲辨证施治，药膳的应用也应在辨证的基础上选料配伍，如血虚的患者可选用阿胶、大枣、花生等，阴虚的患者可选用枸杞子、百合、麦冬等。只有因证用料，才能发挥药膳的保健作用。

2. 因时而异

中医认为天人相应，人的脏腑气血运行和自然界的气候变化密切相关。"用寒远寒，用热远热"，意思是说在寒冷的冬天，避免采用性质寒凉的药物，在炎热的夏天，避免采用性质温热的药物时，这一观点同样适用于药膳。

3. 因人用膳

人的体质、年龄不同，用药膳时也应有所差异。小儿体质娇嫩，选择原料不宜大寒大热；老人多肝肾不足，用药不宜温燥；孕妇恐动胎气，不宜用活血滑利之品。这都是在药膳中应注意的。

4. 因地而异

不同的地区，气候条件、生活习惯有一定差异，人体生理活动和病理变化亦有不同，潮湿之地饮食多温燥辛辣，寒冷之地饮食多热而滋腻，而南方的广东饮食则多清凉甘淡，药膳选料时同样需要注意这些差异。

（三）药膳的分类

人类的食物主要是植物和动物，而且需要加工处理。由于人们的饮食习惯与爱好及特殊需要，经过不同的配制和加工，制成形态、风格不同的药膳，按药膳食品的治疗作用、制作方法及食品原料等方面进行如下分类。

（1）按药膳的食品形态分类：流体类（包括汁类、饮类、汤类、酒类、羹类）、半流体类（包括膏类、粥类、糊类、粉散类）、固体类（包括饭食类、糖果类）。

（2）按制作方法分：炖类、焖类、煨类、蒸类、煮类、熬类、炒类、熘类、卤类、烧类、炸类。

（3）按药膳的功用分类：养生保健延寿类、美容美发类、祛邪治病类、疾病康复类等。

（四）药膳的制作

由于药膳是一种特殊的食品，故在烹制方法上也有其特点，除了一般的食品烹制方法外，还要根据中药理论来进行处理。

1. 烹调原则

药物和食物都具有寒热温凉"四气"及酸、苦、甘、辛、咸"五味"的特点，在研究其烹调制作的方法时，必须认识到"四气"是药物和食物辨证施膳的依据，"五味"又对人体的脏腑具有针对性的功能。在发挥药膳功能的前提下，同

● 中医护理学

时也要兼顾到滋味的可口。

2. 烹调原料

几乎所有的菜肴原料都可用来烹调药膳，此外还需选用某些药物配合应用。无论哪种形式的药膳，都必须加有调味品，如葱、姜、蒜、胡椒、醋、糖、香油等。

3. 烹调方法

药膳的烹调方法常用的有炖、焖、煨、蒸、煮、熬、炒、卤、炸、烧等，但以炖、焖、煨、蒸为主要方法和最佳方法。从烹调原料的质地和性味来看，气味芳香之品，烹调时间宜短，多采用爆炒、清炸、热焯等方法；味厚滋腻之品，烹调时间宜长，采用炖、煨、蒸的方法效果较好。

（五）药膳的注意事项

运用药膳疗法时，同样遵守饮食原则与宜忌。如对水肿患者，在配制药膳时宜清淡，应少放盐。对高血脂患者，宜服低脂肪（尤其是动物脂肪）食物的药膳。对糖尿病患者，慎用或不用淀粉类或糖类烹调的药膳。

（六）服药食忌

药物与食物配伍禁忌是古人的经验，后人多遵从。其中有些虽无科学证明，但在没有得出可靠的结论以前还应参考传统说法，以慎重为宜。主要包括：猪肉反乌梅、桔梗、黄连、胡黄连、百合、苍术；猪血忌地黄、何首乌、蜜；羊肉反半夏、菖蒲，忌铜、丹砂；狗肉反商陆，忌杏仁；鲫鱼反厚朴，忌麦冬；蒜忌地黄、何首乌；萝卜忌地黄、何首乌；醋忌茯苓。

食物与食物的配伍也有一些忌讳。这些禁忌包括猪肉忌荞麦、豆酱、鲤鱼、黄豆；羊肉忌醋；狗肉忌蒜；鲫鱼忌芥菜、猪肝；猪血忌黄豆；猪肝忌荞麦、豆酱、鲤鱼肠子、鱼肉；鲤鱼忌狗肉；龟肉忌苋菜、酒、果；鳝鱼忌狗肉、狗血；雀肉忌猪肝；鸭蛋忌桑椹子、李子；鸡肉忌芥末、糯米、李子；鳖肉忌猪肉、兔肉、鸭肉、苋菜、鸡蛋。

药膳的药物配伍禁忌，遵循中药本草学理论，一般参考"十八反"和"十九畏"。"十八反"的具体内容是：甘草反甘遂、大戟、海藻、芫花；乌头反贝母、瓜蒌、半夏、白蔹、白芨；藜芦反人参、沙参、丹参、玄参、苦参、细辛、芍药。"十九畏"的具体内容是：硫磺畏朴硝，水银畏砒霜，狼毒畏密陀僧，巴豆畏牵牛，丁香畏郁金，川乌、草乌畏犀角，牙硝畏三棱，官桂畏赤石脂，人参畏五灵脂。

二、膏方

膏方是中医复方剂型的一种，是医生根据患者情况开出的膏滋处方，经煎

412

煮、过滤、浓缩制作而成的一种膏状物质。膏方具有体积小、浓度高、药性稳定、即取即服、口感好、便于携带等优点。

春生、夏长、秋收、冬藏是大自然的规律，中医药学认为人与自然界息息相应，冬季主藏，是人体吸收营养、储藏精华、恢复健康的最佳时机，所以长期以来，民间流传"三九补一冬，来年无病痛；今年冬令补，明年可打虎"的说法，冬令食补、药补宜同时并补。

（一）服用膏方的适应证

1. 慢性病患者的进补

原来患有慢性疾病的患者，可以结合自身病症，一边施补，一边治病，这样对疾病的治疗和康复，作用更大。从目前临床应用膏方的情况来看，不但内科患者可以服用膏方，而且妇科、儿科、外科、伤骨科、五官科的患者都可以服用膏方药，气血阴阳精液虚弱的患者都可以通过服用膏方来达到祛病强身的目的。

2. 亚健康者的进补

现代社会，中青年工作生活压力和劳动强度很大，同时应酬众多，烟酒嗜好无度，长期睡眠及休息不足，均可造成人体的各项正常生理机能大幅度变化，抗病能力下降，从而使身体出现亚健康状态，这时非常需要进行全面整体的调理。

3. 老年人的进补

老年人由于自身的生理特性，人体的各种功能都将随着年龄的增长而趋向衰退，而冬令进补，则能增强体质，延缓衰老。

4. 女性的进补

对于女性来说，脾胃主全身元气，脾胃虚弱，元气不足，就容易造成女性的衰老，服用膏方后生命力随之增强。

5. 儿童的进补

小儿根据生长需要可以适当进补，尤其是小儿反复呼吸道感染，久咳不愈，厌食、贫血等体虚的患儿宜于调补。

（二）中医体质辨识与膏方养生

开膏方前，要先辨中医体质，辨证进补。不能随意进食补药膏方，否则，结果适得其反。

（三）膏方的禁忌证

（1）膏方服用后要经消化吸收才能起作用，一些肠胃功能不佳者，服用滋补品，必然会加重上述症状。该类人群往往需要先服用开路药，促进肠胃功能恢复，吃东西不觉得胀满后，方能进食补品。

(2)对一些新患病的人(如感冒、咳嗽、咳痰等),应先将感冒咳嗽治愈后,方能进补。否则,会使感冒咳嗽迁延难愈。

(3)以下患者暂停食用膏方:急性疾病和有感染者;慢性疾病急性发作者;胃痛、腹泻、胆囊炎、胆石症发作者;慢性肝炎转氨酶升高者。

(四)膏方的服用方法

膏方四季均可服用,以冬季服用效果最佳,一般在冬至前一周到立春前后服用。第一周早晨空腹服用 1 次,一周后改为一日服两次,早晚空腹服用。成人每日服一汤匙,约 20~30 克;小儿减半或遵医嘱。

(五)服用膏方注意事项

(1)服膏方期间应忌烟酒,不宜喝咖啡、浓茶、可乐等含有咖啡因的饮料,忌生冷滑腻之品,少食油腻、海鲜。

(2)服用时遵守饮食宜忌,如含有首乌的膏方药忌猪血、羊血及铁剂,且不能与牛奶同服,因其中含钙、磷、铁,易与滋补药中有机物质发生化学反应,而生成稳定难溶解的化合物,致使牛奶与药物有效成分均受破坏,甚至产生不良反应。

(3)在服用膏方期间如发生感冒、发热咳嗽多痰或其他急性疾病时应暂停服用。

(4)服用膏剂时发生恶心、呕吐、腹泻等胃肠道疾病时应暂停服用,若症状严重,应及时就医。

(5)膏方药内无任何防腐剂,受潮后易发霉,存放器皿可选用瓷罐,不宜用铝、铁锅,膏方应放于冰箱或阴凉干燥的地方。每次服用膏方时,应备一个专用调羹,用后擦干,放于其他地方,下次使用时取出,不要放于膏方内,以免带入湿气出现霉变。

第四节　社区老年养生

我国已迈入老龄化社会,《素问.玄机元宜保命集》中说:"人五十至七十者,和气如秋,精耗血衰,百骸疏漏,风邪易乘。"人生到了老年期身体渐虚,抗病能力和修复机体能力逐年下降,各种病邪易乘虚侵入,引起脏腑功能失调而发生各种疾病。如何提高老年人群的生命质量,使他们安度晚年,学习和借鉴中医学说,无疑具有重大的现实意义。据《内经》记载的养生方法是:顺四时、适寒温;节饮食、调脾胃;和喜怒、养心神;慎起居、勤锻炼。现代老年人的健康养生总的可用四句话来概括,即:生活规律做到起居有常;合理饮食做到饮食有节;心态平衡以调畅情志;动静结合做到锻炼适宜。

一、生活规律，起居有常

生活要有规律是老年人养生保健的一个重要内容，合理安排一天的作息时间，按时起床、进食、活动、学习及就寝，要按照自然"生物钟"的节律作息和活动，生活节奏适宜，不松不紧，张弛有度。这样有利于健康及预防高血压等并发症的发生。

老年人要适应生活环境，有条件的可选择较好的居住环境。关于适合老年人居住的好去处，《千金翼方》中说"山林深远，固是佳境；背山临水，气候高爽"。最适宜老年人养生保健的生活环境是：空气清新，环境安静，阳光充足，生活方便。百岁长寿老人多出自山区农村，因为山区气候凉爽，景色秀丽，氧气充足，最是宜人。

老年人生机减退，对冷热适应差，易感四时之邪气。老年人居住的卧室要冬暖夏凉，床铺比通常低三分之一；枕头宜低而长，"低则寝无罅风，长则转不落枕"；坐椅比通常略低，且需"左右置栏围，以免闪侧之伤"；衣服不宜宽长，"长则多有蹴绊"，宽则"风寒易中"。

要根据季节气候的变化而随时增减衣衫，注意颈、背及双脚的保暖，做到"虚邪贼风，避之有时"（《素问》）。

要有高质量的睡眠，良好的睡眠能储存能量，协调阴阳。老年人大都少寐易醒，古人认为"少寐乃老年人之大患"，主张老人应保证睡眠充足，早睡早起，提倡有利于健康的"卧如弓"的睡眠姿态。但忌贪睡，以致"久卧伤气"（《素问》）。

二、合理饮食，保养脾胃

老年人的脾胃虚衰，消纳运化力薄，其饮食宜清淡，多吃鱼、瘦肉、豆类食品和新鲜蔬菜水果，烹饪宜用植物油（如麻油、玉米油），不宜吃浓浊、肥腻或过咸的食品。现代营养学提出老年人的饮食应是"三多三少"，即蛋白质多、维生素多、纤维素多；糖类少、脂肪少、盐少，符合"清淡"这一原则。

（1）宜温热不宜生冷：老年人阳气日衰，而脾又喜暖恶冷，故宜食用温热之品护持脾胃，勿食或少食生冷，以免损伤脾胃，但亦不宜温热过甚，以"热不炙唇，冷不振齿"为宜。许多老年人的牙齿松动脱落，咀嚼困难，故宜食用软食，忌食黏硬不易消化之品。

（2）宜炖煮不宜煎炸：老年人脾胃功能渐弱，不易消化油腻、坚硬食物，且煎炸之品性偏燥热，易耗阴伤津，生热化火，故应多用煮、炖、煨、蒸等法，以软化食物，易于消化，且平抑食物之刚性。

（3）宜少荤多素：古人有"善养性者，常须少食肉，多食饭"之说，认为"谷菽菜果，自然冲合之味"，对老年人有益。而食肉多者，易生肥胖症、糖尿病、心血管疾病。

（4）宜多以粥养：食粥养生为老年人食养之重，中医有"年过半百而阴气自半"之说，意思是老年人身上不同程度存在着肾精不足的问题，经常喝粥可以起到补益肾精、益寿延年的作用。

（5）宜少食多餐，养成规律：随着老年人所消耗能量的减少，对食物的需求量也相应地减少，多食则易饱胀而损伤脾胃，故每顿宜少食，并有规律地增加每日的餐次，从而既顾护脾胃，又保证需要，一日以 4～5 餐为宜。

三、心态平衡，调畅情志

（一）调节七情以养神

中医非常重视心理精神因素对人体健康的影响，要保养心神，首先要重视七情的调节。老年人离退休后，由于社会角色、社会地位的改变，存在心理落差；狭小的生活圈子、孤陋寡闻使老人常产生孤独垂暮、忧郁多疑、烦躁易怒等心理状态，若遇不良因素的刺激，易于诱发多种疾病。

所以，注重七情调节，勿使太过，保持心态的平衡与情志的稳定，《素问·生气通天论》亦说："清静则肉腠闭拒，虽有大风苛毒，弗之能害。"这是养生防病的前提。

（二）心胸开阔，恬淡虚无以守神

《黄帝内经》中指出："得神者昌，失神者亡。"认为保养心神，要"恬淡虚无""精神内守"。只有保持心胸坦荡、开朗乐观，才能使精神守持于内而不外耗。要体会"比上不足，比下有余"的道理，安于现状，与世无争，对生活顺其自然，没有过多的奢望，重视对儿孙的教育，乐于和子孙共享天伦之乐，这样可以感到生活和心理上的满足。处世豁达宽宏、谦让和善，从容冷静地处理各种矛盾，从而做到保持家庭和睦、社会关系的协调，有益于身心健康。

因此，要保持乐观情绪，使精神长期处在相对平衡稳定的状态，人体气机的升降出入运动可保和谐，即所谓"恬淡虚无，真气从之，精神内守，病安从来"。

（三）积极进取，舒心宁神

中医认为"脑为元神之府"，多用脑，勤用手，可以保持思维的敏捷和动作的协调，以延缓衰老。老年人要做到人老心不老，退休不怠惰，热爱生活，保持自信，勤于用脑，进取不止。要经常读书看报、学习各种专业知识和技能，多找朋友谈谈心，还可以开展一些有益于身心的活动，诸如书法、绘画、雕刻、音乐、下棋、种花、集邮、垂钓、旅游等，均能使人精神有所寄托，并能陶冶心性，愉悦情感。如此可减慢脏腑功能的衰退，领略工作学习的乐趣。寓保健于学习、运动之中。

台湾近几年推出养老机构——"长庚养生文化村"。养生文化村最重要的理念就是"活到老、做到老"。对于入住的老人，文化村鼓励他们积极进取，根据自己的身体健康状况，充分发挥余热，为社会作出新的贡献，让每个住民都过得快乐、健康、有尊严，收到了较好的效果。

四、动静结合，锻炼适宜

老年人适当的运动与劳作，可以强筋健骨，使生命更有活力。《黄帝内经》所言："动而生阳"。老年人运动锻炼应遵循因人制宜、适时适量，循序渐进、持之以恒的原则。参加锻炼前，最好能先进行体检，根据各自的身体状况和病情，选择恰当的运动项目，掌握好活动强度、速度和时间。老年人体质差，选择的运动当以轻柔为主，或刚柔结合，散步、五禽戏、太极拳、气功均适宜，不宜进行速度快、强度大的运动，否则运动过极会"劳则气耗"（《素问》）。锻炼时要量力而行，力戒争胜好强，避免情绪过于紧张或激动。

老年人可做以下轻缓、简单易学的中医自我保健操：

（1）发宜多梳，可以疏通头部经络，防止脱发和头发早白。

（2）面宜多擦，用双手轻擦或拍打面部，因经络系统中足三阳经都起于头面部，擦面可疏通经络，并有面部美容作用。

（3）目宜常运，运目可加速眼睛局部血液循环，防止视力衰退，明目清神。

（4）耳宜常弹，用两掌心掩耳，用食指放在中指上，向下弹响 10 次，然后突然张口。弹耳可预防耳聋，增强记忆。

（5）舌宜抵上颚，舌轻抵上颚又称搭鹊桥，意在使任督两脉相通，从而达到阴阳平衡的目的。

（6）齿宜常叩，叩齿即上、下排牙轻轻咬合，每次轻叩牙齿，可达到固齿清热疗牙疾之效。

（7）津宜数咽，光鼓腮干漱口，待唾液充满后分三次咽下，能起到滋阴益气的作用。

（8）浊气常呵，体内浊气要慢慢呼出。有清理浊气、补益脏腑的作用。

（9）背宜常暖，背主一身之阳气，是督脉所在处，常暖可使阳气运行并畅达全身经脉，起防病治病作用，可采用按摩、晒太阳等方法。

（10）胸宜常护，胸为心、肺所在，需特别保护，以防外邪侵袭。

（11）腹宜常摩，腹为胃肠等脏器所在，常作腹部按摩有利消化。谷道宜常撮，谷道指肛门，平时有意识撮提肛门，可防治痔疮、肛裂等疾病。

（12）肢体宜常摇，四肢经常活动，平时锻炼四肢肌肉、筋骨，也能通过四肢运动促进内脏气血运动，增强体质。

（13）足心宜常擦，以右手心（劳宫穴）擦左足心（涌泉穴），可以交通心肾，使水火相济，心肾相交，能防治失眠、多梦。

（14）皮肤宜干，沐浴用手掌、毛巾沐浴周身皮肤，即全身按摩，能疏通经络，活跃气血，抗衰老防疾病。

（15）大小便宜闭口勿言，古代养生家主张大小便时要精神专注，即不宜开口呼吸，同时轻轻咬住牙齿，可保住气血，有利于浊气糟粕的排泄。

〖思考题〗

1. 生活起居应因季不同、因时而异的原因是什么？
2. 怎样根据季节变化及时辰变化合理安排起居、饮食、精神、运动？
3. 怎样根据药膳与膏方的应用原则与注意事项合理饮食养生？
4. 老年人养生与其他人群养生的异同是什么？

第十六章 治未病

【本章学习目标】

1. 理解治未病的内涵及意义。
2. 熟悉治未病的三个层次及其具体内容。
3. 熟练运用治未病的理论知识指导临床护理工作。

　　"未病"一词首见于《黄帝内经·素问·四气调神论篇》，其曰："圣人不治已病治未病，不治已乱治未乱。"治未病说的是对于疾病的发生、发展，应该采取预防措施，防患于未然。

　　治未病不仅仅是字面理解上的治疗没有发生的疾病，而是对健康状态的管理。治未病可以概括为"未病先防，既病防变，瘥后防复"三个方面。也就是说，在没有疾病的时候要预防疾病的发生；对已有的疾病要防止其进一步发展和恶化；而在疾病好转或治愈后还要积极防止其复发及可能带来的后遗症。

　　这就要求人们不但要治病，而且要防病，不但要防病，而且要注意阻挡病变发生的趋势、并在病变未产生之前就想好能够采用的救急方法，这样才能掌握疾病的主动权，达到"治病十全"的"上工之术"。故朱震亨在《格致余论》中说："与其求疗于有病之后，不若摄养于无疾之先；盖疾成而后药者，徒劳而已、是故已病而不治，所以为医家之怯；未病而先治，所以明摄生之理。夫：口是，则思患而预防之者，何患之有哉？此圣人不治已病治未病之意也。"

第一节　未病先防

　　未病先防是指在未病之前，采取各种措施，做好预防工作，以防止疾病的发生。疾病的发生，主要关系到邪正盛衰，正气不足是疾病发生的内在因素，邪气是发病的重要条件。因此，未病先防，就必须从增强人体正气和防止病邪侵害两方面入手。

一、养生以增强正气

养生，主要是未病时的一种自身预防保健活动，从预防的角度看，可增强自身的体质，提高人体的正气，从而增强机体的抗病能力。《素问·上古天真论》所说的"上古之人，其知道者，法于阴阳，和于术数，食饮有节，起居有常，不妄作劳，故能形与神俱，而尽终其天年，度百岁乃去"，即是对养生基本原则的精辟论述。

（一）顺应自然

《灵枢·邪客》说："人与天地相应。"即言人体的生理活动与自然界的变化规律是相适应的。从养生的角度而言，人体自身虽具有适应能力，但人们要了解和掌握自然变化规律，主动地采取养生措施以适应其变化，这样才能使各种生理活动与自然界的节律相应而协调有序，保持健康，增强正气，避免邪气的侵害，从而预防疾病的发生。正如《素问·四气调神大论》所说："春夏养阳，秋冬养阴，以从其根。"这里的从其根即是遵循四时变化规律。中医学倡导的顺应自然的衣着饮食调配，起居有常，动静合宜等，均是这方面的较好体现。

（二）养性调神

中医学非常重视人的情志活动与身体健康的关系，七情太过，不仅可直接伤及脏腑，引起气机紊乱而发病，也可损伤人体正气，使人体的自我调节能力减退。所以，调神，或曰养性，是养生的一个重要方面。《素问·上古天真论》说："恬淡虚无，真气从之，精神内守，病安从来。"即言心的生理特征是喜宁静，心静则神安，神安则体内真气和顺，就不会生病。传统气功中的炼意调神内容，即含此原理。除此之外，通过养性调神，还可改善气质，优化性格，增强自身的心理调摄能力，起到预防疾病，健康长寿的功用。

要做好养性调神，一是要注意避免来自内外环境的不良刺激，二是要提高人体自身心理的调摄能力。

（三）护肾保精

中医历来强调肾精对人体生命活动的重要性，因精能化气，气能生神，神能御气、御形，故精是形气神的基础。体现在养生上，即有护肾保精的主张。《金匮要略·脏腑经络先后病脉证》谈到养生时说"房室勿令竭乏"，即是说性生活要有节制，不可纵欲无度以耗竭其精。男女间正常的性生活，是生理所需，对身体是无害的。若性生活得不到满足，每易形成气机郁滞之证。但性生活要消耗肾精肾气，而肾精肾气，关系到人体的生长、发育、生殖等功能及机体阴阳平衡的调节，性生活过度，必致肾精肾气亏损而使人易于衰老或患病，故中医学将房劳过度看作是疾病的主要病因之一。护肾保精之法除房事有节外，尚有运动保健、按摩固肾、食疗保肾、针灸药物调治等，从而使人体精充气足、形健神旺，达到预防疾病、健康长寿的目的。

（四）体魄锻炼

古人养生，注重"形神合一""形动神静"。"形动"，即加强形体的锻炼。《吕氏春秋·达郁》以"流水不腐，户枢不蠹，动也"为例，阐释了"形气亦然，形不动则精不流，精不流则气郁"的道理。中医学将此理引入养生保健之中，认为锻炼形体可以促进气血流畅，使人体肌肉筋骨强健，脏腑功能旺盛，并可藉形动以济神静，从而使身体健康，益寿延年，同时也能预防疾病。传统的健身术如太极拳、易筋经、八段锦以及一些偏于健身的武术等，即具此特色。

形体锻炼的要点有三：一是运动量要适度，要因人而宜，做到"形劳而不倦"；二是要循序渐进，运动量由小到大；三是要持之以恒，方能收效。

（五）调摄饮食

调摄饮食主要包括注意饮食宜忌及药膳保健两个方面。

1. 注意饮食宜忌

注意饮食宜忌，一是提倡饮食的定时定量，不可过饥过饱。二是注意饮食卫生，不吃不洁、腐败变质的食物或自死、疫死的家畜，防止得肠胃疾病、寄生虫病或食物中毒。三是克服饮食偏嗜，如五味要搭配适合，不可偏嗜某味，以防某脏之精气偏盛。食物与药性一样，也有寒温之分，故食性最好是寒温适宜，或据体质而调配：体质偏热之人，宜食寒凉而忌温热之品，体质偏寒之人则反之；又各种食物含不同的养分，故要调配适宜，不可偏食。正如《素问·藏气法时论》说："五谷为养，五果为助，五畜为益，五菜为充。气味合而服之，以补益精气。"

此外，从预防的角度看，某些易使旧病复发或加重的"发物"亦不宜食。

2. 药膳保健

药膳是在中医学理论指导下，将食物与中药，以及食物的辅料、调料等相配合，通过加工调制而成的膳食。这种食品具有防治疾病和保健强身的作用。药膳常用的中药如人参、枸杞子、黄芪、黄精、何首乌、桑椹子、莲子、百合、薏米、芡实、菊花等，药性多平和，所以可以长期服用，适应面较广。正确的食用方法还应做到因时制宜，药食结合，辨证施膳等。药膳兼有药、食二者之长，这是中医养生颇具特色的一种方法。

（六）针灸、推拿、药物调养

药物调养是长期服食一些对身体有益的药物以扶助正气，调节阴阳，从而达到健身防病益寿的目的。其对象多为体质偏差较大或体弱多病者，前者则应根据患者的阴阳气血的偏颇而选用有针对性的药物，后者则以补益脾胃、肝肾为主。药物调养，往往长期服食才能见效。

推拿，是通过各种手法，作用于体表的特定部位，以调节机体生理病理状况，达到治疗效果和保健强身的一种方法。其原理有三：一是纠正解剖位置异常，二是调整体内生物信息，三是改变系统功能。

针灸包括针法和灸法，即利用针刺手法或艾灸的物理热效应及艾绒的药性对穴位的特异刺激作用，通过经络系统的感应传导及调节功能，而使人身气血阴阳得到调整而恢复平衡，从而发挥其治疗保健及防病效能。

二、防止病邪侵害

(一)避其邪气

邪气是导致疾病发生的重要条件，故未病先防除了养生以增强正气，提高抗病能力之外，还要注意避免病邪的侵害。《素问·上古天真论》说："虚邪贼风，避之有时。"就是说要谨慎躲避外邪的侵害。其中包括顺应四时，防六淫之邪的侵害，如夏日防暑，秋天防燥，冬天防寒等；避疫毒，防疠气之染易；注意环境，防止外伤与虫兽伤；讲卫生，防止环境、水源和食物的污染等。

(二)药物预防

事先服食某些药物，可提高机体的免疫功能，能有效地防止病邪的侵袭，从而起到预防疾病的作用。这在预防疠气的流行方面尤有意义。对此，古代医家积累了很多成功的经验。《素问·刺法论(遗篇)》有"小金丹……服十粒，无疫干也"的记载。16世纪发明了人痘接种术预防天花，开人工免疫之先河，为后世的预防接种免疫学的发展作出了极大的贡献。近年来，在中医预防理论的指导下，用中草药预防疾病也取得了良好的效果。如用板蓝根、大青叶预防流感、腮腺炎，用茵陈、贯众预防肝炎等，都是用之有效、简便易行的方法。

第二节　既病防变

既病防变指的是在疾病发生的初始阶段，应力求做到早期诊断、早期治疗，以防止疾病的发展及传变。

一、早期诊治

在疾病的过程中，由于邪正斗争的消长，疾病的发展，可能会出现由浅入深，由轻到重，由单纯到复杂的发展变化。早期诊治，其原因就在于疾病的初期，病位较浅，病情多轻，正气未衰，病较易治，因而传变较少。故《素问·阴阳应象大论》说："故邪风之至，疾如风雨，故善治者治皮毛，其次治肌肉，其次治筋脉，其次治六腑，其次治五脏。治五脏者，半死半生也。"说明诊治越早，疗效越好，如不及时诊治，病邪就有可能步步深入，使病情愈趋复杂、深重，治疗也就愈加困难了。

早期诊治的时机在于要掌握好不同疾病的发生、发展变化过程及其传变的规律，病初即能及时作出正确的诊断，从而进行及时有效和彻底的治疗。

（一）外感疾病的早期诊治

一般而言，外感疾病的传变规律，多为由表入里、由浅入深。因此，外感疾病的早期治疗重在表证期的诊断与及早治疗。

1. 伤寒的早期诊治

伤寒是以风寒之邪入侵为主的一类外感病，大多从太阳而入，正气奋抗邪，所以初期首先表现出的是太阳病。伤寒病"循经传"的一般规律是由太阳而阳明，而太阴，而少阴，而厥阴。由于外邪有轻有重，正气有盛衰，以及医药诸因素的影响，尚有"越经传""表里传""随经入腑"等传变形式。虽形式不一，但多始于太阳，因误治而造成传变者亦以太阳病阶段为最多，因而，伤寒的早治必须把握住太阳病这一关键。"脉浮，头项强痛而恶寒"是太阳病的临床基本特征，太阳病表证每以发散外邪为主要治法。太阳病阶段的正确而有效的治疗，是截断伤寒病势发展的最好措施。

其次，伤寒病的早期治疗，无论在哪一经，都应该抓住时机，"救其萌芽"。如《伤寒论》对于小柴胡汤的运用，主张"伤寒中风，有柴胡证，但见一证便是，不必悉具"。其意为少阳证的治疗只需见到一部分主证，即可应用小柴胡汤和解之，不必等待主证全部出现后再投药，以免错失良机，导致病情恶化，陷入药不胜病而不可收拾的地步。

2. 温病的早期诊治

温病是一种感受热邪所导致的急性病。叶天士将其病变发展趋势概括为卫、气、营、血四个阶段。把由卫分传气分，而营分，而血分，称之为"顺传"；把卫分之邪直接传入营血，内陷心包，称为"逆传心包"。由于顺传、逆传均始于卫分证，因而卫分证的治疗是温病早期治疗的关键。卫分证以发热、微恶风寒、口微渴，苔薄白边尖红，及脉浮数为其临床特点，以辛凉解表为大法。在实际运用时，由于温热病邪致病，初始在卫分但多短暂，易于涉及到气分，因而温病的初期治疗，应在辛凉解表同时兼治气分之邪从而阻断病情的发展。

此外，热毒是贯穿温病发展始终的一个重要因素，对此温病各期均需清热解毒，使邪气由气分向外透泄，以扭转整个温病的病势。

（二）内伤疾病的早期诊治

内伤疾病，多由情志刺激、劳逸损伤、饮食失宜等引起。病多由内生，多先影响脏腑气机，导致功能失调，进而造成脏腑身形的各种病理改变。

内伤疾病的早期治疗，关键在于能够识别各脏腑疾病的早期证候，主要注意以下两个方面：一是仔细观察五脏系统的外象（包括各脏腑所属经络、所主之体、所充之部、所应官窍；所应脉象等）有无异常改变；二是仔细观察各脏腑气机升降有无异常改变。二者相互参合，以获正确诊断。但某些脏腑疾病在早期的微小证候，并非全部可以通过医者的望、闻、问、切而直接获取。随着中医现代化的发展，将现代科学设备不断引进到中医诊断中来，在中医理论体系的指导下，通过逐步实现四诊的微观化、客观化，以丰富中医早期诊断的手段。

内伤疾病早期的病机是以脏气的功能失调为主，故治疗首先以调理本脏阴阳气血，顺应其气机升降规律为主。其次根据人体"五脏相通，移皆有次，五脏有病，则各传其所胜"（《素问·玉机真藏论篇》）的脏腑传变规律，实施预见性治疗，协调脏腑之间的相互关系，以控制其病理传变。

二、控制疾病的传变

所谓传变，是指疾病在机体脏腑经络等组织中的传移和变化，又称"传化"，疾病的传变，大多数会使病证趋于深重复杂，而不利于治疗和痊愈。因此，应采取措施，阻遏防范其传变。其要点有二：一是应掌握疾病的传变规律，预先采取措施，截断邪传途径。二是应根据疾病的传变规律，考虑其传变趋势，采取"先安未受邪之地"的措施，以防止疾病的发展或恶化。

（一）外感疾病传变的预防

1. 伤寒传变的预防

伤寒病的传变是以六经病证的传变为主，当一经发生病变时，常常会涉及另一经或多经，因而出现相互传变。其传变规律主要有：①循经传，是指病证由太阳而阳明，而少阳……而厥阴，循六经次序相传。②越经传，是指病邪隔经相传，如太阳传少阳，太阴传厥阴。③表里传，是指病邪由阳经向其对应之阴经传化。如邪本在太阳，由于误下内伤阳气，病邪由太阳之表传入少阴之里。④随经入腑，是指病邪循阳经内传，进入该经所属之腑。如太阳病不解，其邪随本经内传所属膀胱之腑，与血相结而形成蓄血证。

决定传变与否的因素较多，但归纳起来，主要有三个方面：一为正气强弱，二为感邪轻重，三为治疗当否。发生传变的情形虽然复杂，某一病症传入何经，虽难准确预料，但也有一定的规律可循，即某经阴阳有偏胜偏衰趋势，或素来某经阴阳偏盛偏衰，则往往是受邪之所。一般而言，有阳盛者多入三阳；阴盛者多入三阴。

综上所述，伤寒传变的预防，应注意把握以下两个方面：

（1）从整体而言，把握太阳病一关是预防其传变的关键。因为循经、越经、表里等传化形式，皆多始于太阳，另外误治造成的传化也以太阳病阶段为最多。因此阻遏伤寒病势，最有效的是对太阳病的正确治疗。

（2）具体而言，对各种可能传变形式的预防，要区别对待。循经传的判定，是按其传化次序，在临床上当某经既病之后，又出现下一经的个别症状，即可判断为欲循经相传之势，此时治疗应针对其欲传之势及时加以阻断，寓防于治。越经传多由误治所致，往往有邪气内陷之势，故为防邪气尽入，应以扶正气和挫邪势相结合，使病邪不能继续传入。表里传多由素体薄弱或误治所伤，以致表邪未解而里气亏虚，所以在解表的基础上，辅以强壮里气，使欲向里传之势得以遏止。随经入腑主要是指三阳之病，由于腑气失调，致使所属之经病邪得以传入本腑，此时治疗不必等待腑实明显，就应通泄腑气，以阻止腑邪内结。

2. 温病传变的预防

温病的传变主要有卫气营血传变和三焦传变两种途径。

卫气营血传变是指在急性温热病过程中，病变部位的变化出入，发生于卫、气、营、血四个阶段之中的病理过程。卫分是温病的初期阶段，病位在肺卫；气分为温病的中期，病位在肺、胃、肠、胆、脾；营分乃温邪深入于里，为温病的严重阶段，病位主要在心与心包；血分属温病的晚期阶段，病位在心、肝、肾。卫、气、营、血的病位传变经由卫，而气，而营，而血的发展，称为"顺传"。但临床除上述"顺传"外，也可出现"逆传"，即邪入卫分后，不经过气分阶段，而直接深入营分或血分；或初起即不见卫分阶段，而径入气分、营分者。总之，卫气营血病位传变，由卫分、气分传至营血，病情多由轻变重、由浅入深，病势则趋向恶化；而病变由营血传出卫气，病情由重变轻、由深出浅，病势则趋于好转或向愈。

湿热性温病大多呈上、中、下焦传化的规律。上焦病在肺心，中焦病在脾胃，下焦病在肝肾。三焦病位的传变，也有上下相传的"顺传"和"逆传"两种形式。根据上述温病传变的规律，其预防的措施主要有三个方面：

（1）遵循温病传变的一般规律，采用相应的治疗方法，以截断传变的途径。在卫分时应着力宣散其邪，借汗法阻止其内传；入气分则重在清气泄热，逐温热之邪外出，防范其入营；即使入营，仍当"透热转气"，驱使邪热复由气分透泄而出，以截断其入传血分之途，防止病情趋于深痼。

（2）根据温病传变易于逆传的特点，采取截断扭转之法。即不囿于"在卫汗之可也，到气才可清气"的治疗准则，在卫表之期即投清气之剂，以减轻热毒症状、阻断病程进展，防止疾病进入营血阶段。

（3）根据温病的传变规律，先安未受邪之地。如叶天士根据温热病伤及胃阴之后，病势进一步发展每能伤及肾阴的传变规律，主张在甘寒养胃的方药之中辅以咸寒滋肾之品。

（二）内伤杂病传变的预防

内伤杂病以脏腑内伤为主，所以其病变的传变也以脏腑之间的传化为常见。引起杂病病理传化的因素多种多样，其传化的形式也较为复杂。所以内伤杂病传变的预防，应首先把握其传变规律，根据其不同的传变形式，而采取相应的措施。

1. 内伤杂病传变的规律

（1）形脏内外传变：形脏内外传变主要是指外邪通过形体而内传相合之脏腑。一者外邪侵袭肌表形体由经脉传入脏腑，如风寒之邪侵袭肌表，客于手太阴肺经，必内舍于肺而致肺失宣降，发生咳嗽、喘促等症。反之，病变由脏腑传至经脉，也可反映于体表，如肝气郁结会通过其所属经络，在其循行的体表组织表现出少腹、两胁等胀满疼痛。二者形体患病后，久则可按五脏相合关系而传入本脏，如《素问·痹论》说："五脏皆有合，病久而不去者，内舍于其合也，故骨痹不已，复感于邪，内舍于肾；筋痹不已，复感于邪，内舍于肝；脉痹不已，复感于邪，内舍于心；肌痹不已，复感于邪，内舍于脾；皮痹不已，复感于邪，内舍于肺。"

（2）脏腑之间传变：病变在脏腑之间的传变，可分为脏与脏传变、脏与腑传变和腑与腑传变三种类型。

脏与脏的传变，是指病位传变发生于五脏之间，这是疾病最为常见的病位传变形式，其发生传变的机制，除经络的联系外，还与五脏间五行的母子、乘侮关系，气血的生化、储藏、运行失常，津液代谢的失常，以及气机升降出入的失常等有关。

脏与腑的传变，是指病位传变发生于脏与腑之间，或脏病及腑，或腑病及脏，其具体传变形式主要是按脏腑之间表里关系而传。但是脏腑表里相合关系的传变，并不是脏与腑之间病位传变的唯一形式，如肝气横逆犯胃、寒滞肝脉导致小肠气滞等，虽是由脏传腑，但不属于表里相合传变，然其传变机制则仍属脏腑病变的相互影响。

腑与腑传变，是指病变部位在六腑之间发生传移变化，其传变的发生是由于其中某一腑的气滞不通及其引起的气机上逆，均可破坏六腑整体"实而不能满""通而不宜泄"的正常关系，从而使病变部位在六腑中发生相应的转移。

2. 内伤杂病传变的预防

内伤杂病传变的预防，主要是根据其传变规律，预先采取措施，截断邪传途径和根据其传变趋势，采取"先安未受邪之地"的措施。

（1）形脏内外传变的预防：根据形脏内外传变的规律，脏腑功能的强弱在疾病的传变过程中起决定性的作用。所以无论是形体病变内传脏腑，还是脏腑病变反映于形体，都应采取调理脏腑功能为主的原则。如病邪由肌表通过手太阴肺经，有欲传于肺的趋势，则治疗应以调理肺气为主，辅以疏风解表，以防病变进一步内传。又如关节痹痛日久，邪在筋骨，治疗时则须以调补肝肾为主，以助祛风胜湿药之力，也是根据筋骨内合于肝肾的理论，寓有固本防传之意。而脏腑功能失调，病变由脏腑传至经脉，反映于体表，其防治措施也是本着以协调脏腑功能为主的原则而进行。

（2）脏腑之间传变的预防：脏与脏病变的传变，根据其传变机制，防治措施主要有两方面的内容。一是根据病变的部位，协调本脏的阴阳气血。二是根据五脏的母子关系和所胜、所不胜关系，预先采取"先安未受邪之地"的措施，以截断邪传途径。例如，临床常用的逍遥散便是一例典型的泻肝实脾之方。

脏与腑病变传变的预防，可根据脏与腑的表里关系特点，采用实者泻其腑，虚者补其脏的方法，以顺应五脏藏精气，藏而不泻和六腑传化物，泻而不藏的特性。例如，心火亢盛可有下移小肠之势，在治疗上，则采用利小便清心火之法。

腑与腑病变传变的预防，凡一腑向另一腑有传化之势者，可两腑并治，使邪传之势受挫，不再复传。例如，胃有实热，消灼津液，有欲致大肠燥结不通之势，此时可采用清泻胃热与通泻大肠腑气并用之法，以阻止胃热向大肠传化之势。

此外，脏腑之间病变的传变，在临床上尚有多种传变形式，根据其生理功能的相互配合，其病理影响也是错综复杂的，所以病变的传变具有多向性，具体方式也有因人因时因地的不同，临证当辨证而防。

三、防止病理从化

"从化"是指病情从体质而变化的意思。所谓体质是指形成于先天，定型于后天的个体在形态结构、代谢和生理功能上相对稳定的特性。人的不同体质特征也会常常影响着疾病的传变和转归，有学者创用"质化"一词，来表征这一转归规律。一般而言，"形寒迟呆质"者，感邪生病后病易以寒化、湿化；"身热虚亢质"者，易从热化燥化；"身萎疲乏质"者，易转为正虚邪恋之慢性病理过程；"形胖湿腻质"者，病情易有起伏变化，常较迁延缠绵；"晦暗瘀滞质"者，不病则已，罹疾较易陷入深痼难愈境地。"质化"趋势，是可以借助及时有效的针对性防范或截断措施，一定程度上加以阻止或扭转的。

（一）形寒迟呆质防寒化温化

"形寒迟呆质"体型可胖可瘦，以肥胖白者为多，人形体虽胖而腠理不密，形虽盛而功能低下偏于阳虚者多，喜卧少动，动则喘息汗出，怕冷畏寒，饮食喜温凉，食后难以运化，舌体肥嫩或偏紫暗，脉沉细。此类患者患病后，极易寒化湿化，故在用寒凉药物治疗热证时，清热生津不可太过，以免寒凉更伤阳气，加重寒湿之变；或在辨证方药中，分别酌加益气或化湿之品。

（二）身热虚亢质防热化燥化

"身热虚亢质"体型偏清瘦，其人多有阴虚、功能虚性亢奋之象，常有五行烦热，急躁焦虑，耐冬不耐夏，口干欲饮等症。此类患者较易感受阳热病邪，患病后也容易化热化燥。所以，为防热化和燥化，此种体质的患者在用温燥药祛热时，应防太过伤阴，或酌加养阴之品。

（三）身萎疲乏质防病迁延

"身萎疲乏质"形体偏虚弱，功能低下，精神不振，易疲乏无力，不欲多言，不喜运动，面色萎黄无华，既畏寒又怕热，易感受外邪而生病，但病后反应不明显，多迁延难愈。所以此类患者患病后，在用药时可适当酌加益气扶正之品，以助正气祛邪之力，使病程缩短，并防邪气入内。

（四）形胖湿腻质防湿滞

"形胖湿腻质"体型多见肥胖肥嫩，其人功能多有紊乱，代谢多有障碍，运动不灵活，但能胜任一般劳作，成人可见大腹便便、脘腹痞满、口中黏腻、舌苔厚腻、不欲饮水，易患心痹、中风等病证；中青年妇女则可见月经不调、不孕、白带增多等。此类患者患病后，易寒化湿化、损伤阳气，若为湿热之证必黏滞难解。所以在治疗防变方面，与"形寒迟呆质"防寒化、湿化相似，同时还应考虑宣阳通痹，保持气机畅达。

（五）晦暗瘀滞质防气滞

"晦暗瘀滞质"体型可正常，可偏瘦，肥胖者少见，其人功能明显紊乱，气血运行迟缓甚瘀滞，新陈代谢障碍，可见肤色晦暗、灰滞，也可见眼眶黧黑，唇舌紫暗，手指末端粗大青紫，皮肤粗糙，甚有鳞状脱屑，或有丝丝红缕斑痕，常有疼痛之症。此类体质患者，患病后多迁延日久，较难痊愈，且易罹患肿瘤癥瘕之类病证。故在治疗防变方面，应以调理脏腑气机，使气血调畅为主要手段。

四、控制疾病发作

在临床上，有些疾病的病理信息已存在于机体中，但尚不能明确诊断其病证类型，在疾病的早期刚刚呈现出少数先兆症状或体征，基本上不影响正常的生活及工作，有的可能工作效率较正常人差，但它不久可能发展为具有明显症状的疾病，如中风。

还有一些疾病在其发展过程中，呈现出稳定、缓解、轻浅与急性发作相互交替反复出现的病变形式。此类疾病在缓解期，病情平稳，症状轻浅，病势的发展也较缓慢，临床表现出以慢性虚弱为主的征象。如哮喘病，在缓解时，只有轻微喘促、咳嗽，或仅活动时感到呼吸比较紧迫等，其余则可有自汗、畏风、神疲、腰酸肢软等正虚现象。如果调养失宜，为六淫之邪或情志、饮食、劳伤等诱发，则呈现急性发作状态。此时迅即出现呼吸困难，表现为喘息迫塞、喉中痰鸣、张口抬肩、心悸、冷汗淋漓、面色发绀等。如果喘促持续不解，甚者有生命之虞。

还有一类疾病，其病变发展呈现出一种休作有时的特殊形式，即疾病休止时全无症状，与常人无异，但定时而发，发作时病情严重，势如潮汛，移时即止，此类病症反复发作之后，病情会日趋深重。如休作痢，是根据其发病休作相间而命名。此类疾病，在休作时并非无邪，只是邪气隐匿，未与正气相争。但由于休作期毫无临床征象，极易被人们误认为已经痊愈，而耽误治疗时机。

针对以上几种情况，结合其各自的发病特点，有目的地进行预防，可控制其病变的发展或中止其发作。其预防的措施一般包括养生防病健身、饮食调护与方药内服和针灸、按摩、敷贴等综合方法的防治。而防治的机制主要是针对久病多弱之理，采用重在提高正气的抗病能力方面。

（一）提高诊断的预见性

对于某些疾病，虽然体内已有潜在的病理信息，而临床上表现出的症状却较为轻微，或患者自身未发现明显病状，或虽有小病小恙，但尚能坚持和胜任正常工作和生活，如不及时治疗而任其发展，则可能发展为具有明显症状的疾病，甚至危及生命。因此广泛开展健康检查，普及人群卫生知识，提高诊断的预见性，是发现重大疾病的一种重要手段。及早检查出一些隐匿性疾病，如高脂血症、无症状之胆结石等，使潜在的疾病得以明确诊断，从而确立相应的防治方法，是防止这些重大疾病发作的重要前提。

在健康检查中，除常规性检查外，还要加强有针对性的专病预防性检查，即结合某些疾病的发病特点，开展对相关人群的专项检查，如中风预报、癌症的检测、肝炎及哮喘可疑对象的化验等，均可及早发现潜在疾病的指标，也是提高诊断预见性的一种重要措施。

（二）加强缓解期的防治

当疾病由急性发作进入慢性缓解期，其病理特点是邪势已退，正气已衰，正邪处于相持、相恋阶段，临床表现是主症时有时无，或虽持续存在，但不明显，因正气不足而神倦乏力，生活和劳动能力较常人为低。为防止病情再度急性发作，首先，应针对容易引起该病诱发的各种因素，严格采取预防调护措施。如慢性肝炎在缓解期，要注意调摄精神情志，饮食规律，忌纵酒无度，避免过劳等。如哮喘病缓解期，应避免受寒、疲劳，禁食海腥生冷，防止接触花粉等。又如淋证缓解后，应注意劳逸结合、不可房事太过。总之，需根据不同疾病与个体，采取辨证施调与施护。另一方面，缓解期内，尚有余邪留恋，故应兼理余邪，根治疾病。

其次，有些疾病在反复发作两次发病的间隙阶段，其貌似痊愈，而实则仍潜有一定的病理信息，所以要巩固疗效的远期效果，控制疾病的再次发作，仍需坚持不懈的扶正固本，促使正气完全恢复。中医学在大量反复发作性疾病的巩固治疗中，多采用补肾固本为法，由此也推动了对肾本质、肾与免疫及补肾药机制的研究。

（三）注重休止期的调治

某些疾病在休止期，其病邪并未除去，而是隐匿于机体内，所以疾病休止一段时间后会定期发作。此类疾病的调治，主要是在休止期积极祛除病邪为主，辅以调补正气。

在疾病发作后的休止阶段，邪势已衰，此时是治疗的最佳时机，否则待其发作之时，邪势方张，正面治疗则需大剂量的投药，恐有伤正之虞。如疟疾的治疗，《素问·疟论篇》有"疟之未发"时，"因而调之"的论述，就是强调治疗疟病，必须在发作后的休止阶段，乘邪势已衰，才有好的治疗效果，因为"疟之未发"的休止期内，因正气与邪气呈相离状态，乘此积极治疗，有利于病邪的祛除和"真气得安"。

此外，这类休作有时的疾病，由于反复发作，会导致人体正气的耗伤。所以在治疗时，如不扶补正气，则祛邪药物难以发挥其应有的作用。故而在治疗时，在祛除病邪的同时，需酌情辅以补益气血之品，或扶正与祛邪交替进行。例如，《金匮要略》的鳖甲煎丸，即是以攻邪兼以扶正之品组成，用来治疗疟病后期出现的"疟母"。又如何人饮（何首乌、人参），是考虑到疟久遇劳即发者的特点，乃正气大虚，故以补为主，待正气恢复后，仍以祛邪为主，属于疟病的变通治法。

第三节　瘥后防复

瘥后，是指疾病刚刚初愈，基本证候已经解除，但正气尚未复原或尚有余邪留恋，人体的精神状态和体能尚未完全康复如常人，正处于恢复期的阶段。

处于瘥后阶段的患者，还需要通过适当的调养和机体的自调和、自康复，才能完全康复痊愈。

处于瘥后的患者，具有以下基本的特点：一是阴阳未和，即机体阴阳气血营卫虽已基本平复，或接近平衡，但极不稳定。在日常生活中，稍有劳累，即心悸、气促，是阴不涵阳；或动辄汗出，多属阳不固阴；或夜寐不安，则为阴阳失交；或乍寒乍热，又是营卫失和。这种现象见于大病之后，中医学都可归入阴不与阳和，或阳不与阴和的范围。二是正虚邪恋，由于病时饮食锐减而消耗增多，病中与瘥后又需对机体损害进行修复，因而正气必然不足。另一方面，正气亏虚，则脏腑气化功能减退，源于体内代谢的各种内生之邪势将留恋不解。这种正虚邪恋的瘥后病理状态，若失于调治，可延续一个相当长的时期。如伤寒病后胃虚喜唾，即是胃阳未复，水津不化所致。而且，余邪若不廓清，甚至有传为劳损者。三是体用失谐，一般系指脏腑、躯体虽无形质损害，但其功能活动尚未达到正常水平，甚至废而勿用。如长期疾病折磨后，经治疗形体虽无异常，但精神仍萎弱不振，意志消沉；某些形体伤残者，其伤残治愈后，功能恢复尚需锻炼一段较长时间等。

处于瘥后阶段的患者，如果不注意预防调护或未继续给予巩固性治疗，并在多种诱发因素的影响下，就会导致旧病复发，而使机体再一次遭受到病理性的损害。复发时其基本证候可类似于原先初病之时，但却不是原有病理过程的简单重复再现，其病理损伤和病变程度，常较初病有所加甚，病症也更为错综复杂，治疗难度增加，病程比原先初病时延长，预后和转归更差，故瘥后防复是十分重要的。

一、瘥后调理的基本原则

瘥后调理是减少和防止复发的重要前提。一般而言，促使复发的基本因素有三：一是余邪未尽除、尽退；二是正虚未复；三是诱因引动。三者交错作用，而使旧病复发。所以瘥后调理的基本原则，主要是针对上述三个方面的因素而制定。

（一）调理正气

在疾病病理过程中，正邪相争，病邪损正，正气必伤，从疾病新瘥到病体完全康复还存在着一个正虚未复的过程。所以在此前提下，当诱因作用于人体，就易于邪盛正负而导致疾病复发。而疾病的痊愈，也取决于能否充分调动激发正气，使其抗病祛邪能力得以有效发挥，自调和、自修复能力有所加强；同时，使未廓清之余邪受到抑制和祛除，病理反应得到适度纠正，也是一个重要的因素。故瘥后调理多数措施都是围绕着调养正气来进行的。

调理正气，应采取综合调治的方法，如精神调养、饮食和药物调理、针灸、气功等。精神调养，主要是要患者保持乐观欢愉的精神状态，使其气血营卫畅达无滞，滋养神气，则五脏阴阳气血安和。饮食和药物调理，主要围绕培补五脏之气为主，尤以脾肾两脏为调理的中心环节，因脾为后天之本，气血生化之源，肾为先天之本，具有滋养五脏六腑之气的功能，脾肾功能强健，则体内精气充盈，五脏得养。某些疾病的病后调理，如中风瘥后偏瘫，应以针灸、药物等手段，帮助其康复。总之，综合调理的措施以气血流通为贵，而且须坚持不懈，缓缓图之，使机体逐步恢复其有序的平衡状态。

(二)廓清余邪

疾病初愈，病邪已去大半，尤未尽祛。正因为尚有余邪未尽除，才为复发提供了必要的条件。因此，临证当注意廓清余邪，以免瘥后复发。如急性痢疾，常因治疗不甚彻底，以致经常反复发作，所以，为防其瘥后复发，应在身热、腹痛、里急后重等症状消失之后，再根据患者的整体与局部情况，继续服用一个时期的清利湿热之剂。正如叶天士所云"热减身寒者，不可就云虚寒而投补剂，恐炉烟虽息，灰中有火也"(《外感温热篇》)。

(三)慎防诱因

导致疾病复发的一个重要因素是诱因引动，如新感病邪、过于劳累、饮食不慎、用药不当、精神因素等，均可助邪而伤正，使正气更虚，余邪复燃，从而引起旧病复发。所以在瘥后调理中除须注意祛邪务尽、扶助正气外，还应避免各种诱发因素。

二、瘥后复发的预防

根据引起复发的原因，瘥后防复的内容主要有以下几个方面。

(一)防复感新邪

疾病瘥后进入静止期，余邪势衰，正气也虚，若复感新邪则势必助邪伤正，使病变再度活跃。这种复感新邪而致病复者，多发生于热病新瘥之后。其预防的方法主要注意病后调护、慎避风邪，防寒保暖、扶正助卫。

1. 慎避风邪

这里的风邪是泛指风、寒、暑、湿、燥、火六淫之邪。患者瘥后一般抵抗力较差，特别容易感受外邪。所以衣着冷暖要当心，应根据气候的变化，及时增减衣服。严寒、酷暑、风雨天气不要外出。传染病流行时，不要去人群集中的公共场所，不要与传染病患者接触，感染传染病后会使病情更加复杂。居室是患者养病的场所，要保持空气新鲜，经常开窗换气；室内温度要适中，夏季采取降温措施，冬季安装取暖设备；还要保持一定的湿度，并定时消毒。

2. 扶正助卫

人体卫气主要分布于肌腠、皮毛，具有防御外邪入侵的能力，卫气充盛，则肌表固密，外邪难以入侵。卫气来源于脾胃所化生的水谷精气，因此调节饮食，培补脾胃之气，是扶正助卫的必要措施。如《伤寒论》中张仲景对服桂枝汤采用以米粥助养卫气之法。后世玉屏风散（黄芪、防风、白术）也是补脾实卫的代表方剂，可作为患者预防复感新邪的良方。在自然调养方面，常以日光浴、空气浴来使卫气得到锻炼，以提高卫气的反应能力。

（二）防瘥后劳复

疾病初愈，因劳力、劳神或房劳太过而致复病者，称"劳复"。例如，某些外感热病的初愈阶段，可因起居作劳而复生余热；慢性水肿，以及痰饮、哮病、疝气、子宫脱垂等，均可因劳倦而复发并加重；某些疾病因劳致复，如中风的复中，真心痛的反复发作等，均一次比一次的预后更为凶险。历代医家尤其对大病初愈后，又房事不谨，以致复发的病理变化，尤为注重，称其为"女劳复"，一般预后较差。

根据瘥后劳复的因素，其预防的原则和方法主要有以下三个方面。

1. 少劳多逸

病后，特别是大病新瘥，既有营养物质的消耗，又有脏腑功能的失调，其精气耗伤，功能减退，所以机体亟待休养恢复。少劳，可以保养元气，恢复其生命之机；多逸，可以积蓄饮食营养，减少能量消耗。其具体方法，初始宜静卧，勿勉强活动，待体力渐复，然后逐步增强活动量。忌过早过多活动，劳顿机体，或多言多语，消耗精气。

2. 形动神静

病后初愈虽有正气的虚衰，但也存在气机失调壅滞之机。形动可以防止气机呆滞，血流不畅；而神静，可以避免思虑，安定精神。这样以形调神，以神养形，形神相互促进，达到阴平阳秘，气血调和，使其早日恢复健康。其具体方法，可以轻微的体力劳动和脑力劳动相结合，也可作适当的娱乐活动，如欣赏音乐、赏花散步、弹琴、下棋、钓鱼、书画等，以排遣寂寞，安定情绪，但一定要适度。忌忧愁抑郁、思虑恼怒、好操琐事、劳心任性，以免劳心伤神，不利于疾病的康复。

3. 禁欲保精

肾主藏精，肾精是人体生命的基础，具有滋养各脏腑组织器官的作用。疾病初愈，精虚气弱，元气未复。所以应禁欲保精，若行房则耗精，使正气更不得复元，轻者疾病复发，重者乃至影响人的生命。古代医家对瘥后房劳，历来视为大忌。因此，凡大病新瘥后，应分别对患者和配偶说明瘥后行房的危险性，强调身体完全康复前，独宿静处，不犯房劳。

（三）防瘥后食复

在疾病初愈时，脾胃尚很虚弱，此时由于饮食不当，而导致旧病复发，称为"食复"。在疾病恢复过程中，由于病邪的损害，或药物的影响，脾胃已被损伤，初愈之际，纳运之功尚未恢复，若多食、强食或不忌口等，可导致脾胃的再次损伤，余邪得以宿食、"发物"或酒毒之助而复发。如腹泻、痢疾、慢性胃脘痛等患者，多因饮食不当而复发。

瘥后防食复的原则和方法主要有三个方面。

1. 不助邪势，不使邪留

瘥后的患者，由于余邪未尽，故凡有助于增邪伤正的饮食，皆应注意忌口，如热病瘥后忌温燥辛辣之品；水肿瘥后忌盐；痢疾瘥后忌滋腻肥厚之品；瘾疹瘥后忌鱼虾海腥，等等。

2. 护养胃气

一般来说，大病之后，脾胃之气未复，正气尚虚。宜选用补益胃气的食物，以帮助胃气恢复，胃气旺盛则身体易于康复。不可食用有碍胃气、不易消化的食物，且需少食多餐，以防胃弱不化；宁可少食，切忌贪多强食，以免损伤胃气。如瘥后常用米粥食养就是一例，米粥清淡、容易消化，又助胃气，适宜于各类疾病的调养，对于肠胃道疾病尤为有益。

3. 辨证用膳

由于病者在瘥后具有阴阳失和、正虚邪恋的特点，在饮食调养时需辨证用膳。如热性病证瘥后宜清养，可选用蔬菜类的白菜、菠菜、白萝卜、黄瓜、苦瓜、丝瓜、冬瓜、芹菜等；水果类的梨、西瓜、菠萝、椰子等；肉类的鸭蛋、鸭肉、瘦猪肉等。寒性病证瘥后宜温养，可选用温热性的油菜、花菜、桃、枣、鸡蛋、鸡肉、牛肉、羊肉、狗肉等。但虚证瘥后不宜大补、峻补，应防止因补而得邪。

（四）防瘥后药复

疾病瘥后调理药物运用失当而致病复者称为"药复"。疾病瘥后的调理用药，目的是使精气恢复，但若急于求成，以致药过病所；或滥施峻补，反而壅正助邪；或辨证失误，以致药性与证不符，反徒增邪伤正，而致病复。

为防止药复的发生，应采取扶正宜平补、驱邪宜缓攻，辨证酌情用药、缓缓图之的原则。切勿急于求成、迭进大补或滥投补剂。

三、瘥后常见病证的调治

本节所论内容主要是针对外感病证瘥后的诸证，包括伤寒与温病瘥后诸证的调理。

（一）伤寒瘥后诸证的调治

历代对伤寒瘥后诸证的记载，由于角度不同，归纳不尽一致。如《伤寒论·辨阴阳易瘥后劳复病脉证并治》载伤寒瘥后七证；明代王肯堂的《证治准绳》发展为十四证；清代吴坤安撰《伤寒指掌》中又列出瘥后诸证二十一条之多。现择要叙述伤寒瘥后水气滞留证、瘥后喜唾证、瘥后气虚津伤证的调治。

1. 瘥后水气滞留证

水气滞留证是指伤寒瘥后，由于气化不利，可使湿热壅滞，水气不行，停聚下焦而出现腰以下肿满，二便不利，脉沉等。《伤寒论》说："大病瘥后，从腰以下有水气者，牡蛎泽泻散主之。"伤寒瘥后发生水肿原因很多，必须辨别虚实，瘥后肿于腰下，腿足肿胀而坚，二便不利，脉沉实有力者，其证属实；瘥后头面浮肿，胸腹胀满，少气倦怠，脉沉细少力者，其证属虚。瘥后水气滞留证的调治方法可采用药物疗法、针灸疗法、饮食疗法等多种调摄方法。药物疗法，证实者宜牡蛎泽泻散治之；证虚者宜参苓白术散或六君子汤治之。针灸疗法，可取水分、气海、三焦俞、足三里、三阴交、阴陵泉等穴，若体质虚弱或较难接受针刺疗法时，医者可在上述穴位采用指针法进行按摩揉压；饮食疗法，常用薏米粥（《本草纲目》方）、赤小豆粥（《日用本草》方）或鸭粥（《肘后备急方》）。

2. 瘥后喜唾证

《伤寒论》中说："大病瘥后，喜唾，久不了了，胸上有寒，当以丸药温之，宜理中丸。"此处"胸上有寒"是指肺脾虚寒，痰饮停蓄不化，而时时上泛，其证可见涎沫清稀，口不渴，喜温畏寒，小便清长，舌淡苔白，脉象沉缓等。瘥后喜唾的病机除肺脾虚寒外，尚有胃中有热喜唾，胃中有热者，其涎沫稠浊，小便黄赤。《湿热经纬》中说："瘥后喜唾，胃虚而有余热也。乌梅十个，北枣五枚，俱去核，共杵如泥，加蜜丸弹子大，每用一丸噙。"

瘥后喜唾证的药物调治，属寒者治以理中汤温之，属热者治以梅枣丸（《疫疹一得》方）噙化治之；针灸疗法可取脾俞、胃俞、中脘、章门、内关、足三里等穴；饮食疗法可选用山药粥、茯苓粥、扁豆粥、八宝粥、百合粥、桑椹粥、竹叶粥、枸杞粥等。

3. 瘥后气虚津伤证

《伤寒论》中说："伤寒解后，虚羸少气，气逆欲吐，竹叶石膏汤主之。"此乃热病后，津气亏虚，而余热未净，常兼有口干喜饮，但饮不多，舌质红干，脉虚数等。故用补益津气、清热和胃之方竹叶石膏汤调治。也可选用山药粥、茯苓粥、扁豆粥、八宝粥、百合粥、桑椹粥、竹叶粥、枸杞粥等食治的方法。

（二）温病瘥后诸证的调治

明清以来温病学说日趋完善，其中不少温病学专著对温病瘥后诸证的论述甚为详尽。如清代余霖的《疫疹一得》载"瘥后二十症"，何廉臣重订戴麟郊《广温疫论》时，曾新增温热遗证二十二条。嗣后，《通俗伤寒论》又发展温病瘥后为二十四证。现为便于临床应用，对温病瘥后诸证分为温热遗证和湿热遗证两大类。温热遗证又包括气血亏损证、气液两虚证、肺胃阴虚证；湿热遗证又包括余邪未净证、脾胃虚弱证。

1. 温热遗证

（1）气血亏损证：温病瘥后，邪热已除，脉静身凉，但临床表现面色少华，气弱倦怠，声音低怯，语不接续，舌质淡红，脉虚无力者，称为瘥后气血亏损证。治宜调补气血，可用集灵膏（《温热经纬》方）加减。

（2）气液两亏证：温病瘥后，证见精神萎顿，不饥不食，睡眠不酣，舌干少津者，称为瘥后气液两虚证。治宜益气养液，可选用薛氏参麦汤（《温热经纬》方）治之。

（3）肺胃阴虚证：温病瘥后，证见身热已退，干咳或稍有黏痰，口舌干燥而渴，或唇裂咽燥，舌红少苔或无苔者，称为瘥后肺胃阴虚证，多见于风热恢复期。若兼见大便秘结，可视为瘥后胃肠阴液不足。治宜滋阴养液法，可选用沙参麦门冬汤或益胃汤治疗。若肠燥便秘者，可服增液润肠之剂，或用蜜煎导法通便，切不可冒投苦寒攻下之剂。

2. 湿热遗证

湿热性质的温病病机虽有卫气营血之变化，但基本稽留于气分，以脾胃为病变中心。所以其瘥后诸证，仍然以脾胃证候为特点。

（1）余邪未尽证：湿热病后，胃气未醒，余邪未尽，蒙蔽清阳，导致脘闷不畅，饥而不欲食，舌苔薄白不甚垢腻等。治宜芳香醒胃，清涤余邪，可选薛氏五叶芦根汤（《温热经纬》方）治疗。

（2）脾胃虚弱证：湿热病后，外邪已解，但脾胃虚弱，运化失职，内湿复生，从而导致纳呆不化，四肢无力，大便溏薄，脉象虚弱，舌苔薄白，甚或肢体浮肿。治宜健脾和中，理气化湿，可选用参苓白术散或香砂六君子汤。

温病瘥后进行药物调补时，应该注意若正气虽虚而余邪未尽者，补益之中务必兼以祛邪。如果纯于补益，则余邪易于复燃，不利于疾病的康复。温病瘥后的饮食调理以节制为重，一般须在热退舌净无苔时，始可进食，先进清粥，后次进浓粥，再次进糜粥，切勿过食，酒肉之品尤当禁忌。温病瘥后食疗的具体处方也当辨证，如风温瘥后肺胃阴伤者可选用五汁饮（《温病条辨》方）、生地黄粥（《二如亭群芳谱》方）；湿温瘥后余邪未尽者，宜宣气醒胃，可选用山楂荷叶茶(《饮食疗法》方)、山楂绿豆汤(《百病饮食自疗》方);湿温瘥后脾胃虚弱者,宜补脾健胃,可选用参苓粥(《圣济总录》方)、山药粥(《饮膳正要》方)、薯蓣鸡子黄粥(《医学衷中参西录》十方)等。

　　一般瘥后病证的调理,除药物、饮食、针灸外,其起居调理、精神调摄对病体也是很重要的,为使人体正气恢复,尚可采用气功、按摩等其他疗法。

〔思考题〕

　　1.未病先防可以从哪些方面入手?

　　2.何谓传变? 阻遏疾病传变的要点有哪些?

　　3.简述瘥后患者的基本特点及调理原则。

第四篇　中医护理基本技能

第十七章　一般护理技术

〖本章学习目标〗

1. 掌握各种针刺方法、针刺意外的护理与预防，各种推拿手法及应用，灸法、拔罐法及刮痧法的应用。
2. 熟悉针刺法、推拿法、灸法、拔罐法及刮痧法的操作程序。
3. 了解针刺法、推拿法、灸法、拔罐法及刮痧法等各项操作的注意事项。

中医疗法是祖国医学的重要组成部分，它历史悠久，内容丰富，本章主要学习针灸法、推拿法、拔罐法、刮痧法等一般护理技术。这些疗法相对安全、操作简便、疗效好、见效快。

第一节　针刺法

针刺法是指用针刺激人体一定部位，从而疏通经络、行气活血、调节脏腑，起到扶正祛邪、防治疾病作用的一种治疗方法。常见的针刺法有毫针刺法、皮肤针法、皮内针法、水针法、耳针法、三棱针法等。

一、毫针刺法

（一）适应范围

适用于各种急、慢性病证。

（二）毫针的结构、规格、检修

1. 毫针的结构

大多由不锈钢丝制成，也有用金、银或合金材料的。毫针的结构从针尖下往上可分为五个部分：针尖、针身、针根、针柄、针尾。

2. 毫针的规格

主要以针身的直径和长度加以区别。临床上粗细以 0.32 ~ 0.38 mm，长短 25 ~ 75 mm(1 ~ 3 寸)最常用。

3. 毫针的检修

针尖不可有钩曲或卷毛，应圆而不钝，尖而不锐，形如松针；针身不可有锈蚀弯曲，应光滑挺直，坚韧而富有弹性。针根与针柄应连接牢固，不能有松动或剥蚀现象。针柄以金属缠绕紧密均匀为佳，不可过长或过短。

（三）针刺方法

1. 进针法

持针手称刺手，另一手称押手。

（1）单手进针法：只用刺手将针刺入穴位。以刺手拇指、食指夹持针柄，中指指端靠近穴位，指腹抵住针尖和针身下端，当拇、食指向下用力时，中指随之屈曲，针尖迅速刺透皮肤。或采用夹持针柄进针法、夹持针身进针法。

（2）双手进针法

1）指切进针法（图 17 - 1）：以押手拇指指甲端切按在穴位旁，刺手持针，紧靠押手指甲，将针刺入皮肤。适用于短针的进针，临床最常用。

2）夹持进针法（图 17 - 2）：以押手拇、食二指夹持消毒干棉球，夹住针身下端，将针尖对准所刺穴位，刺手捻动针柄，三指同时用力，将针刺入。适用于长针的进针。

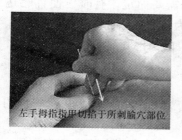

图 17 - 1　指切进针法

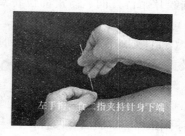

图 17 - 2　夹持进针法

3）提捏进针法（图 17 - 3）：以押手拇、食二指将针刺部位的皮肤捏起，刺手持针从捏起部的上端将针刺入。适用于皮肉浅薄部位的进针。

4）舒张进针法（图 17 - 4）：以押手拇、食二指将针刺部位的皮肤向两侧撑开绷紧，刺手将针从押手拇、食二指的中间刺入。适用于皮肤松弛或有皱纹部位（如腹部）的进针。

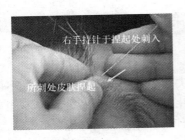

图 17 - 3　提捏进针法

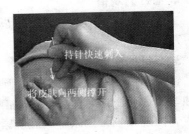

图 17 - 4　舒张进针法

2. 针刺的角度、方向和深度

（1）针刺的角度：是指进针时针身与所刺部位皮肤表面形成的夹角，主要依腧穴所在部位的解剖特点和治疗要求而定。分为：

1）直刺：针身与皮肤成90°角，垂直刺入，适用于人体大部分腧穴，可深刺或浅刺，尤其是肌肉丰厚的腰、臀、腹、四肢部位的腧穴。

2）斜刺：针身与皮肤成45°角，倾斜刺入，适用于骨骼边缘的腧穴，或内有重要脏器不宜深刺部位的腧穴。

3）横刺：又称平刺或沿皮刺。针身与皮肤成15°角，横向刺入，适用于皮肤特别浅薄的腧穴。

（2）针刺的方向：是指进针时和进针后针尖所朝的方向，简称针向。一般根据经脉循行方向、腧穴部位特点和治疗的需要而定。有时为使针感达到病所，可将针尖方向对准病痛部位。顺经而刺为补，逆经而刺为泻。

（3）针刺的深度：是指针身刺入腧穴部位的深浅程度。一般以既有针感又不及重要脏器为原则。

3. 行针与得气

（1）行针：又名运针，是指进针后为了使患者产生针刺感觉而施行的各种针刺手法。基本手法有两种：

1）提插法：及时提针与插针的结合应用，即针尖刺入腧穴一定深度后，施行上下进退的操作方法。

2）捻转法：是将针刺入腧穴一定深度后，用拇指与食指、中指夹持针柄作一前一后、左右交替旋转捻动的动作。

（2）针感：又称"得气"，是指针刺入腧穴后，针刺部位产生的酸、胀、重、麻等感觉，并从局部向一定方向传导，以及操作者针下的沉紧感。

4. 补泻手法

补法泛指能鼓舞人体正气，使低下的功能恢复旺盛的方法。泻法泛指能疏泄病邪，使亢进的功能恢复正常的方法。补泻效果的产生主要取决于机体的功能状态、腧穴的特性、针刺的手法。针刺手法是产生补泻作用的主要手段，一般轻刺激量为补，重刺激量为泻，中等刺激量为平补平泻。

（1）补法：进针慢而浅，提插、捻转幅度小，频率慢，用力轻，留针后不捻转，出针后多揉按针孔。多用于虚证。

（2）泻法：进针快而深，提插、捻转幅度大，频率快，用力重，留针时间长并反复捻转，出针后不揉按针孔。多用于实证。

（3）平补平泻：进针深浅适中，采用均匀的提插、捻转，幅度、频率中等，进针、出针用力均匀。适用于一般患者。

5. 留针与出针

（1）留针：使针留置穴内一定时间称留针。目的是加强针刺持续作用和便于继续进针。一般留针时间为 10～20 分钟。对一些顽固性、疼痛性、痉挛疾病，须增加留针时间，可延长至 1 小时到数小时，并间歇予以行针，保持一定刺激量，以增强疗效。

（2）出针：用左手持无菌干棉球按住针孔周围皮肤，右手持针柄轻微捻针，缓缓退至皮下，然后迅速拔出。出针后清点针数防止遗漏，患者稍休息后再活动。

（四）针刺意外的护理与预防

1. 晕针

在针刺过程中患者出现头晕目眩，面色苍白，胸闷心慌，恶心，甚至四肢厥冷，出冷汗，脉搏微弱或神志昏迷，血压下降，大便失禁等晕厥现象，称为晕针。

（1）原因：多见于初次接受治疗的患者，可因精神紧张、体质虚弱、过度劳累、饥饿，或大汗、大泻、大失血后，或体位不适，或操作者手法过重、刺激量过大而引起。

（2）护理：立即停止针刺，将针迅速取出。患者平卧，头部放低，松开衣带，注意保暖。清醒者给饮温开水或糖水，即可恢复。如已发生晕厥，用指掐或针刺急救穴，如人中、内关、素髎、足三里、灸百会、关元、气海等穴。若症状仍不缓解，可配合其他急救措施。

（3）预防：对初次接受针治者，要做好解释工作，解除恐惧、紧张心理；正确选取舒适持久的体位，尽量采取卧位，选穴宜少，手法要轻；对劳累、饥饿、大渴的患者，应嘱其休息、进食、饮水后再予针治；针刺过程中，应随时观察患者的神色，询问其感觉，有头晕心慌时应停止操作或起针，让患者卧床休息。此外，应注意室内空气流通，消除过冷、过热等因素。

2. 滞针

在针刺入腧穴后，操作者感觉针下涩滞，捻转、提插、出针均感困难，而患者则感觉疼痛的现象。

(1)原因：患者精神紧张，针刺后局部肌肉强烈挛缩，或因行针时捻转角度过大过快和持续单向捻转等，致肌纤维缠绕针身所致。

(2)护理：嘱患者消除紧张，使局部肌肉放松，操作者揉按穴位四周，或弹动针柄。如仍不能放松时，可在附近再刺一针，以宣散气血、缓解痉挛，将针起出。若因单向捻针而致者，需反向将针捻回。

(3)预防：对精神紧张及初诊者，应先做好解释工作，消除顾虑。进针时应避开肌腱，行针手法宜轻巧，捻转角度不宜过大过快，避免连续单向捻转。

3. 弯针

是指进针时或将针刺入腧穴后，针身在体内发生弯曲的现象。

(1)原因：进针手法不熟练，用力过猛过快；或针下碰到坚硬组织；或因患者在留针过程中改变体位；或因针柄受外力碰撞；或因滞针处理不当。

(2)护理：发生弯针后，切忌用力捻转、提插。应顺着针弯曲的方向将针慢慢退出，若患者体位改变，则应嘱患者恢复原来的体位，使局部肌肉放松，再行退针。

(3)预防：操作者手法要熟练，指力要轻巧，避免进针过猛、过速。患者的体位要舒适，留针期间不得随意变动体位。针刺部位和针柄不得受外物碰压。

4. 断针

又称折针，是指针体折断在人体内。

(1)原因：多由于针具质量差，或针身、针根有剥蚀损伤，术前疏于检查；或针刺时将针身全部刺入，行针时强力提插、捻转；或留针时患者体位改变；或遇弯针、滞针未及时正确处理，并强力抽拔；或因外物碰压。

(2)护理：嘱患者不要惊慌，保持原有体位，以免残段向深层陷入。若断针尚有部分露于皮肤之外，可用镊子或血管钳拔出。若断端与皮肤相平，可轻轻下压周围组织，使针体显露，再拔。若折断部分全部深入皮下，须在X线下定位，手术取出。

(3)预防：进针前仔细检查针具，不符合要求者剔除不用；针身不可全部刺入；避免过猛过强的捻转、提插；针刺和留针时患者不能随意更换体位；发生弯针、滞针时应及时处理，不可强行硬拔。

5. 血肿

是指针刺部位出现皮下出血而引起肿痛的现象。表现为出针后皮肤青紫或肿起，局部疼痛。

（1）原因：针尖弯曲带钩，使皮肉受损，或刺伤血管所致。

（2）护理：若微量皮下出血而出现小块青紫时，一般不必处理，可自行消退。若局部肿胀疼痛较剧，青紫面积大而且影响活动功能时，可先作冷敷止血后，再做热敷，促使瘀血消散吸收。

（3）预防：仔细检查针具，熟悉人体解剖部位，针刺时避开血管；针刺手法不宜过重，切忌强力搅针，并嘱患者不可随便移动体位。出针时立即用消毒干棉球揉按压迫针孔。容易出血的穴位有太阳穴、百会、合谷、面部穴位等。

6. 气胸

（1）原因：凡胸背部或锁骨上窝针刺过深或较大不当，均可能造成创伤性气胸。症状表现为胸闷、胸痛、咳嗽，重则呼吸困难、面色苍白、发绀、晕厥等，处理不当可造成死亡。

（2）护理：发现气胸后应立即报告医生，让患者卧床或半卧位休息，配合医生进行对症处理，如吸氧、输液、观察生命体征，必要时行胸腔穿刺抽气。

（3）预防：凡是胸背部或锁骨上窝腧穴均应浅刺或斜刺，切忌刺入过深。

7. 大出血

（1）原因：由于腧穴定位不正确，刺入较大动脉，如颈、腹腔、股动脉均可造成大出血。

（2）护理：立即用消毒纱布压迫出血部位，同时报告医生进行抢救，观察患者生命体征，必要时输液、输血。

（3）预防：进针时避开大血管处。

（五）针刺疗法操作程序

【目的】

解除或缓解各种急、慢性疾病症状。

【评估】

（1）核对医嘱、治疗卡、床号、姓名。

（2）评估患者的主要症状，发病部位，体质，针刺部位皮肤情况，心理状态。

（3）评估环境是否整洁、舒适、安静。

（4）评估无菌物品是否符合灭菌要求（灭菌日期、效果），毫针型号是否合适。

【计划】

（1）护士自身准备齐全。

（2）患者情绪稳定，进食，排空大、小便。

（3）用物准备：治疗盘内盛：毫针盒及毫针、无菌持物钳、无菌棉签、消毒剂、弯盘，必要时备浴巾、屏风。

(4)环境准备：整洁、舒适、安静。关好门窗，注意保护患者隐私，调节室温22℃~24℃。

【实施】

(1)备齐用物，携至床旁。对床号、姓名，核对治疗卡，做好解释工作。

(2)协助患者松开衣着，注意保暖，按针刺部位，取合理体位。

(3)根据病证，选择正确的穴位，先用拇指按压穴位，并询问患者有无感觉。

(4)消毒进针部位后，选取合适的毫针，同时检查针柄是否松动，针身和针尖是否弯曲或带钩，操作者消毒手指。

(5)根据针刺部位，选择相应的进针方法，正确进针。

(6)根据病情，选择正确的行针与补泻方法，患者局部产生酸、麻、重、肿等感觉，或向远处传导，即"得气"。得气后调节针感，一般留针10~20分钟。

(7)在针刺及留针过程中，密切观察患者有无晕针、滞针等情况。认真询问患者感觉，消除紧张心理，出现意外，紧急处理。

(8)出针：一般用左手拇、食指按住针孔周围皮肤，右手持针柄，边捻边退，迅速拔针，随即用无菌干棉签轻压针孔片刻。

(9)检查针数，防止遗漏。

(10)操作完毕，协助患者穿好衣裤，安置舒适卧位，整理床单位，清理用物，洗手，记录并签名。

【评价】

1.患者

体位合理，感觉舒适，针刺时得气快，症状改善。

2.护士

取穴准确，方法正确，操作熟练，无菌观念强；能说出注意事项；熟悉针刺意外的处理。

(六)注意事项

(1)患者在饥饿、疲劳、精神高度紧张时不宜进行针刺，体弱者(身体瘦弱、气血亏虚)不宜用强刺激。孕妇、妇女行经期尽量不采用针刺法。

(2)针刺时尽量取卧位，进针后立即盖好衣被，以防感冒。

(3)针刺时严格按无菌技术进行操作，一个穴位使用一枚针，防止交叉感染。

(4)针刺时应避开皮肤瘢痕、感染、溃疡、肿瘤部位，有自发出血倾向者不宜针刺。

（5）对胸、胁、腰、背脏腑所居之处的腧穴，以及眼区、项部、脊椎部的腧穴应严格掌握进针的深度、角度，以防止事故的发生。

（6）针刺过程中应随时观察患者全身状态有无不良反应。

二、皮肤针法

皮肤针又称"梅花针""七星针"，是用多支短针组成的、用来叩刺人体一定部位或穴位的一种针具。皮肤针由针盘和针柄组成，针盘下面散嵌着不锈钢短针。根据所嵌不锈钢短针的数目不同，可分别称为梅花针（五支针排成梅花形状）、七星针（七支针排成七星状）、罗汉针（十八支针）。

（一）适应范围

临床应用于痛证（头痛、胁痛、腰痛、背痛、肋间神经痛、痛经）、近视、视神经萎缩、失眠、高血压、感冒、咳嗽、急性扁桃体炎、慢性胃肠病、斑秃、顽癣等。

（二）皮肤针法操作程序

【目的】

减轻或改善头痛、胁痛、脊髓灰质炎后遗症等症状。

【评估】

（1）核对医嘱、治疗卡、床号、姓名。

（2）患者既往病史，体质状况，主要症状，发病原因，局部皮肤情况；患者对疾病的认识，心理状况。

（3）环境是否整洁、舒适、安静。

（4）用物是否齐全，适用，符合灭菌要求（灭菌日期，效果）。

【计划】

（1）护士自身准备齐全。

（2）患者取合理体位，松开衣着，暴露针刺部位，缓解紧张情绪。

（3）用物准备：治疗盘、无菌皮肤针、皮肤消毒剂、无菌棉签、弯盘。

（4）环境准备：根据季节关好门窗，调节室温。

【实施】

（1）备齐用物，携至床旁。对床号、姓名，核对治疗卡，做好解释工作。

（2）确定叩刺部位，进行皮肤消毒。

（3）检查针具后，手握针柄后段，示指直伸压在针柄中断，针尖端对准叩刺部位，使用手腕之力，将针尖垂直叩刺在皮肤上，并迅速提起，反复进行，一般每分钟70～90次。

（4）刺激的强度，根据患者体质、年龄、病情及叩刺部位的不同，分弱、中、强三种刺激强度。

1）弱刺激：用较轻腕力进行叩刺，以局部皮肤略有潮红，患者无疼痛为度。

2）强刺激：用较重的腕力进行叩刺，局部皮肤可见隐隐出血，患者有疼痛感觉。

3）中刺激：用力介于强弱两种叩刺之间，局部皮肤潮红，但无渗血，患者稍感疼痛。

（5）叩刺过程中，观察患者面色、表情、皮肤情况有无不适等。

（6）叩刺完毕，消毒局部皮肤，协助患者衣着，安排舒适体位，整理床单位。

（7）清理用物，做好记录。

【评价】

1. 患者

体位合理，感觉舒适，局部皮肤无异常反应，症状改善。

2. 护士

部位准确，方法正确，操作熟练，无菌观念强，熟悉注意事项。

（三）注意事项

（1）皮肤针应严格消毒或使用一次性皮肤针，局部皮肤在叩刺前后都应用75%乙醇消毒。

（2）皮肤针必须平齐、无钩毛。

（3）叩刺时动作轻捷，针尖垂直向下，以免造成患者疼痛。

（4）局部有溃疡、破损、瘢痕者不宜使用本法，急性传染性疾病和急腹症不适用本法。

（5）叩刺局部如有出血用75%乙醇消毒，并用无菌纱布包扎止血，防止感染。

三、皮内针法

皮内针法是用特制的小型针具固定于腧穴部位的皮内作较长时间留针的一种方法，又称"埋针法"。因为它能给皮肤以弱而长时间的刺激，可调整经络脏腑功能，达到防治疾病的目的。

针具有两种，麦粒型（又称颗粒型）和图钉型（揿钉型，针柄呈环形）。

针刺部位多以不妨碍正常的活动处腧穴为主，如背俞穴、四肢穴和耳穴等。

（一）适应范围

适用于某些需要久留针的经常发作的疼痛性疾病和久治不愈的顽固性疾病，如痛证（神经性头痛、牙痛、三叉神经痛、胃痛、胆绞痛、痛经）、神经衰弱、高血压、哮喘、痹症等。

（二）皮内针法操作程序

【目的】

减轻或缓解慢性顽固性疾病和经常发作的疼痛性疾病。

【评估】

（1）核对医嘱、治疗卡、床号、姓名。

（2）患者既往病史，主要症状，临床表现，局部皮肤情况；患者对疼痛的耐受程度；心理状况。

（3）环境是否整洁、舒适、安静。

（4）用物是否齐全，适用，符合灭菌要求（灭菌日期，效果）。

【计划】

（1）护士自身准备齐全。

（2）患者取合理体位，松开衣着，暴露针刺部位，缓解紧张情绪。

（3）用物准备：治疗盘、无菌针盒（皮内针）、皮肤消毒剂、无菌棉签、无菌镊子、胶布、弯盘。

（4）环境准备：根据季节关好门窗，调节室温。

【实施】

（1）备齐用物，携至床旁。对床号、姓名，核对治疗卡，做好解释工作。

（2）取合理体位，松开衣着，选定穴位，注意保暖。

（3）遵照医嘱，选择腧穴，消毒皮肤后实施埋针。

1）麦粒型：用镊子夹住针柄，对准腧穴，沿经络走行横向刺入 0.5～0.8 cm，用胶布顺着针身进入的方向将留在皮外的针柄固定。

2）图钉型：用镊子夹住针圈，针尖对准腧穴直接揿入，然后将留在皮肤上的环形针柄用胶布固定。也可将针圈贴在小块胶布上，手执胶布直压揿起所刺穴位。

（4）留针期间，每隔 4 小时左右用手指按压埋针部位，加强刺激，增进疗效。

（5）起针后，用干棉签按压针孔片刻，局部应作常规消毒，以防出血。

（6）操作完毕，协助患者穿衣，安排舒适体位，整理床单位，清理用物，做好记录并签名。

【评价】

1. 患者

体位合理，感觉舒适，局部皮肤无异常反应，症状改善。

2. 护士

部位准确，方法正确，操作熟练，无菌观念强；熟悉注意事项。

（三）注意事项

（1）埋针部位适宜。关节附近不可埋针，因活动时会疼痛。胸腹部因呼吸时会活动，亦不宜埋针。

（2）埋针后，如患者感觉疼痛或妨碍肢体活动时，应将针取出，改选穴位重埋。

（3）严格无菌技术，埋针后针处不可浸水，根据病情决定留针时间的长短，一般 3～5 天，最长可达 7 天。夏天为防止感染，以 1～2 天为好，以防感染。

四、水针法

水针法也称穴位注射或穴位封闭，是将水剂药物注入穴位，以防治疾病的一种疗法。它是将针刺对经络、腧穴的反应和药物对人体的作用相结合在一起发挥综合作用。

（一）适应范围

凡是针灸治疗的适应证大部分均可采用本法，如痹症、腰腿痛、慢性鼻炎、斑秃等。

（二）水针（穴位注射）法操作程序

【目的】

解除或缓解急、慢性疾病症状。

【评估】

（1）核对医嘱、治疗卡、床号、姓名、药物。

（2）患者体质状况，发病部位，主要症状，局部皮肤情况；患者心理状态，有无药物过敏史等。

（3）环境是否整洁、舒适、安静。

（4）用物是否齐全，适用，符合灭菌要求（灭菌日期、效果）。

【计划】

（1）护士自身准备齐全。

（2）患者进食，缓解紧张情绪。取合理体位。

（3）用物准备：治疗盘、无菌持物钳、皮肤消毒剂、一次性无菌注射器、无菌棉签、无菌纱布、药液、砂轮、无菌巾、弯盘。

（4）铺无菌盘，抽吸药液后置无菌盘内。

（5）环境准备：整洁、符合无菌操作要求。

【实施】

（1）备齐用物，携至床旁，查对床号、姓名。核对治疗卡，作好解释。

（2）协助患者松解衣着，按注射部位取合适体位，注意保暖。

（3）再次核对，根据医嘱确定注射穴位，常规消毒局部皮肤。

（4）术者手持注射器（排除空气），另一手绷紧患者皮肤，针尖对准穴位迅速刺入皮下，用针刺手法将针身刺至一定深度，并上下提插，得气后若回抽无血，即将药液缓慢注入。如所用药量较多，可推入部分药液后，将针头稍微提起再注入余药。

（5）在注射过程中，密切观察患者病情，有无晕针、弯针、折针、药物过敏反应等情况，出现意外紧急处理。

（6）注射完毕快速拔针，用无菌干棉签按压针孔，再次核对。

（7）协助患者穿衣，置舒适体位，整理床单位，清理用物，作好记录。

【评价】

1. 患者

体位合理，感觉舒适，针刺时得气快，症状改善。

2. 护士

取穴准确，方法正确，操作熟练，坚持查对制度，无菌观念强；熟悉注意事项及意外情况的处理。

（三）注意事项

（1）严格无菌操作，防止感染；防止晕针、弯针、滞针情况的发生。

（2）治疗时应对患者说明治疗特点和注射后的正常反应。如注射后局部可能有酸胀感，48 小时内局部有轻度不适，有时持续时间较长，但一般不超过1 日。

（3）注意药物的性能、药理作用、不良反应、剂量、有效期、配伍禁忌、过敏反应等。需做过敏试验的药物必须先做皮试后再行穴位注射。不良反应大或刺激性强的药物不宜做穴位注射。

（4）药液不可注入血管、关节腔、脊髓腔、胸腔内，以免造成不良后果。

（5）孕妇的下腹部、腰骶部和合谷、三阴交穴等禁用，以免造成流产。年老体弱者选穴宜少，药液剂量酌减。

五、耳针法

耳针是用针刺或其他方法刺激耳郭穴位或反应点，以防治疾病的方法。

（一）耳郭与耳穴

1. 耳郭

"耳为宗脉之海"，耳郭与人体各部分存在一定的生理关系。当人体某一脏腑或部位发生病变时，可以在耳郭的相应部位出现异常反应，表现为皮肤色泽、形态、压痛敏感及电特性等改变。因此，不仅可以用来辅助诊断疾病，还可以通过刺激这些反应点来防治疾病。耳郭表面解剖名称见图17-5。

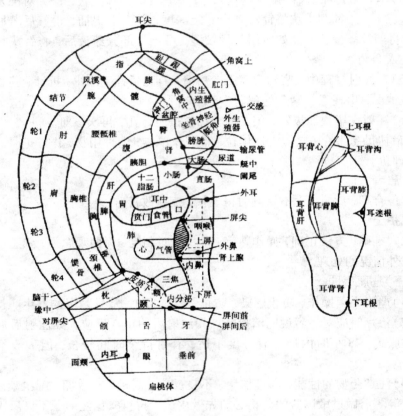

图 17-5　耳郭表面解剖名称

2. 耳穴的分布

耳穴的分布是有一定规律的，一般来说，与身体各部相对应的耳穴在耳郭的分布像一个倒置的胎儿，头部朝下，臀部朝上。其分布规律是：与头部相应的穴位在耳垂或耳垂邻近；与上肢相应的耳穴在耳舟；与躯干和下肢相应的穴位在对耳轮和对耳轮上、下脚；与内脏相应的穴位多集中在耳甲艇和耳甲腔；

消化道在耳郭脚周围排列。

3. 常用耳穴的定位与主治

常用耳穴的定位与主治见表 17 - 1。

表 17 - 1　常用耳穴的定位与主治

解剖部位	穴名	定位	主治
耳舟部	腕	平耳轮结节突起处的耳舟部	腕部扭伤、肿痛
	肘	在腕与肩穴之间	肘痹
	肩	与屏上切迹同水平的耳舟部	肩痹
对耳轮上脚部	踝	在对耳轮上脚的内上角	踝关节炎、踝部扭挫伤
	膝	在对耳轮上脚的起始部	膝关节炎
对耳轮下脚部	臀	在对耳轮下脚外 1/2 处	坐骨神经痛
	坐骨	在对耳轮下脚内 1/2 处	坐骨神经痛
三角窝	神门	在三角窝的外 1/3 处，对耳轮上、下脚交叉之前	失眠、多梦、健忘、眩晕、荨麻疹、各种痛证
耳屏部	屏尖	在耳屏上部隆起的尖端	发热、牙痛
	肾上腺	在耳屏下部隆起的尖端	低血压、风湿、眩晕、腮腺炎、哮喘
对耳屏部	皮质下	在对耳屏的内侧面	失眠、多梦、痛症、哮喘、眩晕、耳鸣
屏间切迹部	目 1	在屏间切迹前下方	青光眼、近视眼
	目 2	在屏间切迹后下方	屈光不正、外眼炎症
	屏间（内分泌）	在屏间切迹内耳甲腔底部	生殖器功能失调、更年期综合征、皮肤病
耳轮脚周围部	胃	在耳轮脚消失处	胃痛、呃逆、呕吐、消化不良、胃溃疡、失眠
	十二指肠	在耳轮脚上方外 1/3 处	胆道疾病、十二指肠溃疡
	小肠	在耳轮脚上方中 1/3 处	消化不良、心悸
耳甲艇部	肾	在对耳轮下脚的下缘，小肠穴直上方	泌尿、生殖、妇科疾病，腰痛、耳鸣、失眠
	肝	胃、十二指肠穴的后方	肝气郁滞、眼病、胁痛、月经不调、痛经

解剖部位	穴名	定 位	主 治
耳甲腔部	脾	在肝穴下方，耳甲腔的外上方	消化不良、腹胀、慢性腹泻、胃痛、口腔炎、崩漏、血液病
	心	在耳甲腔中心最凹陷处	心血管系统疾病、中暑、急惊风
	肺	心穴的上、下、外三面	呼吸系统疾病、皮肤病、感冒
耳轮部	耳尖	将耳轮向耳屏对折时，耳郭上尖端处	发热、高血压、目赤肿痛、麦粒肿
耳垂部	升压点	在屏间切迹下方	低血压、虚脱
	牙痛点 1	在耳垂 1 区的外下角	拔牙、牙痛
	牙痛点 2	在耳垂 4 区的中央	拔牙、牙痛
	眼	在耳垂 5 区中央	急性结膜炎、电光性眼炎、近视
耳郭背面部	降压沟	在耳郭背面，由内上方斜向外下方行走的凹沟里	高血压

（二）适应范围

耳针适用于临床各种急、慢性疾病的辅助治疗。常用于疼痛性疾病、炎性疾病及传染病、内分泌代谢紊乱性疾病、功能紊乱和变态反应性疾病等。

（三）耳针法操作程序

【目的】

解除或缓解各种急、慢性疾病症状。

【评估】

（1）核对医嘱、治疗卡、床号、姓名、药物。

（2）患者主要症状，临床表现及既往史，局部皮肤情况；女性患者的生育史，有无流产史，当前是否妊娠；对疼痛的耐受程度；心理状况。

（3）环境是否整洁、舒适、安静。

（4）用物是否齐全适用。

【计划】

（1）护士自身准备齐全。

（2）患者取合理体位，缓解紧张情绪。

（3）用物准备：治疗盘、针盒（短毫针等）或菜籽等、皮肤消毒剂、棉球、棉签、镊子、探棒、胶布、弯盘。

（4）环境准备：整洁、符合操作要求。

【实施】

（1）备齐用物，携至床旁，查对床号、姓名。核对治疗卡，作好解释。

（2）遵照医嘱，选择耳穴部位并探查耳穴。

（3）体位合理舒适，严格消毒，消毒范围视耳郭大小而定。

（4）一手固定耳郭，另一手进针，其深度以刺入软骨，但不透过对侧皮肤为度。

（5）为使局部达到持续刺激，临床多采用菜籽、王不留行籽、磁珠等物，附在耳穴部位，以小方块胶布固定，俗称"埋豆"。留埋期间，嘱患者用手定时按压，进行压迫刺激，以加强疗效。

（6）起针后用无菌干棉球按压针孔片刻，以防出血。用皮肤消毒剂消毒，预防感染。

（7）操作完毕，安排舒适体位，整理床单位。

（8）清理用物，做好记录并签名。

【评价】

1. 患者

体位合理，感觉舒适，局部皮肤无异常反应，症状改善。

2. 护士

部位准确，方法正确，操作熟练，无菌观念强；熟悉注意事项。

（四）注意事项及护理

（1）严格消毒，防止感染：如见针孔发红，患者又觉耳郭胀痛，有轻度感染时，应及时用2%碘酒涂擦或口服消炎药，以防引起耳郭化脓性软骨膜炎。耳郭冻伤或有炎症的部位禁针。

（2）有习惯性流产史的孕妇禁用耳针。年老体弱、严重贫血、过度疲劳的患者，耳针应慎用或暂不用。

（3）耳针亦可发生晕针，应注意预防和及时处理。

（4）对肢体活动障碍或扭伤的患者，在留针期间，应配合适当的肢体活动和功能锻炼，或在局部按摩、加灸，有助于提高疗效。

六、三棱针法

三棱针古称"锋针"，是一种常用的放血工具，用来刺破人体的一定部位，放出少量血液，达到治疗疾病的目的，古人称之为"刺血络"或"刺络"，今有人称之为"放血疗法"。

（一）适应范围

临床常用于昏厥、高热、中暑、头痛、中风闭证、急性咽喉肿痛、目赤红肿、顽癣、疖肿、丹毒等。

（二）三棱针法操作程序

【目的】

通过放出少量血液达到治疗疾病的目的。

【评估】

（1）核对医嘱、治疗卡、床号、姓名、药物。

（2）患者体质状况，发病部位，主要症状，局部皮肤情况；对疼痛的耐受程度；患者心理状态。

（3）环境是否整洁、舒适、安静。

（4）用物是否齐全，适用，符合灭菌要求。

【计划】

（1）护士自身准备齐全。

（2）患者取合理体位，松开衣着，暴露针刺部位，缓解紧张情绪。

（3）用物准备：治疗盘、无菌针盒（内装三棱针或小尖刀）、皮肤消毒剂、无菌棉签、无菌棉球、无菌镊子、弯盘。

（4）环境准备：根据季节关好门窗，调节室温。

【实施】

（1）备齐用物，携至床旁。对床号、姓名，核对治疗卡，做好解释工作。

（2）取合理体位，松开衣着，选定穴位，注意保暖。

（3）遵照医嘱，选择腧穴，消毒皮肤。

1）点刺法：针刺前，在预定针刺部位上下用左右拇指向针刺处推按，使血液积聚于针刺部位，继而用2%碘酒棉球消毒，再用75%乙醇棉球脱碘，针刺时左手拇、食、中三指夹紧被刺部位，右手持针，用拇、食两指捏住针柄。中指指腹紧靠针身下端，针尖露出3~5 mm，对准已消毒的部位，刺入3~5 mm深，随即将针迅速退出。轻轻挤压针孔周围，使出血少许，然后用消毒棉球按压针孔。此法多用于四肢末端放血，如十宣、十二井穴和耳尖等穴。

2）散刺法：又叫豹纹刺，是对病变局部周围进行点刺的一种方法。根据病变部位大小的不同，可刺10~20针，由病变外缘环形向中心点刺，以促使瘀血或水肿的排除，达到祛瘀生新、通经活络的目的。此法多由于局部瘀血、血肿或水肿、顽癣等。

3）刺络法：先用止血带结扎在针刺部位上端（近心端），然后消毒。针刺时，左手拇指压在被针刺部位下端，右手持三棱针对准针刺部位的静脉，刺入脉中立即将针退出，使其流出少量血液，出血停止后，再用消毒棉球按压针孔。在其出血时，也可轻轻按压静脉上端，以助瘀血外出，毒邪得泻。此法多用于曲泽、委中等穴，治疗急性吐泻、中暑发热等。

（4）操作完毕，安排舒适体位，整理床单位。

（5）清理用物，作好记录并签名。

【评价】

1. 患者

体位合理，感觉舒适，局部皮肤无异常反应，症状改善。

2. 护士

部位准确，方法正确，操作熟练，无菌观念强，熟悉注意事项。

（三）注意事项

（1）对患者要做必要的解释工作，以消除其思想上的顾虑。

（2）操作时手法宜轻、稳、准、快，不可用力过猛，防止刺入过深，创伤过大，损害其他组织，更不可伤及动脉。

（3）注意严格消毒，防止感染。

（4）对体弱、贫血、低血压、妇女怀孕和产后等，均要慎重使用。凡有出血倾向和血管瘤的患者，不宜使用本法。

（5）三棱针刺激较强，治疗过程中患者体位要舒适，谨防晕针。

（6）每日或隔日治疗 1 次，1~3 次为 1 疗程，出血量多者，每周 1~2 次。一般每次出血量以数滴至 3~5 mL 为宜。

七、针刺疗法

针刺疗法，是以中医学基本理论为指导，通过针刺对腧穴的刺激，以疏通经气，恢复、调节人体脏腑气血的正常功能，使阴阳归于相对平衡，从而达到防治各种病症的目的。

（一）配穴处方原则

1. 近部取穴

是指选取病痛（包括"阿是穴"）所在部位或邻近部位的腧穴，这是因为腧穴普遍具有近治作用，应用广泛，适用于各种急慢性疾病。如鼻病取迎香穴等。

2. 远部取穴

是指选取距离病痛较远处部位的腧穴，特别是在十二经肘膝以下的部位。这是因为腧穴具有远治作用，应用亦非常广泛，具体有循经取穴、表里经取穴或其他相关经取穴等。如面部疾患取合谷，胃脘痛可选足阳明胃经的足三里（本经腧穴），同时可选足太阴脾经的公孙（表里经腧穴），必要时还可选取内关（其他相关经腧穴）等。

3. 随证取穴

亦名"对症取穴"或"辨证取穴"，是指针对全身症状或疾病的病因病机而选取腧穴。如高热取大椎；治虚脱证取气海、关元；治昏迷取水沟等。

上述取穴原则在临床上除可单独应用外，还常相互配合应用。例如，治疗哮喘实证，可选取膻中、中府、尺泽、列缺，其中取中府为近部取穴，取尺泽、列缺为远部取穴，取膻中为随证取穴。

（二）常见病证治疗

常见病针刺治疗见表17－2。

表17－2　常见病针刺治疗

病　证	选穴与治法	备　注
牙痛	合谷、下关、颊车，实热加内庭，虚热加太溪	太溪用补法
咽痛	少商、尺泽、合谷、内庭、关冲	少商、关冲点刺出血
鼻	上星、印堂、合谷，肺热加少商，胃热加内庭	
耳鸣、耳聋	翳风、听会、中渚、侠溪，肝胆火盛加太冲，外邪侵袭加合谷，肾虚加肾俞、关元、太溪	
落枕	大椎、天柱、肩外俞、后溪、悬钟	针后加灸
胃下垂	气海、关元、中脘、足三里、脾俞	加灸
胁痛	期门、支沟、内关、行间，实证加太冲，虚证加肝俞	
乳痈	肩井、膻中、期门、少泽、足三里、太冲	
乳少	膻中、合谷、外关、少泽，肝郁加行间，体虚加足三里	
崩漏	关元、气海、脾俞、三阴交、足三里、隐白	针用补法
带下	气海、三阴交，湿热者加行间、阴陵泉，寒湿者加关元、足三里，湿热用泻法，寒湿用补法	
阳痿	关元、命门、肾俞、太溪、中极、三阴交、阴陵泉、次髎	
疳积	四缝、足三里	
风疹	曲池、合谷、血海、委中、膈俞、风门	针用泻法
遗尿	中极、关元、三阴交、肾俞	
便秘	大肠俞、天枢，热结配合谷、曲池，气滞配气海，气血虚配气海、足三里、阴陵泉，寒秘加灸胃俞、神阙	

病　证	选穴与治法	备　注
高热	大椎、曲池、合谷、少商，神昏取人中、十宣，烦躁取印堂、神门	少商穴可点刺出血
晕厥	人中、合谷、足三里、中冲、百会、气海	补法，百会用灸法

第二节　推拿疗法

推拿，又称"按摩"、"按蹻"、"乔摩"，属中医外治法之一。中医推拿是指在中医基础理论(尤其是经络腧穴学说)指导下，根据病情，运用各种手法作用于人体体表特定部位或穴位上，以调节机体生理、病理状态，从而达到防治疾病目的的一种方法。推拿疗法具有疏通经络、滑利关节、舒经整复、活血祛瘀、调整脏腑气血功能、增强人体抗病能力等作用。推拿疗法又有不受设备、器械等条件限制，不干扰或影响人体正常的生理活动等特点。

一、常用推拿手法

用手或肢体其他部分，按各种特定的规范化动作，在体表操作的方法，称为推拿手法。手法是推拿治病的主要手段，其基本要求是：持久、有力、均匀、柔和。根据手法的动作形态，推拿手法分为以下几类：

1. 一指禅推法

用拇指指腹或指端着力于推拿部位，腕部放松，沉肩、垂肘、悬腕，肘关节略低于手腕，以肘部为支点，前臂做主动摆动，带动腕部摆动和拇指关节做屈伸活动。手法频率每分钟120～160次，压力、频率、摆动幅度要均匀，动作要灵活，操作时要求患者有透热感。本法接触面积较小，但深透度大，常用于头面、胸腹及四肢等处。

2. 滚法

是以小指掌指关节背侧附着在一定部位，以肘部为支点，前臂做主动摆动，带动腕部做伸屈和前臂旋转的复合运动。注意压力、频率、摆动幅度要均匀，动作要协调而有节律。本法压力大，接触面也较大，适应于肩背、腰臀及四肢等肌肉较丰厚的部位。

3. 推法

用指、掌或肘部着力于一定部位上，进行单方向的直线摩擦。用指称指推法，用掌称掌推法，用肘称肘推法。操作时指、掌、肘要紧贴体表，用力要稳，

中医护理学

速度缓慢而均匀以能使肌肤深层透热而不擦伤皮肤为度。此法可在人体各部位使用。

4. 揉法

用手掌大鱼际或掌根或手指指腹吸定于一定部位或穴位上，腕部放松，以肘部为支点，前臂做主动摆动，带动腕部和手指做轻柔缓和的摆动。操作时压力要轻柔，动作要协调而有节律，一般速度每分钟120～160次。本法刺激量小，适用于全身各部位。

5. 摩法

用手掌掌面或食、中、无名指指腹附着于一定部位或穴位，以腕关节为中心，连同前臂或掌、指做节律性的环旋运动。操作时肘关节自然弯曲，腕部放松，掌指自然伸直，动作要缓和而协调，频率每分钟120次左右。本法刺激轻柔缓和，常用于胸腹、胁肋部位。

6. 擦法

又称平推法，是用手掌大鱼际、掌根或小鱼际附着在一定部位，进行直线来回摩擦，使局部皮肤微红为度。操作时腕关节伸直，手指自然伸开，整个指掌要贴在患者体表的治疗部位，以肩关节为支点，上臂主动带动手掌做前后或上下往返移动，向掌下的压力不宜太大，但推动的幅度要大。动作要均匀连续，呼吸自然，不可屏气，频率每分钟100～120次。其中以小鱼际及手掌尺侧着力者称侧擦法；用大鱼际着力的称鱼际擦法；以全掌着力的称掌擦法。本法适应于胸腹、肩背、腰臀及四肢。

7. 拿法

捏提起谓之拿，即用拇指与食、中两指或用拇指与其余四指相对用力，在一定部位或穴位上进行节律性地提捏。操作时用劲要由轻而重，不可突然用力，动作要和缓而有连贯性。临床常配合其他手法使用于颈项、肩背、腹部和四肢等部位。

8. 搓法

用双手掌面夹住一定部位，相对用力做快速搓揉，同时做上下往返移动。操作时双手用力要对称，搓动要快，移动要慢。手法由轻到重，再由重到轻，由慢到快，再由快到慢。适应于腰背、胁肋及四肢部位，以上肢部最为常用，一般作为推拿治疗的结束手法。

9. 抹法

用单手或双手拇指指腹紧贴皮肤，做上下或左右往返移动。操作时用力要轻而不浮，重而不滞。本法适应于头面及颈项部。

10. 抖法

用双手握住患者的上肢或下肢远端，用力做连续的小幅度的上下颤动。操作时颤动幅度要小，频率要快。本法可适应于四肢部，以上肢为常用。临床上常与搓法配合，作为治疗的结束手法。

11. 振法

用手指或手掌着力于体表，前臂和手部的肌肉强力地静止性用力，产生震颤动作。用手指着力称指震法，用手掌着力称掌震法。操作时力量要集中在指端或手掌上，震动的频率越高，着力越重。此法多用于单手操作，也可双手同时进行。适应于全身各部位和穴位。

12. 按法

用拇指端或指腹按压体表，称指按法。用单掌或双掌，也可用双掌重叠按压体表，称掌按法。操作时着力部位要紧贴体表，不可移动，用力要由轻而重，不可用暴力猛然按压。按法在临床上常与揉法结合应用，组成"揉按"复合手法。指按法适用于全身各部位，掌按法适应于腰背部及腹部。

13. 点法

有拇指点和屈指点两种。拇指点是用拇指端点压体表。屈指点有屈拇指，用拇指指间关节桡侧点压体表，或屈食指，用食指近侧指间关节点压体表。本法作用面积小、刺激量大，常用在肌肉较薄的骨缝处。

14. 捏法

用拇指与食、中两指或拇指与其余四指将患处皮肤、肌肉、肌腱捏起，相对用力挤压。操作时要循序而下，均匀而有节律。此法适应于头部、颈项部、肩背及四肢。

15. 拍法

用虚掌拍打体表，称拍法。操作时手指自然并拢，掌指关节微屈，平稳而有节奏地拍打患部。拍法适应于肩背、腰臀及下肢部。

16. 弹法

用一手指指腹紧压住另一手指指甲，受压手指端用力弹出，连续弹击治疗部位。操作时弹击力要均匀，频率为每分钟 120～160 次。此法可用于全身各部，尤以头面、颈项部最为常用。

二、推拿疗法的应用

推拿疗法适应范围相当广泛，可应用于各科疾病。如内科中的感冒、哮喘、胃痛、腹泻、便秘、失眠、瘫痪等；外科手术后的粘连；妇科中的痛经；儿科中的消化不良、小儿麻痹后遗症、泄泻、遗尿等；五官科中假性近视、慢性鼻炎、耳鸣等；伤科中的腰椎间盘突出症、颈椎病、软组织急性扭挫伤、慢性劳损、骨质增生、骨折及关节脱位的恢复期等。尤其对骨伤科疾患及各种疼痛性疾病更有显著疗效。

（一）失眠

1. 取穴

睛明、印堂、攒竹、鱼腰、太阳、迎香、风池、百会、神门、足三里。

2. 手法

按法、推法、摩法、揉法、一指禅推法。

3. 操作

（1）患者仰卧位，操作者坐于患者头部前方，用按法和揉法在睛明穴治疗5～6遍，再用一指禅推法从印堂向两侧沿眉弓至太阳穴往返5～10遍，并点按印堂、攒竹、鱼腰、太阳等穴位。操作者用指推法从印堂向下沿鼻两侧至迎香，再沿颧骨至耳前听宫穴，往返2～3遍。操作者用指推法从印堂穴沿眉弓向两侧推至太阳穴，往返3～4遍；再搓推脑后及颈部两侧，并点按两侧风池穴，往返2～3遍；最后点按百会、双侧神门及足三里穴。治疗约10分钟。

（2）患者仰卧位，术者按顺时针方向摩腹，并点按中脘、气海、关元穴，治疗约6分钟。

（二）便秘

1. 取穴

中脘、天枢、大横、关元、肝俞、脾俞、胃俞、肾俞、大肠俞、长强穴等。

2. 手法

按法、摩法、揉法、一指禅推法。

3. 操作

（1）患者仰卧位，术者用一指禅推法在中脘、天枢、大横穴位处治疗，每穴约1分钟；然后按顺时针方向摩腹10分钟。

（2）患者俯卧位，用一指禅推法沿脊柱两侧从肝俞由上而下进行往返治疗3～4遍；再用按、揉、摩法在肾俞、大肠俞、八髎、长强等穴处治疗，往返2～3遍，治疗约5分钟。

（三）腹胀

1. 取穴

中脘、天枢、脾俞、胃俞、肾俞、大肠俞等穴。

2. 手法

按法、推法、揉法、摩法。

3. 操作

（1）患者仰卧位，术者用摩法在腹部沿升结肠、横结肠、降结肠顺序推摩 3 分钟，并在腹部做环形摩法 3 分钟；按中脘、天枢及双侧足三里约 1 分钟。

（2）患者俯卧位，按两侧脾俞、胃俞、大肠俞，用掌推法沿腰际两侧轻轻操作 2 分钟。

（四）胃痛

1. 取穴

中脘、气海、天枢、足三里、肝俞、脾俞、胃俞、肩井、手三里、内关、合谷及两胁部穴位。

2. 手法

按法、拿法、揉法、摩法、一指禅推法、搓法。

3. 操作

（1）患者仰卧位，术者坐于患者右侧，先用一指禅推法、摩法在胃脘部治疗，使热量渗透于胃腑；然后按揉中脘、气海、天枢等穴，配合按揉足三里，治疗约 1 分钟。

（2）患者俯卧位，用一指禅推法，从背部脊柱两旁沿膀胱经顺序而下至三焦俞，往返 4～5 遍；然后按揉肝俞、脾俞、胃俞、三焦俞，治疗约 5 分钟。

（3）患者坐位，拿肩井，循臂肘而下 3～4 遍，在手三里、内关、合谷等穴做强刺激；然后再搓肩臂及两胁部，由上而下往返 4～5 遍，治疗 5 分钟。

（五）牙痛

1. 取穴

合谷、颊车、内庭、下关等穴。

2. 手法

一指禅推法、掐法、揉法。

3. 操作

患者坐位，在颊车、下关穴处用一指禅推法治疗 3～4 分钟；再结合掐、揉合谷、内庭，治疗 3～4 分钟。

（六）头痛

1. 取穴

印堂、头维、太阳、鱼腰、百会、风池、风府、天柱等穴。

2. 手法

一指禅推法、按法、揉法、拿法。

3. 操作

患者坐位，用一指禅推法从印堂向上沿前额发际至头维、太阳，往返 3～4

遍,并配合按揉印堂、鱼腰、太阳、百会等穴;再用拿法从头顶至风池,往返4
~5遍;最后用弹法从前发际至后发际及头两侧,往返2~3遍,时间约为5
分钟。

(七)小儿疳积

1. 取穴

脾俞、胃俞、肾俞、中脘、天枢、足三里等穴。

2. 手法

一指禅推法、捏法、揉法、推法。

3. 操作

(1)患儿仰卧,轻揉中脘、天枢、足三里穴各1分钟。

(2)患儿取俯卧位,用一指揉法在脾俞、胃俞、肾俞各轻揉1分钟。术者以
双手拇指在前,食指屈曲在后,余下三指自然屈曲。自患儿长强穴提捏起皮
肤,双拇、食指交替向前推捏皮肤至大椎穴,推至肾俞、胃俞、脾俞时,分别稍
用力,迅速上提皮肤,使椎节发出响声。自下而上推运一遍,即自大椎向长强
用掌或指揉法,轻揉一遍,共推3~6次。

三、推拿疗法操作程序

【目的】

缓解或解除各种虚寒性病症;预防疾病,保健强身。

【评估】

(1)评估患者当前主要症状,发病部位及原因,判断是否适合推拿疗法。

(2)评估患者的体质及按摩部位皮肤情况。

(3)患者情绪是否稳定,是否愿意接受该疗法。

(4)环境是否清洁、舒适、安静。

【计划】

(1)护士自身准备齐全。

(2)患者情绪稳定,按摩部位皮肤无破损等。

(3)用物准备:治疗巾、必要时备屏风。

(4)环境准备:注意保护患者隐私,关好门窗、调节室温至22℃~24℃。

【实施】

(1)备齐用物,携至床旁。核对床号姓名。再次核对治疗卡,向患者讲明
推拿疗法的作用、方法,以取得合作。

(2)根据按摩部位协助患者取合适体位。暴露按摩部位,冬季注意保暖。

(3)根据患者的症状、发病部位、年龄及耐受性准确取穴,并运用适宜的

手法,每次 15 ~ 30 分钟。

(4)在操作过程中观察患者对手法的反应和感觉,若有不适,应及时调整手法或停止操作。

(5)操作后协助患者穿好衣服,安排舒适体位,整理床单位。

(6)清理用物洗手,必要时记录。

【评价】

1. 患者

体位合理,感觉舒适,症状改善。

2. 护士

推拿部位准确,手法正确,用力均匀,操作熟练,熟悉注意事项。

四、推拿疗法注意事项

(1)室内空气新鲜,温度适宜,冬季做好保温,以免受凉。

(2)做好解释工作,消除患者紧张心理,取得患者配合,安排舒适而便于操作的体位。

(3)根据患者的年龄、性别、病情、病位选取相应的部位,采用合适的体位和手法,以患者舒适、不易疲劳、操作方便为宜。治疗中注意保暖,避免受凉。

(4)操作前应修剪指甲,以防损伤患者皮肤,在行腹、腰部推拿前,嘱患者排空大小便。

(5)操作时手法用力要均匀、柔和、有力、持久,禁用暴力,以防组织损伤。为减少阻力或提高疗效,操作者手上可蘸水、滑石粉、液状石蜡、姜汁、酒等。

(6)妇女月经期和孕妇的腹部和腰骶部禁止按摩。皮肤破损处、瘢痕、严重皮肤病等部位及急性炎症、结核病、严重心脏病、出血性疾病、恶性肿瘤、急性传染病禁用此疗法。

(7)术中仔细观察患者的情况,如出现头晕目眩、恶心、自汗等反应,应立即停止推拿,并做好相应处理。

(8)推拿疗法一般每次 15 ~ 30 分钟,每 10 天为一疗程。

第三节　灸　法

灸法是借灸火的热力以及药物的作用,给人体以温热性刺激,通过经络腧穴的作用,以达到治疗疾病、预防保健目的的一种外治方法。

施灸的材料很多,但以艾叶制所的艾绒为主。艾绒气味芳香,易燃,热力温和，用作灸料，具有疏风解表、温经通络、祛湿逐寒、消肿散结、回阳固脱及防病保健的作用。

一、灸法的应用

(一)灸法常用的适应证

灸法的适应证很广泛，各科都有它的主治病症。根据灸法的特点，其适应证以虚证、寒证和阴证为主，适用于慢性疾病，以及阳气不足之证。

(1)寒凝血滞，经络痹阻引起的风寒湿痹、痛经、经闭、寒疝、腹痛等证。

(2)外感风寒表证及中焦虚寒呕吐、泄泻等。

(3)脾肾阳虚之久泄、久痢、遗尿、遗精、阳痿、早泄。

(4)阳气虚脱而出现的大汗淋漓、四肢厥冷、脉微欲绝的虚脱证。

(5)中气不足、气虚下陷之内脏脱垂、阴挺、脱肛、崩漏日久不愈等。

(6)外科疾患，如疮疡初起，疖肿未化脓者，疮疡溃久不愈等。

另外，还可以用来治疗一部分热证，如喉痹，眩晕等。

(二)灸法的禁忌证

(1)不宜在风雨雷电、奇寒盛暑、极度疲劳、情绪不安、大汗淋漓、妇女经期之际施灸。

(2)临床上凡属阴虚阳亢、邪实内闭及热毒炽盛等病证，如有些传染病、高热、昏迷、抽风期间，或极度衰竭、形瘦骨立、呈恶液质之垂危状态，自身已无调节能力者，不宜施灸。

(3)对颜面五官、阴部、大血管分布等部位不宜选用直接灸法，对于妊娠妇女的腹部及腰骶部不宜施灸。

(4)关于禁灸穴位，选用时应从实际出发，不必拘泥。

二、灸法的操作程序

【目的】

(1)解除和缓解各种虚寒性病证。

(2)预防疾病，保健强身。

【评估】

(1)评估患者体质及艾灸处皮肤情况。

(2)患者既往病史，目前症状，发病部位及相关因素。

(3)患者心理状态和对治疗疾病的信心。

【计划】

(1)护士自身准备齐全。

（2）患者取合理体位，缓解紧张情绪。

（3）用物准备

1）艾条灸：治疗盘、艾条、火柴（或打火机）、弯盘、小口瓶，必要时备浴布，屏风。

2）艾柱灸：治疗盘、艾柱、火柴、凡士林、棉签、镊子、弯盘，必要时备浴巾、屏风等。间接灸时，备姜片或蒜片等。

（4）环境准备：关好门窗，调节室温至22℃~24℃。

【实施】

（一）艾条灸

（1）备齐用物，携至床旁。对床号、姓名。核对治疗卡，作好解释。

（2）取合理体位，暴露施灸部位，冬季注意保暖。

（3）根据病情或医嘱，实施相应的灸法。

1）温和灸：施灸时将艾条的一端点燃，对准施灸部位的腧穴或患处，距离皮肤2~3 cm进行熏烤，以患者局部皮肤有温热感而无灼痛为宜。一般每穴或患处施灸10~15分钟，至局部皮肤出现红晕为度。对局部感知觉减退的患者或昏厥者，操作者要将食、中两指分开后置于施灸部位两侧，通过操作者的手指来测量患者局部受热的温度，以利随时调节施灸的距离，掌握施灸的时间，防止烫伤。

2）雀啄灸：施灸时将艾条的一端点燃，对准施灸部位的皮肤，但并不固定在一定的距离，而是像鸟雀啄食一样，一下一上的施灸。给施灸的局部一个变量刺激。

3）回旋灸：施灸时将艾条的一端点燃，虽与施灸部位皮肤保持一定的距离，但是并不固定在一个点上，而是向左右或上下方向，反复旋转或移动地施灸。

（4）施灸过程中，随时询问患者有无灼痛感，及时调整距离，防止烧伤。观察病情变化及有无不适感，了解患者的生理心理感受。

（5）施灸过程中应及时将灸灰弹入弯盘中，防止烧伤皮肤及衣物。

（6）施灸完毕，立即将艾条插入小口瓶熄灭艾火，清洁局部皮肤后，协助患者整理衣着，安置舒适体位，酌情开窗通风。

（7）整理床单位，清理用物，洗手，作好记录。

（二）艾柱灸

（1）备齐用物，携至床旁。对床号、姓名。核对治疗卡，作好解释。

（2）患者取合适体位，暴露施灸部位，冬季注意保暖。

（3）根据医嘱实施相应的灸法。

1)直接灸(常用无瘢痕灸):先在施灸部位涂以少量凡士林,放置艾柱后点燃,艾柱燃至2/5左右患者感到灼痛时,即用镊子取走余下的艾柱,放于弯盘中,更换新柱再灸,一般连续灸5~7壮(图17-6)。

2)间接灸(常用隔姜灸、隔蒜灸、隔盐灸、隔附子饼灸):施灸部位涂凡士林,根据医嘱,放上鲜姜片或蒜片或附子饼1

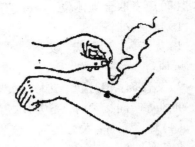

图17-6 直接灸

片(附子饼是附子研末以黄酒调和而成,厚0.6~0.9 cm,中心用粗针扎数孔),上置艾柱,点燃施灸。当艾柱燃尽或患者感到灼痛时,则更换新柱再灸,一般灸3~7壮。达到灸处皮肤红晕,不起疱为度。

(4)燃烧时,应认真观察,防止艾灰脱落,以免烧伤皮肤或烧坏衣物等。

(5)施灸完毕,清洁局部皮肤,协助患者整理衣着,安置舒适体位,整理床单位,酌情通风。清理用物,洗手,做好记录。

【评价】

1.患者

体位合理,感觉舒适,皮肤无烫伤,衣物无烧损,症状改善。

2.护士

部位准确,方法正确,熟悉注意事项。

三、灸法的注意事项

(1)施灸时应防止艾火脱落,以免烧伤皮肤和点燃衣服被褥。熄灭后的艾条应装入小口瓶,防止复燃致火灾。

(2)施灸的顺序一般为先上部,后下部;先腰背部,后膈胸腹部;先头身,后四肢。灸后用手按穴以聚真气为补,不按其穴使邪气散去为泻。

(3)实热证、阴虚发热者,一般不适宜灸法;孕妇的腹部和腰骶部也不宜施灸;黏膜附近、颜面、五官和大血管的部位不宜采用直接灸。

(4)灸后局部出现微红灼热属正常现象,无需处理。如局部出现水泡,小者可任其自然吸收;如水疱较大,可用无菌注射器抽出泡内液体,覆盖无菌纱布,保持干燥,防止感染。

(5)病房应注意通风,保持空气清新,避免烟尘过浓。

第四节 拔罐法

拔罐法是以罐为工具,利用罐内燃烧或热蒸或抽吸等方法,排除罐内空气,使之造成负压,将罐吸附于施术部位,使施术局部产生瘀血或药物透入,使瘀滞凝结之气血,负而吸达,动而通畅,改善局部及全身脏腑经络之营养,调整阴阳达到疗病愈疮之功效的方法。

一、拔罐的应用

(一)拔罐常用的适应证

拔罐法临床上可用于治疗风寒湿痹、外感风寒、咳嗽、喘逆、跌打损伤、胃肠功能失调及神经、血液、妇科等疾病。

(二)拔罐禁忌证

高热、昏迷、抽搐、全身水肿、恶性肿瘤、各种皮肤病及溃疡、出血性疾病、凝血功能障碍、肌肉瘦削、体质虚弱者不宜拔罐;骨骼凸凹不平及毛发多处、大血管部位、孕妇腹部及腰骶部不宜拔罐。

二、拔罐常用方法

(一)火罐法

利用燃烧时的火焰的热力,排去空气,使罐内形成负压,将罐吸着在皮肤上。

1. 投火法

将薄纸卷成纸卷,或裁成薄纸条,燃到 1/3 时,投入罐里,将火罐迅速叩在选定的部位上。

2. 闪火法

将乙醇棒或棉球稍蘸 95% 乙醇,用乙醇灯或蜡烛燃着,将其往罐底一闪,迅速撤出,马上将火罐扣在应拔的部位上,此时罐内已成负压即可吸住。优点是当闪动乙醇棒或棉球时火焰已离开火罐,罐内无火,可避免烫伤,优于投火法。

3. 滴酒法

向罐子内壁中部,少滴 1~2 滴乙醇,将罐子转动一周,使乙醇均匀地附着于罐子的内壁上(不要沾罐口),然后用火柴将乙醇燃着,将罐口朝下,迅速将罐子叩在选定的部位上。

4.贴棉法

扯取大约 0.5 cm 见方的脱脂棉一小块,薄蘸乙醇,紧贴在罐壁中段,用火柴燃着,马上将罐子扣在选定的部位上。或准备一个不易燃烧及传热的块状物,直径 2～3 cm,放在应拔的部位上,上置小块乙醇棉球,将棉球燃着,马上将罐子扣上,立刻吸住,可产生较强的吸力。

（二）水罐法

一般应用竹罐。先将罐子放在锅内加水煮沸,使用时将罐子倾倒用镊子夹出,甩去水液,或用折叠的毛巾紧扪罐口,乘热按在皮肤上,即能吸住。

（三）抽气法

用抽气筒套在塑料杯罐活塞上,将空气抽出,使产生负压,即能吸着。

三、拔罐操作程序

【目的】

通经活络、行气活血、逐寒祛湿、消肿止痛、祛风散寒、促进机体新陈代谢、改善人体微循环、提高人体免疫功能。

【评估】

(1)评估患者全身部位,注意患者体质的虚弱、胖瘦、有无凝血机制障碍、有无妊娠等。

(2)评估患者局部情况,注意有无局部皮肤出血点、过敏、溃疡、水肿等。

(3)评估患者年龄、文化程度、心理状态,对拔罐治疗的信任程度和了解程度。

(4)评估罐是否有裂缝,罐口是否平滑,防止损坏皮肤。

(5)核对医嘱。

【计划】

(1)护士自身准备齐全。

(2)患者情绪稳定,拔罐部位无破损等。

(3)用物准备:治疗盘、火罐、95% 乙醇棉球、火柴、弯血管钳、弯盘、小口瓶等。罐的种类很多,目前临床常用的有竹罐、陶罐、玻璃罐和抽气罐等。

1)竹罐(图 17-7):材质为竹的罐具。优点是取材容易,经济易制,轻巧,不易摔碎。缺点是容易燥裂漏气,吸附力不大。

2)陶罐(见图 17-8):用陶土烧制而成的罐具。这种罐的优点是吸力大,但质地较重,容易摔碎损坏。

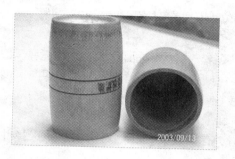

图 17 – 7　竹罐

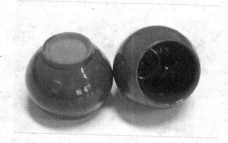

图 17 – 8　陶罐

3）玻璃罐（图 17 – 9）：是在陶制罐的基础上，改用玻璃加工而成。其优点是质地透明，使用时可直接观察局部皮肤的变化，便于掌握时间，临床应用较普遍。缺点也是容易破碎。

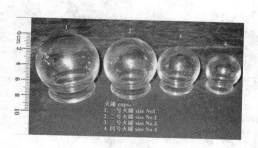

图 17 – 9　玻璃罐

4）抽气罐（图 17 – 10）：现有用透明塑料制成的抽气罐，上面加置活塞，便于抽气。这种罐操作方便但易破碎。

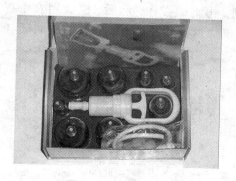

图 17 – 10　抽气罐

469

（4）环境准备：注意保护患者隐私部位，不要有对流风、防受寒。

【实施】

（1）备齐用物，携至床旁。对床号、姓名。再次核对治疗卡，作好解释。

（2）根据拔罐部位协助患者取合适体位（常用部位有背部、腿部、四肢、颈部等肌肉丰厚的部位）。

（3）根据病情或医嘱确定拔罐的部位和采用的罐的大小、数量。

（4）再次检查所用罐的边缘是否平滑，有无破损，以免划伤皮肤。选择并确定合适的穴位。

（5）操作者一手拿火罐，另一手持止血钳夹95%乙醇棉球点燃，伸入罐内中下端，绕1~2周后迅速抽出，立即将罐口按扣在选定的穴位或部位上不动，待吸牢后撒手。

（6）一般留罐10~15分钟，留罐过程中，随时检查罐口吸附情况，局部皮肤以红紫为度（图17-11）。同时，询问患者感觉，如患者感觉疼痛、过紧，应及时起罐。

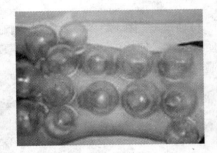

图17-11　拔罐后皮肤颜色

（7）临床应用拔罐法时，可根据不同病情，选用不同的拔罐法。常见的拔罐法有以下6种：

1）留罐：又称坐罐，即拔罐后将罐子吸附留置于施术部位10~15分钟，然后将罐起下。此法一般疾病均可应用，而且单罐、多罐皆可应用。

2）走罐：又称推罐，一般用于面积较大、肌肉厚的部位，如腰背部、大腿部等。可选用口径较大的玻璃火罐，罐口要平滑，先在罐口或欲拔罐部位涂一些凡士林油膏等润滑剂，再将罐拔住，然后，医者用右手握住罐子，向上、下、左、右需要拔罐的部位往返推动，至所拔部位的皮肤潮红、充血甚或瘀血时，将罐起下。

3）闪罐：采用闪火法将罐拔住后，又立即起下，再迅速拔住，如此反复多次地拔上起下，起下再拔，直至皮肤潮红为度。

4）留针拔罐：此法是将针刺和拔罐相结合应用的一种方法。即先针刺待得气后留针，再以针为中心点将火罐拔上，留置10~15分钟，然后起罐拔针（图17-12）。

5）刺血拔罐：此法又称刺络拔罐。即在应拔部位的皮肤消毒后，用三棱针点刺出血或用皮肤针叩打后再行拔罐，使之出血，以加强刺血治疗的作用。一般针后拔罐留置 10～15 分钟(图 17－13)。

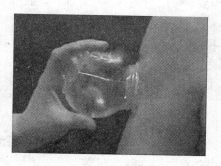

图 17－12　留针拔罐法

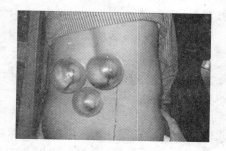

图 17－13　刺血拔罐法

6)药罐:此法是指先在抽气罐内盛储一定的药液,一般为罐子的 1/2 左右,药物常用生姜、辣椒液、两面针酊、风湿酒等,或根据需要配制,然后按抽气罐法将罐吸附在皮肤上。

(8)起罐时,一般先用左手夹住火罐,右手拇指或食指在罐口旁边按压一下,使空气进入罐内,即可将罐取下。若罐吸附过强时,切不可硬行上提或旋转提拔,以轻缓为宜。

(9)拔罐完毕后,清洁局部皮肤,协助患者整理衣着,安置舒适体位,整理床单。

(10)清理用物,作好记录。

【评价】

1. 患者

体位合理,感觉舒适,皮肤无破损,症状改善。

2. 护士

部位准确,手法正确,操作熟练,熟悉注意事项。

四、拔罐注意事项

(1)病房温度适宜,忌对流风,以防复感风寒而加重病情。

(2)操作前注意仔细检查用具,各类罐的罐口光滑,无破损,防止刮破皮肤。

(3)火罐疗法可隔日或者每日 1 次,如每日 1 次,必须更换穴位与部位。有时用于急性病,如腹泻、重症风湿等,每日行两次也是可以的。但一日多次留罐,留罐时间不应过长。

（4）火罐疗法一般10次为1个疗程，慢性病可连续2～3个疗程。人体置罐数，应根据病变部位定，腰背部如病情需要，可同时置4～8个罐，一般部位可置1～2个罐。

（5）拔罐时要选择适当的体位和肌肉丰满的部位，骨骼凸凹不平、毛发较多的部位，均不宜用。

（6）拔罐时要根据所拔部位面积大小而选择大小适宜的罐。动作必须迅速，才能使罐体拔紧，吸附有力。

（7）用火罐时应注意勿灼伤或烫伤皮肤。若烫伤或留罐时间太长而皮肤起水泡时，小的无须处理，仅敷以消毒纱布，防止擦破即可。水泡较大时，用消毒针将水泡刺破放出水液，涂以龙胆紫药水，或用消毒纱布包敷，以防感染。

（8）皮肤有过敏、溃疡、水肿者，大血管分布部位，不宜拔罐。高热抽搐者，孕妇的腹部、腰骶部，亦不宜拔罐。

（9）操作时用力不要过猛，随时观察并询问患者皮肤情况。注意患者有无晕罐的情况。如出现恶心、头痛、心慌、面色苍白、呼吸急促、四肢厥冷等现象，应立即起罐，让患者平卧（或头低足高位），轻者喝温开水，休息片刻即可恢复；重者可以点按人中、合谷、内关、足三里、百会、气海等穴位，必要时用中西结合的方法处理。

第五节　刮痧法

刮痧法是用边缘钝滑的器具或手指在人体一定部位的皮肤上反复单向刮动，使局部皮肤出现痧斑或痧痕，达到治疗目的的一种方法。作为祖国传统医学的一支奇葩，刮痧疗法简便易行，见效快，副作用少，这些显而易见的优势使刮痧疗法在民间流传甚为广泛，它具有改善气血运行，疏通经络，排泄瘀毒，扶正祛邪，退热解凉，开窍益神，提高人体免疫功能之功效。

一、刮痧的应用

1. 刮痧常用的适应证

（1）痧症（多发于夏秋两季，微热形寒，头昏、恶心、呕吐，胸腹或胀或痛，甚则上吐下泻，多起病突然）：取背部脊柱两侧自上而下刮治，如见神昏可加用眉心、太阳穴。

（2）中暑、呕吐、伤食所致呕吐腹泻：取脊柱两旁自上而下轻轻顺刮，逐渐加重。

（3）伤暑表证：取患者颈部痧筋（颈项两侧）刮治。

（4）伤暑里证：取背部刮治，并配用胸部、颈部等处刮治。

（5）温湿初起（见感冒、厌食、倦怠、低热等证）：取背部自上而下顺刮，并配用苎麻蘸油在腘窝、后颈、肘窝部擦刮。

（6）感冒：取生姜、葱白各 10 克，切碎和匀布包，蘸热酒先刮擦前额、太阳穴，然后刮背部脊柱两侧，也可配刮肘窝、腘窝。如有呕恶者加刮胸部。

（7）发热咳嗽：取颈部向下至第 4 腰椎处顺刮，同时刮治肘部、曲池穴。如咳嗽明显，再刮胸部。

（8）风热喉痛：取第 7 颈椎至第 7 胸椎两旁（蘸盐水）刮治，并配用拧提颈部前两侧肌肉（胸锁乳突肌）约 50 次。

（9）腹痛：取背部脊柱两侧刮治。也可同时刮治胸腹部。

（10）疳积：取长强穴至大椎穴处刮治。

（11）头昏脑涨：取颈背部顺刮，配合刮治或按揉太阳穴等。

（12）小腿痉挛疼痛：取脊椎两旁（第 5 胸椎至第 7 腰椎）刮治，同时配用刮治腘窝。

（13）汗出不畅：取背部、胸部顺刮。如手脚出汗不畅者，可在肘部、腘窝处刮治。

（14）风湿痹痛：取露蜂房 100 克，用酒浸 3 日后，蘸酒顺刮颈、脊柱两旁，同时在腘窝、肘部或痛处刮治，每日 2 次。

另外，目前美容刮痧也较盛行。

2. 刮痧禁忌证

中医治病讲究辨证，刮痧也不是万能的治病方法，以下情况就不能刮痧。

（1）凡刮治部位的皮肤有溃烂、损伤、炎症都不宜用这种疗法，大病初愈、重病、气虚血亏及饱食、饥饿状态下也不宜刮痧。

（2）饥饿、体虚、高度紧张最好不要刮痧，因为可能会出现"晕刮"的现象。

（3）白血病，血小板少慎刮。

（4）心脏病出现心力衰竭、肾衰竭者、肝硬化腹水、全身重度浮肿者禁刮。

（5）下肢静脉曲张，刮拭方向应从下向上刮，用轻手法。

（6）孕妇的腹部、腰骶部，妇女的乳头禁刮。

出现晕刮的症状为：头晕、面色苍白、心慌、出冷汗、四肢发冷，恶心欲吐或神昏扑倒等。

预防晕刮的措施：空腹、过度疲劳患者忌刮；低血压、低血糖、过度虚弱和神经紧张特别怕痛的患者轻刮。

出现晕刮时处理：马上停止刮痧，迅速让患者平卧；让患者饮用温糖开水；迅速用刮板刮拭患者百会穴（重刮）、人中穴（棱角轻刮）、内关穴（重刮）、足三里(重刮)、涌泉穴(重刮)。

二、刮痧操作程序

【目的】

缓解或解除各类"痧证"。

【评估】

(1)查看病情、刮痧部位,判断患者是否适合刮痧。

(2)患者情绪是否稳定,是否愿意接受该疗法。

(3)评估刮具边缘是否钝滑,防止刮破皮肤。

【计划】

(1)护士自身准备齐全。

(2)患者情绪稳定,刮痧部位无破损等。

(3)用物准备:治疗盘内盛:盛清水或植物油的治疗碗、弯盘、纱布、刮具,必要时备浴巾、屏风。

(4)环境准备:注意保护患者隐私,不要有对流风,防受寒。

【实施】

(1)备齐用物,携至床旁。核对床号、姓名。再次核对治疗卡,作好解释。

(2)根据刮痧部位协助患者取合适体位。暴露刮痧部位,冬季注意保暖。

(3)根据病情或医嘱,确定刮痧部位(常用部位有头颈部、背部、胸部及四肢)。

(4)再次检查刮具边缘是否光滑,有无缺损,以免划破皮肤。

(5)手持刮具,蘸水或药液或油,在选定的部位从上至下或从内往外刮擦皮肤,要单一方向刮,用力要均匀,禁用暴力。

(6)刮动数次后,当刮具干涩时,需及时蘸湿再刮,直至皮下出现红色或紫红色为度(见图17-14),一般每部位刮20次左右。

(7)也可施以"拧痧"法,即用食指、中指二指屈曲并拢,反复挤捏皮肤至瘀红。

(8)刮治过程中,随时询问患者有无不适,观察病情及局部皮肤颜色变化,及时调节手法力度。

(9)刮治完毕,清洁局部皮肤,协助患者整理衣着,安置舒适卧位,

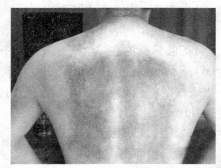

图17-14　刮痧后皮肤反应

整理床单位。

（10）清理用物，作好记录。

【评价】

1. 患者

体位合理，感觉舒适，皮肤无破损，症状改善。

2. 护士

部位准确，手法正确，操作熟练，熟悉注意事项。

三、刮痧注意事项

（1）室内空气流通，忌对流风，以防复感风寒而加重病情。

（2）操作前仔细检查刮具，其边缘必须光滑无缺，防止刮破皮肤。

（3）刮痧时取单一方向，不宜来回刮，用力均匀、适中，勿损伤皮肤。

（4）刮痧过程中要严密观察病情变化，发现异常应立即停止刮痧，并报告医生，配合处理。

（5）刮痧后，嘱患者卧床休息，保持情绪安定，饮食宜清淡，忌食生冷油腻之品。

（6）体弱病重、出血性疾病患者、有皮肤病变处禁用刮痧疗法。

（7）使用过后的刮具应消毒后备用。

（8）刮痧效果欠佳，要及时改用其他方法。

〔思考题〕

1. 在针刺过程中发生血肿的原因、护理及预防方法有哪些？

2. 推拿的手法有哪几类？

3. 灸法的注意事项有哪些？

4. 常用的拔罐法有哪几种？

5. 什么叫"晕刮现象"？怎样预防和处理？

第十八章 专科护理技术

〖本章学习目标〗

1. 掌握各种中医专科护理技术的适应证、禁忌证及操作流程。
2. 熟悉各种中医专科护理技术操作的注意事项。

除了第十七章介绍的一般护理技术外，中医还有其他专科护理技术，同样安全有效，深受患者欢迎，熟悉了解这些护理技术是中医院护士的基本功。

第一节 内科中医护理技术

内科常用的中医护理技术有中药雾化吸入法、足部药浴法、蜂疗法、热石疗法、经络导平法、吹药法、腊疗法、热熨法、中药离子导入法等。

一、中药雾化吸入法

中药雾化吸入法是通过应用超声波雾化器的超声波声能，使中药药液变成细微的气雾，随着深而慢的吸气由呼吸道吸入终末支气管及肺泡，达到镇咳、祛痰、消炎、解除支气管痉挛、改善通气功能等治疗目的的治疗方法。其特点是：通过调节雾量大小，使中药药液变为小(直径在 5 μm 以下)而均匀的雾滴；雾化器电子部分产热，对雾化液有加温作用，使患者吸入温暖、舒适的气雾，既提高患者依从性，又达到迅速、有效和无痛的治疗作用；药物用量小(仅为其他给药途径的 1/10 左右)明显减少了药物的毒副作用，大大提高用药安全性。

（一）中药雾化吸入的应用

1. 中药雾化吸入适应证

（1）呼吸道感染的辅助治疗。

（2）支气管痉挛。

（3）喉头水肿。

（4）痰液黏稠不易咳出。

（5）慢性咽炎、扁桃体炎局部用药。

（6）呼吸道癌症的对症治疗。

（7）呼吸道湿化。

2. 中药雾化吸入的禁忌证

（1）对药物过敏者。

（2）呼吸道有异物或梗阻。

（二）中药雾化吸入的操作程序

【目的】

（1）消炎、镇咳、祛痰。

（2）解除支气管痉挛，使气道通畅，改善通气功能。

（3）在胸部手术前后，预防呼吸道感染。

（4）配合人工呼吸作呼吸道湿化或间歇雾化吸入药物。

（5）应用抗癌药物治疗肺癌。

【评估】

（1）评估患者神志、精神状况。

（2）患者或家属是否了解该治疗的目的和意义，是否愿意接受该疗法。

（3）评估患者呼吸道有无梗阻或异物。

（4）评估患者缺氧情况。

【计划】

（1）护士自身准备齐全。

（2）患者情绪稳定，无呼吸道禁忌证。

（3）用物准备：超声波雾化器 1 套、根据医嘱选用合适药液、冷蒸馏水、水温计、清洁小毛巾，并按要求正确连接雾化管路。

（4）环境准备：注意保护患者隐私，不能有对流风，防受寒。

【实施】

（1）备齐用物携至床边，核对患者身份，向患者解释以取得合作。

（2）水槽内加冷蒸馏水 250 mL，液面高度约 3 cm，浸没雾化罐底的透声膜。

（3）雾化罐内按医嘱放入中药液 30 ~ 50 mL，将罐盖旋紧，把雾化罐放入水槽内，将水槽盖盖紧。

（4）接通电源，先开电源开关，红色指示灯亮，预热 3 分钟，再开雾化开关，白色指示灯亮，此时药液成雾状喷出。

（5）根据需要调节雾量（开关自左向右旋，分 3 档，大档雾量每分钟为 3 mL，中档每分钟为 2 mL，小档每分钟为 1 mL），一般用中档。

（6）患者吸气时，将面罩覆于口鼻部，呼气时启开；或将"口含嘴"放入患者口中,嘱其紧闭口唇深吸气。

(7)使用过程中,观察患者病情改变及雾化情况,如发现水槽内水温超过60℃,可调换冷蒸馏水,换水时要关闭机器。

(8)如发现雾化罐内液体过少,影响正常雾化时,应继续增加药量,但不必关机,只要从盖上小孔向内注入即可。一般每次使用时间为15~20分钟,治疗毕,先关雾化开关,再关电源开关,否则电子管易损坏。

(9)治疗结束去掉面罩或"口含嘴",擦干患者面部,协助摆舒适体位,交代相关注意事项。

(10)整理用物,倒掉水槽内的水,擦干水槽,按要求记录。

【评价】

1. 患者

体位合理,感觉舒适,症状改善。

2. 护士

药物选择和操作方法正确,操作熟练,熟悉注意事项。

(三)中药雾化吸入的注意事项

(1)使用前,先检查机器各部有无松动、脱落等异常情况。

(2)水槽底部的晶体换能器和雾化罐底部的透声膜薄而质脆,易破碎,应轻按,不能用力过猛。

(3)水槽和雾化罐切忌加温水或热水。

(4)特殊情况需连续使用,中间须间歇30分钟。

(5)每次使用完毕,将雾化罐和"口含嘴"浸泡于消毒溶液内60分钟。

(6)每次雾化完后要及时洗脸或用湿毛巾抹干净口鼻部留下的雾珠。防止残留雾滴刺激口鼻皮肤,引起皮肤过敏或受损;年幼儿面部皮肤薄且血管丰富,残留药液可被吸收,有可能增加药物不良反应,注意观察面部皮肤情况。

二、足部药浴法

足部药浴法是通过水的温热、机械及化学作用,使药液通过黏膜吸收和皮肤渗透进入到人体血液循环进而输布到人体脏腑,达到防病、治病目的;并通过蒸汽和薰洗,起到疏通腠理,散风降温,透达筋骨,理气和血,达到增强心脑血管功能、改善睡眠、消除疲劳、增强人体抵抗力等功效。具有操作简单、效果显著的特点。

(一)足部药浴法的应用

1. 足部药浴法的适应证

(1)用于疾病的治疗:广泛适用于内科、外科、儿科、妇科及皮肤科等。

（2）用于急性病及某些疑难病的辅助治疗，急性病辅以足浴疗法，可逆转病势，截断邪络，引邪下行。如糖尿病、神经病变，在常规治疗基础上，配以足浴疗法，可改善局部血液循环，调节神经功能。

（3）用于疾病康复治疗：慢性疾病，病程较长，长期用药，增加患者心理及经济负担，且易出现药物毒副作用。足药浴疗为主，辅以它法，长期坚持，疗效明显。

2. 足部药浴法的禁忌证

（1）严重心脏病、血栓病、脑溢血未治愈者、肾衰竭、肝坏死、败血症等各种危重患者。

（2）出血性疾病，如吐血、便血、脑出血、胃出血等患者。

（3）对温度感应失去知觉者；足部有炎症，皮肤病，外伤或皮肤烫伤者。

（4）急性的传染病、急性的中毒。

（5）外科急症的患者，如外伤、骨折、烧伤、穿孔、大出血等，因为可能会贻误治疗最佳时机。

（6）孕妇及月经期中的妇女。

（7）生长发育期的小儿。

（二）足部药浴的操作程序

【目的】

（1）改善血液循环。

（2）促进新陈代谢。

（3）消除疲劳。

（4）改善睡眠。

（5）调整血压、养生美容。

【评估】

（1）查看病情、患者身体状况和生命体征是否能承受药浴治疗。

（2）患者是否愿意接受该疗法。

（3）评估有无足部药浴禁忌疾病。

【计划】

（1）护士自身准备齐全。

（2）患者情绪、病情稳定。

（3）用物准备：根据病情选择合适的足部药浴器，根据医嘱选择药浴液、一次性药浴袋、一次性毛巾，必要时备浴巾。

（4）环境准备：注意保护患者隐私，不要有对流风，防受寒。

【实施】

(1) 备齐用物,携至床旁。核对患者,再次核对治疗卡,作好解释。

(2) 每次足部药浴前在足浴盆内放入煎煮过的药液,温度适中(最佳温度在 40℃~45℃),既要防止水温过高烫伤皮肤,又要防止水温过低引起患者血管收缩引发患者不适。以患者感觉微烫为宜。

(3) 足部药浴时间在 30~40 分钟为宜。

(4) 足部药浴时,足部可给以适当的物理刺激,如穴位按摩等,有条件者也可使用具有加热和按摩功能的足浴盆进行足浴。

(5) 治疗结束及时擦干足部,并注意足部保暖。

(6) 整理用物,登记记录。

【评价】

1. 患者

体位合理,感觉舒适,症状改善,是否出现其他不适。

2. 护士

部位准确,手法正确,操作熟练,熟悉注意事项。

(三)足部药浴法的注意事项

(1)足部药浴的容器不要用金属盆,容易与中药中的鞣酸发生反应,生成鞣酸铁等有害物质,最好用木盆或搪瓷盆。

(2)饭前、饭后 30 分钟不宜进行足部药浴,饭前足药浴可能抑制胃液分泌,对消化不利,影响消化。饭后足部药浴使血管扩张,造成胃肠及内脏血液减少,影响胃肠的消化功能。

(3)足部药浴治疗时,观察有无皮肤发红、瘙痒等皮肤过敏反应。

(4)足部药浴所用外治药物,剂量较大,有些药物尚有毒性,不宜入口。

(5)有传染性皮肤疾病者,如足癣患者,做好消毒隔离防交叉感染。

(6)足部药浴药温以 40℃ 左右为宜,泡脚时间以 15~30 分钟为宜。温度高时足部及下肢血管扩张,血容量增加,可引起头部急性贫血,出现头晕、目眩。出现上述症状时,可用冷水洗足,使足部血管收缩,血流充分流向头部,缓解症状。

(7)在为昏迷、下肢感觉障碍患者足浴时防止发生烫伤。

三、蜂疗法

蜂疗法具有直接和间接抗炎止痛作用;调节免疫功能,加强免疫抑制作用;改善血液循环,增加末梢血供,增强心、脑、肝、肾生理功能及其局部经络和物理作用。蜂针刺入穴位有针刺、温灸、药物治疗的多种功效;蜂毒进入人体以后，有活血化瘀、消肿止痛、通经活络、祛风散寒的功效，蜂毒治疗风湿病、类风湿关节炎效果显著，历史悠久。

（一）蜂疗法的应用

1. 蜂疗法适应证

（1）免疫系统疾病：风湿性关节炎、类风湿关节炎，带状疱疹，硬皮症，系统性红斑狼疮，重症肌无力，肌萎缩，痛风，手足癣，牛皮癣。

（2）消化系统疾病：慢性肠胃炎，胃溃疡，肠胃神经功能紊乱，消化不良，风寒胃痛，五更泻，便秘，宿便。

（3）神经系统疾病：神经官能症，神经炎，神经根炎，运动神经炎，帕金森病。

（4）循环系统疾病：高血压，低血压，高脂血症，黏稠血症，高血糖，心脑血管硬化，脉管炎，微循环障碍。

（5）呼吸系统疾病：过敏性鼻炎，慢性支气管炎，过敏性哮喘，肝病。

（6）代谢内分泌、泌尿系统疾病：男性不育（阳痿，早泄，精子活力弱），女性不孕（经血不调，附件炎，盆腔炎，子宫肌瘤），糖尿病，前列腺肥大，盆腔淤血综合征。

（7）围绝经期综合征、老年性综合征、骨质增生症。

2. 蜂疗法禁忌证

凡患各种器质性心脏病者、对蜂毒过敏者禁用本疗法。过敏体质者、脑创伤、荨麻疹、10 岁以下的幼童不宜采用蜂疗法。蜂针治疗期间严禁饮酒、食螺、蚌、虾等食物和服用含虫类的药物，以免引起严重的过敏反应。

（二）蜂疗法的操作程序

【目的】

缓解消除各种免疫水平失常和各种关节肿痛病症。

【评估】

（1）查看病情，评估患者生命体征和耐受能力。

（2）患者是否稳定，是否愿意接受该疗法。

【计划】

（1）护士自身准备齐全。

（2）患者情绪稳定，病情能承受治疗。

（3）用物准备：治疗盘内盛：蜜蜂笼子，镊子，喷水壶，必要时备浴巾、屏风。

（4）环境准备：注意保护患者隐私。

【实施】

（1）治疗前进行过敏试验，观察治疗对象对蜂毒是否过敏。

（2）根据不同疾病和治疗目的，准备相应用物，携用物到床头，核对患者身份，向患者和家属作好解释。

（3）不同蜂疗的操作方法

1）蜂蜇法

① 蜂疗前可以用水均匀喷洒蜜蜂的身体，使蜜蜂无法飞行，便于捉取。治疗前将受蜇部位用温水和肥皂洗净，然后用镊子捏住蜜蜂的头部，尔后将蜜蜂尾部置于选定的皮肤位置上，蜜蜂本能会将蜂针刺入皮肤，轻提蜜蜂身体，使蜜蜂身体与蜂针脱离，15~30分钟后，取出蜇针，即完成蜂疗过程。蜂蜇虫治疗后应观察10~60分钟，看有无不良反应。治疗必须由医生操作进行。一般第一天用1只蜜蜂蜇，以后每天增加1只，至第10天用10只蜜蜂，此为一个疗程。休息4~5天后，可进行第二疗程，即每天用3只蜜蜂连续蜇刺42天。两个疗程后，若病情无好转，说明蜂毒疗法无效，应停止使用。

② 左手成一空心拳快速抓住飞动的蜜蜂，让其在空拳内可以活动，指缝间松开一小洞，待蜜蜂爬出未曾飞走时，右手两指捏住蜜蜂背部，即时轻轻按压在要针刺的部位上，蜜蜂尾部毒针自会刺进皮肤放毒。蜜蜂针刺以后，让其飞走，尾针则留在皮肤上，15分钟后，再将针刺拔去。初刺时极痛，3~4分钟后疼痛减轻，形成一指甲大肿块，2天后肿块消失。针口有时会化脓，破溃后，留下一点黑疤，也会自然脱落。1次换一个针刺部位，黑疤脱落后可重新针刺。针刺的身体部位最好是四肢裸露的皮肤，腹部和其他幼嫩的部位不要针刺。每2天针刺1次，一次每间隔1分钟刺1针。

③ 可每天分3次蜂蜇12下，每次4下。第一下蜇后半分钟内将蜂针拔出，观察30分钟，如无严重过敏反应，即可进行治疗。每蜇一下，留蜂针0.5~1分钟，拔出后停1分钟才能蜇第二下。每作完一次治疗后，患者在床上或椅上躺坐10分钟左右，再进行第二次治疗。

④ 用75%乙醇擦拭作用点皮肤进行消毒。用手或镊子夹住蜜蜂，将其尾部对准作用点蜇刺，刺后将蜂放掉。此时整针留在皮肤上有节奏地蠕动。等毒囊活动停止后拔出。观察患者有无全身反应，20分钟后无反应才可放行。

⑤ 局部炎症严重时，轻刺患部，并以远处穴位为主。耳穴蜂针能治疗全身疾病。

2）蜂针疗法：治疗前将受蜇部位用温水和肥皂洗净，用镊子夹持1只工蜂的胸部（勿夹腹部或尾部），然后用左手捏住蜜蜂头部，使其腹部向外，右手持解剖镊，趁蜇针伸出时将其拔出。一般宜夹持蜇针的上1/3处，太偏上会刺激毒囊收缩排毒；太偏下则因螫针较细易被夹伤。拔出螫针后应在数秒钟内使用，耽搁时间稍长，蜂毒即从螫针尖端大量排出。夹持的蜂针应垂直刺入皮部，用力要适中，否则螫针容易折断。最初 3 ~ 5 点，要随刺随拔。以后再刺的点，因毒量减少，当刺入皮肤后，将镊子放开，留针 2 ~ 3 秒。通常一针可分刺7 ~ 10 处，最后将蜂针刺入治疗要点，留针数分钟至 20 分钟。然后用镊子夹蜜蜂在选定的穴位螫刺。

3) 蜂毒电离子导入法：蜂蛰疗法和蜂针法虽然效果都很显著，但患者由于怕痛，加上活蜜蜂不易保存，门诊也采用蜂毒电离子导入法。具体方法是：先将蜂毒冻干粉与生理盐水配成一定比例的溶液，然后将该溶液均匀地浸湿衬垫，并接通两极的电源，利用直流电通过无损伤皮肤将蜂毒离子导入体内。治疗后，皮肤略有充血、微肿和轻度的痒感。

4) 蜂毒注射法：将蜂毒制成国药准字号的蜂毒注射液，然后皮下注射，或者穴位注射治疗疾病。此法简单易行，不受地区、季节、活蜂的限制。根据病种和病情的轻重程度，疗程有所差异。一般每天治疗 1 次，10 次为 1 疗程，1 ~ 2 个疗程即可取得显著疗效，某些疑难杂症的疗程则需适当延长。

（4）蜂疗治过程中，随时询问患者有无不适，观察病情及局部皮肤颜色变化，发现异常及时处理。

（5）治疗完毕，清洁局部皮肤，观察皮肤情况，协助患者整理衣着，安置舒适卧位，整理床单。

（6）清理用物，做好记录。

【评价】

1. 患者

体位合理，感觉舒适，症状改善，有无其他不良反应。

2. 护士

部位准确，手法正确，操作熟练，熟悉注意事项。

（三）蜂疗法的注意事项

（1）接受蜂毒疗法者，治疗结束后应休息 10 分钟以上，不可即时进行活动。

（2）治疗前不得过饱。

（3）治疗期间不宜饮用含有乙醇的饮料。

（4）凡初次接受治疗者，出现轻度疼痛，局部略有红肿，不要停止治疗。如出现发烧、恶心、呕吐、恐惧出汗者，可应用镇静药，如肌内注射 25 mg 异丙嗪即可缓解其毒副作用。

（5）凡使用蜂毒注射液者，应在有经验的医生指导下使用。

四、热石疗法

热石疗法是将按摩热石经过特殊加热后，放置在人体的皮肤或经络上，通过深层的热传导方式把热力源源不断地输入体内，再经由反射穴点的传导，激发肌肉组织及关节局部和全身的调节功能作用，从而达到防病治病的目的。

（一）热石疗法的应用

1.热石疗法的适应证

（1）用于寒、虚、湿、滞诸证；可作疾病的辅助治疗。

（2）头痛、眩晕、耳鸣、失眠、记忆力衰退等。

（3）肩颈酸痛、过度疲劳、落枕、项强、慢性劳损、运动性损伤等。

（4）月经不调、痛经、宫寒、腹泻、便秘、消化不良、慢性胃炎等。

（5）腰痛无力、肾亏、肾虚、过度疲劳等。

（6）膝关节疼痛、僵硬、腿部浮肿等。

2.热石疗法的禁忌证

治疗局部有炎症时或皮肤破损时禁用，饱腹后禁用。

（二）热石疗法操作程序

【目的】

利用热石传导功能，达到治疗寒、虚、湿、滞诸症的目的。

【评估】

（1）查看病情，判断患者是否适合热石疗法。

（2）患者是否稳定，是否愿意接受该疗法。

（3）评估治疗部位皮肤是否有禁忌。

【计划】

（1）护士自身准备齐全。

（2）患者情绪稳定，无治疗禁忌。

（3）用物准备：治疗盘内盛：热石加热锅、纯净水，根据医嘱可备不同功效的精油，将热石浸泡其中，干净干燥毛巾，必要时备浴巾、屏风。

（4）环境准备：注意保护患者隐私，不要有对流风，防受寒。

【实施】

（1）备齐用物，携至床旁。核对患者身份，再次核对治疗卡，作好解释。

（2）根据治疗部位协助患者取合适体位，暴露治疗部位。

（3）根据病情或医嘱，确定治疗时间。

（4）在热石加热锅中加入纯净水，滴入精油，将热石浸泡其中，插上电源加热约20分钟（温度可根据患者皮肤的承受能力而定，一般不超过65℃）。石头温热后取出置于干净的毛巾上。

（5）在进行热石疗法之前，清洁治疗部位皮肤，能行走者先去淋浴，利于精油吸收。

（6）将调配好的精油涂抹于全身，沿着脊椎两侧，由下往上以淋巴排毒的手法进行按摩，舒通筋络；将温度适宜的热石按序摆放于背部脊椎两侧的穴位上，让热石吸收的精油成分随热量渗入肌肤，通过热石给背部穴位一定的压力，修复脊椎疲劳部位，持续约20分钟。

（7）不同部位的操作方法

1）头痛、眩晕、耳鸣、失眠、记忆力衰退等治疗时，取适量"香薰精油"涂于额头、太阳穴、后发际线周围，用一块温热的火山热石在额头、颈部舒缓打圈按摩15～20分钟，并用两块热石同时按压太阳穴2～3分钟。

2）肩颈酸痛、过度疲劳、落枕、项强、慢性劳损、运动性损伤等治疗时，取适量"香薰精油"涂于颈项部、肩周，用温热的热石在颈项、肩部周围舒缓打圈按摩，再用热石侧面上下轻刮推拉。

3）月经不调、痛经、宫寒、腹泻、便秘、消化不良、慢性胃炎等治疗时，取适量"香薰精油"涂于腹部，避开肚脐用掌心顺时针环形按摩安抚，再用温热的热石在腹部舒缓打圈，并将热石放于脐部10～15分钟热敷。

4）腰痛无力、肾亏、肾虚、过度疲劳、慢性劳损等，取适量"香薰精油"于腰部，用温热的热石上下推拉脊柱两侧、膀胱经5～8分钟，再用热石舒缓打圈，放于肾部10分钟热敷。

5）膝关节疼痛、僵硬、腿部浮肿等，取适量"香薰精油"于腿部，双手合并用拇指与四指指腹揉拿腿肌，并用温热的热石舒缓打圈，用热石侧面由上至下轻刮腿肌。

（8）用热石刮治过程中，随时询问患者有无不适，观察病情及局部皮肤颜色变化，及时调节手法力度。

（9）刮治完毕，清洁局部皮肤，协助患者整理衣着，安置舒适卧位，整理床单位。热石疗法后嘱患者多喝水，以排除体内因新陈代谢所释放的代谢物。

（10）清理用物，作好记录。

【评价】

1. 患者

体位合理，感觉舒适，皮肤无烫伤、过敏等反应，症状改善情况。

2. 护士

部位准确，手法正确，操作熟练，熟悉注意事项。

（三）热石疗法注意事项

（1）热石加热锅注水应将热石全部浸入水中，一般加入的水量占加热锅容积的 2/3 以上。

（2）水的温度控制在 70℃左右；如果温度超过 70℃，一定要用隔热手套或其他隔热用具将热石自加热锅中拿出，让热石冷却至适合的温度。

（3）注意要避开骨头凸出部，以防瘀伤。

（4）暴露治疗部位时注意保护隐私。

（5）治疗结束后，将热石表面涂少许精油，置于干燥容器内，避免热石长时间浸泡水中。

五、经络导平法

经络导平法是以经络导平治疗仪为工具，依据中医阴阳理论，在相应穴位输入高电压强电流，使经络穴位上产生一定导电量差导通病理组织，达到防病治病的一种方法。本法有较强镇痛作用，类似针刺补泻治疗作用。

（一）经络导平法的应用

1. 经络导平法的适应证

血栓闭塞性脉管炎、视神经萎缩、青光眼、冻疮、肩周炎、颈椎病、腰椎病、骨折及软组织损伤后遗症、排尿功能障碍、尿路结石、慢性阑尾炎、结肠炎、老年性慢性支气管炎、支气管哮喘、关节炎、胃窦炎、接触性皮炎、带状疱疹、小儿疳积、各种顽固性神经痛（如血管性头痛、坐骨神经痛、三叉神经痛等）、先天性脑性瘫痪、小脑型共济失调、癫痫、面神经炎、小儿麻痹症、乙型脑炎、脑血管意外、外伤性截瘫等。

2. 经络导平法的禁忌证

（1）活动期高血压和心脏病患者，对心脏病患者的心前后区禁通电。

（2）出血性疾病、恶性肿瘤、骨折初期及急性化脓性疾病局部禁止配穴。

（3）眼底出血、视网膜剥离或高度近视者，不宜应用本法。

（二）经络导平法的操作程序

【目的】

调整机体阴阳失衡状态。

【评估】

（1）查看病情、治疗部位，判断患者是否适合经络导平治疗。

（2）患者情绪是否稳定，是否愿意接受该疗法。

（3）评估仪器、用具和患者皮肤情况。

（4）治疗前首先评估机体阴阳失衡的经络、脏腑和器官组织。

【计划】

（1）护士自身准备齐全。

（2）患者情绪稳定，治疗部位无破损，无治疗禁忌证。

（3）用物准备：治疗盘内盛：经络导平治疗仪由自激多谐振荡器、单稳态电路、射极跟随器、功率放大器、输出调节以及电源六部分组成；220 伏 50 赫交流电流。必要时备浴巾、屏风。

（4）环境准备：注意保护患者隐私，不要有对流风，防受寒。

【实施】

（1）按中医的辨证治疗方法或利用电极棉垫高温消毒后清水浸湿透，紧压于经穴上，先用"测平辨经诊断仪"测算出经络失衡情况，决定选出哪些穴位和采用哪种"导平方法"，哪些经穴置负极，哪些经穴置正极，然后再进行治疗。

（2）备齐用物，携至床旁。核对患者身份和治疗卡，作好解释。

（3）根据不同治疗部位协助患者取合适体位。暴露治疗部位，冬季注意保暖。

（4）根据病情或医嘱，确定导平治疗部位和导平方法。选取经穴，也可选取耳针、头针穴。一般主穴常选病灶区局部，配穴按传统方法选取 1～2 个远道穴。

（5）常用的导平方法

1）补泻导平法：实症用泻法时，将主穴置"负极"，配穴置"正极"（一般都以局部病灶区阿是穴作"主穴"）。虚证用补法时，将主穴置"正极"，配穴置"负极"。

2）左右导平法：疾病过程中，相应的某些经络往往会出现左右侧导电量相对不平衡的现象，即左右侧同名经电阻值差距较大。这种现象往往是经络脏腑出现病态的依据，如要纠正此两侧经络不平衡状态，就采用"左右导平法"。在低电阻侧经穴点上增加人为的调控电阻，即调节串连在该电极头插孔上的电位器，使电阻渐渐增大。人为地调节两侧经穴电阻平衡，如同时用同极性电流并联有三个或四个经穴点，则须同样调节到各经穴点都相对平衡为止。如为肢体麻痹患者或较难合作的儿童，亦可观察各电极头插孔上氖泡亮度，当调节到各氖泡亮度相同时，基本上也就平衡了。

3）优势导平法：有些病灶区的电阻特高，虽用"泻"法置以（刺激感较大）"－"极，但在相应配穴（刺激感较小的）"＋"极上，病者仍感有重击感，有时病灶区（"－"极）反而只有轻击感或甚至没有感觉，这样治疗效果就会明显下降，解决这种现象，就要用优势导平法。即加选配穴，增加"＋"极电极头，一定要使病灶区感觉大于配穴，达到最大耐受量，必要时可加选 8～10 个配穴，增加

"＋"极电极头 8～10 个，使成为 8∶1 或 10∶1。以"优势"的多个"＋"极配穴来对比病灶区"－"极的单一主穴。这样就能使病灶主穴区电感应增强，达到有效的刺激量。

（6）接通电源、调整电源电压指示到 220 伏（如市电稳定，可调整固定）。

（7）将辐度旋钮拨至治疗疾病部需要档（治疗头脑、五官部，拨至"头面"第 1 档开始；治疗上肢、肩、背、胸部，拨至"上身"第 2 档开始；治疗下肢、腰、臀、腹部，拨至"下身"第 3 档开始；治疗无知觉截瘫时，拨至"截瘫"第 4 档开始，当第 4 档功率不够时，可拨至"备用"第 5 档）。

（8）检查全部旋钮是否调回至"0"。

（9）选定穴位后，将用清水浸透的"电极"棉垫固定扎紧在穴位上，棉垫必须固定在尼龙扎带正中，"电极"金属片接触必须良好，不得翻翘。电极棉垫必须压紧，如穴位在硬骨边缘，扎带必须向硬骨方向拉紧，如穴四周均为软组织，棉垫应压向最酸胀方位。对易移滑不易固定的穴位，须常加检查，防止电极棉垫移位。腹部、肩背部、臀部等厚软组织区及深凹处必须用砂袋加压或用"硬板电极"。头面部、颈部必须用"弹力扎带"。

（10）将导线插头按"极性"需要，分别插入"输出插孔"中。

（11）全部检查无误后，告知患者即将开始通电，让患者先有思想准备，将输出指示开关拨向"开"（"定时"旋钮必须拨向"ON"上）。患者经穴处开始有捶击感。开始治疗时，功率不能开足，以患者当时最大耐受量的 2/3 左右为宜，以防发生"晕针"事故。

（12）将正、负极各组"分调"旋钮（包括"微调"）分别调节，以达到各同极间相互平衡。必须开启氖泡，以验证各经穴点是否全导电良好，也便于调平，调平后先将输出总调旋钮适当关小，后将氖泡开关关掉，然后再将总调逐渐开到最大耐受量（当总调开得太小时，调平是困难的）。并随患者体内感觉改变随时调节，在调节分调时，先以刺激量最大者调小，如调得太小时，当同极只有两个电极，只能将该分调放大，不许将另一只分调调小，如同极有三个或三个以上电极时，每侧必须至少保留一只分调（包括微调），指红"△"不可转动。

（13）调平后，方可开始计时，如使用自动定时，可将"定时"旋钮拨至所需要的"30"分或"60"分时间。

（14）患者采用"泻"法，负极感觉大于正极，否则疗效明显下降。在治疗进行中，如负极感觉变化减小，得随时增配；如同极间各极变化出现不平衡，得随时调节使持续保持平衡。除初次接受治疗者外，对施用"泻法"的患者，要求在治疗 5 分钟后，"电量"刺激随时都保持在最大耐受量范围，所以在每间隔 5 分钟必须旋大总调输出开关一次，使电量刺激不断增大，以防止因机体适应而感应减弱。并依次将通入电流的辐度—宽度—总调记录之。以便下次治疗时可以参考。

（15）如将某只分调转到最小，该电极感觉仍大，首先要排除"不平衡假象"（如：棉垫滑移、插头松脱、接线断离等，可拔除其余插头检视之）。如该极仍感觉大，可将插头插至顶端同侧上面一排插孔，调节量可增大10倍。如还调不平衡，往往是由于配穴错误或电极找穴错误、补泻应用错误等，尤其是"＋"、"－"插孔极性插反，必须立即纠正。

（16）当总调输出开到最大后，可依次增大：宽度及辐度旋钮，但当增大宽度及辐度时，或改变频率及变换极性时，均须先将总调适当关小后进行，然后再逐渐增大总调，达到最大耐受量。

（17）治疗结束时，将用过的棉垫清洁、蒸煮消毒，所用电极片用乙醇棉球揩抹消毒。整理导线，砂袋堆放原处，将导平仪全部旋钮调回始"0"。

（18）治疗过程中，随时询问患者有无不适，观察病情及局部皮肤颜色变化，及时调节。

（19）协助患者整理衣着，安置舒适卧位，整理床单位。

（20）清理用物，作好记录。

【评价】

1. 患者

体位合理，感觉舒适，皮肤无破损，症状改善。

2. 护士

部位准确，手法正确，操作熟练，熟悉注意事项。

（三）经络导平法的注意事项

（1）如出现晕针，即停止治疗，静卧片刻，喝热开水并注意观察病情。

（2）非开放性软组织损伤，无明显活动性内出血者，局部可选作"主穴"；在损伤急性期局部同组肌肉上不宜选"配穴"，可远端配穴。

（3）对极度虚弱患者，宜采用补法，功率不宜过强。

（4）严格防止棉垫滑脱，以免金属电极片直接接触皮肤，引起皮肤电灼伤。

（5）对慢性病，一般隔天治疗1次，即每周3次，每次半小时至1小时，以20次为一疗程，病程间隔1星期。对急性或亚急性发作性疾病，可每天治疗1～2次，每次半小时至1小时。

（6）治疗头面部疾患一般半小时，治疗下肢疾患为1小时，治疗上肢疾患视病情而定。

六、吹药法

吹药法是中医学外治法之一，将药物研成极细粉末，用喷吹的方法直接喷布于患处的一种治疗方法。通常采用喷药粉器，形似扁圆形长嘴油壶样，也可用芦管、细竹管或纸卷成细管代之。主要用于口腔、咽喉、耳道、鼻腔等疾患，尤以咽喉疾病最为常用。常用制剂有锡类散、珠黄散、冰硼散、通关散、西瓜霜等。若吹于外耳道内或鼓膜上，称吹耳疗法，主治耳部疾病；若吹于鼻腔，称吹鼻疗法，可治头面部及五官科疾病；若将药末吹入喉部，称吹喉疗法，主治咽喉部疾患。吹耳时，当先清洗外耳道，揩干后进行，第二次吹药时，必须取出原有药粉，防止堵塞外耳道；吹鼻时，嘱患者口含水或吹时暂时屏气，以防药物误入气道，引起呛咳或打喷嚏；吹喉时，动作轻柔、准确，防止恶心、呕吐。由于吹药所达部位不同，患者所取姿势也不相同，总之以适合药末到达患处为准。根据所用药物不同，吹药法具有清热解毒、消肿止痛、疏风除痰、祛腐生肌及通关开窍等作用。

随着中医学的发展，吹药方剂也日益增多，出现用于取嚏开窍、麻醉止痛、肿疡、溃疡等不同作用的吹药方剂。

（一）吹药法的应用

1. 吹药法的适应证

适用于口腔、咽喉、牙龈、鼻腔、耳道等部位急慢性黏膜炎症、肿痛、溃烂，亦可用于中暑、晕厥、热盛神昏等闭证。

2. 吹药法的禁忌证

（1）神志不清及婴幼儿禁用。

（2）对某种药物有皮肤、黏膜过敏者禁用各种吹药法。

（3）鼓膜穿孔者禁用吹耳法。

（二）吹药法操作程序

【目的】

通过局部用药，缓解或解除各种口腔、咽喉、耳道、鼻腔等疾患。药物直接作用于口腔黏膜、鼻腔黏膜及耳道可提高药物在局部的浓度，起到较好的治疗效果。此外，通过药物对鼻黏膜的刺激，促使患者打喷嚏以治病，如中暑、晕厥、热盛神昏等患者，从鼻腔吹入通关散，刺激鼻黏膜取嚏以通关开窍。

【评估】

（1）患者的年龄、意识状态等。

（2）患者的临床诊断、发病部位、主要症状。

（3）患者吹药部位的腔道有无堵塞，局部黏膜的情况。

（4）患者既往是否接受过相同的治疗，治疗效果如何。

（5）患者对吹药法的认识、心理状态及配合程度。

【计划】

（1）护士自身准备齐全。

（2）患者情绪稳定，无吹药禁忌证。

（3）用物准备

治疗盘：药物、喷药器、压舌板、电筒、消毒长棉签、纱布、清洗溶液、治疗碗。必要时备镊子、弯血管钳、开口器、鼻窥器、耳镜、额镜。

清洗溶液：口腔及咽喉部所需溶液同口腔护理；鼻、耳部用0.9%氯化钠溶液或1%~3%双氧水溶液。

（4）环境准备：注意保护患者隐私。

【实施】

（1）洗手、戴口罩、核对医嘱、备齐用物至患者床边。

（2）核对患者身份，作好解释。

（3）根据吹药部位，帮助患者取合适体位，如口腔、咽喉喷药取仰卧位，耳、鼻喷药取坐位或半坐卧位。

（4）协助患者漱口，如有分泌物，应用棉签擦干净。鼻腔、耳道应用此疗法前，应进行常规清洗，棉球沾干，确定无分泌物后再用药。

（5）再次核对所用药物，将药末装入喷药器内。

（6）口腔、咽喉喷药，嘱患者张口，左手用压舌板压低舌根部，嘱患者暂屏气，右手持喷药器迅速均匀喷药于患处。嘱其闭嘴半小时后再进食或饮水。

（7）耳道吹药时，将喷药器的长嘴轻轻插入外耳道，对准患处，以手指捏压粉器囊，用气流将药粉撒于患处。

（8）鼻腔吹药时，嘱患者暂时屏气，随即将药粉均匀喷洒于患处。

（9）吹药过程中，随时询问患者有无不适反应。

（10）操作完毕，协助患者取舒适体位，整理床单位，清理消毒用物，洗手。

（11）记录所吹药物、部位、时间、反应等，并签名。

【评价】

1. 患者

体位合理，感觉舒适，症状改善；是否出现不良反应，程度如何。

2. 护士

部位准确，手法正确，操作熟练，熟悉注意事项。

（三）吹药法注意事项

（1）吹药部位应清洗干净，无分泌物，吹药时动作应敏捷轻快，药粉喷布应均匀，为了促使病灶局限，患处周围也应喷及。

（2）小儿吹药时禁用玻璃器具，以防咬碎伤及口腔。

（3）吹药时气流不宜过大，以防药末吹入气管引起咳呛。

（4）用通关散吹鼻取嚏时，药末不宜过多，以取嚏为度。吹药后若患者无反应，可再次吹入，以得嚏为止。

（5）喷粉器头每次用后均需清洁后灭菌处理，以防交叉感染。

七、蜡疗法

医用蜡疗法的种类包括黄蜡疗法、石蜡疗法、地蜡疗法等。蜡贴敷于人体体表或某些穴位上，可产生刺激或温热作用，使局部血管扩张、血流加快而改善周围组织的营养，促进组织愈合；另一方面，热蜡在冷却过程中，体积渐渐缩小，产生柔和的机械压迫作用，能防止组织内的淋巴液和血液渗出，或促进渗出液的吸收，从而达到消肿止痛的目的。

（一）蜡疗的应用

1. 蜡疗常用的适应证

（1）各种损伤及劳损，如挫伤、扭伤、肌肉劳损等。

（2）关节病变，如关节强直、挛缩、慢性非特异性关节炎、肩周炎、腱鞘炎、滑囊炎等。

（3）外伤或手术后遗证，如瘢痕、粘连、浸润等；愈合不良的伤口或慢性溃疡等。

（4）神经炎、周围性面神经麻痹、神经痛、神经性皮炎、皮肤硬化症、湿疹、疥疮、肌炎、骨髓炎等。

（5）胃脘痛、腹痛、虚寒泄泻、胃肠神经官能证、胃炎、胆囊炎等。

（6）慢性盆腔炎、不孕证等。

2. 蜡疗禁忌证

感觉障碍、心肾功能衰竭、恶性肿瘤、有出血倾向者；结核、化脓性感染、伤面渗出未停止者及婴幼儿禁用此法。

（二）蜡疗的操作程序

【目的】

促进血液循环、消除炎症、镇痛；松解粘连，软化瘢痕；有利于皮肤表浅溃疡和创伤的愈合。

【评估】

（1）了解患者当前的主要证状、相关因素、是否对蜡过敏。

（2）评估患者当前的心理状态、体质、形体、耐受能力等。

（3）检查发病部位及局部皮肤情况。

（4）了解患者的性别、年龄，女性患者应了解月经情况。

【计划】

（1）护士自身准备齐全。

（2）患者情绪稳定，蜡疗部位无破损等。

（3）用物准备

1）黄蜡疗法：蜡末或蜡饼、白面粉、水、消毒湿毛巾、铜勺、炭及炭炉或艾绒、火源等。

2）石蜡和地蜡疗法：热蜡液、无菌纱布、无菌小刷、无菌钳、无菌镊、小棉被或大毛巾、橡皮袋或瓷盘、小刀、绷带和大棉垫、温度计、小面盆等。

3）蜡疗机：蜡饼、蜡饼盘、铲刀、保温袋、一次性治疗巾（塑料袋）、一次性纸巾。

（4）环境准备：注意保护患者隐私，不要有对流风，防受寒。

【实施】

（1）洗手、戴口罩，备齐用物至患者床边，核对患者身份。

（2）核对医嘱，结合患者的具体情况做好解释工作。

（3）根据不同治疗部位，协助患者取舒适持久的体位。按医嘱选择蜡疗的种类和方法。

（4）炭蜡法：暴露患处，用白面和水揉成面泥，搓成直径为 1 cm 左右的细条状，围放在患部四周，面圈内撒上黄蜡末或贴敷黄蜡饼约 1 cm 厚，面圈外皮肤用物覆盖，以防灼伤健康皮肤。然后用铜勺盛炭火，置蜡上烘烤，随化随添蜡末，直至蜡与所围面圈高度平满为止，蜡冷后去掉，隔日 1 次。

（5）艾蜡法：操作方法基本同"炭蜡法"。只是在熔化黄蜡时，蜡末上铺撒艾绒，以点燃的艾绒使蜡熔化。

（6）石蜡疗法

1）蜡布贴敷法：用无菌纱布垫浸蘸热蜡液，待冷却至患者能耐受之温度，贴敷于治疗部位上，然后用另一块较小的、温度在 60℃～65℃ 的高温热蜡布，盖在第一块蜡布上，用棉被、大毛巾等物品覆盖保温。每日或隔日 1 次，每次治疗 30 分钟，15 次为一疗程。

2）蜡饼贴敷法：将适量石蜡加热熔化，倒入铺有一层胶布的瓷盘中，厚度 2～3 cm，待蜡层表面温度降至 50℃ 左右时，连同胶布一同取出，贴敷于患处；

或瓷盘中不放胶布，直接倾蜡入盘，待盘中石蜡冷却成饼后，用刀切成小块状放置患处，保温包扎。每次治疗30分钟，15次为一疗程。

3）蜡袋贴敷法：将石蜡熔化后装入橡皮袋内，或将石蜡装入袋内再行熔化，蜡液应占袋装容积的1/3左右，待蜡袋表面温度达治疗所需时，即可贴敷于患处。

4）蜡液涂贴法：将石蜡加热到100℃，经15分钟消毒后，冷却到50℃～60℃，用无菌毛刷向患处涂抹。在涂抹第一层蜡液时，要尽量做到厚薄均匀，以形成保护膜。此后可涂抹温度稍高一些的石蜡液，但不要烫伤皮肤，各层尽快涂抹，厚度达1 cm为止，最后以保温物品（如棉垫）包裹。

5）蜡液浸泡法：将医用石蜡间接熔化，放入保温器皿中，温度控制在55.5℃～57.5℃，将患部浸入蜡液之中（形成较厚蜡层时开始计算浸入蜡液的时间），15分钟后抽出。脱去蜡层，每日1～2次，15次为一疗程。本法适用于四肢疾患。

此外，还有浇蜡法，喷雾法，面部、眼部涂蜡法，阴道石蜡栓塞法等。

（7）地蜡疗法：地蜡的熔点为52℃～55℃，其性质、作用和使用方法与石蜡大致相同。操作过程中，随时观察患者局部和全身情况。操作完毕，协助患者取舒适体位，嘱患者休息30分钟后再外出活动。

（8）蜡疗机：从恒温蜡饼箱中取出不超过54℃的蜡饼，根据治疗需要将蜡饼分割成不同大小和形状的蜡饼块。将蜡饼放于一次性治疗巾中，敷于患处，也可将蜡饼套于塑料袋中，再敷于患部。轻压蜡饼塑型并使与皮肤紧贴，用保温带加压包好。治疗时间为30～40分钟。操作完毕，用一次性纸巾擦去汗液，协助患者穿衣，卧位舒适，整理床单位及用物，蜡饼自患处取下后放入蜡盘内并放回蜡饼箱内。

（9）清洗用物，洗手，记录并签名。

【评价】

1. 患者

体位合理，感觉舒适，症状改善。患者局部皮肤有无烫伤。

2. 护士

部位准确，手法正确，操作熟练，熟悉注意事项。

（三）蜡疗的注意事项

（1）蜡疗过程中，若出现过敏现象要停止操作。加热医用蜡时，要采用隔水加热法，以防烧焦或燃烧。

（2）用过的蜡，其性能（可塑性及黏滞性）降低，重复使用时，每次要加入15%～25%新蜡。用于创面或体腔部位的蜡，不能再做蜡疗。

（3）蜡疗的温度，要因人、因病而异，既防温度过低而影响疗效，又防温度过高而烫伤。

八、中药离子导入法

中药离子导入法是利用直流电场的作用，使药物离子经过皮肤或黏膜进入人体到达组织间隙，使药物直接作用于病变部位，达到治疗疾病的目的，又称为直流电离子导入法。离子导入是利用直流电场作用和电荷同性相斥、异性相吸的特性，使无机化合物或有机化合物药物离子、带电微粒子进入人体。

（一）中药离子导入法的应用

1. 中药离子导入法的适应证

风寒湿痹、关节肿痛、骨质增生、神经痛、神经炎、盆腔炎。

2. 中药离子导入法的禁忌证

高热、出血性疾病、活动性结核、严重心功能不全或带有心脏起搏器的患者禁用。

（二）中药离子导入的操作程序

【目的】

治疗各种风寒湿痹和痛症。

【评估】

（1）查看病情、治疗部位，判断患者是否适合中药离子导入。

（2）患者是否稳定，是否愿意接受该疗法。

（3）评估有无皮肤过敏。

【计划】

（1）护士自身准备齐全。

（2）患者情绪稳定，治疗部位皮肤无破损等。

（3）用物准备：离子导入治疗机一台、衬垫、纱布、绷带、沙包、塑料薄膜、镊子、必要时备屏风。

（4）根据医嘱准备药物。

1）风湿痹证、骨质增生：防己 15 克、乳香 20 克、杜仲 20 克、草乌 20 克、秦艽 12 克、川芎 20 克、蒲公英 30 克、牛膝 15 克、桃仁 20 克、白芷 15 克、羌活 20 克、干姜 30 克、威灵仙 30 克。

煎药方法：上药加水 1500 mL，浸泡 3 小时后，文火煎，水开 35 分钟后，用四层纱布滤出药液 800 mL。第二煎加水 1000 mL，水沸后再煎 25 分钟，滤出 500 mL，与一煎混匀，装入瓶中，置冰箱中备用。

2）附件炎配方：丹参 1000 克 水煎过滤留 2000 mL 备用。

3）盆腔炎配方：白花蛇舌草 500 克、没药 100 克、乳香 100 克、血竭 25 克、红花 50 克、桂枝 50 克、香附 100 克、当归尾 500 克、赤勺 25 克、川椒 125 克。煎法同上。

（5）环境准备：注意保护患者隐私，不要有对流风，防受寒。

【实施】

（1）洗手、戴口罩，备齐用物至患者床边，核对患者身份。

（2）核对医嘱，作好解释。

（3）根据治疗部位选择合适的体位。

（4）将衬垫浸湿药液，拧至不滴水，紧贴患处皮肤，根据药物选择电极，将带负电的药物衬垫放在负极板下（黑色导线），带正电的药物衬垫放在正极板下（红色导线）。连接好以后把塑料薄膜盖在电极板上，用沙包和绷带固定。

（5）将直流感应电疗机电位器输出端调节到"0"位，接通电源，缓慢增至预定的电流强度。一般局部电流量≤40 mA，全身电流量≤60 mA，小部位、指关节电流量≤10 mA，面部电流量≤5 mA。

（6）治疗时间：每天 1 次，每次 15～20 分钟；小儿：10～15 分钟。10～15 次为一个疗程。

（7）治疗结束时，先将电位器输出端调至"0"位，再关闭电源开关，以免患者受到突然断电的电击感而感到不适。

（8）拆去绷带、沙包、薄膜和衬垫，擦净局部皮肤，协助患者穿衣。

（9）整理用物，记录。

【评价】

1. 患者

体位合理，感觉舒适，皮肤无破损，症状改善。

2. 护士

部位选择准确，手法正确，操作熟练，熟悉注意事项。

（三）中药离子导入法的注意事项

（1）做好解释工作，告诉患者治疗过程中可能出现的感觉，以便配合治疗。

（2）操作前检查设备是否处于使用状态。

（3）检查治疗部位皮肤感觉有无异常、破损；如有破损，可加盖小块塑料薄膜。

（4）治疗过程中要注意观察患者的反应和机器的运行情况，及时调节电流量以免灼伤。

（5）衬垫要专用，一个衬垫只供一种药物使用，不要用洗涤剂清洗，最好使用一次性衬垫。

（6）多次治疗后，局部皮肤可出现瘙痒、脱屑、皮疹、皲裂等反应，可用青黛膏或皮炎平膏外涂，禁止搔抓。如有电灼伤，可按烧伤处理，预防感染。

九、热熨法

热熨法是采用药物和适当的辅料经过加热处理后，敷于患部或腧穴的一种治疗方法。是有效的外治法之一，其借助温热之力，将药性由表达里，通过皮毛腠理，循经运行，内达脏腑，疏通经络，温中散寒，畅通气机，镇痛消肿，调整脏腑阴阳，从而达到治病的目的。本法操作简单，安全无痛苦。

（一）热熨法的应用

1. 热熨法的适应证

（1）厥脱、急性阑尾炎、胃脘痛、胃下垂、腹痛、臌胀、呃逆、胁痛、水肿、面神经炎。

（2）硬皮病、狐臭、月经不调、闭经、痛经、牙痛、颌关节功能紊乱症、冻疮、丹毒等。

2. 热熨法的禁忌证

（1）热熨法主要用于治疗各种寒证，故各种原因所致的高热、急性炎症等实热证均属禁忌。

（2）癌肿、局部皮肤溃烂、急性出血性疾病，以及孕妇的腹部和腰骶部均禁用本法。

（二）热熨法的操作程序

【目的】

缓解或解除各类痛症、瘀症、毒症及厥逆证等。

【评估】

（1）查看病情和治疗部位皮肤，判断患者是否适合热烫。

（2）患者是否稳定，是否愿意接受该疗法。

【计划】

（1）护士自身准备齐全。

（2）患者情绪稳定，治疗部位无破损等。

（3）用物准备：治疗盘内盛：根据不同治疗需求选择用具和药物或辅料，必要时备浴巾、屏风。

（4）环境准备：注意保护患者隐私，不要有对流风，防受寒。

【实施】

（1）备齐用物，携至床旁。核对医嘱和患者身份，作好解释。

（2）根据治疗部位协助患者取合适体位。暴露治疗部位，冬季注意保暖。

（3）根据病情或医嘱，确定热烫部位。根据不同的病情，选择适当的药物和适当的辅料，经过加热处理后敷于患部或腧穴。

（4）不同病症热烫方功能主治和操作方法

1）厥脱温阳熨方：小茴香、川椒、葱、姜、盐，用小茴香、川椒以及葱姜捣合一处，加盐炒热，放脐部熨之；或于脐孔中放少许麝香。功能回阳救逆。

2）急性阑尾炎盐熨方：粗盐 500 克，放铁锅内炒至频频发出爆裂声时，加入食醋少许，然后装入事先缝好的布袋内，趁热熨右下腹压痛明显处，每日 1～2 次，凉则更换，7 天为 1 疗程。功能温经通络，主治阑尾周围脓肿。

3）胃脘痛热熨方：连须葱头 30 克，生姜 15 克，将上二味共捣烂炒烫，装入布袋，热熨胃脘部，药袋冷则更换，每日 2 次，每次 30 分钟，或以疼痛缓解为度。功能温胃散寒，主治寒性胃痛。

4）胃下垂升胃饼：蓖麻子仁 10 克，升麻粉 2 克，蓖麻子仁捣烂如泥，拌入升麻粉，制成直径 2 cm、厚 1 cm 圆药饼。剃去患者百会穴周围 2 cm 内头发，敷以升胃饼并加以固定。患者仰卧，放松裤带，用灌有 80℃热水的瓶子熨烫升胃饼 30 分钟，每日 3 次。每块药饼连用 5 天，10 天为 1 疗程。功能补气升提。主治胃下垂。

5）腹痛

① 腹痛热熨方Ⅰ：食盐 1000 克，或麸皮 250 克，或姜渣 500 克，任选一种放锅内炒热，布包，遍熨腹部。一般先由上而下，由右至左，冷则易之。功能温经通络。主治寒性腹痛。

② 腹痛热熨方Ⅱ：莱菔子（打碎）120 克、生姜（切碎）60 克、葱连根须（切碎）500 克、白酒 1 杯，上药放锅内炒热，布包，遍熨腹部。一般先由上而下，由右至左，冷则易之。功能理气止痛。主治气滞腹痛。

③ 腹痛热熨方Ⅲ：川椒 30 克、乌梅 30 克，上药炒熨痛处并热敷脐部。功能理气散寒止痛，主治虫积腹痛。

6）臌胀

① 臌胀热熨方：川椒 100 克、炙鳖甲 15 克、三棱 15 克、白术 15 克、阿魏 15 克，上药共研细末，加白酒适量炒烫，装入布袋。置于神阙穴，上覆热水袋以保持温度。功能活血化瘀。主治气滞血瘀型臌胀。

② 臌胀壶熨方：水红花 6 克、大黄 3 克、山栀 3 克、石灰 3 克、酒曲 1 块，上药同捣烂，贴于神阙穴，上盖厚布数层，再用茶壶装满开水熨烫。每日 2～3 次，每次 30 分钟或以壶冷为度。功能理气活血，主治气滞湿阻型臌胀。

7) 呃逆热熨方：羌活 15 克、附子 15 克、茴香 10 克、木香 10 克、干姜 10 克、食盐 250 克，将上药炒热，用布包裹，频熨天枢穴处，冷后即换，每日 1 次。功能温中降逆止呃，主治寒呃。

8) 胁痛

① 胁痛热熨方 I：青皮适量，打碎，拌醋炒烫，装入布袋，热烫胁痛处。冷则更换，每日 2 次，每次 30 分钟。功能理气止痛，主治胁下瘀积所致的疼痛。

② 胁痛热熨方 II：枳壳、小茴香、青盐，将枳壳、小茴香打碎，加入青盐炒烫，装入布袋。热烫痛处，冷则更换。每日 2 次，每次 30 分种。功能疏肝理气。主治胁下痞满疼痛。

③ 胁痛壶熨方：芒硝 6 克、阿魏 1 克、麝香 1 克，上药研极细末，铺于痛处，周围以面粉糊围住，以防药气走散，上盖青布 1 张，随即用熨斗熨烫，使药气透入腹内。每日 1 次，每次熨烫 2 小时左右。功能理气散结。主治胁下痞痛。

9) 水肿酒糟热熨方：酒糟 1500 克，蒸热，趁热包在脚上，外裹纱布，以汗出为度。每日 1~3 次。功能利水消肿。主治各型水肿。

10) 面神经炎面痛热熨方：生乌头（川乌、草乌均可）、生南星、生白附子各等份，上药共研细末，过筛，每 30 克药粉用大葱 50 克、鲜生姜 15 克捣如泥，纱布包好蒸热。熨阿是穴和患病神经走向有关的腧穴，每日 2~3 次，每次 20~25 分钟。功能散寒通络止痛。主治寒瘀阻滞型三叉神经痛。

11) 硬皮病楝子花椒热熨方：川楝子 60 克、花椒 30 克，上药食盐炒后布包，趁热熨患处，每日 2~3 次，10 日为 1 疗程。功能温经散寒通络。主治硬皮病。

12) 狐臭

① 山芋热熨方：山芋（去皮）、密陀僧粉适量，将山芋去皮烧热，蘸密陀僧趁热夹于腋下，每日 1 次，连用 3~4 天。功能燥湿辟秽，主治狐臭。

② 蒸饼热熨方：蒸饼数块，密陀僧 6 克，将面粉做成蒸饼（约 0.3 cm 厚），趁热将饼劈开成 2 片，每片放入密陀僧 6 克，就热急夹于两腋下，略卧片刻，药饼冷了再弄热，再夹腋下，连续 3~4 次，弃去，隔日再用上法治疗 1 次，为 1 个疗程。功能燥湿辟秽，主治狐臭。

13) 月经不调调经热熨方：当归 30 克、川芎 15 克、白芍 9 克、五灵脂 9 克、元胡（醋浸）9 克、肉苁蓉 9 克、苍术 9 克、白术 9 克、乌药 9 克、小茴香 9 克、陈皮 9 克、半夏 9 克、白芷 9 克、柴胡 6 克、黄连 3 克、吴茱萸（炒）3 克，月经先期加黄芩、丹参、地骨皮各 6 克；后期加肉桂、干姜、艾叶各 6 克；干血痨加桃仁、红花、大黄、生姜、大枣(血瘀再加马鞭草)各 6 克。上药烘干,研为细末,过筛,装瓶备用。临证取药粉适量,用醋或酒调成膏,纱布包裹,敷于神阙、丹田穴,外敷塑料薄膜、纱布,胶布固定,再加热熨,1 次 30 分钟,每日 2~3 次。功能活血调经。主治各型月经不调。

14)闭经通经热熨方:益母草 120 克,加水 1000 mL,煎水先温洗小腹,再取蚕砂适量炒热,布包熨小腹。功能活血通经。主治各型闭经。

15)痛经热熨方:盐 250 克、葱白 250 克、生姜 125 克,上药共炒热,装布袋熨下腹部,药凉后可再炒热再熨,1 日数次,每次 30 分钟。功能温经止痛。主治虚寒型痛经。

16)牙痛热熨方:独头蒜 3 枚,将蒜去皮,放火上煨热,趁热切开贴敷患牙,蒜凉即换。功能解毒止痛。主治风寒牙痛。

17)颌关节功能紊乱症乳没活血散:当归 15 克、白芷 15 克、薄荷 15 克、乳香 9 克、没药 9 克、田三七 9 克、红花 9 克、香附 9 克、川芎 9 克、丝瓜络 15 克。将上药碎为粗末分成 2 包,用小布袋装好密封,入蒸笼加热,趁热敷于关节区肌肉处。每日 1 次,每次 15 分钟,10 次为 1 疗程。热熨时患者同时做有节律的开闭颌运动。功能活血舒筋,散寒止痛。主治各种原因引起的咀嚼肌疼痛及关节盘后区损伤。

18)冻疮解冻祛疮液:陈醋 250 mL,将醋煮热,用纱布蘸取醋液,乘热敷于患处。每日 3 次,连用 1 周。功能温经散寒,主治冻疮。

19)丹毒乳没醋调散:乳香末 6 克、没药末 6 克、淀粉 60 克、米醋 250 mL,将米醋放入砂锅内煮沸,下乳没药末搅匀,随搅随下淀粉,待成糊状后倒在牛皮纸上涂抹,厚度约 1.5 cm,面积要大于患部,趁热敷于病变部位,然后用纱布包扎固定。功能清热解毒活血,主治丹毒。

(5)热烫完毕,清洁局部皮肤,协助患者整理衣着,安置舒适卧位,整理床单位。

(6)清理用物,作好记录。

【评价】

1. 患者

体位合理,感觉舒适,皮肤无过敏或其他损伤,症状改善。

2. 护士

部位准确,手法正确,操作熟练,熟悉注意事项。

(三)热熨法的注意事项

(1)寒冷季节作热熨治疗时,应注意室内温度,预防受冷感冒。

(2)对患有高血压、心脏病的患者,应当逐渐加温,剧热易致病情恶化。

（3）根据病情需要，选取舒适治疗体位。治疗头面、颈、肩部，可取端坐位；治疗胸腹部位，可取仰卧位；治疗颈、背、腰、臀部位可取俯卧位。

（4）操作过程中要经常检查熨物的温度是否适宜，熨包是否破漏，患者的皮肤有否烫伤、擦伤等，并询问患者是否有头痛、头晕、恶心、心悸、心慌等感觉，如有不良反应，应立即停止治疗。

（5）视病情轻重缓急，选用本法或选配内服及其他必要的治疗措施。

（6）熨包温度当以患者有温热舒适感而不烫伤皮肤为度。

（7）热熨后当避风保暖，静卧休息。

第二节　外科中医护理技术

外科常用的中医护理技术有换药法、封包法、中药湿敷法、全身药浴疗法、熏洗法、割治法、截根法、发泡法、砭石疗法、敷药法、贴药法、拔膏疗法、引血疗法、中药热奄包等。

一、换药法

换药法是对疮疡、跌打损伤、蚊虫咬伤、烫伤、烧伤、痔瘘等病证的伤面进行清洗、用药处理、包扎等操作的方法。通过换药，使药物直达病位，起到清热解毒、提脓祛腐、生肌收口、镇痛止痒等作用。可清洁伤口，促进愈合，缩短病程，使患者早日康复。常用掺药：消散药、提脓祛腐药、生肌收口药、止血药、清热收涩药、酊剂。

（一）换药法的应用

1. 换药法常用的适应证

疮疡、跌打损伤、蚊虫咬伤、烫伤、烧伤等伤口的处理。

2. 换药法禁忌证

对汞剂过敏的患者禁用丹药，眼部、唇部、大血管附近的溃疡不能用腐蚀性强的丹药。

（二）换药法操作程序

【目的】

观察伤口变化，保持引流通畅，控制感染，保护并促进肉芽组织及上皮细胞生长。

【评估】

（1）评估病情，了解患者营养情况。

（2）核对医嘱，了解病患部位、相关因素及伤口情况。

(3)评估伤口情况,备适宜换药用品。

【计划】

(1)护士自身准备齐全。

(2)患者病情稳定。

(3)用物准备:治疗盘、75%乙醇棉球、0.9%氯化钠溶液棉球、干棉球、换药碗、弯盘、镊子、剪刀、探针、纱布、油纱条、胶布、相应的药液及各种散、丹、酊等,必要时备药捻。酌情备绷带、医用汽油、橡胶单、治疗巾、屏风、毛毯等。

(4)环境准备:注意保护患者隐私,环境清洁。

【实施】

(1)备齐换药物品、药物、敷料等用品,将患者送到换药室,或推换药车至患者床前。做好解释工作,消除顾虑,取得合作。

(2)换药时协助患者取适当的卧位,以既能充分暴露创面,患者又感到舒适为原则。对剧烈疼痛的伤口进行换药时,可先给予镇静止痛药,以减轻疼痛。

(3)解开创面敷料,取下外层敷料,敷料内面向上放入弯盘,再用镊子顺着伤口长轴方向揭取内层敷料。

(4)右手镊子接触伤口,左手镊子从治疗碗中夹取无菌物品,递给右手,清理伤口。清理顺序:无菌伤口从内向外清理,感染伤口从外向内清理。0.9%氯化钠溶液棉球清洗伤口分泌物,碘伏棉球消毒,然后根据不同伤口,敷以0.9%氯化钠溶液纱布、凡士林纱布或适当放置引流物。

(5)肉芽组织创面处理:①正常伤口:颜色鲜红,坚实,呈细粒状,分布均匀,分泌物少。换药时用无刺激性油膏或凡士林纱布覆盖。②生长过快伤口:高出创缘,影响愈合,换药时用剪刀修平。③水肿伤口:颜色淡红,触之不出血,表面光滑而晶亮,换药时用浓氯化钠溶液湿敷。④慢性溃疡伤口:创面长期不愈合,质硬,色灰暗,不易出血,先行去除病因,切除溃疡后,形成新鲜创面,再行治疗。

(6)根据疮疡性质选择放药或药捻,用无菌敷料覆盖伤口,以胶布粘贴固定。

(7)协助患者穿好衣服,取舒适卧位,如切口有引流物应卧向患侧,以利引流。交代注意事项。

(8)敷料等医疗废物倒入污物桶内,器械放入器械桶。

(9)操作者洗手,记录。

【评价】

1. 患者

理解如何配合换药，获得并理解相关换药知识。

2. 护士

无菌操作规范，操作熟练，包扎稳妥。

（三）换药法注意事项

（1）严格无菌操作，遵从无菌操作原则。

（2）对于特异性感染的伤口，应采取严格的隔离与消毒灭菌措施。有特异性感染和芽胞杆菌感染的敷料应烧毁；器械、器皿应浸泡在消毒液中进行初消，清洗后高压灭菌。

（3）换药顺序应是：先清洁后污染，先拆线后换药，先缝合后开放，先换感染轻的伤口，后换感染重的伤口。特殊感染的伤口，换药应在最后，由专人负责。

（4）一般清洁伤口术后 3 天换药 1 次，感染伤口隔日换药 1 次，分泌物较多的伤口 1 日换药 1~2 次。

（5）操作应仔细、认真，动作轻巧，尽量减少患者的痛苦。若内层敷料干结粘住伤口，用 0.9% 氯化钠溶液湿润后揭去，以免损伤肉芽组织和新生上皮组织。

（6）评估伤口的情况，正确选择不同剂型、不同治疗作用的外用药物。掺药需撒布均匀，散剂若调敷应注意干湿适宜。

（7）换药时勿将棉球或其他引流物遗留在脓腔内，以免造成伤口不愈合。脓腔伤口必须保持引流通畅。

（8）观察伤口情况，注意肉芽组织、创缘新生上皮组织生长趋势，并注意保护创面。

（9）颜面部疖肿禁止挤压，防脓肿扩散。

（10）胶布粘贴方向应与肢体或躯干长轴垂直，不能贴成放射状。胶布不易固定时可用绷带包扎。

（11）用医用汽油拭去胶布痕迹。

二、封包法

封包法是中医临床常用护理操作之一，为历代医家所重视并普遍使用，它通过将药物封包于局部，起到祛除病灶或者加强药物疗效的功能。

（一）封包法的应用

1. 封包疗法常用的适应证

疣状增生、神经性皮炎、亚急性湿疹、慢性湿疹、扁平苔藓、斑块型银屑病、鸡眼、大的寻常疣、掌跖疣、胼胝等。缓解多种皮肤科癣类疾患。

2. 封包法的禁忌证

急性皮炎，有水泡、渗出性皮炎、糜烂性损害、有感染性皮损，对封包物过敏者。

（二）封包法的操作程序

【目的】

去除病灶，缓解多种皮肤科癣类疾患。

【评估】

（1）根据患者的年龄、意识状态，对封包法的认识程度、心理状态评估患者配合程度。

（2）根据临床诊断、病变大小评估用药量、辅助用品。

（3）根据发病部位，评估是否有禁忌证。

【计划】

（1）护士自身准备齐全。

（2）患者情绪稳定，和患者进行沟通取得配合。

（3）用物准备：治疗车、治疗盘内备：刮匙、剪刀、棉签、弯盘、纱布、温水、橡胶单、药物、橡皮膏或保鲜膜、橡胶手套，污物袋，必要时备屏风。

（4）环境准备：注意保护患者隐私，不可过分暴露患者。

【实施】

（1）护士着装整齐，洗手、戴口罩、手套。

（2）备齐用物携至床旁，核对患者身份，核对治疗卡，作好解释，取得患者的合作。用屏风遮挡患者，冬季注意保暖。

（3）再次核对后清洁患处，先将一块大于皮损的橡皮膏中央剪开一孔，孔的大小与皮损等大，然后套贴于患处，使皮损完全暴露，以此保护周围正常皮肤。再将药膏点涂于皮损上，待药膏干固后，以橡皮膏盖贴。

（4）封包后注意观察，当病灶周围出现一圈白圈或有轻度潮红水肿时即停止用药，此时已达到治疗目的；一般封包约12小时后将封包物去除，皮损很容易用刮匙连根刮除，然后常规消毒，无菌包扎，3天后去除包扎而病变部位痊愈。

（5）若是皮肤科癣类疾患，将药均匀涂于患处，保鲜膜封包约12小时，每日1次，待症状消失后1周停止封包。

(6)整理用物,洗手、记录并签名。

【评价】

1. 患者

体位合理,感觉舒适,理解相关知识。

2. 护士

部位准确,手法正确,操作熟练,封包药物固定稳妥适宜,熟悉注意事项。

(三)封包法的注意事项

(1)使用前应将药物搅拌均匀。

(2)用药前须用0.9%氯化钠溶液或纯净水棉球把病灶处清洗干净,禁用乙醇清洗患部。

(3)病变在主干神经或大血管处,治疗宜慎重,药膏不宜持久放置。

(4)眼睛周围病灶治疗时宜妥善保护眼睛,切忌药膏进入眼睛。若不慎进入眼睛内,用清水或0.9%氯化钠溶液冲洗。

(5)用药后病变组织凝固坏死形成的痂,患者不要强行剥离,洗澡、洗脸时应尽量避让,待痂下新生组织长好,痂自然脱落。

(6)大面积病灶宜分期分批治疗,避免一次治疗药物吸收过多而发生不良反应。

(7)脱痂初期皮肤粉红或留有色素属正常,患者不必担心,一般2~3个月后即可基本恢复与正常皮肤同色。

(8)若药物不小心擦到正常皮肤上,应立即擦洗掉,不宜久留。

(9)点药时,药膏须均匀一致,药膏点在病灶上,应像堆积在上面一样,点药面积应与病灶面积大小相同。

(10)若天气寒冷,病灶面积较大的个别患者在治疗后的恢复阶段,注意病灶部位的保暖,避免病灶部位受冻、皲裂。

三、中药湿敷法

中药湿敷法是将无菌纱布用中药液浸透,敷于局部,达到疏通腠理、清热解毒、消肿散结等目的的一种外治方法。

(一)中药湿敷法的应用

1. 中药湿敷法的适应证

椎间盘突出、皮肤病、局部肿胀、疼痛等。

2. 中药湿敷法的禁忌证

疮疡脓肿迅速扩散者不宜湿敷。

（二）中药湿敷法操作程序

【目的】

减轻局部肿胀、疼痛、瘙痒等症状。

【评估】

（1）当前主要症状、临床表现、既往史及药物过敏史。

（2）患者病情是否稳定，是否愿意接受该疗法。

（3）患者体质及湿敷部位的皮肤情况。

【计划】

（1）护士自身准备齐全。

（2）患者情绪稳定，无湿敷禁忌证等。

（3）用物准备：治疗车、治疗盘内放：遵医嘱配制药液、敷布数块（无菌纱布制成）、凡士林、镊子2把、弯盘、橡胶单、中单、纱布等。

（4）环境准备：注意保护患者隐私，不要有对流风，防受寒。

【实施】

（1）衣帽整齐，洗手戴口罩，备齐用物，携至床旁，作好解释，核对医嘱。

（2）取合理体位，暴露湿敷部位，注意保暖。铺橡胶单、中单。清洁局部，必要时涂凡士林。

（3）遵医嘱配制药液，药液温度适宜并倒入容器内，敷布在药液中浸湿后，以不滴水为宜敷于患处。

（4）每5～10分钟用无菌镊子夹取纱布浸药后淋药液于敷布上，保持湿润及温度。每次湿敷30～60分钟。

（5）操作完毕，擦干局部药液，取下弯盘、中单、橡胶单，协助患者穿衣，整理床单位。

（6）整理用物，作好记录。

【评价】

1. 患者

体位合理，感觉舒适，症状改善。

2. 护士

部位准确，手法正确，药液无外溢，无污染被服，操作熟练，熟悉注意事项。

（三）中药湿敷的注意事项

（1）操作前向患者做好解释以取得合作。注意保暖，防止受凉。注意药液温度，防止烫伤。

（2）注意消毒隔离，避免交叉感染。

（3）治疗过程中观察局部皮肤反应，如出现苍白、红斑、水疱、痒痛或破溃等症状时，立即停止治疗，报告医生，配合处理。

四、全身药浴疗法

全身药浴疗法是将药物煎汤滤去药渣，趁热进行全身性熏蒸、后浸渍的一种治疗方法。借助温水的热力及药物本身的功效，使腠理疏通、毛窍开放，药物作用于全身肌表、局部、患处，经过吸收后循行经络血脉，内达脏腑，由表及里发生效应，从而起到防病治病、强身健体之功效。

（一）全身药浴疗法的应用

1. 全身药浴疗法的适应证

常用于各种泛发性皮肤病和各种原因引起的全身关节酸痛、肢体麻木、全身瘙痒等。

2. 全身药浴疗法的禁忌证

高热大汗、高血压病、主动脉瘤、严重心脏病、出血性疾病、妇女妊娠期、月经期不宜用此法。

（二）全身药浴疗法操作程序

【目的】

祛风除湿、温经散寒、疏通经络、调和气血、消肿止痛、去瘀生新，缓解周身关节酸痛、肢体麻木、全身瘙痒等。

【评估】

（1）患者当前的主要症状，女性是否处于特殊生理期等。

（2）患者当前生理、心理状态、皮肤情况，接受治疗的信心及相关因素。

（3）遵医嘱选用相应的药液、浸洗方法等。

【计划】

（1）护士自身准备齐全。

（2）患者情绪稳定，无药浴禁忌证。

（3）用物准备：药液、水温计、坐架、一次性药浴罩、浴巾、软毛巾、拖鞋、衣裤。

（4）环境准备：注意保护患者隐私，不要有对流风，防受寒，药浴室温度适宜。

【实施】

（1）护士衣帽整洁，洗手，戴口罩，携用物至药浴室。

（2）核对医嘱，操作前向患者解释药浴的目的、方法及注意事项，以取得合作，保证安全。

（3）根据患者的具体情况调节浴室的温度。

（4）放置一次性药浴罩于浴盆内，将过滤后的药液倒入浴盆内，加适量热水，调节温度至 45℃ 左右，稳妥放好坐架，以保证安全。

（5）必要时协助患者脱去衣裤，用浴巾裹身进入浴室。

（6）除去浴巾，扶患者坐于浴盆坐架上，合拢一次性药浴罩，将药浴罩封口处带子松紧适宜的系于患者颈部，仅露出头面，使药液蒸汽熏蒸全身。

（7）待药液温度适宜时，将四肢及躯体浸泡于药液中，用软毛巾协助患者浸洗。

（8）密切观察患者的面色、呼吸、脉搏，询问患者有无不适感，及时调节药液温度，浸泡时间一般为 20～40 分钟。如有不适立即停止药浴，对症处理。

（9）药浴完毕，温水冲去皮肤上的药液，擦干，助患者穿好衣服，送回病床休息。

（10）清理用物，清洁消毒浴盆、坐架、浴室，物归原处，洗手并记录。

【评价】

1. 患者

是否感觉舒适、无烫伤，有无不良反应。

2. 护士

是否掌握安全的药液温度、正确的用药时间及保暖的方法。是否具有保护隐私意识、操作是否熟练。

（三）全身药浴注意事项

（1）室温、水温均应适宜。注意勿使患者烫伤，并避风寒防受凉。

（2）药浴后注意保暖，浴后当风，腠理开，易外感。

（3）药浴一般适用于能自行活动者。对年老体弱、儿童或肢体活动不便者，不能单独药浴，应协助药浴并严密观察。

（4）空腹及饭后 30 分钟不能药浴。空腹药浴容易发生晕厥，饭后药浴全身体表血管受热刺激而扩张，胃肠道血供量减少，影响患者消化功能。

（5）如患者有不适感，应马上出浴，进行对症处理。

（6）治疗期间保温、避风湿，宜卧床休息，禁止剧烈活动、劳累。

五、熏洗法

熏洗疗法，是利用药物煎汤趁热在皮肤或患处进行熏蒸、淋洗的治疗方法（一般先用药汤蒸气熏，待药液适宜时再洗）。熏洗法属于中医"外治"法的范畴，为历代医家所重视并普遍使用。此疗法是借助药力和热力，通过皮肤、黏膜作用于肌体，促使腠理疏通、疏风散寒、祛风除湿、气血流畅、温经通络、活血化瘀、脏腑脉络调和、清热解毒、消肿止痛、杀虫止痒等功能，从而达到预防和治疗疾病的目的。

（一）熏洗的应用

1.熏洗法常用的适应证

熏洗疗法的适用范围涉及内、外、妇、儿、骨伤、五官、皮肤科等多种疾病。

（1）内科疾病：感冒、咳嗽、哮喘、肺痈、中风、高血压、头痛、呕吐、腹胀、便秘、淋证、脚气等。

（2）外科疾病：疔疮、痈疽、乳痈、烫伤、痔疮、肛裂、流火、软组织损伤、血栓闭塞性脉管炎、腱鞘炎等。

（3）妇科疾病：闭经、痛经、带下病、外阴瘙痒、外阴溃疡、外阴白斑、阴肿、阴疮、宫颈糜烂、盆腔炎、子宫脱垂等。

（4）儿科疾病：湿疹、腹泻、痄腮、麻疹、遗尿、小儿麻痹等。

（5）骨伤科疾病：骨折、脱臼、外伤性关节僵化证、外伤性关节滑囊炎、肋软骨炎、肩周炎、网球肘、骨质增生、骨髓炎等。

（6）五官科：睑缘炎、结膜炎、麦粒肿、巩膜炎、泪囊炎、鼻衄、鼻窦炎、唇炎、耳疮等。

（7）皮肤科：湿疹、脓疱疮、皮肤瘙痒、手足癣、银屑病、扁平疣等。

（8）其他：痤疮、头疮、斑秃、增白悦颜、祛斑等。

2.熏洗的禁忌证

（1）妇女月经期、孕妇禁用。

（2）大汗、饥饿、过饱及过度疲劳者不宜进行熏洗法。

（3）急性传染性疾病、恶性肿瘤、严重心脏病、重症高血压、呼吸困难者、衰竭患者，禁用熏洗法。

（4）眼部肿瘤、眼出血、急性结膜炎等不宜用熏眼法治疗。

（5）有大范围感染性病灶并已化脓破溃时，禁止使用局部熏洗法。

（6）骨折3天内，患处高度肿胀者，禁止使用局部熏洗法。

（7）血栓形成早期，禁止使用局部熏洗法。

（二）熏洗的操作程序

【目的】

缓解或治疗内、外、妇、儿、骨伤、五官、皮肤科等疾病。

【评估】

（1）根据患者的年龄、意识状态，对熏洗法的认识程度、心理状态评估患者配合程度。

（2）根据临床诊断、发病部位，评估熏洗部位的皮肤状况。

（3）根据病变大小、发病部位，选择熏洗仪器的类型及用物。

（4）根据患者是否接受过同样治疗，评估患者对本疗法的认知程度。

（5）妇科患者通过交流，评估胎、产、经、带等情况。

（6）根据和患者交流，评估对本治疗是否有禁忌证。

【计划】

（1）护士自身准备齐全。

（2）患者情绪稳定，和患者进行沟通取得配合。

（3）用物准备：治疗车、治疗盘内：水温计、有伤口时备换药用品、镊子、弯盘、纱布；软枕、浴巾、橡胶单、药液、熏洗盆内套一次性塑料袋、坐浴时备坐浴架，必要时备屏风。

（4）环境准备：注意保护患者隐私，不可过分暴露患者，环境温度适宜，不能有对流风。

【实施】

（1）护士着装整齐，洗手、戴口罩。

（2）评估患者发病部位、症状、相关因素、既往史及心理状态等。

（3）备齐用物携至床旁，核对患者身份，核对治疗卡、诊断、熏洗部位。作好解释，取得患者的合作。用屏风遮挡患者，冬季注意保暖。

（4）四肢熏洗：将药液趁热倒入套有一次性塑料袋的熏洗盆或桶内，根据熏洗部位安排患者体位，暴露熏洗部位，置于盆上，接触盆处垫一软枕。测量药液温度，常用温度为50℃～70℃，用浴巾覆盖患部及盆，待药液降至38℃～45℃时，揭去浴巾，将患处浸于药液中。浸泡20～30分钟，浸泡时定时测药温，询问患者感受，注意患者的反应，保持药温适宜，关节僵直者协助活动筋骨关节。

（5）眼部熏洗：将煎好的药液倒入治疗碗，患眼对准碗口进行熏蒸，待药液降至38℃～45℃时，纱布蘸洗患眼，每次15～30分钟。

（6）坐浴法：将药液趁热倒入特制熏洗桶内，加热水至需要量，盖上置带孔木盖，暴露臀部坐于桶上进行熏蒸，待药液降至38℃～45℃时，去除木盖，对患部进行泡洗。当药液偏凉时，应重新加温或添加热药液，每次熏洗时间20～30分钟。

（7）熏洗完毕，清洁皮肤并擦干，协助患者穿衣，安排患者舒适体位，整理床单位、物品。

（8）有伤口者予以换药。

（9）整理用物，洗手、记录。

【评价】

1. 患者

无烫伤，患者体位舒适，了解相关知识，无不良反应。

2. 护士

操作的熟练度、掌握安全的药液温度、正确的用药时间及保暖的方法。

（三）熏洗的注意事项

（1）操作前向患者解释熏洗的目的、方法及注意事项，以取得合作，保证安全。

（2）熏洗场所空气要流通，室温适宜。药液温度不能过高，注意勿使患者烫伤。

（3）对年老体弱、儿童或肢体活动不便者，应协助洗浴并严密观察。孕妇、经期不能熏洗。

（4）嘱患者忌风寒以防寒邪内侵。

（5）如患者有不适感，应马上出浴，进行对症处理。

（6）注意用具的终末处理，预防交叉感染。

六、割治法

在一定的穴位或部位上切开皮肤，摘除少量皮下脂肪组织，并在局部施行刺激，以治疗疾病的方法。又称割治疗法。按部位可分手掌割治和穴位割治。

（一）割治法的应用

1. 割治法常用的适应证

常用于支气管哮喘、慢性支气管炎、头痛、神经衰弱、慢性胃炎、消化性溃疡、胆道蛔虫病、颈淋巴结核以及肿瘤等。

（1）掌1：食指第一指节掌面正中。治支气管哮喘。

（2）掌2：第二、三掌骨间隙掌侧，食指与中指根部联合下约0.5 cm处；或掌3：第三、四掌骨间隙掌侧，中指与无名指根部联合下约0.5 cm处。治慢性支气管炎、支气管哮喘。

（3）掌4：第四、五掌骨间隙掌侧无名指与小指根部联合下约0.5 cm处。治神经衰弱、头痛、胃肠病。

（4）掌5掌面大鱼际（鱼际穴）肌尺侧边缘与沿并拢的食指、中指间引线的交点上。治支气管哮喘、小儿疳积。

（5）掌6：大陵穴向掌心方向1.5 cm处（不宜过深）。治慢性胃炎、胃神经官能症、胃溃疡、胆道蛔虫症、消化不良、肠炎。

（6）掌7：神门穴向无名指、小指间隔方向1.5 cm处。治胃神经官能症、胃溃汤。

　　(7)膻中、大椎:用于支气管哮喘、慢性支气管炎。

　　(8)鸠尾、涌泉:用于颈淋巴结结核。

　　(9)肝俞、脾俞、上脘、中脘:用于胃及十二指肠溃疡。

　　(10)天枢、足三里:用于肠系膜淋巴结结核。

　　(11)公孙、然谷:用于肿瘤。

　　(12)在第11胸椎棘突两旁横划3~4 cm,划破表皮略出血,用来治疗小儿单纯性消化不良症。

　　2. 割治法的禁忌证

　　出血性疼痛、严重心脏病不宜割治。垂危患者、持续高热、局部水肿或感染者,均不宜割治。

　　(二)割治法操作程序

　　【目的】

　　通经活络,调和气血,消肿散结。

　　【评估】

　　(1)查看病情、割治部位,判断患者是否适合割治法。

　　(2)患者病情是否稳定,是否愿意接受该疗法。

　　【计划】

　　(1)护士自身准备齐全。

　　(2)患者情绪稳定,割治部位无破损等。

　　(3)用物准备:治疗车,治疗盘内备:手术刀、血管钳、缝针、丝线、消毒纱布及消毒用品、绷带、胶布等。

　　(4)环境准备:注意操作场所的清洁。

　　【实施】

　　(1)穴位常规消毒后,局部麻醉,以左手拇指紧压割治穴位下方,用手术刀纵行切开皮肤(不宜过深,切开皮层即可),切口长0.5~1 cm(儿童可短些)。

　　(2)用直血管钳分离切口,暴露脂肪组织,摘取黄豆或蚕豆大小的脂肪组织。

　　(3)将血管钳伸入皮下,沿切口上、下、左、右几个方向进行按摩,使出现酸、麻、胀感觉,并向四周扩散为度。也可采用血管钳轻夹数次皮下组织或附近组织,或用刀柄在骨膜上滑动(割治膻中穴),使患者产生强烈的酸麻或胀感并向一定方向传导。

　　(4)覆盖消毒纱布,包扎固定。

（5）向患者交代注意事项。

（6）整理用物，洗手、记录。

【评价】

1.患者

体位合理，疼痛轻微。

2.护士

和患者交流妥当，割治部位准确，手法正确，操作熟练，熟悉注意事项。

（三）割治法注意事项

（1）割治时防止晕倒，如已经发生，立即停止操作，作妥善处理。

（2）老弱妇孺刺激宜轻。

（3）割治不宜过深，防止伤及血管、神经或韧带。

（4）两次割治之间需休息 7～10 天。可在原割治穴或另选一穴上再行第二次割治。

（5）术后可能有周身不适、关节酸痛、食欲减退等不同程度的反应。一般这种反应发生在术后 3 天内，持续 1～2 天。足底部割治反应多发生于术后 2 周内，也有发生在半个月至 1 个月的，其持续时间 1～6 天。这些反应一般在几天内即可自行消失，严重者需作对症处理。

（6）严格无菌操作，术后创口 5～7 天内不能湿水，以防感染。

七、截根法

截根法又称挑治法，是指用三棱针或圆利针在患者体表的一定穴位或反应点进行挑治或深刺的一种方法。以通经活络，调理气血和脏腑功能的一种治疗方法。

挑治法选用某些疾病在体表皮肤有关部位上出现的反应点进行挑治。各种疾病最常出现的反应点是不同的，它们可反映为压痛、酸困、硬结、过敏、丘疹等情况，出现的区域也常不同，常见的部位在背部从第 7 颈椎到第 5 腰椎两侧直至腋后的范围内，也偶发于其他部位。若为疹点，其特征似丘疹，稍突起于表皮，似针帽大小，多为灰白、暗红、棕褐、浅红色，压之不褪色，有的点上还可生长有毛发。各种不同的疾病出现疹点的区域也不一致。这些疹点一般多为挑治的主要刺激点。如找不到疹点也可以选取与各种疾病有关的穴位进行挑治。

（一）截根法的应用

1.截根法常用的适应证

哮喘、瘰疬、发际疮、麦粒肿、肛门疾患、头痛、头晕、感冒、热性病、急性结膜炎、眼底出血、颈淋巴结核、急慢性咽炎、扁桃体炎、胸胁痛、急慢性肠胃炎、消化道溃疡、月经不调、痔疮、风湿痛、肌肉麻痹瘫痪、小儿疳积等。

（1）痔疮，反应点常见的部位在背部从第7颈椎到第5腰椎两侧直至腋后的范围内。可选用大肠俞、小肠俞、命门、长强、上髎、次髎、中髎、下髎等穴进行穴位挑治。

（2）麦粒肿反应点多在肩胛区内。

（3）颈淋巴结结核常在两肩胛下角以上，脊柱两侧，且常与病位交叉出现。

（4）食管静脉曲张的疹点除背两侧外，还可在胸部找到。

（5）前列腺炎可选用膀胱俞。

（6）急性结膜炎可选用大椎穴等。

2. 截根法的禁忌证

体弱、心脏病、孕妇、水肿、局部有皮肤病或有出血性疾病的人慎用或禁用。

（二）截根法的操作程序

【目的】

解除或缓解麦粒肿、哮喘、痔疮、肛裂、脱肛、多发性疔肿等病症的临床症状。

【评估】

（1）查看病情，判断患者是否适合截根法。

（2）患者是否稳定，是否愿意接受该疗法。

（3）评估所用针具是否完好、锋利。

【计划】

（1）护士自身准备齐全。

（2）患者情绪稳定，无截根法的禁忌证。

（3）用物准备：治疗车、治疗盘内放：无菌三棱针或圆利针、皮肤消毒液、无菌棉签、纱布、胶布、0.5%利多卡因注射液、2 mL 注射器。

【实施】

（1）衣帽整齐，洗手、戴口罩。备齐用物，携至床旁。核对床号、姓名。再次核对治疗卡，做好解释工作。

（2）协助患者取合适体位，暴露挑治部位，确定挑治穴位（点）。

（3）消毒皮肤，操作者左手固定患者皮肤，右手持针将挑治穴位（点）的皮肤挑破0.2～0.3 cm，深入表皮下挑断纤维组织，直到挑尽为止。

（4）消毒局部，盖无菌纱布，胶布固定。

（5）协助患者取舒适卧位，交代注意事项。

（6）整理用物，记录在治疗单上。

【评价】

1. 患者

体位合理，感觉微痛，症状改善。

2. 护士

部位准确，手法正确，操作熟练，熟悉注意事项。

（三）截根法的注意事项

（1）严格无菌操作，术后3~5天禁洗澡或沾水，以防感染。

（2）挑治手法以强刺激效果好，但以患者能耐受为宜，以防晕厥。

（3）治疗时，患者取卧位，防止晕针。

（4）一般一次挑治1~2个穴位（点），若需要时可在7~10天后再选另一穴位（点）挑治，若需在同一部位上施术，须间隔3~5个星期。

（5）冬季要注意保暖，以防感冒。

（6）饮食宜清淡，不食刺激性食品。

八、发泡法

又称天灸疗法。是中医传统的外治疗法，是借助药物对穴位的刺激，使局部皮肤发红充血，甚至起泡，以激发经络、调整气血而防治疾病的一种方法。通过将特殊调配的药物贴敷于特定的穴位，可使药物持续刺激穴位，通经入络，达到温经散寒，疏通经络，活血通脉，调节脏腑功能的效果，既可改善临床症状，又可提高机体免疫力。

所采用的药物大都带有较强的刺激性，有使皮肤发泡的作用，可使局部血管扩张，促进血液循环，改善周围组织营养，从而起到清热解毒、消炎退肿的作用，甚者发泡化脓，使渗出液增加，能发挥消炎退肿的效果。根据中医脏腑经络相关理论，穴位通过经络与脏腑密切相关，不仅能反映各脏腑生理或病理机能，同时也是治疗五脏六腑疾病的有效刺激点。

（一）发泡法的应用

1. 发泡法常用的适应证

治疗疟疾、哮喘、关节炎、咯血、衄血、牛皮癣、神经性皮炎、关节疼痛、黄疸、胃痛等病症。

2. 发泡法禁忌证

孕妇、年老体弱、皮肤过敏等患者应慎用或禁用。

（二）发泡法的操作程序

【目的】

通过药物作用于穴位表面、调理脏腑经络来提高免疫力，达到防病治病的目的。

【评估】

（1）患者是否接受此疗法。

（2）操作部位是否溃破，是否适宜此疗法。

（3）评估患者是否有此疗法之禁忌证。

【计划】

（1）护士自身准备齐全。

（2）患者情绪稳定，发泡法部位无破损等。

（3）用物准备：治疗车、治疗盘内放：0.9%氯化钠溶液棉球、血管钳、药物、无菌纱布、棉纸、胶布或绷带。一次性治疗巾、套黄色塑料袋的垃圾桶，如需临时配制药物，备治疗碗、药物。必要时备屏风、毛毯。

（4）环境准备：注意保护患者隐私，不要有对流风，防受寒。

【实施】

（1）洗手、戴口罩、核对医嘱、备齐用物至患者床边。核对床号、姓名，向患者解释。

（2）协助患者取合适体位。暴露操作部位，垫一次性治疗巾，以免污染床单，必要时盖上毛毯或屏风遮挡。

（3）再次核对所用药物。准备药物，需临时调制药物时，将药物倒入治疗碗内；如用新鲜中草药，应先洗净切碎，然后置于研钵内捣烂。

（4）用盐水棉球清洁局部皮肤；贴敷在一定穴位上固定约1小时左右，患者觉局部有烧灼或痛痒感时即应取下，此时皮肤上发红或产生深黄色水泡，用消毒镊子将水泡挑破，局部敷以消毒敷料以保护创面（但不要用凡士林纱布处理）。

（5）告知患者注意事项及自我护理知识、正常反应及异常反应。

（6）操作完毕，协助患者穿衣，整理床单位，清理用物，洗手。

（7）记录所敷药物、部位、时间在治疗单上，观察敷药后反应。

【评价】

1. 患者

体位合理，感觉舒适，理解相关知识，症状改善。

2. 护士

部位准确，手法正确，操作熟练，药物固定稳妥适宜，熟悉注意事项。

（三）发泡法注意事项

（1）贴药处避免挤压，贴药后局部皮肤有轻度灼热感，这是正常现象，根据药性和体质确定敷药时间，切忌贴药时间过长。如贴药后，局部灼热难受，可提前除去。贴药后局部起水泡可涂万花油。

（2）贴药当日禁食生冷、寒凉、辛辣之物，忌食海鲜、鹅、鸭等。

（3）用温水洗澡，忌入冰室。

九、砭石疗法

砭石疗法是中华民族几千年来与疾病作斗争中积累起来的宝贵经验，是中医保健、养生、理疗的一项重大发明。它具有一套以脏腑经络学说为中心的完整理论，强调整体，重视内因。采用无创性的温和刺激，扶正驱邪，以调动机体本身的防御能力，战胜疾病。砭石疗法具有温助阳气，疏通经络，宣导气血，疏通经络，逐寒祛湿，祛瘀止痛，潜阳安神，止悸定惊的作用，既可用于防病、健身、养生、美容，又可用于改善亚健康状态及治疗某些疾病。

（一）砭石疗法的应用

1. 砭石疗法的适应证

（1）软组织损伤类：包括急慢性腰扭伤、肌肉拉伤、膝关节脂肪垫劳损等，这类病例基本上可做到治疗1次见效。

（2）骨伤类：颈椎疾病、腰椎间盘突出或腰椎管狭窄引起的坐骨神经痛、退行性骨关节炎、网球肘等，对这一类疾病的治疗，砭石疗法往往获得良效。

（3）风湿类：膝关节滑膜炎、肩周炎、风湿性关节炎及类风湿关节炎等，砭石治疗该类疾病作用稳定确切。

（4）周围神经病：末梢神经炎、贝尔氏面瘫、面肌痉挛、慢性神经疾病导致的肌肉萎缩等。

（5）心血管疾病：各型心律不齐、心肌缺血等。

（6）各种功能性失调：神经衰弱、失眠等。

（7）用于减肥及美容：用砭石在面部刮擦有明显的改善面部肌肤代谢、消斑、去疮的作用；在腹部做手法可消除腹部脂肪。

2. 砭石疗法的禁忌证

（1）有严重心脑血管疾病、肝肾功能不全、全身浮肿者。

（2）孕妇的腹部、腰骶部禁用，否则会引起流产。

（3）凡体表有疖肿、破溃、疮痈、斑疹和不明原因包块处禁用，否则会导致创口的感染和扩散。

（4）化脓性炎症，有渗出溃烂的皮肤表面（如：湿疹、疱疹、疔疮、痈疮等）

及各种传染性皮肤病的皮损部位禁用，只可在皮损处周围进行治疗。

(5)急性扭伤、创伤的疼痛部位或骨折部位禁止，因为会加重伤口处的出血。

(6)接触性皮肤病传染者忌用，因为这会将疾病传染给他人。

(7)有出血倾向者，如糖尿病晚期、严重贫血、白血病、再生障碍性贫血和血小板减少患者禁忌，因为这类患者在操作时所产生的皮下出血不易被吸收。

(8)过饥或过饱、过度疲劳、醉酒者不可接受重力、大面积操作，否则会引起虚脱。

(9)眼睛、口唇、舌体、耳孔、鼻孔、乳头、肚脐等部位禁止操作，会使这些黏膜部位充血，而且不能康复。

(10)精神病患者禁用，因为操作会刺激这类患者发病。

(二)砭石疗法的操作程序

【目的】

温助阳气，疏通经络；逐寒祛湿，祛瘀止痛；潜阳安神，止悸定惊。

【评估】

(1)查看病情，砭石疗法的部位，判断患者是否适合砭石疗法。

(2)患者病情是否稳定，是否愿意接受砭石疗法。

(3)评估砭石是否光滑钝圆，防止损伤皮肤。

【计划】

(1)护士自身准备齐全。

(2)患者情绪稳定，皮肤无破损等。

(3)用物准备：治疗盘内盛：治疗碗、弯盘、纱布、砭石、治疗巾，必要时准备浴巾、屏风。

(4)环境准备：注意保护患者隐私，不要有对流风，防止受寒。

【实施】

(1)备齐用物，携至床旁，对床号，姓名。再次核对治疗卡，做好解释工作。

(2)根据砭石疗法的部位，协助患者取合适体位，暴露治疗部位，冬季注意保暖。

(3)根据病情或医嘱，确定砭石疗法部位(常用部位有头颈部、背部、胸部、四肢)。

(4)再次检查砭石边缘是否光滑钝圆，有无缺损，以免损伤皮肤。

(5)在患部体表处施以相应的手法，如腰肌劳损引起的疼痛，可在腰部痛处施以刮、擦、滚、刺等手法，治疗时间为30分钟。

（6）除在患部操作外，还应在患部对侧相应部位施以手法，可起到调和气血、整体调节的作用。如三叉神经痛、面神经麻痹或痉挛，先在患侧局部及风池、翳风等穴施以刮、擦、划、刺等手法，后在健侧面部相应部位及穴位施以相同手法，可加快疾病痊愈。

（7）砭石疗法过程中，随时询问患者有无不适，观察病情及局部皮肤颜色变化，及时调节手法力度。

（8）治疗结束后，清洁局部皮肤，协助患者整理衣着，安置舒适卧位，整理床单位。

（9）整理用物，记录。

【评价】

1. 患者

体位合理，感觉舒适，皮肤无破损，症状改善。

2. 护士

操作部位准确，手法正确，操作熟练，熟悉注意事项。

（三）砭石疗法的注意事项

（1）室内空气流通，忌对流风，以防复感风寒而加重病情。

（2）操作前仔细检查砭石用具，其边缘必须光滑无缺，防止刮破皮肤。

（3）砭石产品易碎，切忌磕碰、摔砸。

（4）砭石治疗过程中要严密观察病情变化，发现异常应立即停止治疗，并报告医生，配合处理。

（5）砭石治疗后，嘱患者卧床休息，保持情绪安定，饮食宜清淡，忌食生冷油腻之品。

（6）使用后的砭石用具，应消毒后备用。

（7）如果砭石疗法治疗效果不好，要及时改用其他方法。

十、敷药法

敷药法又称敷贴法或外敷法，是将中药研成细末，加适量赋形剂调成糊状后敷布于患处或经穴部位的一种治疗方法。外科多用，还可用于内科。中药可选用干药或鲜药，干药应研成粉剂，新鲜中草药则应洗净在研钵内捣烂。赋形剂可根据病情性质与阶段的不同，分别采用水、酒、醋、蜜、饴糖、植物油、鸡蛋清、葱汁、姜汁、蒜汁、茶汁、凡士林等，优点是与皮肤有良好的亲和性，能保持敷药的黏性和湿润，作用持久。病变局部敷药，多用具有通经活络、活血化瘀、消肿止痛、清热解毒和祛瘀生新等作用的药物。腧穴敷药疗法，是在中医学经络学说指导下，在辨证论治的基础上，在穴位上敷以一定的药物，达到治疗疾病目的的方法。它在选穴上与针灸基本相同，即局部取穴、循经取穴和随症取穴。它的应用范围很广，能够治疗许多传染病、常见病。

（一）敷药法的应用

1. 敷药法的适应证

（1）适用于外科的疖、痈、疽、疔疮、流注、跌打损伤、烫伤、肠痈等病。

（2）内科的哮喘、肺痈、高血压、面瘫、头痛、盗汗、自汗等病。

（3）儿科的感冒、高热、百日咳、咳嗽、腮腺炎等病。

（4）皮肤科、妇科、骨伤科等诸病也可选用中药外敷。

2. 敷药法的禁忌证

皮肤过敏，易起血疹、水泡的患者，慎用外敷疗法。

（二）敷药法的操作程序

【目的】

缓解各种疮疡、跌打损伤、风湿等病症引起的局部肿胀疼痛及慢性咳喘、腹泻等病症引起的临床症状。

【评估】

（1）根据患者的年龄、意识状态，对敷药法的认识程度、心理状态评估患者配合程度。

（2）根据临床诊断、发病部位，评估敷药部位的皮肤状况。

（3）根据病变大小，评估敷药量。

（4）根据患者是否接受过同样治疗，评估患者对本疗法的认知程度。

（5）根据和患者的交流，评估对本治疗是否有过敏史。

【计划】

（1）护士自身准备齐全。

（2）患者情绪稳定，和患者进行沟通取得配合。

（3）用物准备：治疗车、治疗盘内放：0.9%氯化钠溶液棉球、血管钳、药物、油膏刀、无菌棉垫或纱布、棉纸、胶布或绷带、一次性治疗巾、套黄色塑料袋的垃圾桶，如需临时配制药物，备治疗碗、药物、赋形剂（麻油或饴糖、水、蜜、凡士林等）。若敷新鲜中草药，另备研钵。必要时备屏风、毛毯。

（4）环境准备：注意保护患者隐私，不可过分暴露患者。

【实施】

（1）洗手、戴口罩、核对医嘱、备齐用物至患者床边。核对床号、姓名，向患者解释。

（2）根据敷药部位，协助患者取合适体位。暴露敷药部位，垫一次性治疗巾，以免污染床单，必要时盖上毛毯或屏风遮挡。

（3）再次核对所用药物。准备药物，需临时调制药物时，将药物倒入治疗碗内，用赋形剂调成糊状；如用新鲜中草药，应先洗净切碎，然后置于研钵内捣烂，加少许食盐搅拌均匀。

（4）首次敷药患者，用0.9%氯化钠溶液棉球清洁局部皮肤；更换敷料者，取下原敷料，用0.9%氯化钠溶液棉球擦洗皮肤上的药迹，观察创面情况及敷药效果。

（5）根据敷药面积，取大小合适的棉纸或薄胶纸，用油膏刀将所需药物均匀地平摊于棉纸上，厚薄适中。厚度以0.2～0.3 cm为宜，涂布范围应超出病灶1～2 cm。若为疮疡，敷药面积应超过脓肿范围，一是防止毒邪扩散，二是通过药物作用以约束毒邪和拔毒排脓。

（6）将棉纸四周反折后敷于患处，防止药物受热后溢出污染衣被，上盖敷料或棉垫，用胶布或绷带固定。

（7）告知患者注意事项及自我护理知识，正常反应及异常反应。

（8）操作完毕，协助患者着衣，整理床单位，清理用物，洗手。

（9）记录所敷药物、部位、时间，观察敷药后反应。

【评价】

1. 患者

体位合理，感觉舒适，理解相关知识，症状改善。

2. 护士

部位准确，手法正确，操作熟练，敷布药物固定稳妥适宜，熟悉注意事项。

（三）敷药的注意事项

（1）敷药时注意厚薄均匀，厚度以0.2～0.3 cm为宜。若药物太薄则药力不够，效果差；太厚则受热后易溢出，污染衣被。涂布范围应超出病灶1～2 cm。

（2）注意调好药物干湿程度，以既不易流脱，又可以粘着为适当。若药物变干，则应随时更换，或加调和剂调匀后再敷上。用水或药汁、醋调配的敷药容易干燥，须经常用调药余汁润之，以助药力。

（3）疮疡初起，药物宜敷满整个病变部位，并超过病灶1～2 cm以利消散；若毒已结聚或溃后余肿未消，敷药时应在疮头或溃疡面留有空隙，使邪有出路。

（4）夏天如以蜂蜜、饴糖作为赋形剂时，加入少量0.1%～0.2%的苯甲酸，以防发酵变质。

（5）冬季注意给患者保暖。

（6）所敷部位毛发较密应剃去毛发后敷药。

（7）敷药温度适宜，一般寒证宜热（注意不要烫伤皮肤），热证宜凉。

（8）脓血腐物较多、有湿疹、顽癣者，不宜用油膏敷贴。

（9）敷药后应注意观察药物疗效及反应，询问患者有无瘙痒难忍感觉，若出现丘疹、瘙痒、水疱等过敏现象，或创面情况恶化者，应暂停使用，并报告医生，及时处理。

十一、贴药法

贴药法又称薄贴法，是将膏药或在膏药上掺上药粉，或由其他药液调和，贴于患者腧穴部位或患处，用以治疗疾病、缓解临床症状的一种方法。贴药法治疗疾病历史悠久，其剂型有膏贴、饼贴、叶贴、皮贴、花贴、药膜贴等。临床使用最多的是膏贴，膏贴的种类有白膏药、黑膏药、油膏药、松香膏药、胶膏药等，其共性为遇热则软化而具有黏性，敷贴部位固定，应用方便，药效持久，便于收藏携带。

贴药疗法具有疏经通络、祛风逐湿、利气导滞、活血祛瘀、散结止痛、消肿拔毒等作用。其用途有二，治表与治里。治表者，如箍脓、去腐、止痛、生肌，并遮风护肉之类，其膏宜轻薄而日换。治里者可驱风寒、和气血、消痰痞、壮筋骨，其方众多，药则随病加减。另外，医者可将膏药作为基础，根据症状掺药，提高疗效。外科多用，还可用于内科。

（一）贴药法的应用

1. 贴药法的适应证

适用于内、外、妇、儿、骨伤科等多种疾患，如疔肿、疮疡、瘰疬、乳核、风湿痹痛、哮喘、胸痹、偏头痛、口眼歪斜、证瘕积聚、腰腿病、腹痛、腹胀、痛经、腹泻等。

2. 敷药法的禁忌证

对膏药过敏，易起丘疹、水疱的患者应慎用，贴药局部溃疡者、瘢痕者慎用。

（二）贴药法的操作程序

【目的】

缓解各种疮疡、跌打损伤、风湿等病症引起的局部肿胀疼痛及慢性咳喘、腹泻等病症引起的临床症状，缓解急性头痛、胃脘胀痛、腹胀、痛经等。

【评估】

（1）根据患者的年龄、意识状态，对贴药法的认识程度、心理状态评估患者配合程度。

（2）根据临床诊断或发病部位，评估贴药部位的皮肤状况。

（3）根据病变部位、临床症状，评估膏药用量。

（4）根据患者是否接受过同样治疗，评估患者对本疗法的认知程度。

（5）根据和患者交流，评估对本治疗是否有过敏史。

【计划】

（1）护士自身准备齐全。

（2）患者情绪稳定，和患者进行有效沟通取得配合。

（3）用物准备：治疗车、治疗盘内放：药物（膏药或新鲜中药）、酒精灯、火柴、剪刀、纱布、胶布（或绷带）、医用汽油、棉签、一次性备皮刀、一次性治疗巾、套有黄色塑料袋的垃圾桶。必要时备屏风。

（4）环境准备：注意保护患者隐私，不可过分暴露患者。

【实施】

（1）洗手、戴口罩、备齐用物至患者床边。核对床号、姓名，作好解释并取得配合。

（2）协助患者取合适体位。暴露敷药部位，必要时垫一次性治疗巾，以免污染床单，注意屏风遮挡。

（3）再次核对所用药物。清洁局部皮肤，必要时剃去毛发，范围大于贴药的面积 5 cm 左右；替换贴药的患者，揭去原来贴，核对医嘱、药，若有膏药痕迹，用医用汽油或松节油等擦拭，观察贴药局部情况。

（4）根据病情，选择大小合适的膏药，将膏药剪去四角，呈半圆形，在酒精灯上加温至软化后，揭开成为圆形，必要时按医嘱掺入药粉，混合均匀。先用膏药背面接触患者皮肤，当温度适宜时，贴于患处。必要时以胶布或绷带固定。

（5）如用植物叶贴敷（如玉簪叶、苦瓜叶等），则洗净后直接贴于患处，并用纱布覆盖，胶布或绷带固定。

（6）如使用白膏药则清洁去毛发后直接贴于患处或穴位。

（7）告知患者注意事项及自我护理知识，正常反应及异常反应。

（8）操作完毕，协助患者着衣，整理床单位，清理用物，洗手。

（9）记录所贴药物、部位、时间在治疗单上，观察敷药后反应。

【评价】

1. 患者

体位合理，感觉舒适，贴药后不影响功能，理解相关知识，症状改善。

2. 护士

部位准确，手法正确，操作熟练，敷布药物固定稳妥适宜，熟悉注意事项。

（三）贴药法的注意事项

（1）贴药时间依病情而定。一般肿疡初起以消散、退肿、化毒为原则，宜用厚型膏药，膏药3～5日更换1次；溃疡以提脓祛腐、排毒生肌为要，宜用薄型膏药，须每日更换，如脓液过多者，可日换数次；穴位贴敷者每日更换。

（2）烘烤膏药不宜过热，以免烫伤皮肤或使药膏外溢，掺有麝香等辛香药物时更应注意不能久烤，以免失去药效。

（3）贴药后应注意观察药物疗效及反应，询问患者有无瘙痒难忍感觉，若出现丘疹、瘙痒、水疱等过敏现象，或创面情况恶化者，应暂停使用，并报告医生，及时处理。

（4）溃疡生肌收口时所贴膏药，不可去之过早，以免创面不慎受伤。

（5）除去膏药后，有膏药痕迹时用医用汽油或松节油擦拭。

（6）所敷部位毛发较密、长时应剃去毛发后贴药。

（7）冬季操作期间，注意给患者保暖。

（8）告知患者忌食辛辣发物。

十二、拔膏疗法

拔膏疗法就是用黑色、脱色拔膏棍与稀释拔膏，温热后外贴治疗某些皮肤病，能起到杀虫、除湿、止痒、拔毒提脓、通经止痛和破淤软坚的作用，是中医传统的外治法。

（一）拔膏疗法的应用

1. 拔膏疗法常用的适应证

顽癣、顽湿疡、木刺痕、蛇串疮、锯痕症、顽湿聚结、鹅掌风、手足蚓。

2. 拔膏疗法的禁忌证

严重过敏体质，皮损处溃疡、出血。

（二）拔膏疗法的操作程序

【目的】

杀虫止痒、拔毒消肿、破瘀散坚、通经活络、引邪外出、理气止痛。

【评估】

（1）查看病情及皮损部位、大小，判定是否适合该疗法。

（2）告知患者基本方法，判定其对疼痛的耐受能力、心理状况、是否愿意接受该疗法。

【计划】

（1）物品准备：大小及形状合适的胶布、棉布，事先熬炼好的黑色拔膏棍、脱色拔膏棍、稀释新拔膏。

(2)环境准备：注意保护患者隐私，屏风遮挡。

【实施】

(1)衣帽整齐，洗手，戴口罩，备齐用物。

(2)携物品到患者床前，核对，向患者解释，说明拔膏疗法的目的。

(3)根据拔膏部位协助患者摆好合适体位。暴露拔膏部位。

(4)具体方法：

1)热滴法：用胶布保护正常皮肤，将药棍一端热熔后滴于患处，上覆胶布。本法适用于皮损角化明显，面积小的皮损。

2)蘸烙法：将药棍一端热熔后对准皮损，快速烙贴患处，上覆胶布。本法适用于孤立、散在、角化性、面积小的皮损。

3)摊贴法：将膏药熔后摊棉布上，热贴患处。本法适用于面积较大的皮损。

(5)询问患者感觉，防止烫伤发生。

(6)整理用物，记录并签名。

【评价】

1. 患者

体位合理，感觉舒适，贴药后不影响功能，理解相关知识，症状改善。

2. 护士

部位准确，手法正确，操作熟练，固定稳妥适宜，熟悉注意事项。

(三)拔膏法注意事项

(1)一般3~5天换药一次，10次为1个疗程。

(2)治疗期间注意观察有无红斑、丘疹、水疱发生。

(3)注意防止烫伤发生。

十三、引血疗法

引血疗法又称为刺血、刺络、放血疗法，是中医传统的外治法。引血疗法是在中医基本理论指导下，通过放血祛除邪气而达到和调气血、平衡阴阳和恢复正气为目的的一种有效治疗方法，适用于"病在血络"的各类疾病。本疗法用三棱针或7号注射针头直接刺于脉络，并使之出血，有回阳、化腐、生肌、去瘀生新之功能。针刺放血主要有泻热、止痛、镇静、消肿、急救开窍、解毒、化瘀消癥的作用。

(一)引血疗法的应用

1. 引血疗法常用的适应证

一些急证、热证、实证、瘀证和痛证等病症，所涉及的病种很多，皮肤科常见病症有带状疱疹、高热、早期甲沟炎、银屑病、过敏性疾病。

2. 引血疗法禁忌证

(1)临近重要内脏部位,切忌深刺。

(2)禁用于动脉血管和较大的静脉血管部位。直接刺破浅表小血管放血,是引血的基本方法,但要严格掌握操作手法。大血管附近的穴位,须谨慎操作,防止误伤血管。

(3)虚证,尤其是血虚或阴液亏损患者、孕妇及有习惯性流产史者禁用引血疗法。

(4)患者暂时性劳累、饥饿、情绪失常、气血不足等,避免引血疗法。

(二)引血疗法操作程序

【目的】

和调气血、平衡阴阳、恢复正气。

【评估】

(1)查看病情及引血部位,判定是否适合该疗法。

(2)告知患者基本方法,判定其对疼痛的耐受能力、心理状况及是否愿意接受该疗法。

【计划】

(1)操作者自身准备齐全。

(2)物品准备:皮肤消毒液、棉签、三棱针或7号注射针头、纱布、弯盘、一次性检查手套。

(3)环境准备:注意保护患者隐私,屏风遮挡,注意同病室患者的保护。

【实施】

(1)操作者衣帽整齐,洗手,戴口罩、手套,备齐用物。

(2)携物品到患者床前,核对,向患者解释,说明引血疗法的目的。

(3)协助患者摆好合适体位,松开衣着,保暖;按腧穴选择合理体位,暴露施术部位,消毒皮肤。

(4)用无菌三棱针或7号注射针头快速在引血部位皮下刺入1~3次(刺入深度根据部位不同而异,以能挤出或能自行出血为度),及时用棉签或纱布拭去血液。

(5)操作完毕再次消毒局部皮肤,擦净血迹。

(6)整理用物,并记录。

【评价】

1. 患者

体位合理,理解相关知识,症状改善。

2. 护士

部位准确,手法正确,操作熟练,熟悉注意事项。

(三)引血疗法注意事项

(1)严格无菌操作,术后3~5天禁洗澡或沾水,以防感染。

(2)治疗时,患者取卧位,防止晕针。

(3)冬季要注意保暖,以防感冒。

(4)饮食宜清淡,不食刺激性食品。

(5)直接刺破浅表小血管放血,是引血的基本方法。但要严格掌握操作手法。大血管附近的穴位,亦须谨慎操作,防止误伤血管。

十四、中药热奄包

中药热奄包是用黄柏、大黄、泽兰等中药(即双柏散)研制成粉末,用水、蜂蜜按一定的比例调和成糊状,制成饼状膏药,敷于患者的治疗部位,以达到活血化瘀、消肿止痛、软坚散结的作用。

(一)中药热奄包的应用

1. 中药热奄包常用的适应证

(1)跌打损伤,急慢性扭挫伤(急性扭伤时24小时内用冷敷,24小时后温敷)。

(2)局部红、肿、热、痛或局部包块形成未破溃者。

(3)疮疡初期未破溃者。

(4)手术后刀口周围出现肿胀疼痛。

(5)各种骨性关节炎引起的疼痛(双膝,双肘,双肩)、活动受限。

(6)股骨头坏死。

(7)急性滑膜炎,腱鞘炎引起的疼痛。

(8)颈、腰椎间盘突出引起的疼痛,麻木,不适。

(9)各类风湿性疾病引起的关节疼痛,肿胀。

(10)落枕,腰肌劳损,各种陈旧性伤痛。

(11)小腿痉挛性疼痛。

2. 中药热奄包的禁忌证

(1)皮肤溃疡、局部皮肤感染者禁用。

(2)手术刀口未愈合伤口处禁用。

(3)皮肤病者、皮肤过敏者,对本药过敏者禁用。

(4)孕妇的腰骶部禁用。

(二)中药热奄包的操作程序

【目的】

活血化瘀,消肿止痛,软坚散结。

【评估】

(1)查看病情,敷药的部位,判断是否适合中药热奄包。

(2)患者是否愿意接受该疗法。

(3)患者主要临床表现,既往史,药物过敏史。

【计划】

(1)护士自身准备齐全。

(2)患者情绪稳定,敷药部位无破损等。

(3)用物准备:治疗盘、药桶、药粉、药勺、蜂蜜、透明纸、胶布、脱脂棉、纱布,必要时备绷带、衬垫、屏风。

(4)环境准备:注意保护患者隐私,防止受寒。

【实施】

(1)备齐用物,携至床旁。核对确认患者身份,核对治疗卡,做好解释工作。

(2)协助患者取合适的体位,暴露敷药部位,注意保暖。

(3)选择敷药部位,并将局部清理干净。

(4)将药糊制成药包,加热。

(5)待温度适宜,将热奄包敷于治疗部位,用胶布固定牢靠。

(6)协助患者取舒适体位,必要时垫中单。

(7)询问患者有无不适,及时处理。

(8)告知患者注意事项,留药4~5小时,忌剧烈活动。

(9)时间到时,揭开胶布,去除药包,擦干局部。

(10)清理用物,作好记录。

【评价】

1.患者

体位合理,感觉舒适,皮肤无烫伤,症状改善。

2.护士

部位准确,操作熟练,熟悉注意事项。

(三)中药热奄包注意事项

(1)室内空气流通,忌对流风,防受寒。

(2)必要时屏风遮挡,保护隐私。

(3)不可温度过高,防止烫伤。

（4）胶布过敏者慎用，必要时给予弹力绷带包扎。

（5）避免剧烈活动，防止药物脱落。

（6）糖尿病患者尽量不用胶布，防止损伤皮肤。

第三节 妇科专科护理技术

常用妇科中医护理技术：中药坐浴法、中药阴道灌洗法。

一、中药坐浴法

坐浴法是用药物煮汤置盆中，让患者坐浴，使药液直接浸入肛门或阴道，以治疗某些疾病的方法，属洗浴法范畴。它可使药液较长时间的直接作用于病变部位，并借助热力，促使皮肤黏膜吸收，从而发挥清热除湿，活血行气，收涩固脱等疗效。

（一）中药坐浴的应用

1. 中药坐浴的适应证

尿潴留、阴部湿疹、阴道炎、子宫颈炎、阴痒、子宫脱垂。

2. 中药坐浴的禁忌证

女性月经期、妊娠后期、产后不足 2 周、阴道出血和盆腔急性炎症期不宜坐浴，以免引起感染。

（二）中药坐浴操作程序

【目的】

（1）减轻直肠、盆腔内器官的淤血。

（2）消除肛门、会阴部的充血、水肿和疼痛，使局部清洁，患者舒适，常用于会阴和肛门疾患或手术后。

【评估】

（1）患者的年龄、病情。

（2）患者局部皮肤状况，有无感觉障碍等。

（3）患者的自理能力，心理反应及合作程度等。

【计划】

（1）护士衣帽整齐，洗手，戴口罩。

（2）患者准备：了解坐浴目的和方法，同意采用坐浴，并知晓正确的坐浴方法；排空二便并清洗坐浴局部皮肤。

（3）用物准备：坐浴椅 1 把，消毒坐浴盆、热水瓶，药物适量，无菌纱布 2 块，水温计、大浴巾、换药用物 1 套（酌情备用）。

（4）环境准备：环境清洁，坐浴处无多余用物，无对流风直吹患者，必要时屏风遮挡。

【实施】

（1）核对患者身份，向患者解释目的与方法，嘱患者排空大、小便、洗手后准备坐浴。

（2）备齐用物，将坐浴盆放在椅架上；如在病房应以屏风遮挡。

（3）根据不同疾病选择不同药物和方法。

1）尿潴留：葱皂汤（《景岳全书》）：葱头 90 克、皂角 90 克、王不留行 90 克。上药加水，煎汤 1 盆，待水温至 40℃，嘱患者坐浴盆中，熏洗小腹下体，久之，热气内达，壅滞自开，便即通矣。可每次坐浴 30～40 分钟，药液冷后可加热再浴。功能宣通利尿。主治膀胱麻痹所致的尿潴留。

2）阴部湿疹：苦参汤（经验方）：苦参 30 克、白鲜皮 30 克、蛇床子 30 克、露蜂房 30 克、大黄 15 克、白芷 15 克、紫草 15 克、五倍子 12 克、花椒 10 克、冰片 6 克、芒硝各 6 克。上药除冰片、芒硝外，水煎至 1000 mL，加冰片、芒硝搅匀，坐浴 20 分钟，每日 2 次，10 天为 1 个疗程。功能清热燥湿，杀虫止痒。主治肛门湿疹。

3）阴道炎：银花藤汤（经验方）：银花藤 100 克、蛇床子 100 克、大黄 25 克、乌梅 25 克、诃子 25 克、甘草 25 克。上药用纱布包好，1 剂煎 2～3 小盆，每次 1 小盆坐浴，洗阴道内，每日 1 次，7 天为 1 个疗程。功能清热解毒，杀虫止痒。主治滴虫性阴道炎。

4）子宫颈炎：仙人掌汤（经验方）：仙人掌适量。以鲜品全草剁碎，每次约 100 克，加食盐少许煎汤，待温度适宜时坐浴。每日 1 次，10 天为 1 疗程。功能解毒消肿。主治子宫颈炎。

5）阴痒：地肤子汤（经验方）：地肤子 30 克、苦参 15 克、蛇床子 15 克、蒲公英 15 克、紫草 15 克、黄柏 15 克。上药水煎后，待温度适宜，坐入药水中，每日 1 次，每次 30 分钟。功能清热燥湿，活血止痒。主治阴痒。

6）子宫脱垂：银花枯矾升提汤（经验方）：金银花 30 克、紫花地丁 30 克、蒲公英 30 克、蛇床子 30 克、黄连 6 克、苦参 15 克、黄柏 10 克、枯矾 10 克。上药共煎水，待药温适宜坐浴。每日 2 次，5 日为 1 个疗程。功能清热燥湿，升提固脱。主治子宫脱出伴黄水淋漓，湿热下注者。

（4）坐浴开始时，嘱患者自己先用纱布蘸溶液试着接触皮肤，以免烫伤或引起烫感不适。待患者适应后即可坐入水中（应使臀部全泡入水中）按需添加热水调节温度，但不可超过 41℃。坐浴前后测量患者脉搏、血压。由于热能促进血液循环，心率增快，如患者感到心慌不适，应暂时停止坐浴，稍休息后酌情再坐浴。

（5）坐浴完毕，擦干臀部，协助穿裤，卧床休息。

（6）整理用物，清洁、消毒坐浴盆后放原处备用。

（7）洗手，记录每次坐浴后的效果、患者反应等情况。

【评价】

1. 患者

无不适感觉，无烫伤、着凉。

2. 护士

操作熟练，熟悉注意事项。

（三）中药坐浴的注意事项

（1）在坐浴过程中，注意观察患者面色和脉搏，如患者主诉乏力、眩晕，应立即停止坐浴，扶患者上床休息。

（2）注意患者安全，因热水坐浴有镇静、催眠作用，要防止患者跌倒。

（3）如会阴部和肛门部有伤口，应备无菌浴盆和溶液，坐浴后按换药法处理伤口。

（4）保持室温，防止患者受凉。冬季行热坐浴时，应调节室温至 20℃ ~ 22℃，并为患者腿部保暖。坐浴后 30 分钟方可外出。

二、中药阴道灌洗

中药阴道灌洗是用中药液冲洗阴道的方法。它可促进阴道血液循环，减少阴道分泌物，缓解局部充血，达到控制和治疗疾病的目的。

（一）中药阴道灌洗的应用

1. 中药阴道灌洗适应证

（1）阴道及宫颈的病变，如滴虫性阴道炎、念珠菌性阴道炎、非特异性阴道炎、急慢性宫颈炎等。

（2）作为阴道、子宫颈、宫腔、子宫切除等术前常规阴道准备。通过灌洗可使宫颈和阴道保持清洁，防止术后感染的发生。

2. 中药阴道灌洗禁忌证

（1）月经期、妊娠期、产褥期和阴道出血者禁用。

（2）未婚者不宜使用。

（3）宫颈癌患者有活动性出血者，为防止大出血，禁止灌洗。

（4）产后或人工流产术后子宫颈口未闭者，不宜行阴道灌洗，以防上行性感染。

（二）中药阴道灌洗应用程序

【评估】

(1)查看患者病情，据患者病情遵医嘱选择合适的中药制剂。

(2)评估患者是否愿意接受该疗法。

【计划】

(1)护士自身准备齐全。

(2)患者情绪稳定，愿意接受该疗法，符合中药灌洗适应证。

(3)用物准备：适量的中药灌洗溶液、消毒灌洗筒1个(或一次性冲洗袋)、橡皮管1根、灌洗头1个、输液架1个、弯盘1个、橡皮垫1个、一次性塑料垫巾1块、便盆1个、一次性手套1副、窥阴器1只、卵圆钳1只、消毒大棉球1~2个。

(4)环境准备：注意保护患者隐私，不要有对流风，防受寒。

【实施】

(1)携用物到患者床头，核对患者身份，向患者解释操作的方法、目的及可能的感受，以便患者能积极配合。

(2)将所用药物包煎，煮沸20~30分钟。待药水温度适宜时(41℃~43℃)取适量(500~1000 mL)置于灌洗筒内。

(3)嘱患者排空膀胱后，于妇科检查床上取膀胱截石位，臀部垫橡胶垫和一次性塑料垫巾。

(4)将装有灌洗液的灌洗筒挂于床旁输液架上，其高度距床沿60~70 cm处，排去管内空气。

(5)操作时，操作者右手持冲洗头，先用灌洗液冲洗外阴部，然后用左手将小阴唇分开，将灌洗头沿阴道纵侧壁的方向缓缓插入阴道达阴道后穹窿部。边冲洗边将灌洗头围绕子宫颈轻轻地上下左右移动；或用窥阴器暴露宫颈后再冲洗，冲洗时不停地转动窥阴器，使整个阴道穹窿及阴道侧壁冲洗干净后，再将窥阴器按下，以使阴道内的残留液体完全流出。

(6)当灌洗液约剩1000 mL时，夹住皮管，拔出灌洗头和窥阴器，再冲洗一次外阴部，然后扶患者坐于便盆上，使阴道内残留的液体流出。

(7)灌洗完毕，用干纱布擦干外阴，换掉一次性塑料垫巾，协助患者下床，返回病房。

(8)清理用物，及时记录。

【评价】

1. 患者

体位合理，感觉舒适，症状改善。

2. 护士

药物选择和操作方法正确，操作熟练，熟悉注意事项。

（三）中药阴道灌洗注意事项

（1）灌洗筒与床沿距离不超过70 cm，以免压力过大，水流过速，使液体或污物进入子宫腔或灌洗液与局部作用的时间不足。

（2）灌洗液温度以41℃~43℃为宜，温度不能过高或过低，温度过低，患者不舒适，容易感冒，温度过高则可能烫伤患者的阴道黏膜。

（3）灌洗头插入不宜过深，灌洗的弯头应向上，避免刺激后穹窿引起不适，或损伤局部组织引起出血。

（4）在灌洗过程中，动作要轻柔，勿损伤阴道壁和宫颈组织。

（5）产后10天或妇产科手术后2周的患者，若合并阴道分泌物混浊，有臭味，阴道伤口愈合不良，黏膜感染坏死等，可行低位阴道灌洗，灌洗筒的高度一般不超过床沿30 cm，以避免污物进入宫腔或损伤阴道残端伤口。

（6）中药阴道灌洗，一定要根据患者不同的病情选用合适的中药灌洗液。

（7）严格执行消毒隔离及无菌技术，用物一人一套，防止交叉感染。

第四节　五官科专科护理技术

五官科常用中医护理技术：眼部中药离子导入法、喉部离子导入法、鸣天鼓法。

一、眼部中药离子导入法

眼部中药离子导入法是通过直流电将中药中的有效成分根据电学上的离子间同性相斥、异性相吸的原理，使中药中的离子成分产生定向运动，通过眼睑皮肤渗透至眼球内部达到治疗作用。常用药物有丹参、川芎、碘制剂等。

（一）眼部中药离子导入的应用

1. 眼部中药离子导入适应证

（1）糖尿病视网膜病变。

（2）动脉硬化视网膜玻璃体出血。

（3）外伤性前房玻璃体积血。

2. 眼部中药离子导入禁忌证

（1）眼睑皮肤破损、炎症。

（2）外伤性前房出血活动期仍有出血倾向者。

（3）结膜、角膜有活动性炎性病变者。

（二）眼部离子导入操作程序

【目的】

治疗各种眼底病变。

【评估】

（1）眼睑皮肤是否适合离子导入。

（2）患者是否愿意接受治疗。

（3）离子导入机器是否功能正常。

【计划】

（1）护士自身准备齐全。

（2）患者情绪稳定，愿意配合治疗。

（3）用物准备：治疗车上离子导入机 1 部、无菌纱布 2～3 块、中药 5～10 mL。

（4）环境准备：环境安静，温湿度适宜。

【实施】

（1）携用物到患者床头，核对患者身份，向患者作好解释。

（2）患者取坐卧位或仰卧位、0.9% 氯化钠溶液清洗治疗眼部皮肤。

（3）医护人员洗手，戴帽子、口罩，作好解释以取得患者的配合。

（4）将离子导入机调试良好，将眼科用无菌纱布用所需中药治疗液浸湿，放置于拟治疗眼眼睑，让患者轻闭双眼，再将直流电离子导入治疗仪的导入电极衬垫放置在浸湿的中药纱布上，另一电极用 0.9% 氯化钠溶液清洁皮肤后置于患者后颈部。

（5）将电流输入调至 0 位，打开治疗机开关，缓缓加大离子导入电流量至 2～3 mA，这一过程视患者的耐受性确定电流的大小。

（6）通电治疗 15～20 分钟，治疗结束后，先将输入电流调节至 0 位，然后关闭电源，撤去眼部电极及纱布，擦净治疗区皮肤，清理治疗后用物。

【评价】

1. 患者

体位合理，感觉舒适，皮肤无破损，症状改善。

2. 护士

部位准确，手法正确，操作熟练，熟悉注意事项。

（三）离子导入注意事项

（1）治疗前需清洁眼部皮肤，并注意去除患者头部所戴金属饰物。

（2）治疗电极后颈部电极需要胶带固定，确保通电良好。

（3）根据所用药物不同正确选用（＋）极（－）极离子导入。

（4）导入电流量应严格控制，治疗过程中密切观察患者反应，及时调节导入电流强度。

（5）离子导入药物溶液要纯净，调制偏中性 pH，药物浓度应在 5% 以下。

（6）了解导入用药的成分，明确药物有效成分离子化后的电子极性。

二、喉部离子导入法

碘离子具有促进炎症吸收，软化瘢痕、松解粘连，提高副交感神经的兴奋性等作用。通过直流电碘离子导入喉部组织，可在局部保持较高药物浓度，充分发挥其效能。直流电能扩张血管，增强血液循环，改善局部组织的营养和代谢，消散炎症，阴极还有良好的镇痛、止咳和软化瘢痕的作用。碘离子和直流电二者相互协同，能增强其治疗作用，提高疗效，缩短病程。

（一）喉部离子导入法的应用

1. 喉部离子导入法的适应证

慢性喉炎、声带小结、声带息肉。

2. 喉部离子导入法的禁忌证

（1）急性喉炎。

（2）喉癌患者、近期做过咽喉部手术的患者。

（二）喉部离子导入法操作程序

【目的】

用于慢性喉炎、声带小结、声带息肉的辅助治疗。

【评估】

（1）患者喉部皮肤是否适合离子导入。

（2）患者是否愿意接受该治疗。

（3）离子导入机器是否功能正常。

【计划】

（1）护士自身准备齐全。

（2）患者情绪稳定，愿意配合治疗。

（3）用物准备：治疗车上离子导入机 1 部、无菌纱布 2 ~ 3 块、药液 5 ~ 10 mL。

（4）环境准备：环境安静，温湿度适宜。

【实施】

（1）患者取坐位或仰卧位，0.9% 氯化钠溶液清洗治疗喉部皮肤。

（2）医护人员洗手，戴帽子口罩，作好解释及交待患者注意事项以取得患者的配合。

(3)将直流感应电疗机主电板衬垫,放浸过10%碘化钾的滤纸,置于颈前部接阴极;辅电板衬垫置颈后部接阳极。电流密度依患者的具体情况而定,一般采用常用量0.05~0.10 ma/cm^2,对耐受性强的患者,可增大到0.2~0.4 ma/cm^{2}不等,以不出现痛感为宜。

(4)通电治疗15~20分钟。治疗结束后,先将输入电流调节至0位,然后关闭电源,撤去喉部电极及纱布,擦净治疗区皮肤,清理治疗后用物。

(三)喉部离子导入注意事项

(1)治疗前需清洁喉部皮肤,并注意去除患者头部所带金属饰物。

(2)治疗电极后颈部电极需要胶带固定,确保通电良好。

(3)导入电流量应严格控制,治疗过程中密切观察患者反应,及时调节导入电流强度。

(4)离子导入药物溶液要纯净,药物浓度适宜。

(5)了解导入用药的成分,明确药物有效成分离子化后的电子极性。

三、鸣天鼓法

"鸣天鼓"法依照中医原理,应用医学气功之法,使人体的经络及肾气得到疏通,扶正固本,所以能起到防治耳鸣耳聋的效果。

(一)鸣天鼓法的应用

适用于耳鸣耳聋患者。

(二)鸣天鼓法操作程序

【目的】

缓解或解除各类耳鸣耳聋症。

【评估】

(1)查看病情、判断患者是否适合鸣天鼓法。

(2)患者是否情绪稳定、愿意接受该疗法。

【计划】

(1)护士自身准备齐全。

(2)患者情绪稳定,愿意配合治疗。

(3)环境安静,适合做该治疗。

【实施】

嘱患者调整好呼吸,先用两手掌按摩耳郭,再用两手掌心紧贴两外耳道,两手食、中、无名指、小指对称地横按在枕部,两中指相接触,再将两食指翘起放在中指上,然后把食指从中指上用力滑下,重重地叩击脑后枕部,此时可闻洪亮清晰之声,响如击鼓。先左手24次,再右手24次,最后双手同时叩击48次。

【评价】

1. 患者

感觉舒适、症状改善。

2. 护士

手法正确、操作熟练。

（三）鸣天鼓法的注意事项

（1）开窗通气，保持室内空气清新自然。

（2）要循序渐进，不可急功近利。

（3）呼吸尽量缓慢、匀称。

（4）吐气时要尽量配合收腹，气要吐净。

（5）眼要微闭。

第五节　肛肠科专科护理技术

肛肠科常用中医护理技术：中药保留灌肠法。

中药保留灌肠法是应用具有清热解毒、导便通腑作用的中草药煎剂，将中草药煎剂或中成药液体制剂从肛门灌入或滴入大肠，通过肠黏膜的吸收从而达到治疗疾病的目的。广泛用于内、外、妇、儿等科数百种常见病症的治疗，更因其给药方法不受患者吞咽功能和上消化道的影响，吸收快、药效发挥迅速而成为一种很有前途的中医急救外治方法之一。常用的方法有肛门注入法和直肠滴注法。

（一）中药保留灌肠法的应用

1. 中药保留灌肠法常用的适应证

（1）早、中、晚期肾功能不全，特别是慢性肾功能不全的肾衰竭及尿毒症期血肌酐在 1000 μmol/L 之上的患者。促进尿毒症的毒素从肠道排泄，同时增加肠的蠕动，防止肠道内毒素吸收，促进体内有毒物质排出，利于减轻健存肾单位的负荷，从而控制血肌酐、尿素氮等毒性物质的升高。一般选用大黄、附子、生牡蛎、土茯苓、蒲公英以通腑泄浊，清除患者体内氮质，是口服药物的补充，尤其对不能口服药物的患者更为适宜。

（2）适宜急性肾炎、肾病综合征等引起的重度水肿及肝腹水患者。

（3）电解质紊乱、代谢性酸中毒引起的恶心、呕吐、脘腹胀满等胃肠功能紊乱者。

（4）治疗便秘时，如大黄 30 克或番泻叶 20 克煎水 100 mL 作保留灌肠，使药物直接进入肠道而直接对肠道发挥作用，促进肠道蠕动，从而引起排便。

（5）治疗慢性肠炎或慢性溃疡性结肠炎多采用中药儿茶 8 克、地榆 30 克、川连 9 克、浓煎取汁 150 mL 作保留灌肠；通过灌肠使药物直达病所。

（6）治疗肠道寄生虫病、溃疡病、肛门局部病变等病症。

2. 中药保留灌肠法常用的禁忌证

肛门、直肠、结肠等手术后及大便失禁、消化道出血、妊娠、急腹症、严重心血管疾病如重度心衰、严重心律失常、心肌梗死等不宜中药保留灌肠。

（二）中药保留灌肠法的操作程序

【目的】

保留灌入药液，起到肛肠局部或全身性治疗作用。

【评估】

（1）查看病情，判断患者是否适合保留灌肠，无保留灌肠禁忌证。

（2）患者是否稳定，是否愿意接受该疗法。

【计划】

（1）护士自身准备齐全，衣帽整齐，洗手戴口罩。

（2）患者情绪稳定，适合保留灌肠。

（3）用物准备：治疗车、治疗盘内放：灌肠筒（50～100 mL 注射器）、碗盘、肛管（14～16 号，如为一次性灌肠筒则不需要备肛管）、石蜡油、棉签、中药液、量杯、水温计、橡胶单、治疗巾、卫生纸，输液架，必要时备屏风。

（4）环境准备：注意保护患者隐私，不要有对流风，防受寒。

【实施】

（1）备齐用物，携至床旁。核对患者身份，再次核对治疗卡，作好解释。必要时屏风遮挡。

（2）让患者排净大便，或用清水灌肠，以利于药物吸收。

（3）视病变部位协助患者取左侧卧位或右侧卧位，暴露肛门，下垫橡胶单及治疗巾，双膝屈曲。臀部可略微抬高约 10 cm，以利保留药液。

（4）测药温以 39℃～42℃为宜，量取药液。

（5）中药保留灌肠有两种方法：

1）直肠滴注法：将灌肠筒依次接上橡皮管（上附开关夹）、玻璃接管和橡皮肛管。拧紧开关夹，将所用药液倒入灌肠筒内。在肛管头上涂润滑油，然后拧松开关夹，放出管内温度较低的液体并排除管内空气。轻缓地插入肛门内 10～20 cm（小儿 5～15 cm）。漏斗的高低要与臀部平齐而略高，使药液慢慢地滴入肠内。药液流完后，立即捏紧导管，取下漏斗，然后慢慢将肛管从肛门内抽出并以纸包裹。

2）肛门注入法：注射器抽取药液，连接肛管，排气后用止血钳夹紧肛管，在肛管头上涂润滑油,轻缓地插入肛门内 10 ~ 20 cm(小儿 5 ~ 15 cm),松开止血钳,注入药液,然后慢慢将肛管管从肛门内抽出并以纸包裹。

(6)用卫生纸按压肛门,清洁局部。

(7)嘱患者保留灌入药液,不要随即排出。必要时可用卫生纸压肛门数分钟,以助患者保留药液。每次保留药液时间要在 30 分钟以上。

(8)整理用物,洗手。

(9)记录在治疗单上,观察中药保留灌肠后反应。

【评价】

1. 患者

体位合理,感觉舒适,无黏膜损伤,无疼痛感。

2. 护士

手法正确,操作熟练,无污染床单位,熟悉注意事项,注意患者隐私保护。

(三)中药保留灌肠注意事项

(1)操作时注意观察病情,如出现脉速、面色苍白、出冷汗、剧烈腹痛等,应立即停止灌肠,通知医生及时处理。

(2)选择粗细合适柔软的肛管,插肛管时动作宜轻缓,避免反复插入肛管,以免损伤黏膜。如果患者紧张,插入受阻,嘱患者深呼吸,再缓慢插入肛管。

(3)每次保留药液时间要在 30 分钟以上,每次灌入的药液量要因人而宜,根据医嘱确定灌肠的药量。

(4)灌肠筒及肛管应一人一管,插入肛门的硬橡皮管头或橡皮肛管宜煮沸消毒。推荐使用一次性灌肠筒。

(5)温度要适宜,温度过高易烫伤肠黏膜,过低会引起肠蠕动加快致腹痛、腹泻,达不到保留目的。

(6)每次灌入药量因人而宜。成人为 200 ~ 300 mL;小儿按年龄酌减,1 岁以内用 15 ~ 30 mL,1 ~ 3 岁用 30 ~ 60 mL,3 岁以上用 60 ~ 100 mL。每日 2 ~ 3 次,一般 7 ~ 10 天为 1 个疗程,如病情需要,中间休息 3 天后,再进行下一疗程。急危重症,灵活掌握。

(7)根据病情调节滴速,高热及津伤重症患者,点滴速度宜快,可 80 ~ 110 滴/分钟;气血两亏及其他慢性患者,点速宜慢,以 30 ~ 70 滴/分钟为宜;外感患者使用解表剂时,若已见微汗热退,可终止点滴,此乃中病即止之意。

(8)如果患者有痔疮,灌肠插管时应尽量避开痔疮部位。

【思考题】

1. 中药超声雾化吸入的目的、适应证及注意事项有哪些？
2. 中药保留灌肠的适应证及注意事项有哪些？

主要参考书目

1. 孙秋华，李建美.中医护理学.第 1 版.北京：中国中医药出版社，2007
2. 周仲瑛.中医内科学.第 2 版.北京：中国中医药出版社，2007
3. 刘革新.中医护理学.第 2 版.北京：人民卫生出版社，2008
4. 尤黎明，吴瑛.内科护理学.第 4 版.北京：人民卫生出版社，2008